W0269330

LEHRBUCH DER CHIRURGIE UND ORTHOPÄDIE DES KINDESALTERS

HERAUSGEGEBEN VON

A. OBERNIEDERMAYR

MÜNCHEN

BAND III

ORTHOPÄDISCHE ERKRANKUNGEN DES KINDESALTERS

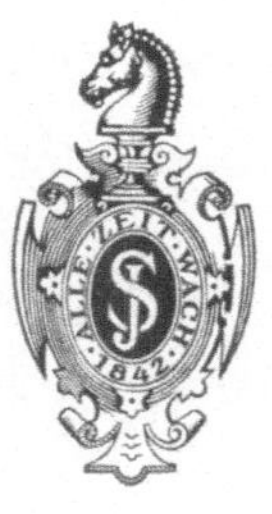

SPRINGER-VERLAG BERLIN HEIDELBERG GMBH

ORTHOPÄDISCHE ERKRANKUNGEN DES KINDESALTERS

BEARBEITET VON

K. IDELBERGER

MIT 103 ABBILDUNGEN

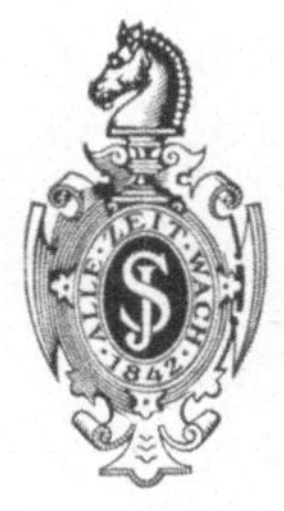

SPRINGER-VERLAG BERLIN HEIDELBERG GMBH

ISBN 978-3-642-87302-7   ISBN 978-3-642-87301-0 (eBook)
DOI 10.1007/978-3-642-87301-0

Druck der Universitätsdruckerei H. Stürtz AG., Würzburg

Inhaltsverzeichnis

Autorenverzeichnis

Derichsweiler, H., Dr. med. dent., Dr. med., München 15, Sonnenstraße 10: Bd. II.

Düben, W., Privatdozent Dr. med., Unfallklinik der Nordwestlichen Eisen-Stahl-Berufsgenossenschaft, Hannover: Bd. I.

Gelbke, H., Privatdozent Dr. med., Chirurgische Universitäts-Klinik, Göttingen: Bd. I, II.

Idelberger, K., Professor Dr. med., Orthopädische Klinik der Universität, Gießen: Bd. I, Bd. III.

Koncz, J., Professor Dr. med., Chirurgische Universitäts-Klinik, Göttingen: Bd. II.

Lutz, R. J., Privatdozent Dr. med., Kinderkrankenhaus an der Lachnerstraße, München: Bd. I

Matzner, R., Dr. med., Bruchsal, Kaiserstraße 35: Bd. II.

Oberniedermayr, A., Professor Dr. med., Universitäts-Kinderklinik, München: Bd. II.

Raisch, O., Professor Dr. med., Chirurgische Klinik, Olgahospital, Stuttgart: Bd. II.

Ressel, G. J., Dr. med., Mercy Hospital, Denver/Colorado (USA): Bd. I

Singer, H., Dr. med., Universitäts-Kinderklinik, München: Bd. II.

Weber, E.: Privatdozent Dr. med., Chirurgische Universitäts-Klinik, München: Bd. II.

Orthopädische Erkrankungen des Kindesalters

Von

K. Idelberger

Mit 103 Abbildungen

I. Die orthopädische Untersuchung

Man tut gut daran, nach einem bestimmten Plan vorzugehen, möglichst nach einem *Schema*, das für alle Körperregionen paßt. Das kürzt die Untersuchung ab, gibt dem Befund Übersichtlichkeit, Ordnung und Prägnanz und ist zugleich eine gewisse Garantie, daß nichts Wichtiges vergessen wird. Ein solches Vorgehen ist für die Begutachtung unerläßlich. Aber auch die Krankengeschichte sollte davon profitieren. Es ist ein Exerzitium der Selbstdisziplin, anfangs schwer, später selbstverständlich. Man braucht nur ein Krankenblatt zu lesen, um zu wissen, wes Geistes Kind sein Verfasser ist.

Die Untersuchung beginnt bereits, ehe die erste Frage gestellt ist. Der Orthopäde hat es mit einer ganzen Reihe von Krankheiten zu tun, die auf den ersten Blick vermutbar sind. Man denke nur an den muskulären Schiefhals, an das charakteristische Hinken oder Watscheln der sog. angeborenen Hüftverrenkung, an den Gigantismus bei der Epiphyseolyse und an schwere Skoliosen. Solche Beobachtungen sind nützliche Anhaltspunkte, aber nicht mehr. Wenn wir gelegentlich Primavista-Diagnosen stellen, werden wir gut tun, sie für uns zu behalten, bis wir uns durch die Untersuchung ihre Richtigkeit bewiesen haben. Eine gewisse Zurückhaltung in diagnostischen Fragen steht dem Arzt gut an und schützt ihn vor vorschnellen Urteilen, die später korrigiert werden müssen und den Eltern unserer kleinen Patienten das Vertrauen rauben. Die Diagnose gehört an das Ende der gesamten klinischen und röntgenologischen Untersuchungen. Auch Mutmaßungen, die ängstliche Eltern dem Arzt entlocken wollen, unterbleiben besser.

Die Erhebung der *Vorgeschichte* ist keine quantité négligeable, die man stehenden Fußes in wenigen Augenblicken erledigt, sondern ein integrierender Bestandteil jeder Untersuchung, in ihrer Wertigkeit dem klinischen und röntgenologischen Befund durchaus ebenbürtig. Gerade in schwierigen, diagnostisch unklaren Fällen hilft die genaue Befragung nicht selten weiter. Ein Versäumnis an dieser Stelle ist die Ursache mancher Fehldiagnosen. Nehmen wir an, ein Kind klage über zeitweilige Rückenschmerzen; die Eltern sagen: seit einer vor längerer Zeit überstandenen Grippe. Würde der Arzt sich die Mühe gemacht haben, eingehender zu fragen, hätte er leicht erfahren, daß in der häuslichen Gemeinschaft ein seit Jahren hustender Großvater lebt und das Kind während einer leichten „Grippe" gehustet habe. Wahrscheinlich hätte er dann anstatt die leichtfertige Diagnose „Muskelrheumatismus" zu stellen, Verdacht auf eine beginnende Spondylitis tbc. geschöpft und anstatt Massage zu verordnen, rechtzeitig eine fachärztliche Untersuchung und Behandlung veranlaßt. Die Tatsache, daß ein Großteil unserer Kranken mit einer Knochen- oder Gelenktuberkulose vorher längere Zeit mit Massage und Antirheumaticis behandelt wurde, gibt doch sehr zu denken. Viel kostbare Zeit geht auf diese Weise verloren, ungeachtet der durch eine unzweckmäßige Therapie angerichteten Schäden.

Richtig fragen kann freilich nur, wer etwas weiß. Darum ist der da und dort geübte Brauch, die jüngsten Assistenten mit der Erhebung der Anamnese zu betrauen, verwerflich. Ein ärztliches Sprichwort sagt: „Man diagnostiziert nur Krankheiten, an die man denkt". Es ließe sich durch den Satz erweitern: „Man denkt meist nur an das, was einem die Vorgeschichte nahelegt."

Es gibt sicher nicht nur *ein* Schema, um den *klinischen Befund* planvoll und geordnet aufzunehmen. Ein bewährtes Muster, das den Vorteil hat, für alle Körperregionen zu passen, besteht aus folgenden 5 Punkten:

1. Inspektion,
2. Palpation,
3. Untersuchung der Gelenkstellung,
4. Untersuchung der Beweglichkeit,
5. besondere Untersuchungsmethoden.

Wer viele Studenten unterrichtet hat, muß den Eindruck gewinnen, daß sie keinem Sinnesorgan mehr mißtrauen als ihrem Auge. Fast alle beginnen damit, das kranke Gelenk zu betasten, und ahnen nicht, daß sie damit wertvolle diagnostische Möglichkeiten, zuweilen sogar wichtige, auf andere Weise kaum zugängliche Symptome vernachlässigen. Unser Auge ist von Anfang an viel sicherer als unser Tastgefühl, das wir erst durch eine längere Schulung ausbilden müssen. Eine leichte Muskelatrophie beispielsweise ist oft durch eine sorgfältige *vergleichende Inspektion* zuverlässiger festzustellen als mit dem Bandmaß, ganz abgesehen davon, daß auch das Messen gelernt sein will. Die Asymmetrie der „Luftfigur" zwischen den annähernd geschlossenen Beinen, die Ungleichheit des Muskelreliefs, geringfügige Gelenkschwellungen, ein schräger Verlauf der Verbindungslinie beider (vorderer oberer) Darmbeinstachel, ein vertieftes Hohlkreuz: das alles und vieles mehr sind Feststellungen, die sich mit anderen Mitteln nur schwer oder gar nicht treffen lassen. Das Auge erfaßt sie in Sekundenschnelle. Wesentlich ist, daß die Kinder zur Untersuchung vollständig entkleidet werden, falls es sich nicht gerade um Fußbeschwerden handelt.

Die *vergleichende Palpation* bestätigt, vor allem aber ergänzt sie das Ergebnis der Inspektion. Eine Wärmevermehrung über einem Gelenk, die Konsistenz einer Schwellung, das „Tanzen" der Patella beim Kniegelenkserguß, Härten der Muskulatur, Zonen gesteigerter Druckempfindlichkeit — um nur einige Beispiele zu nennen — sind nur mit einem geschärften Tastgefühl zu erkennen.

Die *Untersuchung der Gelenkstellung* benutzt beides, die vergleichende Inspektion und Palpation. Es ist zweckmäßig, diese wichtige Prüfung gesondert vorzunehmen. Die Stellung eines Gelenkes entscheidet über die funktionelle Brauchbarkeit der Gliedmaße. Die Untersuchung erfordert außerdem besondere Manipulationen. Nehmen wir an, die Erkrankung eines Hüftgelenkes habe wie so häufig zu einer Beuge-, Adduktions- und Außenrotationskontraktur geführt. Die auffallend tiefe Lendeneinsattlung, der schräge Verlauf der Verbindungslinie beider Spinae iliae ant. sup. und die (scheinbare) Verkürzung des krankseitigen Beines haben zweifellos schon derartige Vermutungen erweckt. Ich brauche jedoch die Bestätigung und genaue Vorstellungen über die Schwere der Fehlstellungen. Die Flexion der gesunden Hüfte bis zum Ausgleich der Lordose (aber nicht weiter) belehrt sofort, ob und in welchem Maße eine Beugekontraktur besteht. Die durch die Beugung des Oberschenkels herbeigeführte passive Spannung des (gesundseitigen) Lig. ischio-capsulare zwingt das Becken zu einer Rückwärtskippung. Ist eine *Beugekontraktur* vorhanden, d. h. ist die volle Streckung unmöglich, so gerät der krankseitige Oberschenkel zwangsläufig in eine Beugestellung, die zugleich den Grad der Fehlstellung angibt. Man mißt sie durch den Winkel zwischen (krankseitigem) Oberschenkel und Tischplatte.

Eine *Adduktionskontraktur* bedeutet die Aufhebung jeglicher Abduktion. Dabei kann die Anspreizung zu einem ansehnlichen Teil erhalten sein. Ein Kind mit einer Adduktionskontraktur kann nur dadurch gehen, daß es die krankseitige Beckenhälfte hebt, und zwar um einen Betrag, der der Schwere der Fehlstellung entspricht. Die Hebung des Beckens geschieht anfangs aktiv (wenn auch unbewußt), später durch Schrumpfung der Bandmassen, die Wirbelsäule und Becken verbinden, entsprechend dem Preiserschen Gesetz: daß Weichteile, deren Ansatzpunkte dauernd genähert sind, sich verkürzen. Der klinische Nachweis ist deshalb einfach: Man sorgt durch entsprechende Lagerung des krankseitigen Beines für eine lotrechte Einstellung der Verbindungslinie beider Spinae ant. sup. zur Körperlängsachse. Ist das geschehen, so zeigt der Winkel zwischen dem nunmehr angespreizten Oberschenkel und der Parallele zur Längsachse des Rumpfes durch die krankseitige Spina das Maß der Adduktionskontraktur an.

Es ergibt sich aus unseren Überlegungen von selbst, daß eine Abduktionskontraktur der Hüfte in allem den gegenteiligen Befund aufweisen muß. Das Becken ist nach der kranken Seite gesenkt. Das kranke Bein ist (scheinbar) verlängert, die gesunde Seite (scheinbar) verkürzt. Die Untersuchung erfolgt in analoger Weise wie bei der Adduktionskontraktur.

Am einfachsten ist die Beurteilung einer *(Außen- oder Innen-) Rotationskontraktur* (der Hüfte). Dazu muß das Kind genau auf dem Rücken liegen. Die parallel gerichteten Unterschenkel hängen über die Tischkante herab. Besteht beispielsweise eine Außenrotationskontraktur, so überkreuzt der krankseitige Unterschenkel den gesunden. Die Abweichung aus der Normallage gibt zugleich das Ausmaß der Fehlstellung an.

Die Untersuchung am *Schultergelenk* spielt sich in ganz ähnlicher Weise ab. Maßgebend ist hier die Stellung des Margo medialis scapulae bei herabhängendem Arm. Bei einer *Abduktionskontraktur* ist der krankseitige Angulus inf. scapulae der Dornfortsatzreihe stärker genähert als auf der gesunden Seite. Abduziert man den Arm bis zur beidseitigen Übereinstimmung der Distanz Dornfortsatzreihe — unterer Schulterblattwinkel, so kann man am Winkel zwischen Oberarm und Rumpf den Grad der Kontraktur ablesen. Bei einer starken Abduktionskontraktur ist das Kind außerstande, den Arm an den Rumpf anzulegen. Die wesentlich häufigere *Adduktionskontraktur* zeigt die umgekehrten Verhältnisse: Der Angulus inf. scapulae ist nach außen gerichtet, und der Arm kann nicht abgespreizt werden.

Einige Hinweise sind für die *Bewegungsprüfung des Schultergelenkes und der Wirbelsäule* notwendig.

Funktionell ist das Schultergelenk ein Doppelgelenk. Es besteht aus der Articulatio humeri im engeren Sinne und dem „Muskelgelenk" des Schulterblattes. Schon bei einer Abduktion von etwas weniger als 90° bewegt sich die Scapula mit. Ähnliches gilt für alle übrigen Bewegungen (abgesehen von der Rückhebung, die schon bei 45° zu Mitbewegungen führt). Will man daher die Beweglichkeit im anatomischen Schultergelenk prüfen, so muß man die — bei Teilversteifungen ja viel früher einsetzenden Mitbewegungen der Scapula — passiv unterdrücken. Das geschieht in einfacher Weise durch Festhalten des Schulterblattes. Der Grad der Bewegungseinschränkung ergibt sich aus dem Vergleich mit der gesunden Seite.

Diese „*Prüfung der passiven Beweglichkeit bei fixiertem Schultergürtel*" vermittelt zwar ein objektives Bild des Bewegungsraumes im wirklichen Schultergelenk, läßt uns aber im unklaren darüber, was das Kind funktionell „kann". Sie muß deshalb ergänzt werden durch die „*Prüfung der aktiven Beweglichkeit bei freigegebenem Schultergürtel*". Auch dies geschieht unter Vergleich mit der gesunden Seite. Damit kommt man im allgemeinen aus. Hat man den Eindruck, daß das Kind nicht will, wird man noch eine Kontrolle der „passiven Beweglichkeit bei nicht-fixiertem Schultergürtel" hinzufügen.

Die *Untersuchung der Wirbelsäule* macht dem Anfänger erfahrungsgemäß die meisten Schwierigkeiten. Die einzelnen Abschnitte der Wirbelsäule besitzen eine recht unterschiedliche physiologische Beweglichkeit. Am beweglichsten ist die Halswirbelsäule. Die Lendenwirbelsäule steht ihr nur wenig nach, während der Brustabschnitt durch die feste Verbindung mit dem Thorax gewissen Einschränkungen unterliegt. Röntgenologische Messungen an der oberen Halswirbelsäule (BROCHER) ergaben für die Sagittalbeweglichkeit zwischen Hinterhaupt und Atlas einerseits, Atlas und Epistropheus andererseits nur geringe Unterschiede. Für die Beugung und Überstreckung haben beide Gelenke annähernd gleiche Bedeutung. Die Kopfdrehung, bei der Schädel und Atlas eine funktionelle Einheit bilden, erfolgt nur z. T. um den Epistropheuszahn. Bei extremer Kopfwendung liegt der Drehpunkt in dem der Bewegung entgegengesetzten Atlanto-Occipitalgelenk. Die Seitneigung des Kopfes vollzieht sich in der mittleren und unteren Halswirbelsäule. Die Brustwirbelsäule kann weder voll gestreckt, noch gar überstreckt werden. Neben der Beugung und Seitneigung ist eine ansehnliche Rotation möglich, die der Lendenwirbelsäule nach bisheriger Meinung abgeht. STEINDLER fand nur zwischen dem 5. Lendenwirbel und dem Kreuzbein eine geringe Rotation. TANZ beobachtete dagegen bei seinen röntgenologischen Bewegungsstudien des Lendenabschnittes (1953) bei manchen Versuchspersonen eine „eindeutige und nicht zu vernachlässigende Drehbewegung der ganzen Lendenwirbelsäule". Schon vom 13. Lebensjahr an tritt eine gewisse, bis zum 35. Jahre zunehmende Minderung der Beweglichkeit ein. Die stärkste Sagittalbeweglichkeit erlaubt bei Kindern die 5. Lendenbandscheibe, bei jugendlichen Erwachsenen die 4. Das Bewegungsausmaß nimmt kranialwärts ab. Die Frontalbeweglichkeit ist in Höhe des Lumbosacralüberganges am geringsten, zuweilen fehlt sie sogar ganz. Die Seitneigung ist meistens (LOVETT), aber nicht immer mit einer Rotation verbunden. Das Bewegungszentrum liegt bei Sagittalbewegungen *vor* den kleinen Wirbelgelenken, bei Frontalbewegungen *medial* von ihnen. Es sind durchweg Gleitbewegungen.

Nur eine *fixierte* seitliche Verkrümmung wird als Skoliose bezeichnet. Sie ist anfangs oft einheitlich rechts- oder links-konvex; später wird sie meist S-förmig, wobei die Beweglichkeit in der Hauptkrümmung stärker eingeschränkt zu sein pflegt als in der Nebenkrümmung.

Von großer diagnostischer Bedeutung sind lokal begrenzte Einschränkungen der Beweglichkeit. Sie gehören zu den wichtigsten klinischen Zeichen bei Entzündungen der Wirbelsäule und sollten immer Anlaß zu einer eingehenden Untersuchung sein. Der sog. Lumbalspasmus entsteht über einen visceromotorischen Reflex, in ähnlicher Weise wie die Abwehrspannung der Bauchdecken bei der Peritonitis. Die reflektorische Kontraktion der Erectores trunci, äußerlich erkennbar an dem starken Hervortreten der gespannten Muskelwülste beiderseits der Dornfortsatzlinie beim Versuch, den Rumpf nach vorn zu beugen, fixiert die belastete Lendenwirbelsäule, manchmal auch noch die untere Brustwirbelsäule. In leichteren Fällen bleibt die Seitbeweglichkeit ganz oder teilweise erhalten. In liegender Stellung verschwindet der Lumbalspasmus gewöhnlich. Die Ursachen sind unterschiedlich (akute Lumbago, Entzündungen, Tumoren, Malacien). In Frage kommen Veränderungen des Achsenskelets, seiner unmittelbaren Nachbarschaft sowie Prozesse der von ihm umschlossenen Organe (das Rückenmark und seine Häute). Ein einseitiger Lumbalspasmus liegt bei der ischiatischen Fehlhaltung vor.

Auch bei völliger Versteifung der Lendenwirbelsäule ist noch eine Rumpfbeuge vorwärts bis nahezu 90° möglich. Die Bewegungen werden dann von den Hüftgelenken übernommen, die sich bei maximaler Flexion schon physiologischerweise beteiligen.

Die *besonderen Untersuchungsmethoden* richten sich nach der betreffenden Körperregion. Als Beispiel sei die Prüfung des Trendelenburgschen Phänomens und der Meniscuszeichen genannt.

Als Muster einer vollständigen Untersuchung wählen wir das Kniegelenk.

Das *Kniegelenk* ist dank seiner oberflächlichen Lage der Untersuchung besonders gut zugänglich. Die vergleichende Inspektion orientiert über die Konturenschärfe (Schwellung) des Gelenkes und seiner Umgebung (Tuberositas tibiae), die Beschaffenheit der Haut (Rötung, glänzendes Aussehen) sowie über eine vorhandene oder fehlende Muskelatrophie (insbesondere des Oberschenkels). Die vergleichende Palpation gibt Aufschluß über eine lokale Überwärmung, den Zustand des paraartikulären Gewebes und der Kapsel, über Flüssigkeitsansammlungen im Gelenk, kenntlich an einem „Tanzen der Kniescheibe", und über Stellen vermehrter Druckempfindlichkeit. Die Stellung von Ober- und Unterschenkelachse zueinander wird notiert sowie der Grad einer möglichen Überstreckbarkeit. Bei der Bewegungsprüfung sollte man gleichzeitig auf Gelenkgeräusche und Schmerzäußerungen achten. Die Prüfung der passiven Beweglichkeit der Patella verbindet man mit der Untersuchung auf Druck- und Verschiebeschmerz. Die Kontrolle der seitlichen Beweglichkeit setzt eine völlig entspannte Muskulatur voraus. Die linke Hand des Arztes umfaßt die Kondylengegend des Femur, die rechte die Knöchel. Während die Linke den Oberschenkel festhält, bewegt die Rechte den Unterschenkel seitlich von Anschlag zu Anschlag, und zwar sowohl bei voller Streckung als auch bei 160° Beugung. Manche Kniegelenke, die bei Streckung seitlich fest erscheinen, weisen bei leichter Beugung eine bemerkenswerte Lockerung auf. Wichtig ist, ob sich das Gelenk nur innen oder nur außen aufklappen läßt oder ob eine allgemeine Wackelbeweglichkeit besteht. Die Festigkeit der Kreuzbänder prüft man bei rechtwinklig gebeugtem Unterschenkel. Die Entspannung der Muskulatur ist auch hierbei unbedingte Voraussetzung. Der Arzt umfaßt mit beiden Händen das körpernahe Unterschenkelende und versucht es abwechselnd nach vorn und nach hinten gegen den Oberschenkel zu verschieben. Geringe seitengleiche Bewegungsausschläge dürfen wie bei der Prüfung auf seitliche Lockerung nicht als pathologisch gewertet werden. Eine größere Verschiebebeweglichkeit nach vorn deutet auf eine Läsion des vorderen Kreuzbandes, eine solche nach hinten auf einen Schaden des Lig. cruciatum post. Sind beide Kreuzbänder zerrissen, so läßt sich das Gelenk abnorm überstrecken.

Die Menisci haben die Aufgabe, die beträchtliche Inkongruenz zwischen den Kondylen des Oberschenkels und der von der Tibia gebildeten Gelenkpfanne auszugleichen. Sie bewegen sich daher gleichsinnig mit dem Unterschenkel, d. h. bei dessen Streckung nach vorn, bei seiner Beugung nach hinten. Noch weiter wandert jedoch der mediale Meniscus nach vorn bei rechtwinkliger Beugung des Unterschenkels und Innenrotation, entsprechend beim lateralen Meniscus bei rechtwinkliger Beugung und Außenrollung. Auf diesen Vorgängen beruhen die sog. Meniscuszeichen. Ein Riß im Vorderhorn des medialen C-Knorpels ergibt meist einen spontanen Überstreckungs- und Adduktionsschmerz im vorderen inneren Gelenkspalt, etwa in der Mitte zwischen dem medialen Rand des Lig. patella und dem Innenband. Ein kräftiger Fingerdruck an dieser Stelle verursacht bei gleichzeitigem Übergang von Beugung des Unterschenkels zur Streckung Schmerzen, die bei der Rückkehr in Beugestellung sofort nachlassen (2. *Steinmann*sches Zeichen); der gleiche Druckschmerz tritt bei rechtwinkliger Beugung und Innendrehung (für den Meniscus med.) bzw. bei Druck im vorderen äußeren Gelenkspalt bei rechtwinkliger Beugung und Außenrollung (für den äußeren Meniscus) auf (*Bragard*sches Zeichen). Das 1. *Steinmann*sche Zeichen: Schmerz an der Innenseite des Kniegelenkes bei Semiflexion (Beugung von 135°) und Außenrotation kann sowohl bei Innenbandzerrungen und -dehnungen als auch bei Meniscusschäden positiv sein.

Auch die *Laboruntersuchungen* gehören gewissermaßen zu den besonderen Untersuchungsmethoden. Im klinischen Betrieb werden BKS, Blutbild und Urinuntersuchungen routinemäßig durchgeführt. Der Praktiker sollte es sich ebenfalls mehr als bisher angewöhnen, überall dort, wo eine Entzündung oder ein Tumor nicht auszuschließen sind, zumindest eine BKS zu machen und bei einer auch nur mäßigen Beschleunigung nach der Ursache fahnden. Manche Knochen- und Gelenktuberkulose würde dadurch Monate früher diagnostiziert. Die Kinder brauchen dazu nicht nüchtern zu sein. Um taugliche Werte zu erhalten, muß das Blut mit einer kleinen Luftblase in der Spritze etwa 20mal durchmischt werden.

Als Kontrolle der BKS benutzen wir gerne das auf einem anderen Mechanismus beruhende *Weltmann*-Band, das uns außerdem durch seine Verkürzung oder Verbreiterung zusätzlich Aufschlüsse über die mehr akut-exsudative oder chronisch-proliferative Art des Entzündungsprozesses gewährt. Bei der Beurteilung des *weißen Blutbildes* muß man berücksichtigen, daß jüngere Kinder — etwa bis zum 10. Jahr — eine physiologische Lymphocytose aufweisen. Blutbilder liefern nur zuverlässige Werte, wenn die Blutabnahme am nüchternen Patienten erfolgte.

Die *Tuberkulinprobe* ist auch bei Jugendlichen und jugendlichen Erwachsenen angezeigt. Sie erübrigt sich, wenn eine Tbc-Schutzimpfung vorgenommen wurde. Die *Moro*sche Salbenprobe entspricht einer Tuberkulin-Verdünnung von 1:10000. Ist sie nach 48 Std negativ, schließen wir die Intracutan-Proben nach MENDEL-MANTOU an. Bleibt eine Reaktion auch bei einem Verdünnungsverhältnis von 1:10 aus, so ist das Kind sicher noch nie mit Tuberkuloseerregern in Berührung gekommen, vorausgesetzt, daß keine Anergie (Masern, Keuchhusten, Grippe) besteht.

Tbc-verdächtige *Gelenkpunktate* werden (mit Spezialfärbung) mikroskopisch untersucht und zur Kultur und zum Tierversuch eingeschickt. Transsudate unterscheiden sich von den Exsudaten durch ein niedrigeres spezifisches Gewicht („*Rivalta* negativ"). In einzelnen Fällen lohnt sich auch die Bestimmung des Mucin- und Zuckergehaltes (normal 0,6—0,12 mg-%). Manche Bakterienarten vergären den Zucker, so daß der Zuckerspiegel sinkt.

Die *Röntgenuntersuchung* erfordert einige grundsätzliche Bemerkungen. Soweit es sich nicht um Kontrollen zur Beurteilung des Heilverlaufes, z. B. bei einer *Perthes*schen Krankheit handelt, sind immer auch Vergleichs-Aufnahmen der gesunden Seite erforderlich. Wenn irgend möglich, sollen die Aufnahmen beider Körperseiten „auf einen Schlag" gemacht werden. Der Zentralstrahl muß genau auf die Mitte eingestellt werden, z. B. auf die Symphyse bei Aufnahmen beider Hüftgelenke. Verschiebungen des Zentralstrahles können eine Knochenatrophie vortäuschen. Bilder der Kreuzfugen und Hüftgelenke sowie der Knie- und Knöchelgelenke im a.p.-Strahlengang lassen sich immer als simultane Vergleichsaufnahmen anfertigen. Eine Knochenatrophie tritt im Röntgenbild erst bei einer mindestens 10%igen Herabsetzung des Kalkgehaltes in Erscheinung. Für die Wirbelsäule darf die Grenze, je nach der Dicke der zu durchstrahlenden Weichteile, bedeutend höher angenommen werden (30% und mehr). Stark ausgeprägte Sagittalkrümmungen der Wirbelsäule, die sich in Rückenlage nicht ausgleichen, führen gelegentlich wegen der ungleichen Objekt-Filmabstände zur Fehldiagnose „Atrophie". Man sollte es sich daher angewöhnen, eine Wirbelatrophie nur auf Grund gehörig belichteter und entwickelter a.p.- und Profilaufnahmen zu diagnostizieren. Auch flaue Röntgenbilder rufen leicht den Eindruck einer Atrophie hervor.

Allzu große Sparsamkeit kann sich mitunter verhängnisvoll auswirken. Das gilt insbesondere für Aufnahmen der Hüftgelenke und der Wirbelsäule. Eine beginnende Epiphysiolyse des Schenkelkopfes ist im a.p.-Bild meist unsichtbar. Erst Aufnahmen in *Lauenstein*scher Lagerung ermöglichen die Diagnose. In manchen Fällen muß die Einrenkung einer Hüftluxation durch zusätzliche axiale Aufnahmen gesichert werden. In der Wirbelsäulen-Röntgenologie spielen halbschräge und Schrägaufnahmen eine große Rolle, sei es zur Darstellung der kleinen Wirbelgelenke, der Zwischenwirbellöcher (vor allem in der Halswirbelsäule) oder der Zwischengelenkstücke (Spondylolisthesis). Bei Verdacht auf destruierende Prozesse ist die *Tomo*graphie als unerläßliche Ergänzung der Normalaufnahme heranzuziehen, namentlich bei in der Tiefe des Körpers gelegenen Knochen. Oberflächliche Skeletteile geben ihre Geheimnisse meist schon durch Verwendung eines Feinstfocus preis (Vergrößerungsmaßstab 1:2).

Röntgenbilder können die klinische Untersuchung nicht ersetzen. Röntgenologische Symptome sind nur selten pathognomonisch. Sicherheit — soweit sie überhaupt möglich ist — verbürgt allein die Berücksichtigung *aller* Faktoren aus Vorgeschichte, klinischem und röntgenologischem Befund.

II. Ätiologie und Prophylaxe der angeborenen Mißbildungen

Klinische Erfahrungen und systematische Forschung haben gelehrt, daß die meisten angeborenen Entwicklungsstörungen des Menschen *erblich* sind. Für eine kleinere Gruppe kommen *Keimschädigungen* als Ursache in Frage. Sie umfaßt in erster Linie jene Fehlbildungen, die regelmäßig isoliert, d. h. ohne sonstige familiäre Merkmalsträger auftreten, wie die Littlesche Krankheit, die Kranio-Rhachischisis, die Cyclopien, Symmelien u. a. m. Es besteht jedoch die grundsätzliche Möglichkeit, daß auch als erblich bekannte Mißbildungen im Einzelfall durch Keimschädigung zustande kommen. Sichere morphologische Zeichen in dieser oder jener Richtung gibt es nicht. Die experimentelle Teratologie kennt zahlreiche Beispiele, in denen durch exogene Noxen erbliche Merkmale phänokopiert werden. Selbst komplizierte Phänkombinationen lassen sich gelegentlich nachahmen. Die meisten der benutzten Versuchsanordnungen sind freilich für den Menschen bedeutungslos.

Für die Eheberatung folgt daraus dennoch einige Unsicherheit, wenn in einem gegebenen Fall weitere familiäre Merkmalsträger fehlen. Kleine Nachkommenschaften, recessiver Erbgang, schwache Penetranz und Neumutationen erhöhen die Schwierigkeiten des Nachweises. Manchmal gelingt es, bei einem nahen Blutsverwandten des Probanden eine zum Formenkreis der betreffenden Mißbildung gehörende manifestatio minima zu entdecken, etwa eine Hüftgelenksdysplasie bei der Mutter eines hüftluxierten Kindes oder bestimmte

Zahnstellanomalien beim Vater eines Kindes mit Gaumenspalte. Andererseits ist selbst das Vorkommen der gleichen Anomalie bei Geschwistern nicht unbedingt eine Gewähr für die erbliche Genese, da bestimmte Krankheiten der Mutter, z. B. ein Diabetes, sich bei mehreren Schwangerschaften auswirken können. Für einige Deformitäten — so beim angeborenen Klumpfuß und der sog. angeborenen Hüftluxation — läßt sich der Erblichkeitsbeweis auf statistischem Wege führen, obwohl größere Sippenuntersuchungen nur in 15—20% eine familiäre Belastung ergaben.

Keimschädigungen wurden schon vor 120 Jahren beobachtet. GEOFFROY SAINT-HILAIRE, einer der Begründer der experimentellen Teratologie, versah Hühnereier mit einem Lacküberzug. In den bebrüteten Eiern fanden sich zahlreiche Embryonen mit Augen- und Rückenmarksmißbildungen. Die im letzten Jahrzehnt unternommenen systematischen Forschungen über die Zusammenhänge zwischen *Sauerstoffmangel* und Keimschädigung hatten überraschende Ergebnisse. Als Versuchstiere dienen heute vorwiegend Fischkeime, Hühnerembryonen, Mäuse, Ratten und Kaninchen. Um den Einfluß vorübergehenden O_2-Mangels zu studieren, bringt man die Tiere für 3—5 Std in die Unterdruckkammer oder drosselt die A. uterina. Auch eine 20—30%ige Erhöhung des Kohlensäuregehaltes der Luft, in der die Eier bebrütet werden, ist geeignet. Eine Anzahl der Embryonen stirbt kurz nach der Behandlung. Unter den überlebenden sind viele mißbildet. Dabei lassen sich jedoch wesentliche Unterschiede feststellen.

Entwicklungsstörungen des Gehirns und Rückenmarkes entstehen nur, wenn die Schädigung bald nach Beginn der Embryogenese erfolgt. Extremitätenmißbildungen sind einem späteren Zeitpunkt vorbehalten. Diese Gruppen sind demnach streng *phasenspezifisch*, während Augen- und Schwanzanomalien keine zeitliche Bindung erkennen lassen. Außerhalb der „sensiblen Phasen" bleiben die Versuche ohne Antwort. Die Noxen führen entweder zu einer Schädigung der Determination und Bildung des Blastems oder zum sekundären Zelltod bereits differenzierter, stark O_2-bedürftiger Gewebe.

Sauerstoffmangel ist jedoch nicht das einzige Mittel, Keimschädigungen zu erzeugen. In ähnlicher Weise wirken Temperaturschocks, Ultraschall, Ultraviolettlicht und ionisierende Strahlen, ferner viele chemische Substanzen wie Äther, Sulfonamide, Borsäure, Vitamine und Hormone. Die Mittel sind unspezifisch, d. h. sie können sich gegenseitig ersetzen, wenn auch häufig Unterschiede in der Qualität und Quantität der Schädigungsmuster bestehen.

Viele der durch Keimschädigung im Tierversuch erzeugten Mißbildungen *phänokopieren* erbliche Entwicklungsstörungen. Sie geben dadurch wichtige Hinweise für den Zeitpunkt, in dem die Erbfaktoren „zum Zuge kommen". Der Einsatz der Gene erfolgt im allgemeinen in weitem Abstand vom Auftreten des betreffenden Merkmals. Selten liegen sensible Phase und phänische Manifestierung nur Stunden auseinander. Phänokopieexperimente gestatten außerdem einen Einblick in den Wirkungsmechanismus der Erbfaktoren. Dazu sind besonders Temperaturschocks geeignet, da höhere Temperaturen Enzymsysteme inaktivieren und so die Reaktionsgeschwindigkeiten biochemischer Vorgänge verändern. Lange Latenzzeiten zwischen sensibler Phase und dem Erscheinen des Phäns lassen auf eine Reihe von Stufen schließen, die nach dem Eingreifen des Gens durchlaufen werden müssen. Manche Phänokopien zeigen die gleichen bunten Kombinationen wie die von ihnen imitierten erblichen Merkmale. Da die Einheit der Genwirkung außer Frage steht, sind die Ursachen vermutlich in einer Störung gemeinsamer biochemischer Vorgänge zu suchen.

Allerdings bezweifelt HADORN, vor allem wegen der vergleichsweise geringen Penetranz der Phänokopieversuche, ob die Genwirkung in allen Einzelheiten nachgeahmt wird. Die Unspezifität der Agentien spricht seiner Ansicht nach eher für ein Eingreifen an Zwischenstufen des Weges zwischen Gen und Phän. HADORN weist in diesem Zusammenhang auch darauf hin, daß sich komplizierte Merkmale oft leicht phänokopieren lassen, während einfache Merkmale wie die Haar- und Augenfarbe von Vögeln und Säugern bisher nicht imitiert werden konnten.

Die Hauptursachen für die beim Menschen bekanntgewordenen Keimschädigungen sind: *Sauerstoffmangel, Virusinfektionen, ungenügende oder fehlerhafte Ernährung* und *ionisierende Strahlen*. Auch das *Alter der Mütter* und die *Zahl der vorhergehenden Geburten* spielen eine Rolle. Die Häufigkeit kindlicher Mißbildungen steigt von 0,64% bei unter 20 Jahre alten Müttern bis auf 1,72% bei Müttern, die das 40. Lebensjahr überschritten haben. Mongoloide Idioten entstammen auffallend oft ersten oder letzten Geburten. Als Ursachen kommen in Betracht: die Unreife oder Erschöpfung der Uterusmucosa, die Überalterung der Follikel und die Zunahme von Spontanmutationen im Laufe des Lebens. Überreife der Eier bedingt bei Amphibien zahlreiche grobe Entwicklungsstörungen (Verdoppelungen, Organisatordefekte und Tumoren).

Die Folgen relativen O_2-Mangels zeigen sich beim Menschen vor allem bei *Tubergraviditäten*. Meist stirbt die Frucht vorzeitig ab. 88—96% aller Feten weisen Mißbildungen auf, gegenüber nur 7% bei normaler Nidation. Wie im Tierversuch sind in erster Linie das Zentralnervensystem und die Extremitäten betroffen. IKLÉ und REININGER beobachteten eine Zwillingsschwangerschaft mit einem extrauterin-mißbildeten und einem intrauterin ausgetragenen normalen Kind. Die Sauerstoffversorgung des Embryo leidet ferner bei unzulänglicher Vascularisation der Uterusmucosa oder intrauterinen Blutungen in der Frühschwangerschaft. In einem von OLIVER und TURNER mitgeteilten Fall gebar eine junge Frau mit Fallotscher Tetralogie zweimal vorzeitig Anencephali, während ein drittes, nach der Blalockschen Operation zur Welt gekommenes Kind normal war. Weitere einschlägige Beobachtungen verdanken wir HALLERVORDEN und PIA. Im Falle *Hallervordens* wurde eine Frau, die im 5. Schwangerschaftsmonat einen Selbstmordversuch mit Leuchtgas unternommen hatte, von einem tetraplegischen Kind entbunden. Da im Gehirn noch bis zur Geburt größere unreife Zellager vorhanden sind, wäre eine Schädigung durch vorübergehenden O_2-Entzug durchaus denkbar. Im Falle PIAS erlitt eine Frau im 3. Monat der Schwangerschaft einen schweren Verkehrsunfall. Das am normalen Termin geborene Kind hatte einen Hydrocephalus. Es starb 8 Monate nach der Geburt. Bei der Sektion fanden sich ausgebreitete Gehirnmißbildungen. Nur Hirnstamm und Kleinhirn waren intakt; der Balken fehlte; die Stammganglien waren zu einer schmalen Platte reduziert; die Rinde war papierdünn. Als Ursache der eingreifenden Entwicklungsstörungen darf eine mangelhafte O_2-Versorgung des Gehirns angenommen werden. Die Placenta war zur Hälfte gelöst und stark vernarbt.

Schwieriger sind die häufigen *Entwicklungsstörungen bei Kindern diabetischer Mütter* zu deuten. 40% der Feten werden nicht ausgetragen. Die fast immer asphyktischen Neugeborenen sind überschwer. Eine Polyglobulie ist nahezu obligat. 2% haben tödliche, 10% schwere Mißbildungen, vorzugsweise des Zentralnervensystems, der Extremitäten und inneren Organe. BÜCHNER nimmt als Ursache der Keimschädigung hypoglykämische Zustände durch Insulinüberdosierung an. Dagegen spricht jedoch die Tatsache, daß die erhöhte Mißbildungsquote schon in der Vorinsulinära bekannt war und auch für solche

Mütter gilt, die erst viele Jahre später manifest diabetisch erkranken („Prädiabetes"). Es fragt sich daher, ob es sich nicht auch hier um Fehlentwicklungen auf der Grundlage eines O_2-Defizits handelt. Die Asphyxie der Neugeborenen und die Polyglobulie könnten Hinweise in dieser Richtung sein. Noch schwerer wiegen die Vascularisierungsstörungen, die man in der Placenta diabetischer Mütter vielfach antrifft.

1940 beobachtete der australische Arzt GREGG nach einer Rötelepidemie in Sidney zahlreiche mißbildete Neugeborene. Die Kinder stammten sämtlich von Müttern, die in der Frühschwangerschaft an Rubeolen erkrankt waren. Die Trias der *Embryopathia rubeolosa* umfaßt Linsenkatarakt, Innenohrschwerhörigkeit und Septumdefekte. Dazu kommen oft noch Zahnschmelzhypoplasien. Frauen, die sich in den beiden ersten Schwangerschaftsmonaten infizieren, haben fast alle ein krankes Kind, von denen, die sich im 3. Monat anstecken, etwa die Hälfte. Eine durch eine frühere Erkrankung erworbene Immunität schützt zwar die Mütter bei neuerlicher Infektion, aber nicht das Kind. Nach Masern und Varicellen sind nur vereinzelt Keimschädigungen festgestellt worden. Die Durchwanderung der Placenta gelingt anscheinend nur den kleinsten Virusarten.

Diaplacentare Übertragungen sind ferner bei der *Toxoplasmose* und der *Lues* bekannt. Keimschädigungen dürften jedoch bei der Lues zu den Ausnahmen gehören, da die Spirochäten erst nach dem 5. Monat ihren Weg in den kindlichen Organismus finden. Die Toxoplasmose verursacht dagegen typische Entwicklungsstörungen (Hydro- und Mikrocephalien, Mikrophthalmus). Auch nach *Schwangerschaftstoxikosen* werden relativ oft (4—6mal häufiger als bei gesunden Schwangeren) schwere Mißbildungen, namentlich des Gehirns, beobachtet.

Bei den Embryopathien handelt es sich jedoch nicht um echte Mißbildungen (WERTHEMANN, THÖNDURY, SCHEIDEGGER), sondern um embryonale Erkrankungen. Die alte *Schwalbe*sche Definition, die jede angeborene nicht prozeßhafte Störung als Mißbildung bezeichnete, ist revisionsbedürftig. Sowohl bei der Toxoplasmose als auch bei den genannten Virusinfektionen liegen so gut wie ausschließlich infektiöse Gewebszerstörungen vor, denen der Embryo durch das Fehlen entsprechender Abwehrreaktionen noch nicht mit einer regelrechten Entzündung zu begegnen vermag.

Die Beziehungen zwischen *Mangelernährung* und Keimschäden sind außer beim *endemischen Kretinismus* für den Menschen noch wenig geklärt. Der in Europa in der Schweiz, Norwegen und Ungarn häufige endemische Kretinismus, ist in der Schweiz durch Jodbeigaben zum Kochsalz sowie infolge der allgemein besseren Ernährung in den letzten Jahren stark zurückgegangen.

Im Tierversuch gelingt es, sowohl durch ein Defizit als auch durch Überdosierung der *Vitamine A, D, E und H* Keimschädigungen zu erzeugen. Die entstehenden Mißbildungen sind an kein bestimmtes System gebunden. Bei Haustieren kommen Fehlbildungen der Jungen nach vitaminarmer Ernährung nicht so selten vor.

Chronisch unterernährte Frauen sind weniger fruchtbar und leiden unter Cyclusstörungen, die noch längere Zeit nach Wiedereintritt normaler Bedingungen anhalten. Das Geburtsgewicht der Kinder liegt unter der Norm. Eine Erhöhung der Mißbildungsquote ist statistisch jedoch nicht gesichert. Über *hormonbedingte Keimschädigungen* liegen beim Menschen noch kaum Erfahrungen vor. Insulininjektionen in das unbebrütete oder wenige Tage vorbebrütete Hühnerei verursachen unter anderem Entwicklungsstörungen der Schwanzregion und Mikromelien, die erbliche Anomalien des Huhnes phänokopieren. DURAISWAMI beobachtete nach Insulininjektionen in das Hühnerei in leichten Fällen Epiphysenschädigungen, in schweren Osteogenesis imperfecta-ähnliche Bilder. Da das Wachstum frühembryonaler Blasteme mit einer starken aeroben Glykolyse einhergeht, ist die schädigende Wirkung des Insulins gut verständlich. Ähnliche Ergebnisse lassen sich mit Cortison erzielen. Große Dosen von Sexualhormonen rufen im Tierversuch Mitosestörungen hervor.

Mechanische Ursachen spielen bei der Entstehung von Mißbildungen sicher die geringste Rolle. Dieser Ansicht ist auch WERTHEMANN. Die Tierexperimente von DEBRUNNER und HELLNER, in denen das Fruchtwasser trächtiger Kaninchen mehrfach mit der Spritze abgesaugt, bzw. der gravide Uterus operativ verkleinert wurde, ergaben zwar in der Größe zurückgebliebene, im übrigen aber gesunde Junge. Wir besitzen keinen einzigen stichhaltigen Beweis dafür, daß Raummangel in utero zu Keimschädigungen führt. Da die Entgleisungen der Normogenese schon auf einer sehr frühen Stufe der Embryonalentwicklung stattfinden, wird die Bedeutungslosigkeit mechanischer Faktoren, insbesondere des häufig angeschuldigten Fruchtwassermangels verständlich.

Abschnürungen von Extremitätenteilen durch Simonartsche Bänder oder infolge einer Nabelschnurumschlingung sind ausgesprochen seltene Ereignisse. Da es auch (erbliche) ringförmige Mißbildungen gibt, hat die Diagnose „amniotische Abschnürung" nur dann Beweiskraft, wenn der einengende Amnionfaden oder der abgetrennte Gliedmaßenabschnitt gefunden wird.

Die Empfindlichkeit gegenüber *ionisierenden Strahlen* (Röntgenstrahlen, α-, β-, γ-Strahlen und schnelle Neutronen) ist direkt proportional der Entwicklungsaktivität der Blasteme und umgekehrt proportional der Zelldifferenzierung. Schon Dosen unter 100 r können beim Menschen Keimschädigungen hervorrufen. Die Hauptgefährdungsperiode ist die 2.—6. Schwangerschaftswoche. Höhere Dosen außerhalb der Gravidität beeinträchtigen die Follikelreifung und begünstigen unter Umständen dadurch die Entstehung von Anomalien.

Die Mißbildungsquote unter den Kindern jener Mütter, die bei der Atombombenexplosion von Hiroshima und Nagasaki der Strahlenwirkung stärker ausgesetzt waren, ist nach neueren Untersuchungen von NEELL und SHULL nicht erhöht. Auch die Zahl der Totgeburten hält sich in normalen Grenzen. Das bei den Kindern der Frauen von *Nagasaki* gefundene Geschlechtsverhältnis könnte auf die Entstehung letaler Mutanten im X-Chromosom hinweisen. Erst in einigen Generationen werden die mutativen Schädigungen ungefähr überschaubar sein. Nur die sehr seltenen dominanten Mutationen und die recessiven Mutationen im weiblichen Geschlechtschromosom vermögen sich in der ersten Filialgeneration zu äußern. Die bei weitem häufigste Gruppe der autosomalen recessiven Mutationen wird frühestens (und nur zum kleinsten Teil) in der Enkelgeneration sichtbar.

Die Strahlengenetiker sind sich darin einig, daß es *keine ungefährliche Strahlendosis* gibt. Kleine Dosen summieren sich. Für den Mutationseffekt ist es gleichgültig, ob einmal 100 r oder 5mal 20 r gegeben werden. Eine einzige Gonadenbestrahlung mit 20 r (innerhalb des ganzen Zeitraumes der Fortpflanzungstätigkeit eines Menschen) genügt nach MULLER, um die spontane Mutabilität um 25% zu erhöhen. Die „verdoppelnde Dosis" liegt zwischen 30 und 80 r. Die spontane Mutationsrate beträgt für autosomale dominante Gene 1:200000, für geschlechtsgebundene recessive Gene 1:50000; für autosomale recessive Loci schwanken die Schätzungen zwischen 1:500 bis zu 1:100000. Die spontane Mutabilität entsteht wohl nur zu einem Teil durch die Grundstrahlung. Andere Ursachen sind jedoch einstweilen noch unbekannt. Ionisierende Strahlen

erhöhen nicht nur die Mutagenese, sondern auch die Häufigkeit des Faktoren-
austausches.

Die *Prophylaxe der Mißbildungen* ist kein neuer Gedanke. Seine Verwirklichung schien am ehesten bei Erbleiden möglich. Schon 1907 erließ der amerikanische Staat Indiana das erste Sterilisationsgesetz. Seit 1929 gibt es auch
in der Schweiz ein entsprechendes Gesetz. Dänemark, Norwegen, Finnland,
Schweden und Neuseeland schlossen sich an. Die Sterilisation erfolgt auf der
Grundlage der Freiwilligkeit. In Dänemark, Island, Schweden und Finnland ist
darüber hinaus die künstliche Schwangerschaftsunterbrechung aus eugenischer
Indikation gestattet. Abgesehen davon, daß die erblichen Mißbildungen keineswegs überall als eugenische Indikation gelten, ist der Effekt solcher Maßnahmen
für die Ausmerzung kranker Erbanlagen wohl nicht allzu hoch zu veranschlagen;
denn sie erfassen ja nur Ausschnitte aus dem relativ kleinen Kreis der manifest
Kranken. Die Weiterverbreitung geschieht hauptsächlich durch die nicht erkenn-
baren Anlagenträger. Manche Länder haben Spezialinstitute für die Ehe- und
Schwangerschaftsberatung geschaffen. Unseres Erachtens liegen hier die größten
Möglichkeiten für eine wirksame Bekämpfung der schweren erblichen Mißbildungen.

Eine der vordringlichsten Aufgaben ist die *Verhütung von Mutationen und
Keimschädigungen durch ionisierende Strahlen.* Vor allem in der Röntgendiagnostik, weniger in der Therapie wird immer noch mit einer Sorglosigkeit
gearbeitet, die angesichts der bekannten Gefahren Erstaunen hervorruft. Größte
Vorsicht ist bei Bestrahlungen, Durchleuchtungen und Aufnahmen des Beckens
und in Beckennähe angezeigt. Viele Aufnahmen könnten unterbleiben, wenn
man ihre Notwendigkeit in jedem Einzelfalle gewissenhaft prüfen würde. Diese
Überlegung erscheint im Kindesalter besonders wichtig, weil bei kleineren
Kindern praktisch jede Aufnahme eine Belastung der Gonaden bedeutet. Auch
bei jungen Frauen ist Zurückhaltung in der Anwendung von Röntgenstrahlen
geboten. Mit Sicherheit verhüten läßt sich eine Keimschädigung nur, wenn die
röntgenologische Untersuchung unmittelbar nach den letzten Menses erfolgt.
Eine nicht zu unterschätzende Gefahrenquelle liegt in der gynäkologischen
Pelvimetrie. Nach OSBORN und SMITH werden in England jährlich 25 000 Pelvi-
metrien und 86 000 andere geburtshilfliche Röntgenuntersuchungen vorgenommen.
Neuere Arbeiten melden ein beunruhigendes Ansteigen der Todesfälle an Leukämie nach Bestrahlungen wegen M. Bechterew. Aber auch absolut nimmt die
Zahl der Leukämie-Erkrankungen zu. Die Mortalität stieg in England zwischen
1940 und 1954 von jährlich 26 auf 49, in Dänemark von 48 auf 71. Man wird
daher ohne Gegenmaßnahmen nicht auskommen. Dazu gehört, daß Studenten
und Ärzte in Vorlesungen und Fortbildungskursen über Röntgenschäden und
ihre Verhütung eindringlich belehrt werden.

Da eine Isolierung aller an *Röteln* Erkrankten nicht möglich ist, muß man die
Öffentlichkeit in regelmäßigen Abständen über die Gefahren, die Schwangeren
in den ersten 3 Monaten durch eine Ansteckung mit dem Rubeolenvirus drohen,
aufklären. Eine prophylaktische Behandlung mit Rekonvaleszenten-Serum
oder γ-Globulin scheint nützlich zu sein.

Hormon-Behandlungen gravider Frauen sollten nach Möglichkeit unterbleiben. Eine gute, *vitaminreiche* Ernährung ist in der Schwangerschaft besonders wichtig.

Die *Erythroblastose* verlangt ebenfalls prophylaktische Maßnahmen. Da
Verbindungen zwischen Rh-positiven Männern und rh-negativen Frauen nicht
verhindert werden können, sollte man wenigstens Transfusionen von Rh-posi-
tivem Blut an rh-negative weibliche Kranke im geschlechtsreifen Alter vermeiden.

Die Eheberatung muß sich in Zukunft auch mit dem Problem der *diabetischen Keimschädigung* beschäftigen. Bei entsprechender erblicher Belastung kann der Staubsche Versuch klären, ob eine Disposition für eine spätere Erkrankung besteht.

III. Systemerkrankungen des Skelets

1. Enchondrale Dysostosen

Die enchondralen Dysostosen gehören zu den häufigsten konstitutionell bedingten Skeletkrankheiten. Sie beruhen auf einer Störung der enchondralen Ossifikation der Epi-Metaphysen der Röhrenknochen, also des Längenwachstums. In vielen Fällen läßt sich Erblichkeit nachweisen. Die Veränderungen sind nur zum kleineren Teil bei der Geburt vorhanden; die meisten werden erst während des nachgeburtlichen Wachstums manifest. Es gibt *generalisierte* Formen wie die Chondrodystrophie und *lokalisierte* (z. B. die *Madelung*sche Deformität). Letztere überwiegen bei weitem. Die kongenitalen Dysostosen haben den Charakter von Mißbildungen. Die Annahme einer Schädigung der Knorpelmatrix ist jedoch nur bei generalisierten Fällen vertretbar. Bei den lokalisierten Formen, namentlich solchen, deren Entwicklung in das nachgeburtliche Leben fällt, wird man in erster Linie an eine Störung der Vascularisation denken, wobei die verzögerte Ausbildung des Gefäßnetzes vorübergehend oder dauernd sein kann. Nur so ist es verständlich, daß leichte dysostotische Veränderungen an der Grenze zur Norm im Laufe des fortschreitenden Wachstums wieder verschwinden kann.

Ist nicht die ganze Wachstumsfuge, sondern nur ein mehr oder minder großes Segment betroffen, so resultieren Verkrümmungen.

Mit H. MAU unterscheiden wir eine *vorwiegend epiphysäre* und *vorwiegend metaphysäre* Gruppe enchondraler Dysostosen. Reine Formen kommen offenbar nicht vor. Meist findet sich eine beträchtliche intrafamiliäre Variabilität. Die nosologische Systematik steht erst am Anfang. Sie ist im wesentlichen Aufgabe der Erbpathologie.

Die Beeinträchtigung des Längenwachstums ist bei den metaphysären Dysostosen durchschnittlich stärker als bei den epiphysären, denn die Epiphyse wächst lediglich an den der Epiphysenfuge abgewandten Seiten, d. h. durch Größenzunahme des Knochenkerns. Das Hauptlängenwachstum erfolgt metaphysenwärts. Prototyp der metaphysären Dysostose ist der *chondrodystrophe Zwerg*. Die Verknöcherungsstörung betrifft bei ihm vorzugsweise die Extremitäten (neben Schädelbasis und Gesichtsschädel), insbesondere Oberschenkel und Oberarme. Die Wirbelsäule ist normal. Die mikromele Nanosomie fällt im Sitzen kaum auf. Ganz anders beim *Wirbelsäulenzwerg*, der seinen Gegenpol auf der epiphysären Seite darstellt. Hier sind in erster Linie Wirbelsäule und Gelenkenden betroffen. Lokalisierte epiphysäre Dysostosen werden bei Kindern leicht übersehen, da sie — mitunter trotz schwerer röntgenologischer Veränderungen — oft keine Beschwerden verursachen. Sie führen regelmäßig zu einer vorzeitigen Arthrosis deformans. In manchen Fällen findet man auffällig kurze Unterschenkel und Vorderarme. Epi-metaphysäre Mischformen zeigen eine Vorliebe für Wirbelsäulen- und Schenkelkopfmanifestationen. Auch Kniegelenk und Handskelet sind häufig befallen. Steht die metaphysäre Komponente mehr im Vordergrund, so wird der Minderwuchs deutlicher. Die Beine sind im Verhältnis zum Rumpf häufig zu kurz. Gewöhnlich ist eine Brachyphalangie nachweisbar. Wie überhaupt eine Verkürzung von Röhrenknochen, vor allem bei gleichzeitiger Verdickung auf eine metaphysäre Dysostose hinweist. Die Ursache der Verkürzung liegt im verlangsamten Wachstum und im verzögerten Epiphysenfugenschluß.

Kennzeichnend für die vorwiegend epiphysäre Dysostose ist neben der verspätet eintretenden Verknöcherung der Epiphysenkerne, die nicht selten dauernd kleiner bleiben, eine Störung der physiologischen Reihenfolge bei der Ossifikation der Hand- und Fußwurzelknochen sowie eine gesteigerte multizentrische und multinucleäre Epiphysenverknöcherung. Damit verbunden ist eine Häufung von Skeletvarietäten. Reifungshemmung des Skelets und Minderwuchs disponieren nach Ansicht von H. MAU zu aseptischen Epiphyseonekrosen. Das

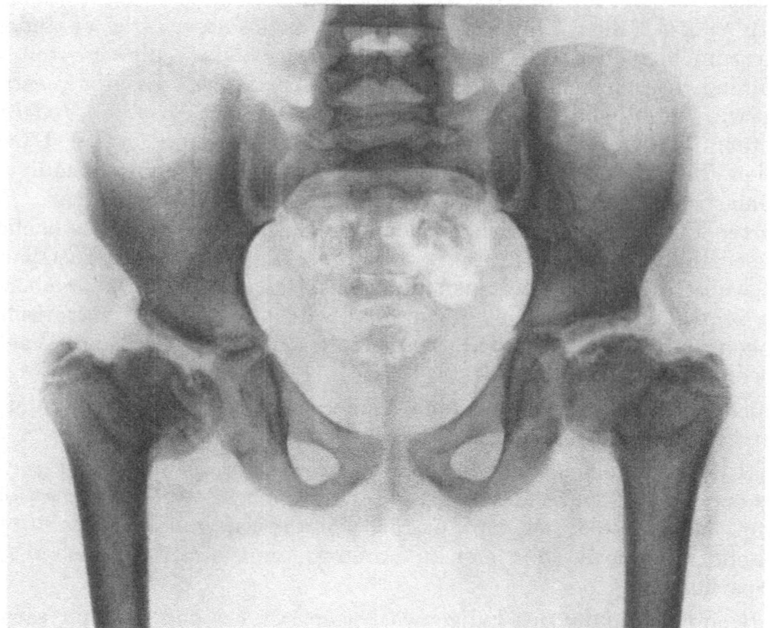

Abb. 1. *Enchondrale Dysostose* beider Schenkelköpfe, 7jährig, ♀. Schwere Aufbaustörung. Der Prozeß greift teilweise auf die Schenkelhälse über. Multizentrische Ossifikation. Doppelte Kernbildung im Trochanter major

wird verständlich, wenn wir in beiden Fällen die grundlegende Störung in einer Insuffizienz der Vascularisation sehen.

Histologisch ähneln die enchondralen Dysostosen der Chondrodystrophie. Normale Knorpelbezirke wechseln mit pathologischen ab. Die Knorpelwucherungszone ist fast immer verschmälert. Die zum Teil blasig aufgetriebenen Knorpelzellen liegen in einer stellenweise verquollenen oder verschleimten Grundsubstanz, oft zu Nestern zusammengeballt. Regelmäßig sieht man eingelagerte Streifen von Bindegewebe. Fleckige oder punktförmige Verkalkungen des Knorpels sind häufig. In den Markräumen der angrenzenden Spongiosa trifft man auf versprengte Knorpelinseln. Osteoides Gewebe fehlt im allgemeinen. Die mikroskopischen Schnitte zeigen eine außerordentliche Vielgestaltigkeit. Ebenso abwechslungsreich ist der *Röntgenbefund*. Epiphysäre Dysostosen der Hüfte verlaufen gewöhnlich unter dem Bild einer (meist doppelseitigen) atypischen Perthesschen Krankheit. Man muß jedoch unterscheiden zwischen dem im Gefolge einer (Partial-)Nekrose auftretenden Fragmentierungsstadium und einer multizentrischen Ossifikation des Schenkelkopfkernes. Dysostosen der Ellbogen- und Kniegelenke erscheinen zuweilen als rezidivierende Osteochondrosis dissecans.

Nach der metaphysären Seite hin mehren sich die Anklänge an die Chondrodystrophie. Charakteristisch ist eine relative Überlänge der Fibula.

Auch die *Chondrodystrophia calcificans* mit unregelmäßigen Verkalkungen der Epiphysenknorpel — gelegentlich auch der Synovialis — der Knie-, Fuß- und Handgelenke, eventuell des ganzen Skelets wird von H. MAU zu den enchondralen Dysostosen gerechnet, desgleichen die *Pfaundler-Hurler*sche Krankheit. Dieser Gruppe werden als lokalisierte Enchondrosen gegenübergestellt: die Coxa vara congenita, die Tibia vara, die *Madelung*sche Deformität, die *Thiemann*sche Krankheit der Basisepiphysen der Phalangen, die sehr seltene Aclasis tarsoepiphysalis sowie einige aseptische Nekrosen, „die einerseits vorwiegend einer

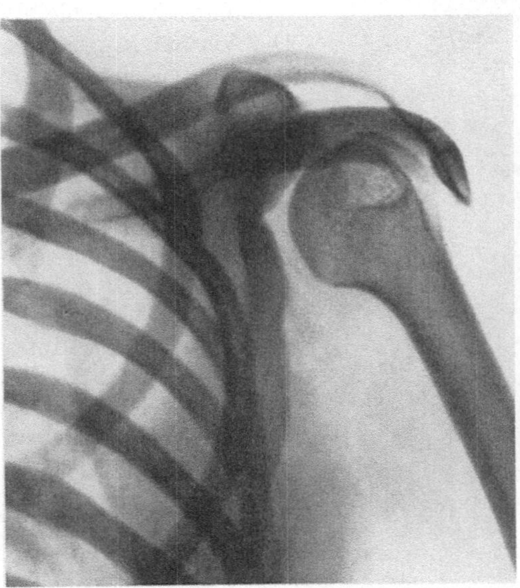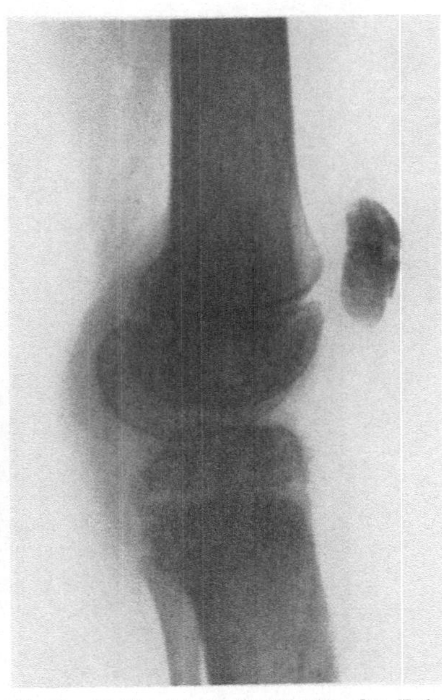

Abb. 2. *Enchondrale Dysostose* beider Schultergelenke bei mongoloider Idiotie, 15jährig, ♀. Unregelmäßig gebildete Pfanne. Humerus varus

Abb. 3. *Multizentrische Ossifikation der Kniescheibe*, 10jährig, ♂

pathologischen mehrkernigen Anlage, andererseits einer Entwicklungsstörung ihre Entstehung verdanken" (H. MAU).

Häufige Begleitanomalien sind Poly- und Syndaktylien.

Das *klinische Bild* variiert den pathologischen Veränderungen entsprechend in hohem Grade. Mit zunehmender Gelenkdeformierung stellen sich zunächst Bewegungseinschränkungen, schließlich auch Fehlstellungen ein. Dazu kommen vielfach rezidivierende Gelenkblockaden durch freie Körper und mehr oder minder flüchtige Reizzustände überanstrengter (pathologisch veränderter) Gelenke. Verkrümmungen (Skoliosen, Kyphosen, asymmetrische X- oder O-Beine) sind wohl die häufigsten Ursachen, aus denen dysostotische Kinder dem Arzt vorgestellt werden.

Die *Therapie* richtet sich bei den lokalisierten Dysostosen nach dem jeweiligen Befund. Sie wird bei der Erörterung der einzelnen Krankheitsbilder besprochen werden. Auch für die generalisierten Formen kann die Behandlung lediglich symptomatisch sein.

Da die polytopen enchondralen Dysostosen innerhalb der Enchondrosen eine Sonderstellung einnehmen, wollen wir sie in einem eigenen Kapitel besprechen.

a) Die Chondrodystrophie

Die Chondrodystrophie ist eine nicht ganz seltene Skelet-Krankheit. Sie war schon im Altertum bekannt. Die Ägypter haben uns eine Reihe von Plastiken mit den charakteristischen Zeichen dieser Systemerkrankung hinterlassen. Ihre Götter *Ptah* und *Bes* wurden als Chondrodystrophiker dargestellt. Das Leiden findet sich bei allen Rassen. Auch unter den Haustieren ist es weit verbreitet. Nach NACHTSHEIM beruht „die große Formenmannigfaltigkeit unserer Haustiere zu einem guten Teil auf der Chondrodystrophie".

Die Veränderungen beschränken sich beim Haustier meist auf einzelne Körperregionen (Schädel, Wirbelsäule, Extremitäten).

Das Leiden ist erblich, der Erbgang unregelmäßig dominant. Homozygote Früchte (aus der Verbindung zweier Merkmalsträger) sind nicht lebensfähig. Knaben und Mädchen erkranken mit gleicher Häufigkeit. Die Mutation bedingt eine *generalisierte Knorpelwachstumsstörung*, die sich in einem vorzeitigen Aufhören der enchondralen Ossifikation äußert. Die Knochen bleiben daher abnorm kurz. Der fertige Knorpel ist qualitativ minderwertig. Darauf und auf der Inkongruenz

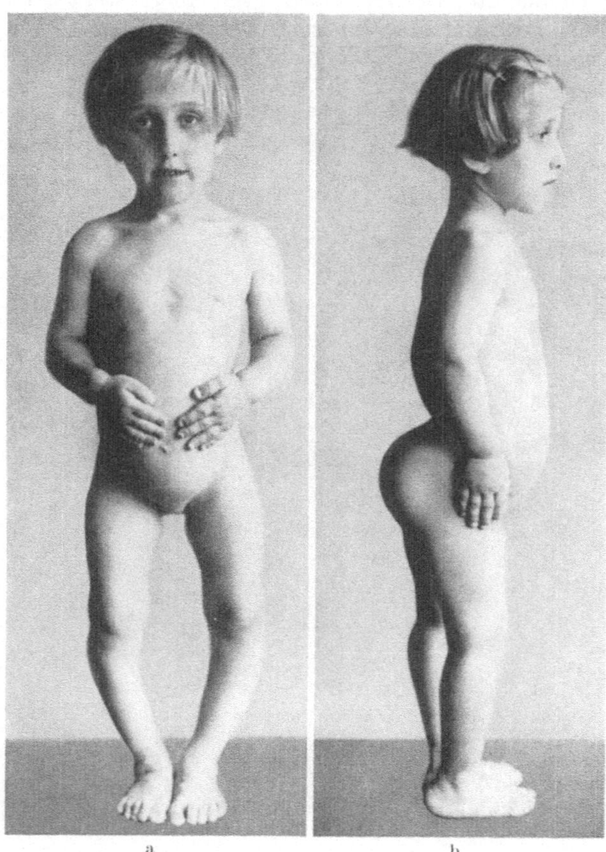

Abb. 4a u. b. *Chondrodystrophie*, 7jährig, ♀ (Wirbelsäulenzwerg). a Ansicht von vorn, kurze Oberarme und Oberschenkel, „Dreizackhand"; b von der Seite gesehen, übermäßige Lordose durch starke Beckenkippung nach vorn

der Gelenkflächen beruht der rasche Knorpelverschleiß, der zu einer verfrühten Arthrosis deformans führt. Die periostale Verknöcherung ist normal. Eine Reihe von Synchondrosen des Schädels und des Beckens schließen sich vorzeitig. Andererseits bleiben manche Wachstumsfugen infolge mangelhafter Verknöcherung noch bis ins Erwachsenenalter hinein erkennbar.

Die stärksten *histologischen* Veränderungen finden sich in der abnorm niedrigen Knorpel-Wucherungszone. Anscheinend kommt das Knorpelwachstum zeitweilig ganz zum Stillstand. Die Ossifikation ist an und für sich ungestört; doch rückt der Markraum ungleichmäßig gegen den Knorpel vor und begünstigt so die Entstehung metaphysärer Knorpelinseln. Eine von der Knochenhaut abstammende Bindegewebsschicht („Perioststreifen"), die sich zwischen wuchernden und ruhenden Knorpel oder zwischen Knorpel und neugebildeten Knochen schiebt, kann das Wachstum zusätzlich behindern.

Das *klinische Bild* ist schon beim Neugeborenen deutlich ausgeprägt. Der Gehirnschädel ist ungewöhnlich groß, die Stirn stark gewölbt, das Gesicht platt, die Nasenwurzel eingezogen. Die Gliedmaßen sind abnorm kurz, insbesondere Oberarm und Oberschenkel, die Hände tatzenartig breit, die Finger kurz und plump. Zeige- und Mittelfinger einerseits, Ring- und Kleinfinger andererseits liegen eng zusammen, während zwischen 3. und 4. Finger ein größerer Abstand

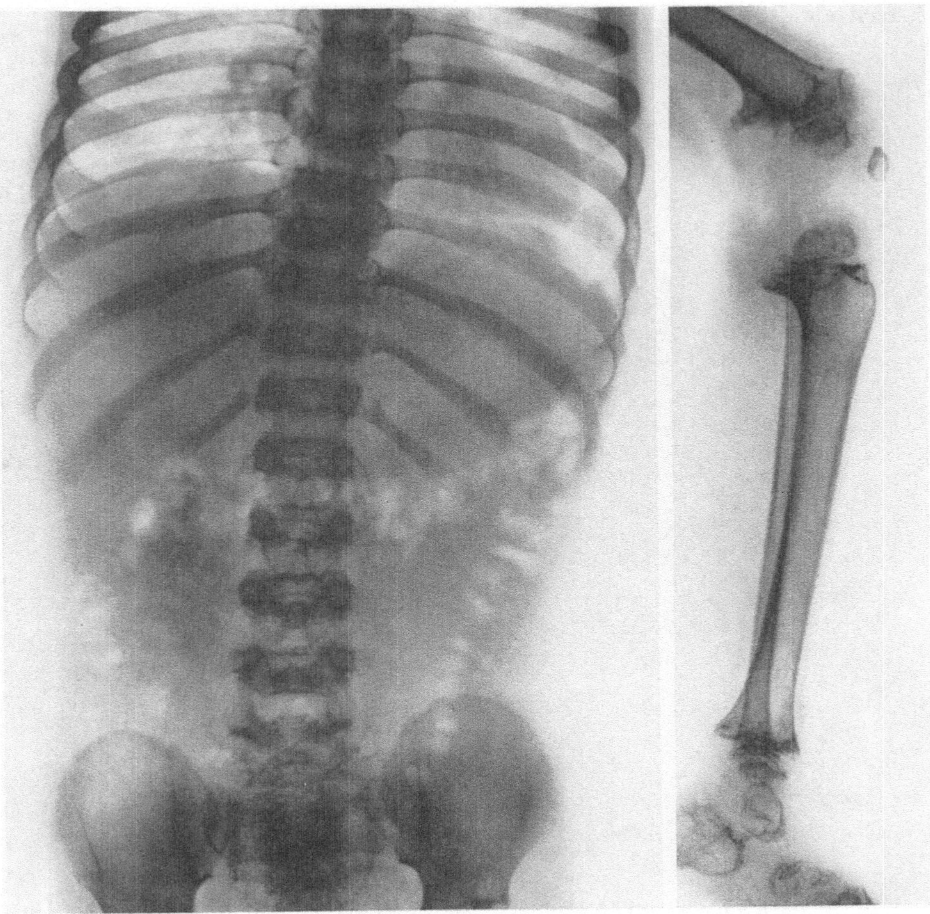

a   b

Abb. 5a u. b. Zugehörige Röntgenaufnahmen. a Wirbelsäule von vorne, Plattwirbel. b Linker Unterschenkel von der Seite gesehen. Schwere epimetaphysäre Veränderungen im Knie- und Knöchelbereich

besteht („Dreizackhand"). Die Füße sind kurz und gedrungen. Die Haut erscheint übermäßig weit. Fettpolster und Muskulatur sind kräftig. Ältere Kinder besitzen eine tiefe, durch die Horizontalstellung des Kreuzbeines verursacht Lendenlordose, die ihrerseits verstärkt kyphosierend auf die Brustwirbelsäule einwirkt.

Auch bei der weiteren Entwicklung bleibt der Eindruck eines *dysproportionierten Zwergwuchses* bestehen. Die Fingerspitzen, die beim aufrecht stehenden gesunden Kind die Oberschenkelmitte erreichen, berühren beim Kranken höchstens die Trochantergegend. Die Ellbogengelenke lassen sich meist nicht ganz strecken. Die Beine sind O-förmig verkrümmt. Der Gang ist watschelnd.

Bekannt ist die gute Abwehrlage der Chondrodystrophiker gegenüber Infektionen.

Die Intelligenz der Kinder ist normal. Viele zeichnen sich durch rasche
Auffassungsgabe und pfiffige Schlagfertigkeit aus, die sie im Verein mit ihrem
hypomanisch-freundlichen Wesen zu gern gelittenen Spielkameraden und guten
Schülern macht. Im vergangenen Jahrhunderten wurden Chondrodystrophiker
mit Vorliebe als witzige Hofnarren gehalten, während man sie in unseren Tagen
vielfach als Zirkusclowns und Liliputaner auf den Jahrmärkten findet.

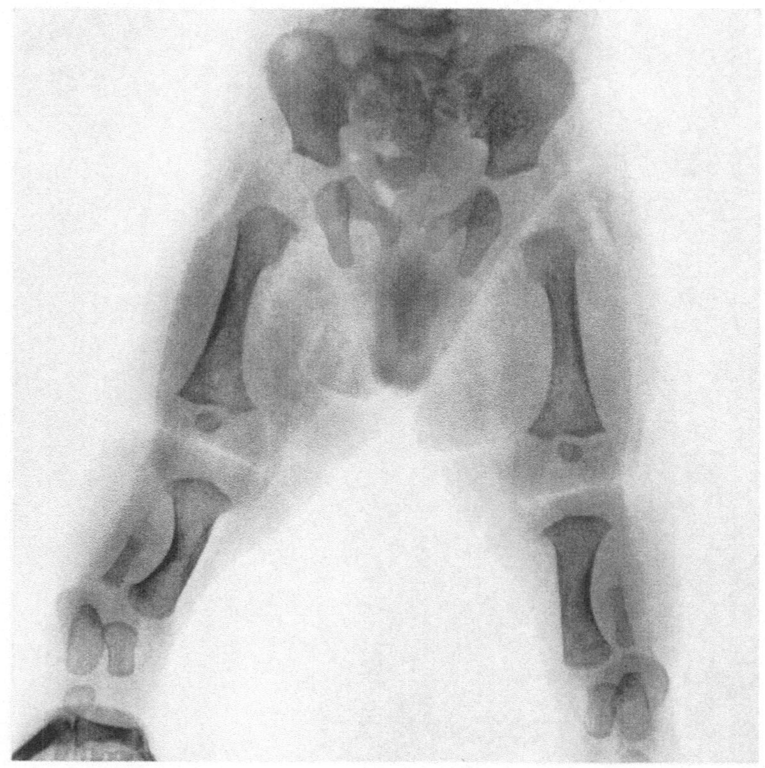

Abb. 6. *Chondrodystrophie*, ¹/₂jährig, ♂. Kurze plumpe Knochen. Die obere Hälfte beider Fibulae
ist nicht knöchern angelegt

Das *Röntgenbild* ist nicht weniger charakteristisch als das klinische. Die
frühzeitige Synostosierung des Os tribasilare bedingt eine kurze Schädelbasis
mit eingezogener Nasenwurzel. Die Belegknochen des Hirnschädels entwickeln
sich dagegen ungestört. Die Nebenhöhlen sind weit, die Zähne kräftig (beides
im Gegensatz zum thyreogenen Zwergwuchs). Die Wirbelsäule ist im Kindesalter normal. Die Hauptveränderungen betreffen die Extremitäten. Die langen
und kurzen Röhrenknochen sind verkürzt, plump, oft etwas im O-Sinne verbogen, mit vorspringenden, derben Muskelansatzstellen und unregelmäßigen
Wachstumsfugen. Die Knochenkerne erscheinen gelegentlich verfrüht, häufiger
verspätet. Humerus varus und Coxa vara sind regelmäßige Befunde. Auch die
Ileosacralgelenke und Y-Fugen verknöchern vorzeitig, so daß ein stark ver-
engtes Becken resultiert.

Differentialdiagnostische Schwierigkeiten bestehen vor allem gegenüber dem
Kretinen-Zwergwuchs, der sich außer durch Intelligenzstörungen — die bei

Kretinoiden aber zurücktreten — durch seine relativ geringe Dysproportioniertheit, die schlanken, nur wenig verkürzten langen Röhrenknochen, die engen Nebenhöhlen und schlechten Zähne unterscheidet. Auch gegenüber den *polytopen enchondralen Dysostosen* ist die Abgrenzung manchmal nicht ganz leicht. Die *Chondroangiopathia calcarea* stimmt klinisch mit der Chondrodystrophie weitgehend überein. Streng halbseitige Formen kommen bei beiden Systemerkrankungen vor. Röntgenologisch unterscheidet sie sich von der Chondrodystrophie durch zahlreiche klein- und grobfleckige Kalkeinlagerungen in die knorpeligen Epiphysen sowie in den Knorpel der Hand- und Fußwurzelknochen. Die Kinder sterben im Gegensatz zu den Chondrodystrophikern, deren Lebenserwartung kaum herabgesetzt ist, meist bald nach der Geburt; selten gelangen sie über die beiden ersten Lebensjahre hinaus. Auch der *Wirbelsäulenzwerg* besitzt eine zarte Konstitution mit auffälliger Neigung zu Infektionen der Luftwege. Gegenüber dem chondrodystrophischen Zwerg, der unter seinem zu weiten Hautkleid eine kräftige Muskulatur verbirgt, ist der Wirbelsäulenzwerg durch seine schlaffen Muskeln und Bänder, die nicht selten zu Spontanluxationen führen, deutlich im Nachteil. Oft ist ein unerklärliches Trendelenburg-Hinken das erste Krankheitszeichen.

Die *Behandlung* muß sich mit der Beseitigung von Verbiegungen begnügen.

b) Polytope enchondrale Dysostosen

Polytope enchondrale Dysostosen sind seltene erbliche Entwicklungsstörungen der Epiphysen. Die Veränderungen sind streng symmetrisch. An erster Stelle stehen die Hüftgelenke.

Pathologisch-anatomisch handelt es sich um schwere Störungen der enchondralen Ossifikation bei annähernd normaler periostaler Knochenbildung. In einem Teil der Fälle resultiert ein *Zwerg- oder Minderwuchs*. Die Wirbelsäule wird häufig in Mitleidenschaft gezogen. Das männliche Geschlecht ist bevorzugt. Je nach dem Erbgang und dem Vorhandensein oder Fehlen von Hornhautveränderungen unterscheidet man *drei Haupttypen:*

1. Der *Typus Léri* folgt dem dominanten Erbgang. Hornhauttrübungen fehlen. Das Leiden wird im allgemeinen zwischen dem 2. und 3. Lebensjahr manifest. Die normal intelligenten Kinder bleiben etwas im Wachstum zurück. Zuweilen findet man Thoraxdeformierungen oder Verkürzungen der oberen Extremitäten. Die epiphysären Verbildungen führen zu Bewegungseinschränkungen, die von Schwellungen und Schmerzen begleitet sein können. Die Wirbelsäule ist meist unbeteiligt.

2. Der *Typus Morquio* tritt durchschnittlich 1—1$^1/_2$ Jahre später auf. Der Erbgang ist *recessiv*. Auch hier fehlen Hornhauttrübungen. Die körperlichen Verunstaltungen sind gewöhnlich größer als bei der Lérischen Dysostose. Die Intelligenz ist nur gering eingeengt. Zwerg- oder Minderwuchs kommt häufig vor. Manche Kinder haben eine Sattelnase. Der Hals ist kurz, das Brustbein oft nach vorn herausgedrängt, der Rumpf im Verhältnis zu den unteren Extremitäten zu kurz, die Brustwirbelsäule vermehrt kyphosiert. Die oberen Gliedmaßen sind überlang, die Hände plump. X-Beine, mit seitenverschiedenem Ausprägungsgrad werden häufig angetroffen. Die Deformierungen der Epiphysen (mit oder ohne Bewegungseinschränkungen) sind in etwa die gleichen wie beim *Typus Léri*.

3. Die schwersten Veränderungen beobachtet man beim *Typus Pfaundler-Hurler*, der sich ebenfalls recessiv vererbt. Alle Kinder mit dieser Dysostosenform haben Hornhauttrübungen. Die meisten sind minder- oder zwergwüchsig.

Dazu kommt vielfach ein bizarres Aussehen. Der übermäßig große Kopf sitzt auf einem zu kurzen Hals. Das Gesicht ist grob mit Sattelnase und wulstigen Lippen. Die Sprache wird durch eine dicke, ungefüge Zunge behindert. Die Beine sind zu lang im Verhältnis zu dem kurzen, oft durch eine verstärkte Kyphose entstellten Rumpf. Im Gegensatz dazu sind die Arme häufig verkürzt, die Hände plump. X-Beine und schwere Knickplattfüße vervollständigen das nicht zu Unrecht wegen seiner Ähnlichkeit mit den Wasserspeiern an gotischen Kathedralen als *Gargoylismus* bezeichnete Krankheitsbild. Die Gelenkveränderungen entsprechen denen des *Typus Léri* und *Morquio*. Nicht selten werden Leber- und Milzvergrößerungen beobachtet.

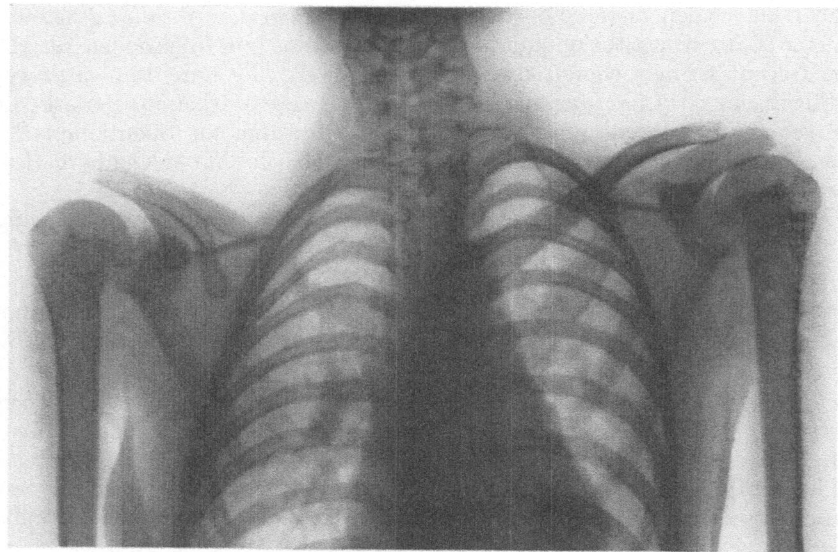

Abb. 7. Rechtsseitiger *Schlüsselbeindefekt*, 9jährig, ♀. Nur die laterale Hälfte des Schlüsselbeines ist knöchern angelegt

Viele Kinder mit Pfaundler-Hurler sind schwachsinnig. Das Leiden macht sich meist im Alter von $1^1/_2$ Jahren bemerkbar. Die Hornhauttrübung stellt sich manchmal erst relativ spät ein.

Die *Prognose* ist im Gegensatz zum Typus Léri und Morquio ungünstig. Nur wenige Kinder erreichen ein Alter von 20 Jahren.

Differentialdiagnostisch müssen die enchondralen Dysostosen mit Zwergwuchs von anderen Nanosomien unterschieden werden.

Die Hüftgelenkveränderungen ähneln einer atypischen Perthesschen Krankheit.

Die *Therapie* beschränkt sich auf die Verbesserung der Gelenkstellung, falls die Intelligenz Aussicht auf eine spätere Arbeitsfähigkeit zuläßt.

c) Der Schlüsselbeindefekt (Dysostosis cleido-cranialis)

Die Bezeichnung Dysostosis cleido-cranialis stammt von P. MARIE und SAINTON (1897). Es handelt sich um ein seltenes, einfach-dominantes Erbleiden mit absoluter Penetranz der Genmanifestierung, aber variabler Expressivität, das bei beiden Geschlechtern mit gleicher Häufigkeit vorkommt. Die genetische Störung betrifft in erster Linie die Belegknochen des Schädels und des Schlüsselbeines.

Der Gehirnschädel ist breit und kurz („Quadratschädel") mit tiefliegender Nasenwurzel, das Gesicht klein. Die Tubera frontalia sind betont. Augenbrauenwülste fehlen. Die Fontanellen bleiben übermäßig lang offen, manchmal das ganze Leben hindurch. Auch die Schädelnähte schließen sich nicht. Das Röntgenbild zeigt zahlreiche von akzessorischen Knochenkernen ausgehende Schaltknochen. Der hohe „gotische" Gaumen ist häufig von einer Prognathie begleitet. Regelmäßig bestehen Zahnanomalien. Die Zähne erscheinen verspätet; das Milchgebiß persistiert; zuweilen bleibt der Zahnwechsel ganz oder teilweise aus. Größe, Form und Stellung der stark cariesanfälligen Zähne entsprechen sehr oft nicht der Norm.

Die Schlüsselbeine können vollständig fehlen, so daß das Kind beide Oberarme vor der Brust der Länge nach aneinander zu legen vermag. Mitunter besteht nur ein mehr oder minder großer lateraler Teildefekt oder eine zentrale Pseudarthrose. Als Begleitanomalien beobachtet man Muskeldefekte, namentlich im Bereich des Schultergürtels, Trichterbrust und angeborene Wirbelsäulenmißbildungen.

Viele Kinder sind kleinwüchsig. Oberarme und Oberschenkel weisen hin und wieder wie bei der Chondrodystrophie eine relative Verkürzung auf. Die Wachstumsfugen, insbesondere des Beckens, schließen sich verspätet oder gar nicht. Coxae varae und starke Genua valga wurden mehrfach als Nebenbefunde beschrieben. Die langen Röhrenknochen sind infolge einer periostalen Unterfunktion dünn und frakturgefährdet. Die Bezeichnung „Dysostosis cleidocranialis" umfaßt demnach nur einen Teil des bunten Syndroms. In Wirklichkeit liegt eine *Systemerkrankung* nicht nur des Muttergewebes der Bindegewebsknochen, sondern darüber hinaus *des Mesenchyms* überhaupt vor. Die Störung ist nur nicht so eingreifend wie bei der Chondrodystrophie. Wie bei dieser Krankheit zeigen die Kinder durchweg eine auffallende Ähnlichkeit.

Die *Behandlung* ist rein symptomatisch.

2. Die abnorme Knochenbrüchigkeit (Osteogenesis imperfecta, Osteopsathyrosis, Fragilitas ossium hereditaria)

Die seltene Systemerkrankung des Skelets wurde 1833 von LOBSTEIN erstmalig beschrieben. Es handelt sich um ein Erbleiden, das in verschiedenen Formen auftritt. Der sog. *Typus Vrolik* stellt den schwersten Ausprägungsgrad dar. Der Erbgang ist einfach-recessiv mit schwacher Penetranz der Genmanifestierung. Knaben sind häufiger betroffen als Mädchen. Meist sind neben dem Ausgangsfall keine weiteren familiären Merkmalsträger zu finden. Die Kinder sterben entweder schon intrauterin oder bald nach der Geburt; selten erreichen sie ein Alter von 1—2 Jahren. In den schwersten Fällen zeigt das *Röntgenbild* unzählige Frakturen. Die überschlanken Knochen sind wie aus Glas. Infolge der vielfachen Knochenbrüche sind die Extremitäten verkürzt und deformiert. Der oft etwas vergrößerte Schädel fühlt sich wegen der ungenügenden Verknöcherung weich an. Die Kinder haben auffallend dünne Skleren, durch die die Pigmente der Chorioidea bläulich durchschimmern.

Der *Typus Lobstein* hat eine wesentlich bessere Prognose. Der Erbgang ist teils unregelmäßig dominant, teils recessiv. Blaue Skleren und Schwerhörigkeit fehlen. Die Zahl der Knochenbrüche hält sich im allgemeinen in erträglichen Grenzen. Nach der Pubertät werden sie immer seltener, um schließlich mit dem Abschluß des Wachstums ganz aufzuhören.

Der *dritte Typus* ist erbbiologisch am interessantesten. Die Symptomen-Trias: *abnorme Knochenbrüchigkeit, blaue Skleren* und *otosklerotische Schwer-*

hörigkeit hängt von einem einzigen (polyphänen) Gen ab. Der Erbgang ist unregelmäßig dominant. Die größte Penetranz besitzt das Merkmal „blaue Skleren", die geringste die Otosklerose, während die abnorme Knochenbrüchigkeit zwischen beiden etwa die Mitte hält. Alle 3 Merkmale kommen auch allein, bzw. in Begleitung nur eines der beiden anderen Phäne vor. Die Otosklerose wird gewöhnlich erst zwischen dem 20. und 30. Lebensjahr manifest. Die intrafamiliäre Variabilität ist gegenüber der interfamiliären gering. Wiederholt wurden Familien beobachtet, in denen bestimmte Knochen besonders häufig frakturierten. Beide Geschlechter sind gleich oft betroffen. Die verschiedenen erbbiologischen Formen erklären sich durch Heterogenie, d. h. durch mehrfache Mutation desselben Genlocus.

Das *Wesen der Krankheit* besteht nach K. H. BAUER in einer unzulänglichen Bildung der Grundsubstanz *aller* Mesenchymabkömmlinge. Die Veränderungen sind um so stärker ausgeprägt, je höher das betreffende Gewebe organisiert ist. Bei der fetalen Form gelangt bereits der Knorpel nicht zur normalen Reifung. Die abnorme Knochenbrüchigkeit beruht auf einer Dysfunktion der die Knochengrundsubstanz liefernden Osteoblasten. Die Störung betrifft daher sowohl die endostale als auch die periostale Osteogenese.

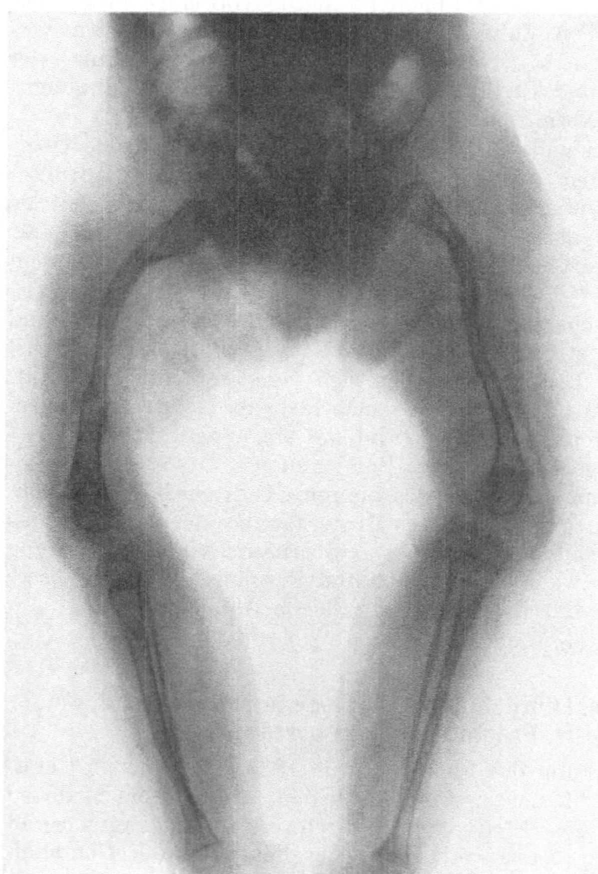

Abb. 8. *Abnorme Knochenbrüchigkeit*, 5jährig, ♂. Überschlanke, vielfach verbogene Knochen mit dünner Corticalis. Die distalen Femurmetaphysen zeigen tiefe Einbrüche

Schon das Osteoid ist, wie histologische Schnitte zeigen, nicht gehörig gebildet; ebenso fehlt der lamelläre Aufbau des Knochens. Die Verkalkung des Knochens ist dagegen normal. Ganz ähnlich sind die Veränderungen an den Zähnen. Sie beschränken sich streng auf Dentin und Pulpa, während der vom Ektoderm abstammende Schmelz gesund ist. Das Bindegewebe ist ebenfalls nicht vollwertig. Das zeigen sowohl die blauen Skleren als auch die Schlaffheit des Bandapparates vieler Kinder. Sie äußert sich in einer abnormen Überstreckbarkeit der Gelenke, starken Knickplattfüßen sowie einer Neigung zu Distorsionen und Luxationen. Die Veränderungen des Lymphapparates (Status lymphaticus) und die auffallend frühzeitige Atherosklerose gehören ebenfalls hierher.

Die ersten *Zeichen der abnormen Knochenbrüchigkeit* treten bei den gutartigen Formen gewöhnlich bei Gehbeginn auf, mitunter noch später. Die Zahl der Frakturen kann im Laufe der Jahre eine ansehnliche Höhe erreichen. Am meisten sind Femur, Tibia und Fibula gefährdet. Die Brüche heilen meist in der üblichen Zeit, zuweilen aber auch erheblich langsamer. Die häufig zu beobachtenden Verbiegungen (Coxae varae, O-Beine, „Kartenherzform" des Beckens) sind keineswegs ausschließlich Frakturfolgen, sondern z. T. echte Belastungsdeformitäten. Die Nachgiebigkeit der knöchernen Schädelkapsel führt zur Verbreiterung des Hirnschädels mit ausladenden Schläfen, Tubera frontalia und vorgetriebener Squama occipitalis.

Das *Röntgenbild* des Schädels zeigt papierdünne Knochen mit einer infolge ihrer ungenügenden Tragfähigkeit eingesunkenen Basis. Die Wirbelsäule ist abnorm strahlendurchlässig. Pathologische Frakturen verursachen Kyphosen und Skoliosen. Die langen Röhrenknochen sind ungewöhnlich grazil. Ihre Corticalis besteht manchmal nur aus einer zarten Lamelle, in anderen Fällen wirkt sie dagegen, gemessen an der Schlankheit des Knochens, relativ kräftig. Der Markraum erscheint leer, glasartig-durchsichtig. Lediglich an Stellen, an denen vor einiger Zeit eine Fraktur stattgefunden hat, bemerkt man Verdichtungen durch Callus. Umbauzonen im Scheitel einer Verbiegung sind keine Seltenheit. Die Veränderungen an den oberen Extremitäten sind meist weniger eindrucksvoll als an den unteren. Mit der spontanen Besserung des Krankheitsbildes bessert sich auch der röntgenologische Befund, so daß es später zuweilen schwerfällt, die Diagnose allein durch das Röntgenbild zu stellen.

Differentialdiagnostisch kommt in erster Linie die Chondrodystrophie in Betracht, soweit nicht blaue Skleren eine andere Deutung von vornherein ausschließen. Die eingezogene Nasenwurzel, die kurzen plumpen Finger sowie das Röntgenbild lassen die Zweifel nicht lange bestehen. Auch gegenüber der Rachitis und Möller-Barlowschen Krankheit dürfte die Abgrenzung nicht schwierig sein.

Die *Prognose* ist im allgemeinen um so günstiger, je später die Frakturen beginnen.

Eine kausale *Therapie* gibt es verständlicherweise nicht. Eine medikamentöse Behandlung dient höchstens dem „ut aliquid fiat". Schienenhülsenapparate, die man verordnen könnte, um die Kinder vor neuen Frakturen zu schützen, werden erfahrungsgemäß meist nicht getragen. So bleibt nur die Sorge, die Brüche in guter Stellung heilen zu lassen. Stellungskorrekturen nimmt man in Fällen mit verzögerter Callusbildung möglichst spät, am besten erst in der Pubertät vor. Bei normaler Knochenheilung genügt oft die Infraktion, um eine Verbiegung geradezurichten. Mit der Osteotomie sollte man, solange die Kinder noch klein sind, zurückhaltend sein.

3. Die fibröse Knochendysplasie

Die seltene Systemerkrankung läuft unter verschiedenen Namen. LICHTENSTEIN beschrieb sie 1938 als *polyostotische fibröse Dysplasie*. UEHLINGER nannte sie 1940, da ihm die Bezeichnung „polyostotisch" nicht zutreffend schien, *Osteofibrosis deformans juvenilis*. Inzwischen wurden jedoch einige Fälle bekannt, deren Manifestierung erst nach Abschluß des Wachstums erfolgte, so daß LICHTENSTEIN und JAFFÉ den Namen 1942 nochmals in fibröse Knochendysplasie abänderten.

Das Leiden beginnt meist in früher Kindheit. Nur in wenigen Fällen sind mehrere familiäre Merkmalsträger beobachtet worden. Das weibliche

Geschlecht ist bevorzugt. Bisweilen tritt bei Mädchen eine *vorzeitige Menarche* auf. Abnorme Hautpigmentationen *(Pigmentnaevi)*, durch Melanineinlagerung in die Basalzellen verursacht, werden bei beiden Geschlechtern beobachtet. Meist sind mehrere Knochen einer Körperhälfte betroffen, hauptsächlich die langen und kurzen Röhrenknochen, oft auch Becken und Schädel, selten die Wirbelsäule, die Rippen immer erst spät. Doppelseitige Fälle gehören zu den Ausnahmen. Gesteigertes Längenwachstum, Verkrümmungen, pathologische Frakturen und Muskelatrophien sind häufige Begleiterscheinungen. Mehrfach waren noch andere angeborene Mißbildungen vorhanden.

Der Knochen kann sowohl lokal als auch in toto verändert sein. Die Markhöhle ist, wie das *Röntgenbild* zeigt, erweitert, der Schaft gebläht, die Corticalis verdünnt. Die Epiphysen bleiben immer verschont. Gelegentlich wächst der kranke Knochen stärker. Die Verlängerung eines von 2 Parallelknochen hat eine Verbiegung zur Folge. Auch Umbauzonen kommen vor. In der Regel wird das Leiden durch eine *Spontanfraktur* entdeckt. Viele Deformierungen, z. B. eine Coxa vara, gehen auf Knochenbrüche zurück, deren Heilung nicht gestört ist. Frühreife beim weiblichen Geschlecht führt zu vorzeitigem Erscheinen und zur Verschmelzung der sekundären Ossifikationszentren, wobei sich die gesunden Skeletabschnitte genau so verhalten wie die kranken. Der nicht-fibrös veränderte Knochen wird nicht porotisch wie bei der *Recklinghausen*schen Ostitis fibrosa. Doppelseitigkeit ist sehr selten.

Pathologisch-anatomisch handelt es sich um unregelmäßig in den Knochen eingestreute Bezirke fibrösen Gewebes. Manche Herde zeigen vermehrte Knochendichte mit irregulären, plump-strähnigen Trabekeln. Andere Areale sind strukturlos. Sie gehen ohne scharfe Grenze in den gesunden Knochen über.

Histologisch findet man neben schlecht differenzierten Knochen verkalktes und unverkalktes Osteoid, Inseln von Hyalinknorpel und massenhaft Fasermark. Die Osteoblastenzahl ist normal. Osteoklasten sind selten. Gelegentlich vorkommende echte Cysten beruhen auf umschriebenen Degenerationen.

Formalgenetisch liegt ein abartiges Verhalten des knochenbildenden Mesenchyms vor. Die Drüsen mit innerer Sekretion sind offenbar unbeteiligt. Darin liegt ein wesentlicher Unterschied gegenüber der *Ostitis fibrosa generalisata*, die es bei Kindern nicht gibt. Die Ca- und P-Werte im Serum sind normal.

Die Krankheit verläuft chronisch. Mit dem Abschluß des Wachstums bilden sich die Veränderungen teilweise unter Verdickung und Zunahme der Trabekel zurück.

Die *Therapie* beschränkt sich auf eine Behandlung der Frakturen und Deformierungen.

IV. Allgemeinkrankheiten mit Veränderungen von Knochen und Gelenken

1. Die Rachitis

Die Disposition zur Rachitis ist weit verbreitet; dennoch bestehen, wie Zwillungsuntersuchungen gezeigt haben, starke, im Erbgut verankerte Unterschiede. Die Ursache der Rachitis ist ein Vitamin D-Mangel. Während bei der pubertären *Spätrachitis* meist eine ungenügende Resorption des Vitamin D aus dem Darm (durch chronische Verdauungsstörungen oder Pankreaserkrankung) Schuld trägt, handelt es sich bei der Rachitis des Säuglings und Kleinkindes fast ausschließlich um einen *Lichtmangelschaden*. Das Provitamin bedarf zu seiner Aktivierung ultravioletter Strahlen, falls nicht wie bei den Eskimos das fertige Vitamin schon mit der Nahrung geliefert wird.

Das Vitamin D sorgt dafür, daß der Phosphatspiegel des Serums genügend hoch bleibt, um die Verkalkung des neugebildeten Osteoids zu garantieren. Bei Vitamin D-Mangel kommt es zu Hypophosphatämie. Der Ca-Gehalt des Serums ist dagegen normal. Die von den Osteoblasten und wuchernden Knorpelzellen produzierte Phosphatase zeigt stark überhöhte Werte (40 bis 60 *Bodansky*-Einheiten statt 5—10 in 100 cm³ Plasma). Die Stoffwechselrichtung wird nach der sauren Seite verschoben.

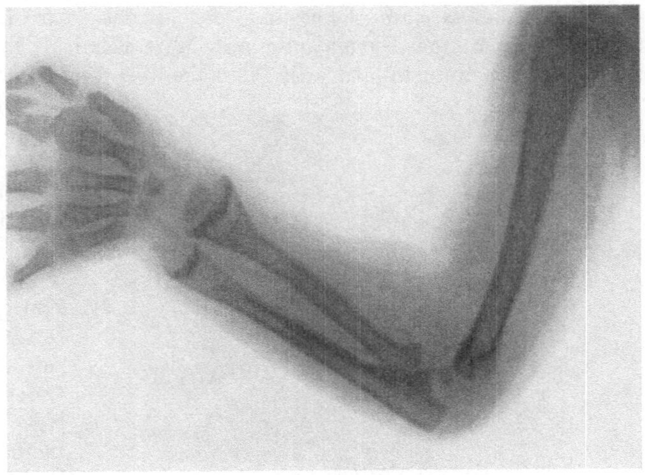

Die Rachitis befällt immer die am stärksten wachsenden Skeletabschnitte. Der Erkrankung der *Extremitäten* geht daher die Erweichung des *Schädels* und des *Thorax* voraus.

Die Kraniotabes wird schon im 1. Lebens-Vierteljahr sichtbar. Der Gehirnschädel ist auffallend groß mit „hoher Stirn", die Fontanellen sind weit und bleiben abnorm lange offen. Bei Druck auf die Hinterhauptschuppe hört und fühlt man infolge der Weichheit des Knochens eine Art Pergamentknistern. Durch osteophytäre Auflagerungen auf die Stirn-, manchmal auch auf die Scheitelbeine entstehen charakteristische Stirn- und Scheitelbeinhöcker, die dem Kopf eine viereckige Form („Caput quadratum") verleihen.

Der Thorax zeigt in ausgesprochenen Fällen Glockenform („Glockenthorax"). Seine untere Apertur ist durch die meteoristischen Eingeweide erweitert. Die Flanken sind dagegen durch die Atmung eingezogen („Harrisonsche Furche"), die Knorpelknochengrenzen der Rippen durch knopfförmige Auftreibungen markiert („Rosenkranz"). Die Kielbrust (Pectus carinatum, s. dort) ist nur z. T. rachitischen Ursprungs.

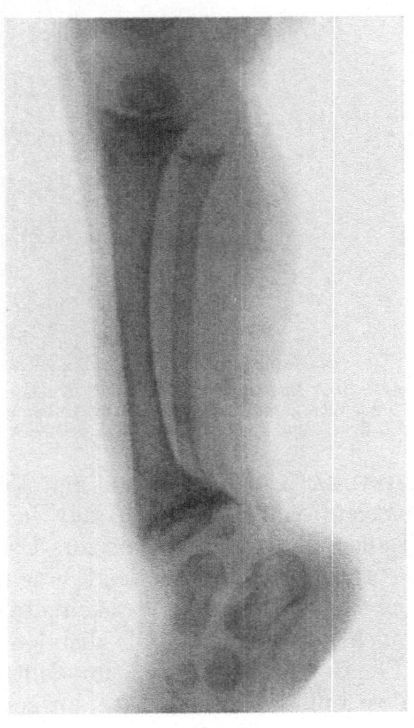

Abb. 9a u. b. *Floride Rachitis*, 2¹⁄₂jährig, ♂. a Rechter Arm, becherförmige Metaphysen; b Rechter Unterschenkel, auch hier ist die Becherform sehr deutlich. Antecurvation

Die Verdickungen der distalen Metaphysen der *langen Röhrenknochen* treten kaum vor Vollendung des 1. Halbjahres in Erscheinung. Sie gehören zu den regelmäßigsten Manifestationen, insbesondere an den Hand- und Fußgelenken („doppelter Knöchel"). Das Becken wird in schweren Fällen kartenherzförmig. Die erweichten

Diaphysen verbiegen sich unter dem Körpergewicht zu Korkzieher- und *O-Beinen*. Der erschlaffende Bandapparat begünstigt die Entstehung von *X-Beinen* und — zusammen mit der Hypotonie der Muskulatur — die Bildung eines *rachitischen Sitzbuckels* (am Übergang der Brust- zur Lendenwirbelsäule). Fast immer besteht eine Darmatonie mit Meteorismus. Er ist im Verein mit der schlaffen Bauchmuskulatur die Ursache des rachitischen „Froschbauches".

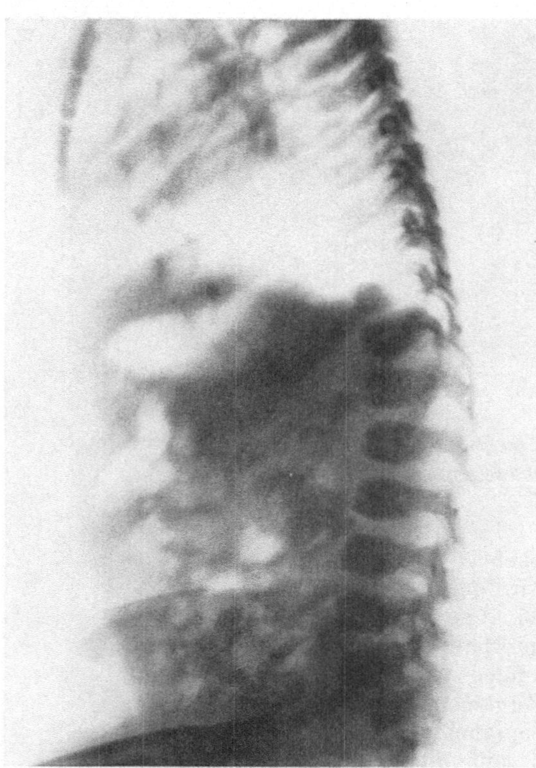

Abb. 10. *Rachitischer Sitzbuckel.* Kyphosescheitel am Brust-Lendenübergang, 1¹/₂jährig, ♂. (Die Kerben an der Ventralseite des 12. Brust- und 1. und 2. Lendenwirbels sind Gefäßeintrittsstellen)

Die *Knochenveränderungen* sind pathognomonisch: Die präparatorische Verkalkungszone ist unregelmäßig; manchmal fehlt sie ganz. Der lebhaft wuchernde Knorpel der Wachstumsfugen wird zwar von gefäßhaltigen metaphysären Marksprossen aufgeschlossen und von den begleitenden Osteoblasten mit Osteoid belegt, aber die Verkalkung bleibt aus. Auch die Spongiosabälkchen tragen eine Schicht unverkalkten Osteoids. Bei der Ausheilung wird der Kalk zunächst in den am weitesten distal gelegenen Randpartien der metaphysären Verdickungen abgelagert, dort wo er bei ungestörter Verknöcherung zuerst aufgetreten wäre. Durch wiederholte Rezidive entstehen nicht selten mehrere präparatorische Verkalkungszonen (Remissionslinien). Auch die Wirbelsäule, insbesondere der Lumbalschnitt, nimmt nach pathologisch-anatomischen Untersuchungen von YAROS-HEVSKAYA frühzeitig an den Veränderungen teil. Deformierungen des Achsenskelets wurden jedoch nur in einigen wenigen Fällen beobachtet, in denen neben der Rachitis eine zur Osteoporose führende Dystrophie bestand.

Das *Röntgenbild* zeigt einen kalkarmen Knochen. Die Strukturzeichnung ist unscharf, flau. Knochenkerne, die sich schon gebildet hatten, sind oft kaum noch zu erkennen. Die distalen Metaphysen, besonders am Radius und an der Tibia, sind verbreitert, im Zentrum durch den Belastungsdruck der Hand bzw. des Fußes becherförmig ausgehöhlt. Bei der Heilung bleibt die Verkalkung im Grunde des Bechers gegenüber den Rändern zurück. Die unmittelbar unter dem Periost einsetzende Ca-Ablagerung verursacht Doppelkonturen. *Rezidive* sind an den parallel angeordneten, senkrecht zur Längsachse des Knochens verlaufenden „Remissionslinien" auch im Erwachsenenalter noch zu erkennen. Im floriden Stadium sind *Verbiegungen, Grünholzfrakturen* und *Loosersche Umbauzonen,* die als quere Aufhellungen an Orten stärkster mechanischer Dauerbeanspruchung auftreten, häufige Begleiterscheinungen der rachitischen Knochenerweichung.

Anlaß zu *differentialdiagnostischen* Erwägungen bieten vor allem die *enchondralen Dysostosen*, die rachitischen Deformierungen im Röntgenbild manchmal recht ähnlich sehen. Die Kraniotabes könnte mit dem total weichen Schädel bei der *Osteogenesis imperfecta* verwechselt werden. Klaffende Schädelnähte und weite Fontanellen finden sich auch beim *Hydrocephalus* und der *Dysostosis cleido-cranialis*. Der rachitische „Rosenkranz" läßt sich bei einiger Erfahrung von den scharfkantigen Knochen-Knorpelgrenzen der Rippen bei dystrophischen und sehr mageren Kindern oder der bajonettförmigen Knickung bei der *Möller-Barlow*schen Krankheit unterscheiden. Die *Trichterbrust* (s. dort) ist eine selbständige erbliche Anomalie, die mit der Rachitis nichts zu tun hat. Ein ausgeprägter rachitischer Sitzbuckel kann im floriden Stadium, wenn die erweichten Knochen schmerzen, unter Umständen einen *spondylitischen Gibbus* vortäuschen. Die Profilkurve des Gibbus, der auf einer Zerstörung von Wirbelkörpern beruht, ist jedoch weniger harmonisch, sondern knickartig. Ein spondylitischer Buckel bleibt bei Hyperextension der Oberschenkel (in Bauchlage) unverändert, während die in der Regel nur teilversteifte Sitzkyphose sich abflacht. Am Übergang zu den benachbarten Wirbelsäulenabschnitten entstehen bei einer Spondylitis kurze (supra- und infragibbäre) Lordosen.

Die *Prognose* wird in schweren Fällen durch die namentlich bei Säuglingen und Kleinkindern verhängnisvolle *Minderung der Widerstandskraft gegen Infektionen* getrübt. Auch die *Tetanie*, die Schwesterkrankheit der Rachitis, bildet eine ernste Gefahr, besonders während der „Heilungskrise" der Rachitis.

Die *Behandlung* erfolgt entweder durch *standardisierte* Lebertranpräparate mit 200—500 γ-% Vitamin D_3 (= 800—1200 IE auf 10 cm³) oder durch die von HARNAPP eingeführte *Vitamin D-Stoß-Therapie*, bei der 300000—60000 IE mit einem Teelöffel Milch verdünnt, auf einmal innerhalb einer Flaschenmahlzeit gegeben werden. Die Wirkung ist schon nach knapp einer Woche röntgenologisch erkennbar. Die Stoßtherapie ist vor allem bei interkurrenten, fieberhaften Erkrankungen angezeigt. Eine Wiederholung ist nach 6 Wochen möglich. Der Vitaminstoß kann durch die Dauermedikation von synthetischem Vitamin D_3 (2mal täglich 4000—8000 IE) ersetzt werden. Nach 4 Wochen legt man eine 8tägige Pause ein. Hypothyreotische und schlecht wachsende Kinder sind häufig Vitamin D-überempfindlich.

Die *Rachitisprophylaxe* (in den Monaten Oktober bis Mai) sollte schon im 2. Lebensmonat einsetzen. Hier genügt ein Stoß von 300000 IE, der nach 6 bis 12 Wochen wiederholt wird (unter Umständen auch ein drittes Mal). Muttermilchernährung bis zum 5. oder 6. Monat und Höhensonnenbestrahlungen sowie reichliche Zufuhr von Licht und frischer Luft mildern die Gefahr einer rachitischen Erkrankung.

Das Vitamin D fördert 1. die Ca- und P-Resorption im Darm, 2. die Rückresorption der Phosphate in den Tubuli der Nieren, 3. die Einlagerung der Mineralsalze in den Knochen und 4. die Resorption der Citronensäure im Darm, die bei der Verkalkung des Osteoids eine Rolle spielt.

Vitamin D-resistent sind alle Formen der *renalen Rachitis*. Beim Phosphatdiabetes lassen sich nur durch sehr große Dosen von Vitamin D_2 (1—2 Vitamin D-Stöße pro Woche mit 600000 IE oder AT_{10}) Wirkungen erzielen. Bei einigen Formen ist zusätzlich eine Alkali-Therapie erforderlich.

Die orthopädische *Therapie* der rachitischen Deformitäten findet sich in den entsprechenden Abschnitten.

Die renale Rachitis

Die renale Rachitis, auch als *kindliche renale Ostitis fibrosa generalisata* bezeichnet, ist ein sehr seltenes angeborenes Leiden. Es hat mit der echten Rachitis ursächlich nichts zu tun, wenn auch ein Vitamin D-Mangel an den Knochenveränderungen mitbeteiligt sein mag. Es handelt sich vielmehr um eine *erbliche Fehlfunktion der Niere*. Bei Sektionen wurde teils eine interstitielle Nephritis, teils eine pyelonephritische Schrumpfniere gefunden.

Manche Kinder erkranken bereits im 1. oder 2. Lebensjahr, andere erst nach dem fünften. In der ersten Gruppe ist der P-Gehalt des Serums herabgesetzt; außerdem ist meist eine Glykosurie nachweisbar; in der zweiten ist der Blutphosphor stark erhöht. In beiden Gruppen entspricht das *röntgenologische Bild* dem einer schweren Rachitis. Die Veränderungen betreffen vorzugsweise die langen Röhrenknochen. Die Epiphysenfugen sind verbreitert und ausgefranst. Auch die typischen becherförmigen Verdickungen der Metaphyse fehlen nicht. Die präparatorische Verkalkungszone verschwindet. Die Compacta ist aufgeblättert, der Knochen porotisch. Die Verbiegungen erfolgen hauptsächlich in der durch gefäßreiches Bindegewebe und Knorpelwucherung verbreiterten Metaphyse. *Epiphysenlösungen* am proximalen Humerus- und Femurende sind nicht so selten. Die Osteoporose führt gelegentlich zu Infraktionen.

Die acidotische Stoffwechselrichtung verursacht über eine Wachstums-Verlangsamung bei der frühkindlichen Form fast immer einen proportionierten oder gering dysproportionierten *Zwerg- oder Minderwuchs*.

Die *Prognose* ist schlecht. Sobald es zu einer Niereninsuffizienz mit Erhöhung des Reststickstoffs kommt, tritt die Krankheit in ihr Terminalstadium.

Die *Diagnose* ergibt sich aus dem klinischen und röntgenologischen Befund (Verbiegungen und Infraktionen, Epiphysenlösungen), den Störungen der Nierenfunktion (Albuminurie, Cylindrurie, Hypo- bzw. Isosthenurie), den veränderten Serum-P-Werten, dem Röntgenbild und der verringerten Körpergröße.

Die renale Rachitis spricht auf Vitamin D-Medikation wenig oder gar nicht an. Die Kinder sterben an einer Urämie.

2. Die Möller-Barlowsche Krankheit

Die *Möller-Barlow*sche Krankheit der Säuglinge ist mit dem *Skorbut* identisch. Sie entsteht durch einen Vitamin C-Mangel. Schwere Krankheitsbilder sind heute selten; leichtere Hypovitaminosen kommen dagegen relativ häufig vor.

Das Vitamin C, die Ascorbinsäure, ist hitzeempfindlich und wird durch *mehrfaches Aufkochen* der Milch, besonders aber durch das Sterilisieren im *Soxhlet*-Apparat, in dem die Milch 45 min erhitzt wird, vollständig zerstört. Frauenmilch enthält etwa 40 mg Ascorbinsäure je Liter, Kuhmilch nur etwa 5—25 mg. Flaschenkinder sind daher besonders gefährdet.

Vitamin C ist zur Bildung der kollagenen Fibrillen des Bindegewebes unbedingt notwendig. Sinkt der Serum-Ascorbinsäurespiegel von normalerweise 0,8—1 mg-% auf weniger als 0,4 mg-%, so werden Gefäße und Knochen brüchig. Die Knochenmarkzellen, einschließlich der Osteoblasten (bzw. Odontoblasten) und Osteoclasten stellen ihre Tätigkeit ein. Die Folgen für den wachsenden Knochen sind: 1. eine Atrophie der primären Spongiosa, 2. Neigung zu ausgedehnten subperiostalen Blutungen; 3. fehlende Resorption der normal verkalkten präparatorischen Verkalkungszonen.

In der Metaphyse entsteht eine ausgedehnte Trümmerfeldzone. *Grünholzfrakturen* und *Epiphysenlösungen* können sich anschließen. Das rote Knochenmark wandelt sich in Fasermark um.

Die Kinder sind blaß und gedunsen. Haut- und Schleimhautblutungen sowie sehr schmerzhafte Gelenk- und Knochenschwellungen beherrschen das *klinische Bild*. Zahnfleischschwellungen kommen nur vor, wenn die Zähne bereits durchgebrochen waren. Die Zähne lockern sich und fallen aus. Im Blut findet sich eine hypochrome Anämie. Die C-Avitaminose kann lange latent bleiben, um bei einer banalen interkurrenten Erkrankung plötzlich manifest zu werden.

Das *Röntgenbild* zeigt im floriden Stadium einen atrophischen Knochen mit verbreiterter Epiphysenlinie, metaphysärer Spornbildung (als Ausdruck der Trümmerfeldzone) und ausgedehnten subperiostalen Hämatomen. Im Ausheilungsstadium bildet das abgehobene Periost neuen Knochen, der den alten oft in weitem Abstand begleitet (Doppelkontur). Ebenso weisen die Epiphysenkerne sowie die Carpalia und Tarsalia konzentrische Knochenapposition auf.

Differentialdiagnostisch wird man in erster Linie an eine *Osteomyelitis* zu denken haben, zumal wenn die klinischen Erscheinungen während einer Fieberperiode aufgetreten sind. Die Punktion, die Bestimmung des Serum-Ascorbinsäurewertes sowie das Röntgenbild führen meist rasch auf die richtige Spur.

Verwechslungen mit einer *Osteogenesis imperfecta* dürften kaum vorkommen. Röntgenologisch ist das Krankheitsbild gegenüber *rachitischen und luischen Veränderungen* abzugrenzen.

Die *Prognose* ist bei den uns heute zur Verfügung stehenden schnellwirkenden Mitteln günstig.

Die *Therapie* besteht in der intravenösen oder intramuskulären Applikation hoher Dosen von Vitamin C, z. B. Cebion forte oder Redoxon-forte zu 500 mg. Zur Weiterbehandlung genügen Cebion- oder Redoxontabletten zu 50 mg. Das *Ascorbinsäuredefizit* läßt sich durch einen Belastungsversuch bestimmen. Es entspricht derjenigen Menge, die notwendig ist, um den Serumascorbinsäurespiegel zu normalisieren.

Prophylaktisch gibt man allen mit Kuhmilch ernährten Kindern vom 3. Lebensmonat an Obst- und Gemüsesäfte. Wiederholtes Aufkochen der Milch ist zu vermeiden, gegebenenfalls muß der Vitamin C-armen Milch Ascorbinsäure zugesetzt werden.

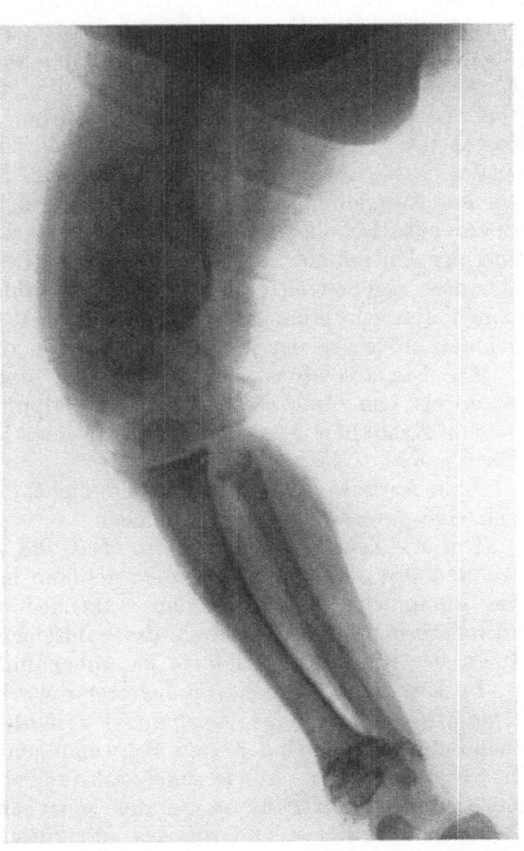

Abb. 11. *Skorbut* bei 1jährigem Kind. Ausgedehnte subperiostale Blutungen mit Ossifikation des abgehobenen Femur-Periostes und „Trümmerfeldzonen"

3. Die Speicherkrankheiten (Reticuloendotheliosen)

Von den Speicherkrankheiten interessieren hier nur solche, die Knochenveränderungen verursachen. Das sind:

a) der *Morbus Gaucher,*

b) die *Letterer-Siwesche Krankheit,*

c) die *Hand-Schüller-Christiansche Krankheit* und

d) das *eosinophile Granulom.*

a) **Morbus Gaucher.** Das sehr seltene, angeborene Leiden ist erblich, der Erbgang unregelmäßig dominant. Die jüdische Rasse ist auffallend bevorzugt.

Klinisch steht die enorme Vergrößerung der Milz im Vordergrund, die manchmal fast das ganze Abdomen ausfüllt. Auch die Leber und zuweilen — in geringem Grade — die inneren Lymphknoten sind geschwollen. Die oft schon im Säuglingsalter nachweisbare *Splenomegalie* bedingt — wahrscheinlich durch Ausfall von Hormonen, die die Reifung der Blutzellen im Knochenmark und ihre Ausschwemmung ins Blut regulieren — eine leichte, aber therapieresistente Anämie und Granulocytopenie, manchmal auch eine Thrombopenie (mit Hautblutungen). Die splenogene Markhemmung ist nach Milzexstirpation reversibel. Durch Hämorrhagien hervorgerufene Hautverfärbungen finden sich vornehmlich über den vorderen Schienbeinkanten.

Der Krankheit liegt eine Speicherung des zu den Cerebrosiden gehörenden Kerasins in den Reticulumzellen von Milz, Leber und Knochenmark zugrunde. Die Speicherzellen schwellen zu erheblicher Größe an. Das aus *Gaucher-Zellen* bestehende Granulationsgewebe führt in einem kleineren Teil der Fälle zu *uncharakteristischen Knochenveränderungen*. Meist kommt es nur zu einer Osteoporose; Auftreibungen mit Aufblätterung der verdünnten Corticalis sind selten. Bevorzugte Lokalisation sind die Phalangen, Mittelhand- und Mittelfußknochen und der Unterkiefer, seltener die langen Röhrenknochen oder die Wirbelsäule. Mitunter ergeben sich *Perthes*-ähnliche Bilder. Durch *Gaucher*-Zellen-Infiltrationen statisch minderwertig gewordene Wirbel zeigen Fischwirbelform. Wie bei der Carcinose der Wirbelsäule bleiben die Bandscheiben erhalten.

Die *Diagnose* stützt sich auf die Milz- und Lebervergrößerung sowie auf den Nachweis von *Gaucher*-Zellen im Sternalpunktat.

Die Krankheit ist, abgesehen von einer bei Säuglingen auftretenden akuten Form, nicht tödlich.

Eine kausale *Therapie* gibt es nicht. Durch Röntgenbestrahlungen läßt sich eine gewisse Besserung erzielen.

Die *Abt-Letterer-Siwesche Krankheit*, die *Hand-Schüller-Christiansche Krankheit* und das *eosinophile Granulom* gehören nach neuerer Auffassung zusammen. Sie entsprechen offenbar den verschiedenen Ausprägungsgraden derselben Grundstörung. Das beweisen die zahlreichen Übergangsformen, die zwischen ihnen bestehen. Die Ätiologie ist unbekannt.

b) Die sehr seltene **Abt-Letterer-Siwesche Krankheit** ist eine bei jungen Kindern vorkommende, ausnahmslos letal verlaufende, akute Reticuloendotheliose. Klinisch finden sich Schwellungen von Leber und Milz, ekzemartige Hautveränderungen sowie uncharakteristische Knochenveränderungen. Fast ein Drittel der erkrankten Kinder leidet an einer hämorrhagischen Diathese. Lipoidspeicherungen sind nur bei subakuten Formen nachweisbar.

c) Etwas häufiger ist die **Hand-Schüller-Christiansche Krankheit.** Es erkranken vorzugsweise 3—5jährige, seltener ältere Kinder. Knaben sind öfter betroffen als Mädchen. Die klassische *Symptomen-Trias:* herdförmige Zerstörungen der Schädelknochen, Exophthalmus, Diabetes insipidus ist durchaus nicht in allen Fällen vorhanden. Das eine oder andere Zeichen kann dauernd fehlen. Zuweilen entwickeln sie sich in Intervallen von mehreren Jahren. Der Verlauf ist chronisch. Leber- und Milzvergrößerungen sind nicht obligat.

Sämtliche Veränderungen werden durch ein vom Reticulum des Knochenmarkes ausgehendes gelbes Granulationsgewebe von gummiartiger Konsistenz verursacht, dessen zellige Bestandteile (Histiocyten und Reticuloendothelzellen) Cholesterin produzieren und speichern. Solche *Xanthomzellen* finden sich jedoch nur auf einer relativ frühen Stufe. Durch Freigabe des Cholesterins werden starke Fremdkörperreaktionen ausgelöst, die verwirrende histologische Bilder geben. Bei der nicht so seltenen spontanen Heilung des lokalen Prozesses entsteht eine fibröse Narbe. Die Freisetzung des Cholesterins führt vorübergehend zu einer Hypercholesterinämie.

Das wuchernde Granulationsgewebe zerstört den umgebenden Knochen. Besonders auffällig sind diese Vorgänge am Schädeldach. *Röntgenaufnahmen* zeigen je nach dem Stadium der Destruktion verschiedenartige Bilder, die von einer feinlöcherigen Porose bis zu großen, tastbaren, scharfrandigen Defekten gehen („Landkartenschädel"). Nicht ganz so regelmäßig sind xanthomatöse Wucherungen der Schädelbasis. Ihre Hauptlokalisation ist die vordere Schädelgrube, namentlich die Gegend der Sella turcica. Das Granulationsgewebe kann nach Durchbrechung der Dura in die diencephal-hypophysäre Region einwachsen und durch Zerstörung des Hypophysenhinterlappens einen *Diabetes insipidus* hervorrufen. Der Diabetes insipidus hat mit einer Häufigkeit von 60% den Vorrang vor allen anderen hypophysären Syndromen, z. B. einer Dystrophia adiposo-genitalis oder Wachstumsstörungen. Der noch seltener fehlende *Exophthalmus* wird durch Eindringen des Xanthomgewebes in die Orbita verursacht. Auch im Ober- und Unterkiefer sieht man relativ oft pseudocystische Zerstörungsherde, die sich klinisch durch Zahnausfall bemerkbar machen. Bei einer genauen röntgenologischen Durchuntersuchung des Skelets wird man in vielen Fällen weitere Destruktionen im Becken, den langen Röhrenknochen oder in der Wirbelsäule entdecken. Die Veränderungen ähneln denen von Carcinommetastasen. Es sind teils umschriebene rundliche oder ovale Aufhellungen, teils ausgedehnte, von innen nach außen fortschreitende Zerstörungen, die zuweilen die verdünnte Corticalis auftreiben. Wirbelkörperherde verursachen Wirbelzusammenbrüche. In etwa einem Drittel der Fälle werden Hautgranulome (Xanthelasmen) beobachtet. Ausgedehnte Knochenmarkherde haben eine schwere Anämie zur Folge, während Lungeninfiltrationen — gelegentlich mit konsekutiver Fibrose ganzer Lungenlappen — das Herz in Mitleidenschaft ziehen.

Das Leiden führt gewöhnlich rasch zum Tode. In weniger schweren Fällen können die Kinder am Leben bleiben. Die Defekte verkleinern sich allmählich. Fibröse Narben verknöchern teilweise.

Die *Diagnose* ergibt sich aus dem charakteristischen klinischen und röntgenologischen Befund. Im Zweifelsfalle wird die Probepunktion eines Schädelherdes die Sachlage klären. Die Abwesenheit von Schaumzellen im Punktat stellt keinen Beweis gegen die Richtigkeit der Diagnose dar. Eine Hypercholesterinämie ist nur auf der Höhe der Krankheit zu erwarten. Beim Kind ist das Leiden eigentlich mit keinem anderen zu verwechseln.

Durch *Röntgenbestrahlung* der Herde läßt sich in manchen Fällen eine Besserung erzielen.

d) **Das eosinophile Granulom.** Das eosinophile Granulom muß als manifestatio minima der Retikulose vom Typ *Schüller-Christian* aufgefaßt werden. Dafür gibt es eine Reihe von Hinweisen: 1. Bei beiden Leiden ist das männliche Geschlecht auffällig bevorzugt; 2. die meisten Erkrankungen entfallen auf das 3.—5. Lebensjahr; 3. beide bevorzugen die platten Knochen des Schädels und Beckens, Ober- und Unterkiefer sowie die Wirbelsäule. Lungeninfiltrate kommen, wenn auch selten, hier wie dort vor; 4. die den Knochen oft rasch und ausgiebig zerstörenden Granulome entwickeln sich schubweise; 5. histologische Schnitte zeigen oft Schaumzellen. Sie werden beim eosinophilen Granulom allerdings nur vereinzelt und verhältnismäßig spät beobachtet. Das vom Reticulum des Knochenmarkes abstammende gefäßreiche Granulationsgewebe enthält anfangs vor allem Histiocyten; später besteht es fast ausschließlich aus eosinophilen Leukocyten und Riesenzellen. Es neigt wie bei der *Schüller-Christian*schen Krankheit zur spontanen fibrösen Vernarbung und zur sekundären Verknöcherung. In etwa der Hälfte der Fälle bleibt das eosinophile Granulom solitär; in der anderen Hälfte findet man mehrere Herde im selben oder in verschiedenen Knochen.

Die *klinischen Zeichen* sind: Schmerzen, umschriebene Weichteilschwellungen, Spontanfrakturen.

Im *Röntgenbild* sieht man kleine oder größere, oft unregelmäßige, scharf begrenzte Aufhellungen. Multiple Schädelherde besitzen unter Umständen eine auffallende Ähnlichkeit mit dem „Landkartenschädel" eines Morbus *Schüller-Christian*. Die Zerstörung beginnt im Mark, verschont aber auch die Rinde nicht. Die Punktion ergibt je nach dem Alter der Herde Granulationsmassen oder eine eiterähnliche, aus eosinophilen Leukocyten bestehende Substanz. Man hat

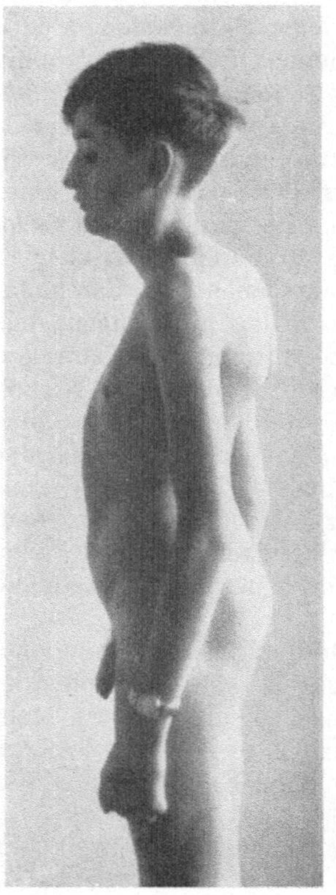
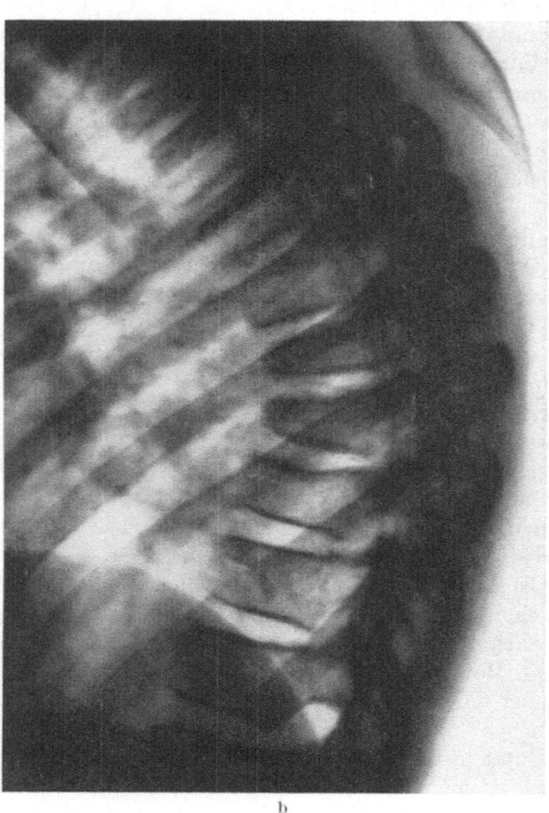

a   b

Abb. 12a u. b. *Eosinophiles Granulom des 6.—9. Brustwirbels.* 15jähriger, ♂. a Gibbus der mittleren Brustwirbelsäule mit sekundärem starkem Hohlkreuz. (Leichte Erhöhung des Serum-Cholesterin-Gehaltes. Im Sternalpunktat auffallend viele eosinophile Granulocyten.) b *Zugehöriges seitliches Röntgenbild der Brustwirbelsäule.* Die Wirbelkörper D_6—D_9, insbesondere $D_{7/8}$ sind trapezoidförmig deformiert, ventral wesentlich niedriger als dorsal. Die Struktur ist teilweise etwas verdichtet. Die Zwischenwirbelräume sind unverändert

darum das eosinophile Granulom vorübergehend als eine Sonderform der Osteomyelitis betrachtet. Doch fehlen alle Zeichen einer Entzündung; auch sind niemals irgendwelche Erreger entdeckt worden.

Differentialdiagnostisch wird man in erster Linie an tuberkulöse oder osteomyelitische Herde (O. albuminosa, *Brodie*-Absceß, Spongiosaosteoid) sowie an Knochensarkome denken.

Das eosinophile Granulom zeigt auf *Röntgenbestrahlung* hin eine bemerkenswerte Tendenz zur Vernarbung.

4. Blutergelenke

Die Hämophilie ist ein Musterbeispiel für die geschlechtsgebunden recessive Vererbung beim Menschen. Heterozygote Frauen sind phänotypisch gesund. Sie geben jedoch das kranke Gen an die Hälfte ihrer männlichen und weiblichen

Nachkommenschaft weiter (Conductoren). Die Hemizygotie des männlichen Geschlechts läßt die Krankheit klinisch manifest werden. Neben der klassischen Hämophilie, die heute als *Hämophilie A* bezeichnet wird, gibt es noch zwei weitere Typen, die *Hämophilie B und C*. Letztere vererbt sich einfach dominant und tritt auch bei weiblichen Individuen in Erscheinung. Während die Hämophilie A auf der Abwesenheit eines Plasmafaktors (Faktor VIII) beruht, fehlt bei den wesentlich seltener vorkommenden Formen B und C ein bestimmter Serumfaktor. Ihre klinischen Bilder stimmen überein. Die Blutungsneigung tritt gewöhnlich erst im 2. oder 3. Lebensjahr in Erscheinung. Sie läßt nach dem 40. Jahr nach. Da die Krankheit in der Kindheit besonders gefährlich ist, überleben nur relativ wenige Bluter das Wachstumsalter.

Die Blutgerinnung ist verzögert, die capilläre Blutungszeit jedoch normal. Der bei der Gerinnung entstehende Thrombus wird nicht so fest wie beim Gesunden. Kleine Eingriffe, z. B. eine Zahnextraktion, können zu lebensgefährlichen Blutungen führen. Bei glatten Operationsschnitten ist dagegen die Blutstillung durch den Überschuß an Gewebsthrombokinase oft relativ gut. Die Gerinnungszeit (normal etwa 6,5 min) kann bis zu 24 Std verlängert sein. Sie ist der wichtigste Gradmesser des Behandlungserfolges. Gelegentliche Diskrepanzen zwischen der starken Blutungsneigung und der verhältnismäßig kurzen Gerinnungszeit erklären sich durch plötzliche Schwankungen, die innerhalb weniger Stunden die Gerinnungszeit entscheidend verändern. Damit hängt auch die periodisch auftretende Neigung zu Spontanblutungen zusammen. Sie erstrecken sich vor allem auf die großen Gelenke, die Subcutis, die Muskulatur sowie auf Darm und Nieren. Die meisten Blutungen gehen allerdings auf geringe Traumen zurück, die beim gesunden reaktionslos bleiben.

Gelenkblutungen fehlen bei der Hämophilie nur ausnahmsweise. Meist sind mehrere Gelenke, oft in kurzen Intervallen, betroffen. Knie- und Ellbogengelenke sind bevorzugt. Fuß-, Hüft-, Hand-, Schulter-, Finger- und Zehengelenke schließen sich in der genannten Reihenfolge an. Die Gerinnung des Blutergusses beginnt erst nach 10 Std und mehr; mitunter bleibt sie ganz aus. Begleitende Synovialisverletzungen beschleunigen den Gerinnungsvorgang. Die Aufsaugung einer größeren Gelenkblutung benötigt 4—7 Wochen. Nach der Eindickung bleibt eine dunkelgefärbte, gummiartige, an der Gelenkinnenhaut und am Knorpel haftende Fibrin-Masse übrig. Auch Synovialisblutungen kommen vor. Große, unter starkem Druck stehende Extravasate in den parartikulären Weichteilen können Nekrosen und Fisteln hervorrufen. Die Veränderungen des *Hämarthros-Stadiums* sind reversibel. Erfolgen weitere Blutungen, so tritt die Krankheit in ihr *2. Stadium*, das der *Panarthritis*. Kennzeichnend für diese Phase wie für die hämophile Arthritis überhaupt ist die *„angiomatöse Vascularisation"* (VERÉBÉLY).

Es kommt zu einer Vermehrung kleinster Gefäße, die oft Anlaß zu neuerlichen Blutungen sind. Die Synovialis ist braun verfärbt. Die Zellen der innersten Schicht werden epitheloidartig. Auch der Knorpel ist braun pigmentiert, an den Stellen des stärksten Druckes aufgefasert, stellenweise nekrotisch. Die Veränderungen reichen zum Teil bis auf die Grenzlamelle. Durch endostale Knochenneubildung dringt der Markraum hie und da über die Verkalkungszone hinaus in den Knorpel vor.

Rezidivblutungen in die Gelenkkapsel führen durch Organisation der Hämatome zur vermehrten Bindegewebsbildung und durch den entzündlichen Reiz des als Fremdkörper wirkenden Blutes zur Zottenwucherung. Zu den sich immer weiter ausbreitenden Knorpeldefekten treten besonders an den Kapselumschlagfalten Knochenusuren. Durch den Druck der kautschukartigen Fibrinmassen werden die nicht überknorpelten Gelenkbezirke becherartig vertieft und verbreitert, im Kniegelenk die Fossa intercondylica, im Ellbogengelenk die Fossa olecrani. Organisationsgewebe ersetzt auch im Gelenkinnern die Blutungsreste und bedeckt als Pannus Knorpel und Knochen. Er ist an der Zerstörung wesentlich beteiligt.

Im 3. *regressiven Stadium* entstehen im Gefolge der Zerstörung von Knorpel und Knochen sowie durch Schrumpfung des paraartikulären Gewebes bleibende Fehlstellungen und fibröse Ankylosen. Die Gelenke sind vor allem durch die destruierenden Veränderungen, weniger durch Knochenneubildung (Randwülste) schwer deformiert. Blutungen werden im Verlaufe der narbigen Umwandlung der Gewebe immer seltener und hören schließlich ganz auf.

Spontane Gelenkblutungen kündigen sich manchmal durch Herzklopfen, Schwindelgefühl und Übelkeit an. Die betroffenen Gelenke sind prall mit Blut gefüllt. Die Haut über den ballonartig aufgetriebenen, semiflektierten Knie- und Ellbogengelenken ist gespannt, gerötet, glänzend, wärmer als die Umgebung. Jede Bewegung ruft starke Schmerzen hervor (Stadium I). Hören die Blutungen auf,

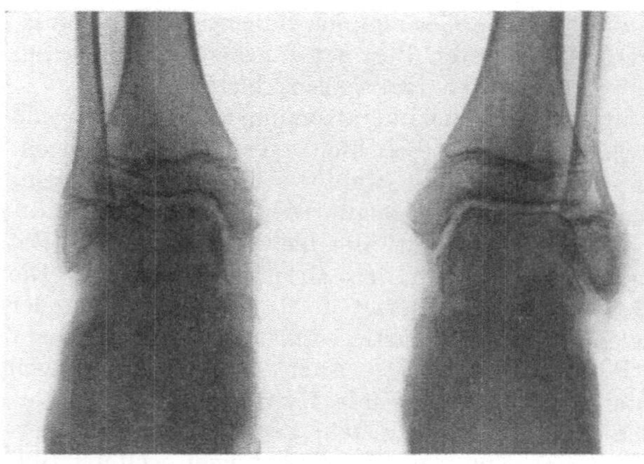

Abb. 13a u. b. *Blutergelenke*, 13jährig, ♂. a (Beide Kniegelenke im a.p.-Strahlengang.) Unregelmäßige Vertiefung der linken Fossa intercondylica. Leichte Entrundung des Condylus med. femoris. b Impression der oberen Fläche des rechten Talus. Unregelmäßige Konturierung der Gelenkflächen, besonders medial

so kann der Befund sich normalisieren. Nach wiederholten Hämorrhagien bleibt die Gelenkkapsel verdickt. Bei Bewegungen tritt lebhafte Crepitation auf. Beugekontrakturen stellen sich ein. Die Flexion ist behindert. Die Muskelatrophie nimmt zu (Stadium II). Im Laufe der Jahre kommen Achsabweichungen im O- oder X-Sinne und Subluxationen hinzu. Das Gelenk wird unförmig dick, was um so mehr auffällt, als die Muskulatur mehr und mehr abmagert. Die Kapsel ist schwielig-derb; darunter tastet man die groben Verunstaltungen der Gelenkkörper. Der Bewegungsraum nimmt stark ab. Aber auch bei einer fibrösen Ankylose ist meist noch ein gewisser Bewegungsrest vorhanden (Stadium III).

Das *Röntgenbild* des akuten Stadiums zeigt lediglich Weichteilveränderungen (Kapselverdickung). Nach wiederholten Synovialisblutungen läßt das massenhaft in der Kapsel abgelagerte Bluteisen die Gelenkinnenhaut schärfer hervortreten. Knochenusuren, namentlich aber die kelchförmige Vertiefung und Ausweitung der Fossa intercondylica des Kniegelenkes bzw. der Fossa olecrani im Ellbogengelenk, bieten im Verein mit der Kapselverschattung einen pathognomonischen Befund. Cystische Aufhellungen in den benachbarten Epiphysen deuten auf Knochenmarkblutungen hin. Die Knorpelzerstörung wird in der Verschmälerung des Gelenkspaltes erkennbar. Pseudorandwülste (durch Knochenusuren), aber auch echte Randexostosen, Fehlstellungen der Gelenkkörper, Subluxationen und Luxationen ergeben im Endstadium das Bild einer schweren Arthrosis deformans.

Die *Prognose* hängt von der Häufigkeit und dem Ausmaß der Gelenkblutungen ab. Wiederholte schwere Hämorrhagien führen zu einer Anämie, die die einzige Veränderung des Blutbildes darstellt.

Therapie. Das wirkungsvollste Mittel bei Gelenkblutungen ist die sofortige Bluttransfusion (für die Hämophilie A nur Frischblut, bei B auch Konserven). Die blustillende Wirkung ist um so besser, je größer die transfundierte Blutmenge ist. Bei der Hämophilie A sind wegen der relativ kurzen Wirkungsdauer nicht selten 2—3 und mehr Transfusionen innerhalb von 24 Std erforderlich, während bei den B- und C-Formen oftmals eine Transfusion für einen Zeitraum von 3 Wochen genügt. Unter dem Schutz von Bluttransfusionen lassen sich auch lebensnotwendige Operationen ausführen. Die Behring-Werke produzieren ein antihämophiles Globulin A, das sich bewährt hat. Es wird nicht in den Apotheken vorrätig gehalten, sondern steht auf Abruf zur Verfügung. Für die Hämophilie B und C kommt das gleichfalls von den Behring-Werken hergestellte ACC 76 in Frage, das die Acceleratoren VI, VII und insbesondere den bei der Hämophilie B fehlenden Faktor IX enthält. Es ist ein Accelerin-Konvertin-Gemisch. Seine Wirkungsdauer beträgt 5—8 Tage.

Die stark schmerzenden Gelenke werden nach einer größeren Blutung in Semiflexion auf Schienen gelagert (z. B. *Braun*sche Schiene beim Kniegelenk). Eine Punktion muß unterbleiben. Vorsichtiges Einfetten der Haut über den prall gefüllten Gelenken und (für kurze Zeit) kühlende Umschläge lindern die Schmerzen. Beugekontrakturen können außerhalb einer Blutungsperiode durch Lagerung oder behutsame allmähliche Streckung im Umstell- oder Quengelgips beseitigt werden. Der Gipsverband muß nach Beseitigung der Kontraktur noch 4—6 Wochen liegenbleiben. Nachtschienen, unter Umständen — bei Rezidivneigung — auch tagsüber getragene Panplasthülsen beugen einer Wiederkehr der Kontraktur vor. Einmal eingetretene Verkrüppelungen sind bei Blutern nicht mehr zu behebende Schäden. Der Frühbehandlung kommt daher besondere Bedeutung zu.

V. Die Tumoren des Kindesalters

1. Chondrome

Chondrome werden im Kindesalter selten beobachtet, weil sie sehr langsam heranwachsen und eine gewisse Größe erreichen müssen, ehe sie zu Funktionsstörungen führen. Sie finden sich vor allem an den kleinen Knochen von Hand und Fuß, an den Rippen, Wirbeln und im Brustbein. Sie beruhen auf versprengten Knorpelkeimen. *Histologische Bilder* zeigen manchmal Übergänge zum Myxochondrom, ohne daß daraus auf Malignität geschlossen werden dürfte. Einzelne

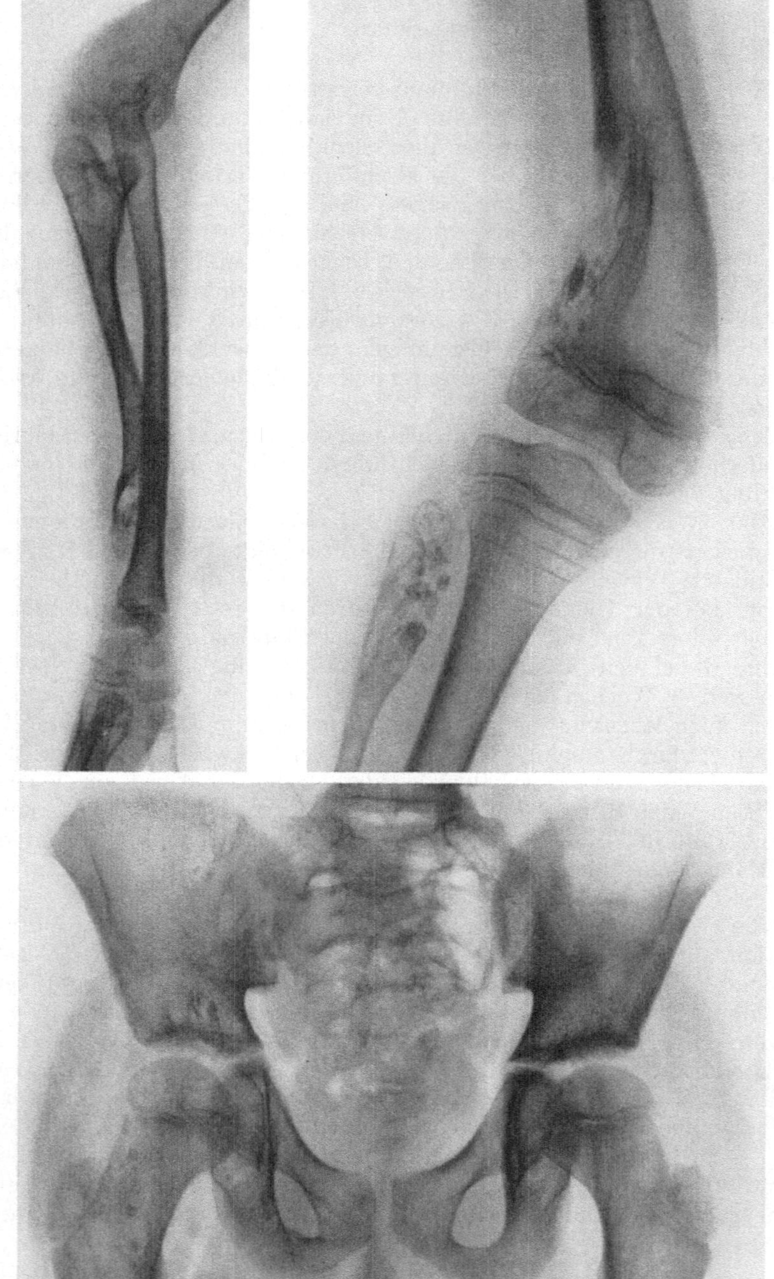

Abb. 14a—c. *Olliersche Wachstumsstörung*, 11jährig, ♂. a Starke Verkürzung der rechten Elle. Luxation des Radiusköpfchens. b Dasselbe Kind. Eigentümliche Strukturveränderungen des rechtsseitigen Beckens und Oberschenkelknochens. c Derselbe Patient. Großer unregelmäßiger Defekt an der lateralen Seite der rechten distalen Femurmetaphyse. Plumpe, unregelmäßige und unvollkommene Bildung des rechten proximalen Fibulaendes. Unregelmäßige Verkalkungen der Knorpelmassen. (Im Femur und in der Tibia beiderseits rachitische Remissionslinien)

Chondrome können sich klinisch gelegentlich bösartig verhalten. Mitunter werden mehrere Gewächse gefunden. Die Übergänge zu Systemerkrankungen sind fließend.

Multiple Chondrome (Chondromatosen) verbinden sich zuweilen mit *multiplen cartilaginären Exostosen.* Beide Leiden sind dominant erblich.

Auch zur *Ollierschen Wachstumsstörung* bestehen enge Beziehungen. Diese stets eine Körperseite bevorzugende Chondromatose ist durch Verkürzungen von Extremitätenknochen und Deformierungen der Hände und Füße ausgezeichnet. Das weibliche Geschlecht überwiegt. Erblichkeit konnte bisher nicht

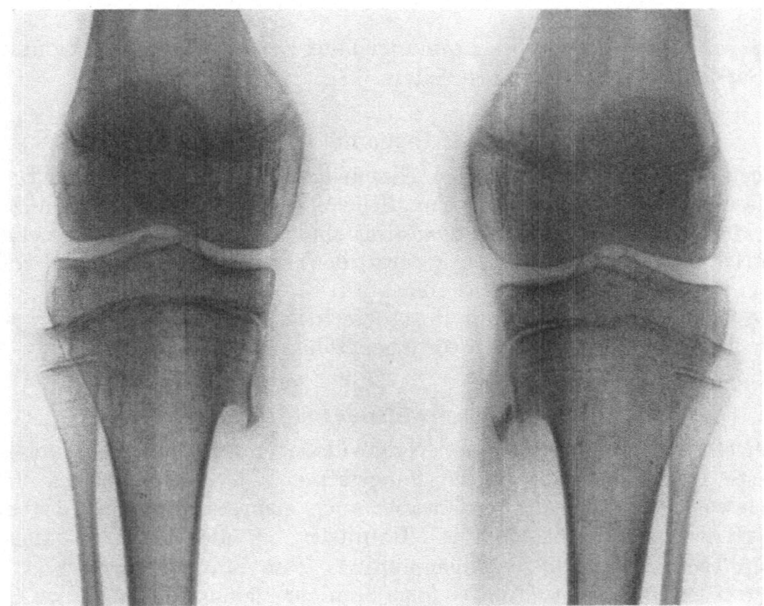

Abb. 15. *Cartilaginöse Exostosen* beider proximaler Tibiametaphysen, 13jährig, ♀.
Die linke Exostose ist nahe ihrer Basis frakturiert

nachgewiesen werden. Die Veränderungen sind entweder schon bei der Geburt vorhanden oder erscheinen in den ersten Lebensjahren. Mit 6 Jahren ist meist der Endzustand erreicht. Schädel und Wirbelsäule bleiben immer frei. Eine maligne Entartung fehlt.

Im *Röntgenbild* stellt sich das Chondrom als cystisch-wabige Aufhellung der geblähten Meta- und Epiphysen dar.

Differentialdiagnostisch kommen solitäre Knochencysten und gutartige Riesenzellgeschwülste in Frage.

Die *Therapie* besteht in der operativen Entfernung der Geschwülste. Die sorgfältige Auskratzung des grauen, gummiartigen Gewebes genügt. Um nachträgliche Spontanfrakturen zu verhüten, empfiehlt sich bei größeren Defekten die Ausfüllung mit Spongiosa oder Knochenspänchen und eine genügend lange Ruhigstellung. Chondrome sind wenig strahlenempfindlich.

2. Cartilaginäre Exostosen

entsprechen in ihrem Aufbau einem *Osteochondrom.* Sie entstehen periostal, vorzugsweise an Sehnenansatzstellen. Hier findet sich schon normalerweise präcartilaginäres Bindegewebe, das die Fähigkeit zur Knorpel- und Knochenbildung besitzt. *Histologisch* lassen sich 3 Schichten erkennen: Außen am Übergang zur Sehne mesenchymales Bindegewebe, dem nach innen hyaliner Knorpel und endlich spongiöser Knochen folgt. Die Exostosen sitzen meist im Bereich der Metaphysen. Lieblingslokalisationen sind wie beim osteogenen Sarkom das distale Femur- und proximale Tibia- und Humerusende. Cartilaginäre Exostosen treten teils einzeln, teils gehäuft auf. Die untere Altersgrenze liegt bei etwa 10 Jahren. Sie benötigen mehrere Jahre zu ihrer Entwicklung.

Das *Röntgenbild* zeigt eine unregelmäßig geformte knöcherne Geschwulst.

Differentialdiagnostisch kommen hauptsächlich osteogene Sarkome in Frage. Manche Bilder lassen an eine Myositis ossificans oder einen Callus luxurians denken.

Die operative Entfernung beschränkt sich auf Exostosen, die funktionsstörend wirken. Sarkomatöse Entartung ist selten.

3. Osteome

sind ausgesprochen seltene gutartige Geschwülste, besonders an den Extremitäten. Man sieht sie am ehesten als rundliche Verdichtung (Enostom) im Wirbelkörper und Schädel. *Differentialdiagnostisch* sind reaktive Exostosen zu berücksichtigen (traumatische und luische Periostitiden) sowie das einer blanden Osteomyelitis entsprechende Corticalisosteoid.

Ein operativer Eingriff ist nur dort berechtigt, wo die Geschwulst, wie gelegentlich im Schädelbereich, zu Störungen führt.

4. Riesenzellgeschwülste (Osteoclastome)

Riesenzelltumoren sind seltene Geschwülste, namentlich im Kindesalter. Ihre größte Häufigkeit fällt in die Pubertätszeit. Meist handelt es sich um solitäre Gewächse; vereinzelt werden aber auch mehrere in einem oder in zwei benachbarten Knochen beobachtet. Hauptsitz ist die untere Radius- und Femurepiphyse und die obere Tibiaepiphyse. Ihre braune Färbung ist durch Blutfarbstoff bedingt, der sich im Gefolge häufiger kleiner Blutungen im Gewebe ablagert.

Der Tumor besteht *histologisch* aus Spindelzellen und vielkernigen Riesenzellen, die durch protoplasmatische Fortsätze miteinander in Verbindung stehen. Langgestreckte Riesenzellen können sich in Capillaren umwandeln, an denen die Geschwulst reich ist. Die zelligen Elemente liegen in einem Stroma aus feinen Bindegewebsfasern. Ausheilende Tumoren enthalten manchmal Osteoid und Knochen.

Erstes *klinisches Zeichen* ist eine schmerzhafte Schwellung.

Das *röntgenologische* Bild ist wenig charakteristisch. Es sind blasige, cystenähnliche Gebilde mit dünner Knochenschale, manchmal wabig-gekammert.

Differentialdiagnostisch kommen in erster Linie Sarkome in Frage.

Die *Prognose* ist mit Vorsicht zu stellen. Zwar sind die meisten Riesenzellgeschwülste gutartig; selbst der Durchbruch durch den Knochen ist kein Beweis ihrer Bösartigkeit; sie neigen jedoch bei ungenügender Behandlung zum *lokalen Rezidiv* und zur *malignen Entartung*. Dadurch unterscheiden sie sich grundsätzlich von den braunen Tumoren der auf einem Adenom der Nebenschilddrüsen beruhenden Ostitis fibrosa generalisata (RECKLINGHAUSEN).

Therapie. Obwohl die Osteoclastome gut auf Röntgenstrahlen ansprechen, empfiehlt sich die operative Entfernung, zumal eine sichere Diagnose ohne Probeexcision nicht möglich ist. Eine Amputation ist nur bei histologisch verifiziertem Sarkom angezeigt. Der nach der Auskratzung verbleibende Hohlraum muß mit Spongiosa oder Knochenspänchen ausgefüllt werden. Die starke Blutungsneigung der capillarreichen Geschwulst erfordert die Bereitstellung von Blutkonserven. Eine Nachbestrahlung ist wünschenwert.

5. Jugendliche Knochencysten

Jugendliche Knochencysten sind solitäre Gebilde, die vor allem bei Kindern zwischen 5 und 10 Jahren vorkommen. Ihre Lieblingslokalisation sind die metaphysennahen Abschnitte der oberen Femur-, Humerus- und Tibiametaphyse, selten der Schaft. Jüngere Cysten enthalten eine schokoladenbraune Flüssigkeit, in der sich Blutpigment nachweisen läßt. Der Inhalt älterer Cysten ist durch Resorption rein serös. Sie nehmen ihren Ausgang von einem aus minderwertigen Capillaren bestehenden Geschwulstgewebe. Zum Teil — besonders bei Erwachsenen — sind sie Endzustände eines spontan geheilten Riesenzelltumors. Das allseitig von unnachgiebigem Knochen eingeschlossene Hämatom führt über Zirkulationsstörungen zu intraossärer Drucksteigerung und zur Druckatrophie des Knochens. Die Cystenwand ist mit einer dünnen gelblichweißen Gewebsschicht ausgekleidet, die *histologisch* aus einem jugendlichen spindelzelligen Mesenchym mit eingestreuten Riesenzellhaufen, Osteoid und Knochenbälkchen besteht.

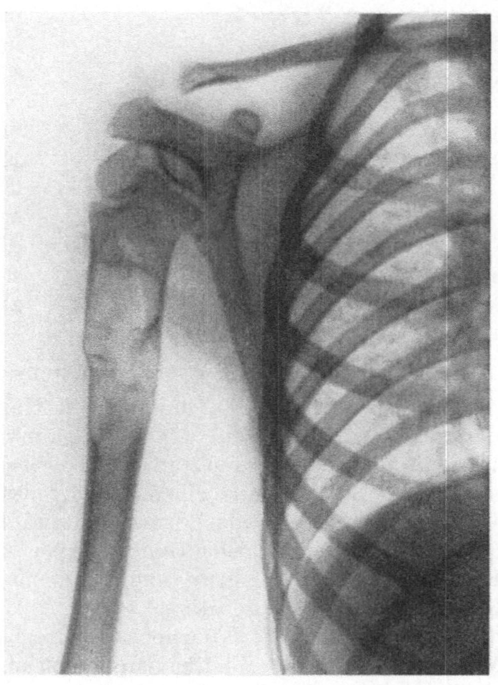

Abb. 16. *Knochencyste* der rechten Humerus-Meta-Diaphyse, 5jährig, ♂. Einzelne Knochensepten ragen in die Cyste hinein

Die Cysten verursachen im allgemeinen keine Beschwerden. Meist führt die *Spontanfraktur* zu ihrer Entdeckung, seltener die lokale Knochenvergrößerung.

Im *Röntgenbild* sieht man einkammerige oder grobwabige, von einer dünnen Knochenschale eingeschlossene Cysten, die kaum zu Verwechslungen mit anderen Veränderungen Anlaß geben.

Therapie. Kleinere Cysten heilen durch die Druckentlastung nach der Infraktion oder Fraktur häufig von selbst. Größere werden besser ausgekratzt und mit Knochenspänen ausgefüllt, da es sonst leicht zur Rezidivfraktur kommt. Maligne Entartung ist nicht zu befürchten.

6. Hämangiome

Knochenhämangiome entsprechen in ihrem feingeweblichen Aufbau den kavernösen Angiomen der Weichteile. Sie bestehen aus weiten, endothelausgekleideten, blutgefüllten Hohlräumen. Da sie im allgemeinen symptomlos sind, handelt es sich meistens um röntgenologische Zufallsbefunde. Sicher bleiben viele Hämangiome, deren Größe in einem ungünstigen Verhältnis zur Masse der umgebenden Tela ossea steht, unentdeckt. Am häufigsten sieht man sie in der Wirbelsäule. *Wirbelkörperhämangiome* fallen durch ihr grobes, hauptsächlich in der Längsrichtung verlaufendes Balkenwerk auf. Daß sie in der Kindheit weniger gut wahrnehmbar sind als bei älteren Menschen, hängt mit der größeren Dichte des jugendlichen Knochens zusammen. Der Zusammenbruch eines durch ein Hämangiom geschwächten Wirbelkörpers führt unter Umständen zu Querschnittssymptomen. Außer im Wirbel (einschließlich Bogen und Fortsätze) kommen Hämangiome im Schädel vor. Alle übrigen Lokalisationen sind selten.

Therapie. Eine Operation ist nur notwendig bei Wirbelhämangiomen, die Kompressionserscheinungen des Rükkenmarkes verursacht haben. Der zu erwartende starke Blutverlust macht die Operation zu einem gefährlichen Eingriff, auch wenn Blutkonserven zur Verfügung stehen.

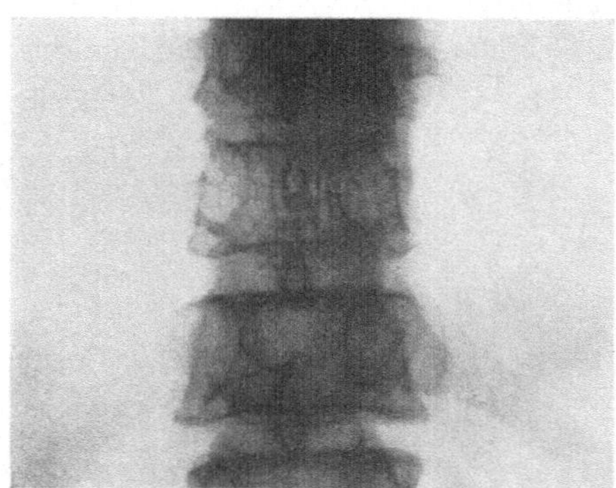

Abb. 17. *Hämangiom* des 11. Brustwirbels. Grobsträhnige Struktur des in seiner großen Form unveränderten Wirbelkörpers

7. Knochensarkome

Die Knochensarkome umfassen 2 Hauptgruppen: die *osteogenen Sarkome* und die vom Reticulum des Knochenmarkes abstammenden *Ewing-Sarkome*. Die erste Gruppe wird unterteilt in *primäre* osteogene Sarkome, die sich von vornherein bösartig aus einem Geschwulstkeim entwickeln, und in *sekundäre*. Letztere gehen entweder durch nachträgliche maligne Entartung aus einem gutartigen echten Knochentumor hervor oder entstehen im Gefolge chronischer Knochenkrankheiten, etwa einer Osteomyelitis, einer *Paget*schen Ostitis deformans, einer Radiumostitis.

Das amerikanische Knochensarkomregister unterscheidet nach histologischen Merkmalen folgende 4 Untergruppen primärer osteogener Sarkome:

1. *osteolytische Sarkome,*   3. *chondroblastische* und
2. *Chondromyxosarkome,*   4. *osteoblastische Sarkome.*

Die Reihenfolge spiegelt gleichzeitig den Reifegrad des Tumorgewebes und die Wachstumsgeschwindigkeit wider. Beide stehen in einem engen Abhängigkeitsverhältnis: Je schneller eine Geschwulst wächst, um so weniger bleibt ihr Gelegenheit zur geweblichen Ausdifferenzierung. Die osteoblastischen Sarkome, die sich im wesentlichen aus Osteoid und Knochen aufbauen, sind daher zugleich die relativ „gutartigsten" dieser, im ganzen gesehen, außerordentlich bösartigen Gewächse. Die osteolytischen Sarkome bilden weder Knorpel noch Osteoid oder gar Knochen. Ihr überstürztes Wachstum erlaubt nur noch den Aufbau eines undifferenzierten Keimgewebes, das den Knochen in wenigen Wochen oder Monaten zerstört. Zwischen diesen beiden Extremen steht einerseits das aus z. T. verkalktem Knorpelkeimgewebe und Hyalinknorpel zusammengesetzte chondroblastische Sarkom, das sich dem osteoblastischen Sarkom nähert, andererseits das Chondromyxosarkom mit einem Knorpelinseln enthaltenden embryonalen Schleimgewebe.

Die *Ursachen* sind noch weitgehend dunkel. Einiges Wissen besitzen wir über die Sarkomentstehung durch radioaktive Strahlen, durch chronische Entzündungen und embryonale Geschwulstkeime in an und für sich gutartigen Exostosen oder Chondromen, die aus bisher nicht erkennbarem Anlaß zur malignen Entartung führen. Ob auch *Traumen* Knochensarkome verursachen können, bleibt fraglich. Wahrscheinlich verhält es sich damit ähnlich wie bei der Knochen- und Gelenktuberkulose, wo das Trauma gelegentlich einen bereits entzündlich veränderten Knochen trifft, ohne daß die Krankheit bis dahin klinisch manifest geworden wäre.

Die osteogenen Sarkome der Kinder und Jugendlichen entwickeln sich mit Vorliebe an Stellen, die schon normalerweise besonders lebhaft wachsen, nämlich dem oberen Humerusende und in den kniegelenknahen Abschnitten von Femur und Tibia.

a) Die primären osteogenen Sarkome

α) **Das osteolytische Sarkom** kommt in jedem Alter vor, bevorzugt aber die langen Röhrenknochen Erwachsener.

Histologisch handelt es sich, dem schnellen Wachstum entsprechend, um ein aus Spindel- und Rundzellen bestehendes embryonales Gewebe, dem in den Randgebieten, wahrscheinlich reaktiv entstanden, manchmal Osteoid beigemischt ist. Die Zerstörung des Knochens geht so rasch vor sich, daß nicht einmal Zeit zu periostalen Reaktionen bleibt.

Der Eiweißzerfall verursacht Fieber. Bald leidet der Allgemeinzustand.

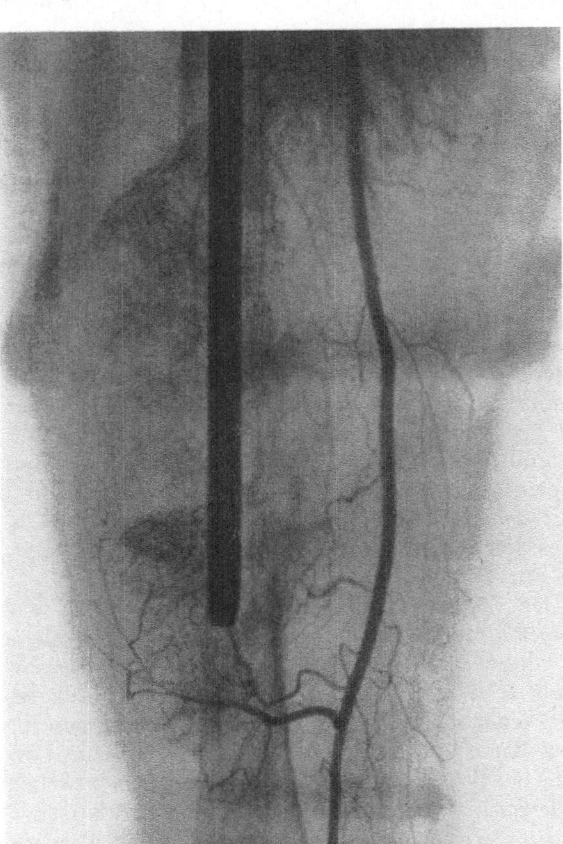

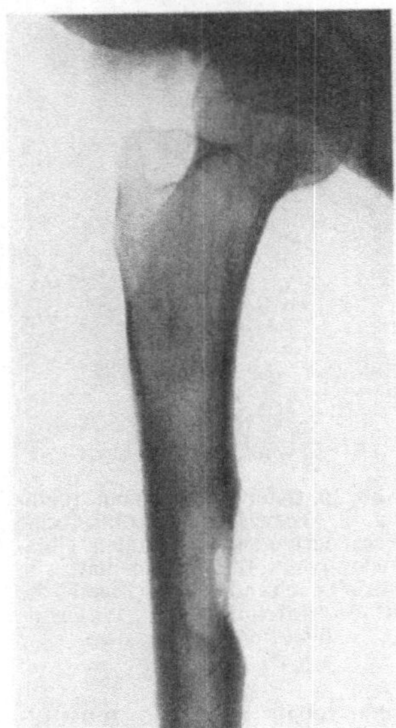

Abb. 18   Abb. 19

Abb. 18. Neoplasma malignum der Oberschenkeldiaphyse mit ausgedehnten Zerstörungen des Knochens. Arteriographie der Arteria femoralis. (Aufnahme der Chir. Univ.-Klinik Gießen.)

Abb. 19. *Osteogenes Sarkom* des linken Femurschaftes, 18jährig, ♀. Seit 2 Monaten leichte Schmerzen. Umschriebene Zerstörung der Spongiosa und Corticalis.

Schmerzen, Funktionsstörungen und zuweilen Spontanfrakturen weisen auf den lokalen Zerstörungsprozeß hin.

Das *Röntgenbild* zeigt im Anfang einen umschriebenen osteolytischen Herd, der sich zusehends vergrößert. Der Knochen wird aufgetrieben; seine Struktur verschwindet. Der von Resten einer verdünnten, vielfach durchbrochenen Corticalis bedeckte Tumor ist von einer gutartigen Riesenzellgeschwulst oft nicht zu unterscheiden. Auch mit Knochencysten, Carcinom-Metastasen und eitrigen Entzündungen sind Verwechslungen möglich. Zwar findet man bei der Osteomyelitis häufig eine dünne Verdichtungslinie, die dem knochenbildenden, durch Eiter von der Corticalis abgehobenen Periost entspricht, doch ist dies Zeichen nicht immer verläßlich.

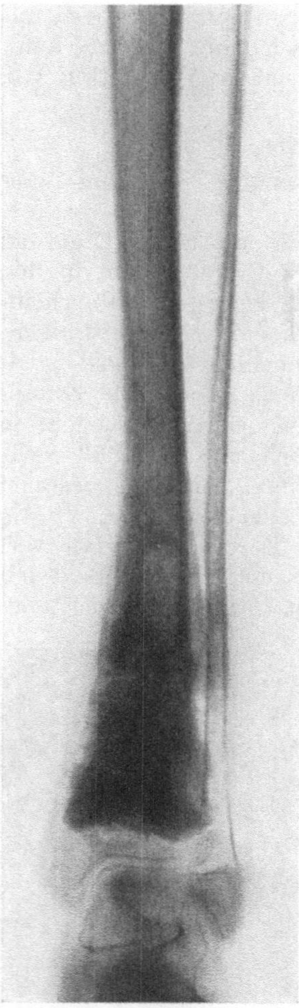

Die Amputation oder Exartikulation kommt wegen der frühen Fernmetastasen, vor allem in die Lunge, in der Regel zu spät. Wir begnügen uns daher im allgemeinen mit der Bestrahlung. Die Diagnose muß durch einen Probeschnitt gesichert werden.

β) **Das Myxochondrosarkom.** Das primäre Myxochondrosarkom ist eine seltene, sehr rasch wachsende und daher entsprechend bösartige Geschwulst. HELLNER bezeichnet sie als „*das* osteogene Sarkom des Kindes und Jugendlichen" schlechthin. Bevorzugter Sitz sind die metaphysären Wachstumszonen in Knienähe. Es entwickelt sich subperiostal unter Zerstörung der Corticalis und Abhebung der Knochenhaut. Der Tumor umwächst den Knochen und führt zu schmerzhaften, spindelförmigen Auftreibungen. Die Haut über der Geschwulst ist gespannt, die Venenzeichnung vermehrt. Sehr bald kommt es zur Beugekontraktur des Kniegelenkes und zur Bewegungseinschränkung. Die Kinder hinken und haben Fieber. Die regionalen Lymphdrüsen bleiben fast immer frei.

Histologisch findet man ein embryonales, schleimiges Sternzellengewebe, das als Vorstufe des Knorpels anzusprechen ist.

Der Weichteilnatur des Tumors gemäß ist das *Röntgenbild*, namentlich wenn es sich um eine harte Aufnahme handelt, im Anfang stumm. Die abgehobene Knochenhaut bildet nach einiger Zeit reaktiv einen „*Periostsporn*". Falls das Tumorgewebe selbst Knochen liefert, entsteht senkrecht zur Corticalis ein Besatz feiner paralleler Knochenspießchen *(Spiculae)*. Im weiteren Verlauf wird der Knochen zerstört. Verwechslungen sind mit einer Myositis ossificans und corticalen Formen der blanden Osteomyelitis möglich.

Abb. 20. Osteogenes Sarkom, 10jährig, ♀. Vorwiegend osteoblastische Veränderungen der distalen Tibiametaphyse. Der Tumor hat, von innen nach außen wachsend, die Rinde durchbrochen. Periostale Reaktionen. (Spiculae)

Die ossifizierende Myositis schließt sich fast immer an ein Trauma an. Sie entsteht vorzugsweise im M. brachialis int. und in den Adductoren. Röntgenologisch sieht man in der Ellbeuge und parallel zur Femurdiaphyse unregelmäßige, am Oberschenkel meist streifige knochendichte Verschattungen, während der Periostsporn des Myxochondrosarkoms der Metaphyse angehört.

Die *Therapie* entspricht der des osteolytischen Sarkoms. Dauerheilungen sind wegen frühzeitig auftretender Lungenmetastasen kaum zu erwarten.

γ) **Das chondroblastische Sarkom.** Auch das chondroblastische Sarkom ist eine seltene, rasch wachsende Geschwulst älterer Kinder und Jugendlicher. Es nimmt seinen Ursprung von den knienahen Epiphysen von Femur und Tibia sowie von der proximalen Humerusepiphyse.

Die *klinischen Zeichen* sind die gleichen wie beim Chondromyxosarkom (mitunter Spontanfrakturen).

Der *histologische Schnitt* zeigt ein Chondroblastengewebe mit bläschenförmigen Zellen in einer schwach färbbaren reticulären Zwischensubstanz, die streckenweise verkalkt. Auch eingesprengte Inseln hyalinen Knorpels und Riesenzellen kommen vor.

Röntgenologisch sieht man eine mottenfraßähnliche Zerstörung der Metadiaphyse. Nach Durchdringung der Corticalis umwächst die Geschwulst subperiostal den Knochen wie das Chondromyxosarkom. Spiculae fehlen. Der netzförmigen Verkalkung des Tumorgewebes entsprechend, entstehen zartwolkige Bilder der parostalen Weichteilgeschwulst, während der Knochen selbst teils verdichtet, teils fleckig aufgehellt erscheint.

Verwechslungen sind im Kindesalter vor allem mit gutartigen Riesenzellgeschwülsten möglich.

Die *Prognose* ist trotz frühzeitiger Amputation infaust (Lungenmetastasen).

δ) **Das osteoblastische Sarkom.** Das osteoblastische Sarkom hat die relativ beste Prognose unter den primären osteogenen Sarkomen. Das Schrifttum enthält einige Mitteilungen über Dauerheilungen nach frühzeitiger Radikaloperation. Der Tumor ist in der Kindheit und nach dem 30. Lebensjahr selten. Das Prädilektionsalter erstreckt sich von der Pubertät bis zum 25. Lebensjahr. Lieblingssitze sind auch hier die metaphysären Hauptwachstumszonen der langen Röhrenknochen im Kniebereich und am oberen Humerusende. Das Sarkom entwickelt sich unter geringen Beschwerden binnen weniger Monate. Spontanfrakturen sind verhältnismäßig selten, kommen jedoch vor, da der neugebildete Knochen statisch minderwertig ist.

Histologisch sieht man ein zellreiches Tumorgewebe, das reichlich Bindegewebe, Knorpel und Knochen enthält.

Das *Röntgenbild* zeigt unregelmäßige Zerstörungsherde und stark sklerosierten Knochen sowie ausgedehnte Spiculabildung.

Bei allen Sarkomen empfiehlt sich eine *prophylaktische Röntgenbestrahlung der Lungen.*

b) Die sekundären osteogenen Sarkome

Die sekundären osteogenen Sarkome spielen im Kindesalter *keine* Rolle. Sie sind entweder bösartige Entgleisungen lange bestehender gutartiger Geschwülste oder maligne Degenerationen im Gefolge der Ostitis deformans *Paget* sowie tuberkulöser oder chronisch-osteomyelitischer Veränderungen. *Histologisch* handelt es sich um Myxochondro- oder osteoblastische Sarkome. Bevorzugter Sitz ist der Schulter- und Beckengürtel.

Jede plötzliche Vergrößerung einer Exostose oder eines Chondroms legt den Verdacht einer sarkomatösen Entartung nahe.

Die *Prognose* ist wesentlich günstiger als die der primären osteogenen Sarkome. Heilungen, die die 5-Jahresgrenze überschreiten, sind bei frühzeitiger Amputation verhältnismäßig häufig.

c) Das Ewingsche Knochensarkom (Reticulosarkom)

Das seltene *Ewing*-Sarkom nimmt seinen Ausgang von den Reticulumzellen des Knochenmarkes. Es erkranken vor allem Kinder etwa vom 5. Lebensjahre

an und Jugendliche. Der bevorzugte Sitz ist die Diaphyse der langen Röhrenknochen. Aber auch die Wirbelsäule und die platten Knochen sind relativ
häufig betroffen. Die Metastasen finden sich vorzugsweise in den Lymphknoten,
in der Lunge und in anderen Knochen, namentlich im Schädel.

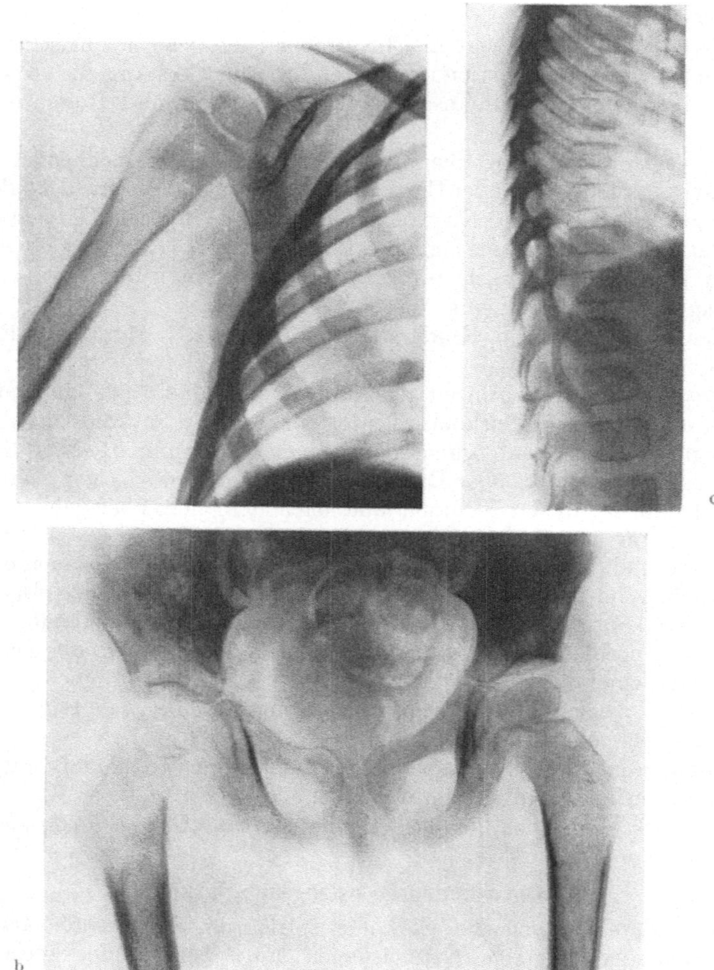

Abb. 21 a—c. Subleukämische lymphatische Leukämie, 8jährig, ♀. a Leukämischer Herd in der proximalen
Humerusmetaphyse. b Leukämischer Herd in beiden proximalen Femurmetaphysen.
c Leukämische Wachstumsstörung der Brustwirbelkörper

Makroskopisch handelt es sich um eine lappige, graue oder durch reichliche
Gefäße graurötliche, anfangs abgekapselte, leicht verletzliche Geschwulst. Das
Tumorgewebe dringt durch die Haversschen Kanäle unter Zerstörung der Rinde
nach außen. *Mikroskopisch* besteht das *Ewing*-Sarkom aus Rundzellen mit
blassem, basophilem Cytoplasma. Neben reifen, fibrillenbildenden Zellkomplexen
kommen auch endotheliale und myeloische Zellen vor. Hämosiderinablagerungen
verraten die Neigung zu Blutungen.

Die *klinischen Zeichen* sind Schmerzen, Knochen- und Weichteilschwellungen
sowie Fieber, das zeitweilig bis 40⁰ ansteigen kann. Sehr auffällig ist der Wechsel
zwischen Perioden mit und ohne Krankheitserscheinungen.

Das *Röntgenbild* zeigt anfangs einen zentralen, ohne scharfe Grenzen in normalen Knochen übergehenden osteolytischen Herd in der Diaphyse, dem bald eine Aufblätterung der Corticalis folgt. Gleichzeitig bildet das Periost zwiebelschalenartige Auflagerungen und Spiculae.

Differentialdiagnostisch bietet das *Ewing*-Sarkom unter allen Knochensarkomen die größten Schwierigkeiten. Am häufigsten ist die Verwechslung mit einer Osteomyelitis, nicht zuletzt auf Grund der klinischen Symptome. Die Unterscheidung gegenüber der *Garré*schen Osteomyelitis sclerosans gelingt oft nur durch einen Probeschnitt. Auch dabei können noch Irrtümer unterlaufen, wenn die Excision nicht aus der Mitte des Tumors, sondern aus den Randgebieten erfolgt, in denen oft reaktive Veränderungen das Bild trüben. Unbedingte Voraussetzung für die Diagnose ist hier wie bei allen Tumoren die *Übereinstimmung von klinischem, röntgenologischem und histologischem Bild*. Der mikroskopische Befund ist *allein* ebensowenig ausschlaggebend wie der röntgenologische, da ausgereifte Gewebe die klinische Malignität nicht ausschließen. Etwas seltener sind beim *Ewing*-Sarkom Verwechslungen mit osteogenen Sarkomen, Carcinommetastasen, gutartigen Riesenzellgeschwülsten sowie tuberkulösen und luischen Entzündungen. Das aus den Plasmazellen des Knochenmarkes entstehende *multiple Myelom* kommt im Kindesalter nicht vor. Verwechslungen mit der bei Kindern zwischen 3 und 5 Jahren auftretenden *Hand-Schüller-Christian*schen Krankheit sind möglich. Auch die *Lymphogranulomatose* des Knochens ist eine Erkrankung, die frühestens in der Pubertät auftritt.

Die *Prognose* ist schlecht.

Die *Therapie* der Wahl ist die Amputation mit Vor- und Nachbestrahlung.

d) Parostale Sarkome

Parostale Sarkome spielen beim Kind eine untergeordnete Rolle. Sie entstehen in den an den Knochen angrenzenden Geweben, greifen aber oft auf ihn über. *Makroskopisch* sind es abgekapselte Weichteilgeschwülste, die den Knochen manschettenförmig umgeben, ihn aber meist nur oberflächlich, seltener vollständig zerstören. *Mikroskopisch* handelt es sich um Gewebe, die häufig ihre desmogene, myogene oder neurogene Abkunft noch erkennen lassen, zuweilen aber auch um unreife Spindelzelltumoren.

Die *Prognose* der parostalen Sarkome ist bei frühzeitiger Amputation besser als die der osteogenen. Die Gewächse sind wenig strahlenempfindlich.

e) Sarkom- und Carcinommetastasen im Knochen

Sowohl osteogene als auch *Ewing*-Sarkome — letztere häufiger als erstere — metastasieren in den Knochen. Die Hauptlokalisation für sarkomatöse Ablegergewächse ist freilich die Lunge. Beim *Ewing*-Sarkom entstehen nicht selten multiple Knochenmetastasen, die zu differentialdiagnostischen Schwierigkeiten führen können. Auch primäre Haut- und Weichteilsarkome verursachen bisweilen ossäre Absiedlungen. Lymphknoten-Metastasen greifen gelegentlich auf den benachbarten Knochen über.

Carcinome sind im Kindesalter an und für sich schon selten. Krebsige Tochtergeschwülste im Knochen werden dementsprechend in dieser Altersgruppe nur in Ausnahmefällen beobachtet. Erst nach dem 25. Lebensjahr gelangen ossäre Absiedlungen häufiger zur Beobachtung.

8. Hämoblastosen

Lymphatische Leukämien, seltener *myeloische Leukämien* führen auch beim Kind mitunter zu röntgenologisch faßbaren Knochenveränderungen. Teils handelt es sich um undeutlich vom normalen Knochen abgesetzte Aufhellungsherde, teils um Verdichtungen, meist ohne periostale Reaktionen.

In einem von uns beobachteten Falle entstand der Verdacht auf eine Knochenerkrankung durch eine symmetrische schmerzhafte Weichteilschwellung der proximalen Oberarme. Das Blutbild zeigte erst später Veränderungen im Sinne einer subleukämischen lymphatischen Leukämie.

Die *Diagnose* stützt sich auf das Blutbild und die Sternalpunktion. Die *Prognose* ist infaust.

Das *Chlorom* ist ein außerordentlich rasch wachsender, grüngefärbter Knochentumor, der in kurzer Zeit zum Tode führt. Das Gewächs stellt eine Sonderform der myeloischen Leukämie dar. *Klinisch* findet man häufig eine Protrusio bulbi mit Opticusatrophie und Hirndrucksymptomen als Folge eines Chloroms der Schädelbasis. Das *Röntgenbild* weist ausgebreitete uncharakteristische Zerstörungen auf.

VI. Die spontanen Osteonekrosen
Allgemeines

Die spontanen Osteonekrosen kommen in 2 Grundformen vor: den Osteochondropathien der Epi- und Apophysen und einer Reihe von kleinen Knochen und der Osteochondrosis dissecans (König) mit oder ohne freie Knochenkörper. Die pathologisch-anatomischen Vorgänge stimmen in beiden Gruppen weitgehend überein. Im ersteren Falle ist fast immer die ganze Epiphyse bzw. ein kleiner Knochen in toto betroffen, im 2. Falle nur ein umschriebener gelenknaher Bezirk unter Bildung eines schalenförmigen Knorpel-Knochensequesters.

Die mit Abstand häufigste Lokalisation der Totalnekrose ist die coxale Femurepiphyse (Perthes-Calvé-Legg), die der dissezierenden Osteochondrosis das Ellbogen- und Kniegelenk. Alle übrigen Lokalisationen, so die Nekrose des Lunatum (Kienböck), der Synchondrosis ischiopubica (Neck), des Apex patellae, der Tuberositas tibiae (Osgood-Schlatter), der Talusrolle (Mouchet), der Calcaneusapophyse (Haglund), des Os naviculare pedis (Köhler), des medialen Cuneiforme (Buschke), der Metakarpalköpfchen (Dietrich) u. a. sind mehr oder weniger selten. Die Osteochondrosis dissecans ist an allen Gelenken gefunden worden.

Die Nekrose des Schenkelkopfes, die wir hier als Beispiel für alle übrigen Manifestationen behandeln, wurde in der Vorröntgenära für eine milde verlaufende Coxitis tuberculosa gehalten, bis Perthes (1912), etwa gleichzeitig mit Calvé in Frankreich und Legg in den USA, die Selbständigkeit des Krankheitsbildes erkannte. Wir verdanken Perthes in diesem Zusammenhang noch zwei weitere wichtige Beobachtungen: 1. das Vorkommen mehrerer Merkmalsträger in einer Familie und 2. das gemeinsame familiäre Auftreten mit der sog. angeborenen Hüftverrenkung. Beide sind oft bestätigt worden. Für die Erblichkeit der spontanen Schenkelkopfnekrosen spricht auch das atypische Geschlechtsverhältnis von 3 ♂:2 ♀. Die relative Seltenheit einer familiären Häufung und die Tatsache, daß es sich meist um Geschwister handelt, läßt an einen recessiven Erbgang denken. Perthes-ähnliche Veränderungen sind bei einigen Hunderassen beschrieben worden.

Pathologisch-anatomisch liegt beim Perthes eine Totalnekrose des Epiphysenkernes einschließlich des Knochenmarkes vor. Die Knochenstruktur ist im Anfang unversehrt. Der Knorpel bleibt intakt. Er nimmt auch im weiteren Verlauf an den Veränderungen des Kernes nicht teil, sondern setzt sein Wachstum unbekümmert fort. Greift der Arzt nicht rechtzeitig durch Entlastung der kranken Hüfte ein, so frakturiert der tote Knochen. Teile des Trabekelwerkes werden durch Scheuerung zu Knochenmehl zerrieben, das die verengten Markräume füllt. Der Kern wird niedriger und breiter, die Struktur dichter. Die kugelige Form des Schenkelkopfes bleibt zunächst noch erhalten.

Die Wiederbelebung des nekrotischen Knochens erfolgt von den Basiswinkeln der Epiphyse her. Aktives Mesenchym sproßt aus dem Perichondrium in den Kern vor, baut die tote Substanz ab und ersetzt sie durch Bindegewebe, das in Osteoid metaplasiert und schließlich verkalkt. Der Umbau benötigt 3—4 Jahre. Bei frühzeitiger konsequenter Entlastung ist eine weitgehende Restitution möglich. In der Mehrzahl der Fälle resultiert freilich eine mehr oder minder schwere Deformierung. Der Schenkelhals, dessen epiphysenfugennahe Bezirke vielfach aktiv am Krankheitsprozeß teilnehmen (*„Halsperthes"*), paßt sich den veränderten statischen Verhältnissen durch Verbreiterung und Verplumpung an. Auch die Pfanne verändert ihre Form. Die Inkongruenz von Kopf und Pfanne führt trotz einer gewissen Anpassung im Verlaufe von 2—3 Jahrzehnten, in denen der Kopf eine charakteristische Walzen- oder Pilzform angenommen hat, zu einer *Arthrosis deformans*, die die physiologische Arthrosis simplex des alternden Gesunden durch die Frühzeitigkeit ihres Auftretens und Schwere der Veränderungen bei weitem übertrifft.

Die geschilderten Vorgänge stimmen mit denen anderer Lokalisationen weitgehend überein.

Interessant und aufschlußreich ist ein Vergleich der PERTHESschen Krankheit mit der Spontannekrose des Kopfkernes bei der angeborenen Hüftverrenkung. Da der Knochentod hier so gut wie immer während der Gipsperiode eintritt, hat man ihn lange Zeit als Folge brüsker Einrenkungsmanöver betrachtet. Diese Anschauung ist jedoch wahrscheinlich unberechtigt, denn es gibt inzwischen eine ganze Anzahl von Beobachtungen, in denen auch der Kopfkern der scheinbar gesunden Seite nekrotisch wurde. Es spricht vieles dafür, daß das patho-physiologische Geschehen dem der PERTHESschen Krankheit weitgehend ähnelt.

Die *formale Genese* der spontanen Knochennekrosen ist unbekannt. Die bisherigen Hypothesen bleiben unbefriedigend. Die Lehre AXHAUSENs, der eine blande Embolie als Ursache annimmt, läßt zu vieles unberücksichtigt, z. B. das Geschlechtsverhältnis, die (gelegentliche) familiäre Häufung, das Lebensalter. Die Krankheit spielt sich so gut wie ausschließlich in der Altersgruppe der 5 bis 10jährigen ab. Warum sollten nicht auch Ältere von einer blanden Schenkelkopf-Embolie betroffen werden? Aus welchem Grunde bleiben alle anderen Gelenke verschont? Auch die Herkunft der Embolie ist nicht geklärt. Die zuführenden epi- und metaphysären Gefäße sind keine Endarterien. Alle diese Argumente machen die Deutung AXHAUSENs unannehmbar.

Nicht besser steht es um den Versuch, die Spontannekrose als Frakturfolge aufzufassen, als Ergebnis eines Mißverhältnisses zwischen Knochenfestigkeit und Belastung. Die pathologisch-anatomischen Befunde von Frühfällen zeigen eindeutig eine Totalnekrose von Knochen und Mark *ohne* Fraktur. Der Zusammenbruch der Trabekelarchitektur erfolgt erst sekundär. Da der tote Knochen statisch minderwertig ist, genügt schon die physiologische Belastung, um einen Bruch zu erzeugen. BERNBECK vermutet eine primäre Erkrankung des Gelenkknorpels, die über ein degeneratives Ödem zu einer mechanischen Drosselung der epiphysären Gefäße führen soll. Abgesehen davon, daß es in der pathologischen Anatomie kein „degeneratives Ödem" gibt, erklärt seine Hypothese weder das Auftreten gleichartiger Störungen in der knorpelfreien Metaphyse, noch hat sie eine Antwort auf die Frage bereit, warum die Knorpelschwellung nur am Hüftgelenk vorkommt.

Die spontanen Knochennekrosen — so viel scheint sicher — sind *Folgezustände ungenügender Durchblutung*. Sie haben mit Entzündungen weder unmittelbar noch mittelbar etwas zu tun. Embolische Gefäßverschlüsse scheiden für die typischen Fälle — und das ist die überwältigende Mehrheit — ebenso aus wie die mechanische Drosselung der Arterien. Zur Lösung des Problems können jedoch möglicherweise Analogien aus dem Bereich der experimentellen Teratologie beitragen. Wir meinen die sog. degenerativen Mißbildungen. Klassische Beispiele dafür sind die erblichen sirenoiden Fehlbildungen der Maus. Gewebe, die sich bis zu einem gewissen Zeitpunkt völlig normal entwickelt haben, stellen plötzlich ihre weitere Morphogenese ein und degenerieren. WOLFF gelang es 1936, durch Röntgenbestrahlung des hinteren Körperendes von Hühnerembryonen (im Stadium des Primitivstreifens) erbliche Sirenien zu phänokopieren. Auch die seltenen (solitären) menschlichen Sirenenbildungen dürften durch sekundäre degenerative Prozesse zustande kommen. Es erscheint nicht ausgeschlossen, daß die „spontanen" Nekrosen des Schenkelkopfes in ähnlicher Weise entstehen, d. h. über eine genbedingte Hemmung der Vascularisierung, die mit den erhöhten Anforderungen an die Ernährung zur Zeit der ersten Streckung nicht mehr Schritt zu halten vermag. Eine stärkere Diskrepanz zwischen der Nahrungsforderung des Knochengewebes und dem Nahrungsangebot kann unter Umständen schon auf kürzere Dauer deletär wirken (ischämische Malacie). Diese Arbeitshypothese würde auch das Übergreifen der Veränderungen auf den Schenkelhals erklären — das epiphysäre Gefäßsystem steht ja in Verbindung mit dem metaphysären. Das unbekümmerte Weiterwachsen des fast ausschließlich durch Diffusion aus der Gelenkflüssigkeit ernährten, wesentlich anspruchsloseren Knorpels steht dazu nicht in Widerspruch.

Darüber hinaus könnte unsere Hypothese zur Deutung einiger anderer, bisher unklarer Krankheitsbilder beitragen. Wir denken hier vor allem an die (lokalisierten) enchondralen Dysostosen und an die Perthesähnlichen Veränderungen bei der Hüftverrenkung. Gerade letztere dürften geeignet sein, unsere Vermutung zu stützen. Die Schnelligkeit des Knochenwachstums hängt bekanntlich in hohem Maße von der Ernährung des knochenbildenden Gewebes ab. Die abnorme Längenzunahme des Femurs bei einer metaphysären Osteomyelitis ist dafür ein Schulbeispiel. Das Wesen der angeborenen Dysplasie der Hüfte besteht umgekehrt in einer Hemmung der Ossifikation, vorzugsweise im Bereich des Pfannendaches. Wir werden kaum fehlgehen, wenn wir die genabhängige Störung in der ungenügenden Vascularisierung des Matrixgewebes suchen, die zwar die gehörige Ausbildung des Knorpels gestattet, nicht aber die termingerechte Umwandlung in Knochen. Der innere Zusammenhang zwischen Perthes und Hüftdysplasie läge demnach in der genetisch bedingten Verlangsamung der Vascularisierung, der Unterschied außer in der Lokalisation der Störung vor allem im Zeitpunkt, in dem das Zurückbleiben manifest wird. Die Perthes-ähnlichen Bilder bei der Hüftverrenkung zeigen darüber hinaus, daß die Vascularisation in vielen Fällen über keinerlei Reserven verfügt. Schon die längere Immobilisierung im Gipsverband in einer für die Ernährung ungünstigen Stellung (Lorenzsche Primärstellung) kann genügen — sogar auf der scheinbar gesunden Seite —, um die ausreichende Durchblutung in Frage zu stellen. (Solche Vorkommnisse beweisen gleichzeitig die symmetrischen Potenzen der kranken Anlage auch bei einseitiger Merkmalsäußerung.) Der permanente kritische Zustand der Vascularisierung solcher Gelenke mit seinen Folgen für die Qualität des Knorpels und Knochens geht schließlich auch aus der vorzeitigen Arthrosis deformans hervor, die selbst bei Fehlen stärkerer formaler Abweichungen von Kopf und Pfanne kaum je auf sich warten läßt. Damit aber ist zugleich die Brücke zum Verständnis der spontanen Knochennekrosen vom Typ der Lunatummalacie geschlagen, die nicht im Wachstumsalter mit seinem erhöhten Ernährungsbedarf entstehen. Die Krisis wird in diesen Fällen durch eine chronische (relative) Überforderung ausgelöst, der der wenig anpassungsfähige Gefäßapparat nicht gewachsen ist. Die Arbeit mit Preßluftwerkzeugen ist daher nicht die Ursache der Knochennekrose, sondern nur das auslösende Moment. Die Hauptursache dürfte in der konstitutionellen (wahrscheinlich erblichen) Minderwertigkeit der lokalen Gefäßversorgung liegen. Es bestehen hier auffällige Parallelen zur Friedberg-Köhlerschen Malacie der Metatarsalköpfchen, die ja ebenfalls erst dann aufzutreten pflegt, wenn den Mittelfußköpfchen II oder III durch unphysiologische mechanische Beanspruchung (Spreizfuß) zusätzliche Leistungen abgefordert werden.

Auch die Osteochondrosis dissecans ist an dieser Stelle zu nennen. Der Unterschied gegenüber den totalen Knochennekrosen vom Typ „Perthes" könnte darin liegen, daß bei der Osteochondrosis mehr die Ausbildung der (subchondralen) Endverzweigungen leidet, während bei den übrigen Osteochondropathien die Gesamtheit der lokalen Gefäßversorgung nicht den physiologischen Erfordernissen entspricht. Der schalenförmige Knorpelknochensequester scheint sich — darin hat REHBEIN offenbar recht — immer an Stellen mechanischer Spannungsspitzen zubilden, im Kniegelenk z. B. am medialen Femurcondylus. Die Tierexperimente

REHBEINS sind in dieser Hinsicht besonders aufschlußreich. REHBEIN hat die Kniegelenke lebender Hunde durch einen auf die Welle eines Elektromotors aufgesetzten Exzenter, der die Tuberositas tibiae traf, mit einer Frequenz von 1400/min rhythmisch überstreckt. Es entstand ein unvollständiger Abscherungsdauerbruch der Facies patellaris von Mandelgröße mit nachfolgender Nekrose. Wurde der einstündige Versuch nur einmal unternommen, so heilte der Bruch unter Revitalisierung der Nekrose, während eine Wiederholung im Abstand von 4 Wochen die Fraktur vervollständigte. Die dabei gebildeten Knorpelknochensequester entsprachen sowohl histologisch als auch röntgenologisch weitgehend den beim Menschen anzutreffenden Gelenkmäusen. Allerdings — darauf legt AXHAUSEN in seiner Kritik großen Wert — ist im Tierversuch die Bruchzone mit Bindegewebe ausgefüllt; beim Menschen dagegen findet sich zwischen lebendem und totem Knochen eine Schicht von Knochentrümmermehl, die nach AXHAUSEN neben dem Trümmermehl in den Markräumen des toten Knochens den Beweis dafür liefert, daß die Knochennekrose der primäre und der dissezierende Prozeß der sekundäre Vorgang ist. Im Zusammenhang mit unserer Hypothese gesehen, hat die Ansicht AXHAUSENS sicher die höhere Wahrscheinlichkeit, zumal es auch am toten Femur (KÜNTSCHER) mit mechanischen Mitteln gelingt, Abgliederungen zu erzielen, die im Aussehen der Osteochondrosis des Schenkelkopfes entsprechen.

Das Wesen der spontanen Osteonekrosen besteht demnach — wenn wir unsere Gedankengänge zusammenfassen — anscheinend in einer konstitutionellen, also ererbten lokalen Insuffizienz der Vascularisierung. Unterschiede ergeben sich vor allem durch die Stärke und Ausdehnung der Störung. In den schwersten Fällen kommt es bereits während des Wachstums zu einem kritischen Versagen mit konsekutiver Totalnekrose vom Typus der Perthesschen und Köhler (I)-schen Krankheit. In weniger schweren Fällen besteht eine latente Insuffizienz, die erst bei längere Zeit fortgesetzter relativer Überforderung manifest wird (Typus „Lunatummalazie"). Auch die Osteochondrosis dissecans gehört in gewisser Weise in diese letztere Gruppe. Sie unterscheidet sich jedoch durch die verringerte Ausdehnung der leistungsschwachen (subchondralen) Gefäßbereiche. In allen Fällen tritt die prekäre Ernährungslage in einer vorzeitigen Arthrose zutage, die auch bei der Osteochondrosis dissecans nicht ausschließlich auf das Konto einer Gelenkbeschädigung durch freie Körper zurückgeht.

1. Die Perthessche Krankheit

Die Kinder klagen über Schmerzen in der Hüftgegend, namentlich in der Leiste, und hinken. Die Beschwerden treten anfangs nur nach längerem Spielen oder Gehen auf, schließlich schon bei der geringsten Belastung. Sie strahlen oft in den Oberschenkel und in das Knie aus. In Ausnahmefällen können Hüftgelenksymptome sogar ganz fehlen.

Es handelt sich wahrscheinlich um sensible Reizerscheinungen des die vordere Kapsel des Hüftgelenkes versorgenden N. obturatorius, dessen Ausbreitungsgebiet an der Innenseite des Knies liegt. Solche „Fehlprojektionen" kommen übrigens bei allen Hüftgelenkerkrankungen vor. Der Arzt darf daher nie versäumen, *bei Kniebeschwerden auch das Hüftgelenk zu untersuchen*, besonders wenn der Kniebefund normal ist.

Bei der *klinischen Untersuchung* findet man inspektorisch zunächst nur eine leichte Oberschenkelatrophie. Erst nach längerer Krankheit zeigt das ganze Bein Umfangsdifferenzen gegenüber der gesunden Seite. Die Abmagerung der Extremität ist eine Mischung aus Inaktivitäts- und Reflexatrophie. Das Hüftgelenk ist bei vergleichender Palpation etwas druckempfindlich, besonders von vorn. Schmerzen bei Beklopfung des großen Rollhügels oder bei Stauchung von der Ferse aus fehlen oft. Da manche Kinder aus Angst dissimulieren, ist es besser, während der Untersuchung den Gesichtsausdruck zu beobachten, anstatt sich auf ihre Angaben zu verlassen. Die Bewegungsprüfung ergibt anfangs nur eine mäßige Minderung der Abduktion und Innenrotation. Die zunehmende Schmerzhaftigkeit kann zu einer reflektorischen muskulären

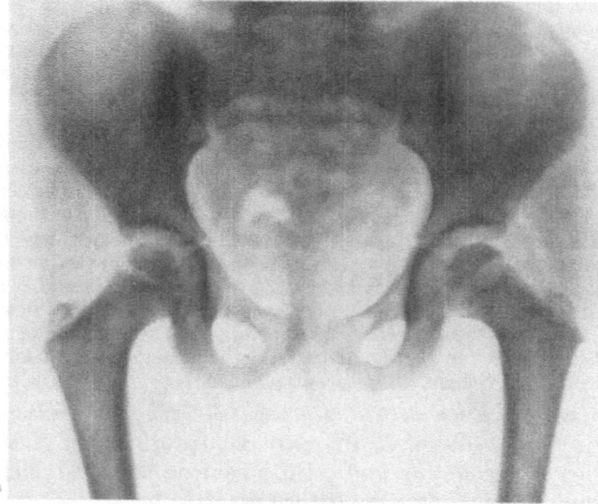

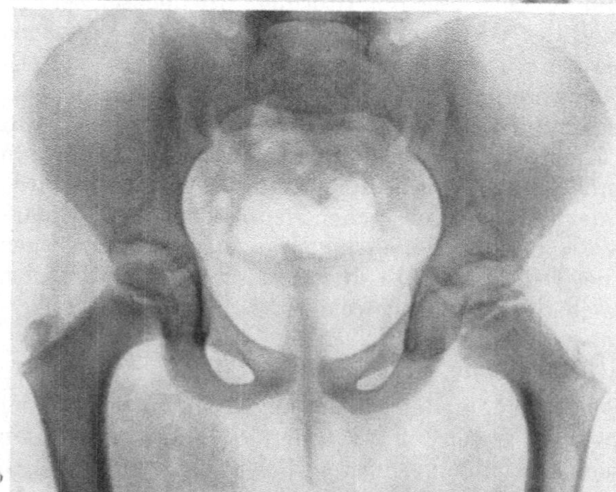

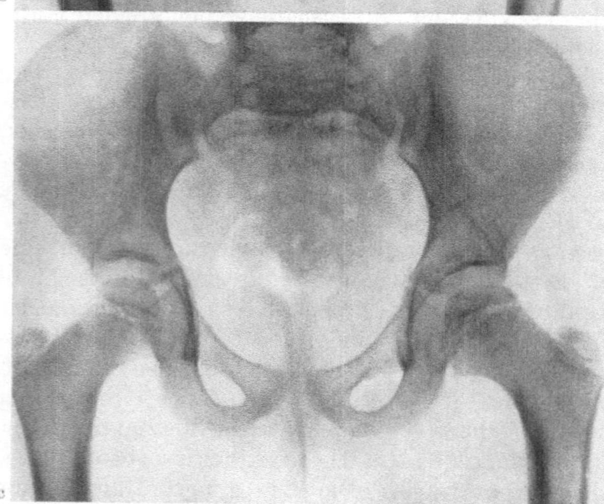

Fixierung des Gelenkes führen, einer Schmerzkontraktur, die der Abwehrspannung der Bauchdecke bei der Peritonitis oder dem Lumbalspasmus beim akuten Bandscheibenvorfall entspricht.

Erfolgt die Ausheilung mit stärkerer Deformierung, so kommt es zu einer funktionellen Beinverkürzung von 1—2 cm.

Die Höhenabnahme des Schenkelkopfes reicht zwar im allgemeinen nicht aus, um das Trendelenburgsche Phänomen positiv werden zu lassen, aber gewisse Unterschiede im Ausfall zwischen gesunder und kranker Seite sind im Spätstadium doch vielfach nachweisbar.

Die *Röntgenuntersuchung* erfordert eine Beckenübersichtsaufnahme im a. p.-Strahlengang und eine bei Lauensteinscher Lagerung (rechtwinklige Beugung, maximale Abduktion und Außenrotation).

BETTMANN und SIFFERT empfehlen zur besseren Beurteilung der Wiederbelastungsfähigkeit zusätzliche Aufnahmen bei maximaler Außen- und Innenrollung.

In 85% der Fälle ist nur eine Hüfte betroffen. Bei Doppelseitigkeit erkranken die Gelenke meist im Abstand von

Abb. 22a—c. *Perthes* des linken Hüftgelenkes, 4¹/₂jährig, ♀. a Die linke Kopfkalotte ist leicht entrundet, etwas niedriger als die rechte. Die Struktur ist verdichtet. Ganz lateral schmale Fissur. Auflockerungserscheinungen in der epiphysenfugennahen Metaphyse. Gelenkspalt geringgradig verbreitert. b 14 Monate später: Fragmentierungsstadium. Plumpe Gestaltung des kopfnahen Schenkelhalses. Pfanne etwas unregelmäßig, erweitert. c Weitere 19 Monate später. Ausheilungsstadium. Kopfkalotte erniedrigt und verbreitert, Struktur wieder nahezu regelmäßig

1—2 Jahren. Die später befallene Hüfte zeigt manchmal nur eine Partial-nekrose mit rascherer Heilungstendenz. Die Abortivfälle betragen nach FAWCITT etwa 5% der Gesamtzahl.

Als erstes röntgenologisch faßbares Zeichen findet man gewöhnlich eine feine laterale *Fissur* im Schenkelkopf, verbunden mit einer geringfügigen *Verbreiterung des Gelenkspaltes*. Die schmale subchondrale Fissur, die sich bald medialwärts ausdehnt, ist Ausdruck der beginnenden Impressionsfraktur. Der verbreiterte Gelenkspalt entspricht dem weiterwachsendem Gelenkknorpel bei Wachstumsstillstand der knöchernen Epiphyse. Zu dieser Zeit ist an der Struktur meist noch keine Veränderung zu erkennen. Wenig später kann der Kern jedoch schon deutlich homogen verdichtet sein. An die Stelle der Fissur ist eine leichte Abplattung getreten. Unterbleibt die Entlastung der Hüfte, so schreitet der Zusammenbruch unaufhaltsam fort. Die Verdichtung nimmt zu. In den schwersten Fällen ist der Knochenkern schließlich zu einer dünnen Lamelle zusammengepreßt.

Die Veränderungen greifen häufig breit über die unregelmäßig und schmäler werdende Wachstumsfuge hinaus auf den Schenkelhals über. Die stark aufgelockerten Bezirke sind vorwiegend in der Nähe der Epiphysenfuge anzutreffen, ergreifen aber mitunter auch tiefere Schichten. In diesen Fällen resultiert eine ansehnliche Verkürzung, Verplumpung und (leichte) Varisierung des Schenkelhalses.

Etwa 1 Jahr nach Beginn entwickeln sich in der verdichteten Epiphyse, zunächst nur in den Basiswinkeln, allmählich aber sich ausdehnend, unregelmäßige Aufhellungen. Der Kern erscheint mehr und mehr zerklüftet, fragmentiert. Die Aufhellungen entsprechen den Resorptionszonen innerhalb des toten Knochens. Sie sind mit aktivem Mesenchym gefüllt, das sich im Laufe mehrerer Jahre in Osteoid umwandelt und endlich verkalkt. Bei leichteren Einbrüchen der Trabelarchitektur kommt es gelegentlich zu einem erstaunlichen formalen Wiederaufbau. Die ursprüngliche Gestalt des Kopfes wird dabei freilich nicht ganz erreicht. In den schlimmsten Fällen entsteht nach vollendetem Umbau das Bild des „Halses ohne Kopf", das trotz schwerer Sekundärveränderungen die Diagnose „Perthes" auch in späteren Jahren noch gestattet. Eine Restitutio ad integrum gibt es lediglich bei Abortivfällen. Fast immer ist der Schenkelkopf größer und plumper als auf der gesunden Seite, der Hals dicker und häufig etwas kürzer; die Pfanne erweitert sich, ohne an Tiefe zuzunehmen.

Die *Differentialdiagnose* ist nur im Anfang schwierig, besonders gegenüber der *Coxitis tbc*. Das wichtigste klinische Unterscheidungszeichen ist die Einschränkung der Überstreckung, die ein Frühsymptom der Coxitis darstellt, beim Perthes dagegen immer fehlt. Das Röntgenbild zeigt bei der Tuberkulose als erste Veränderung eine Atrophie mit einer leichten Verschleierung der Struktur. Der Gelenkspalt wird mit zunehmender Knorpelzerstörung enger, beim Perthes weiter. Eine stärkere intraartikuläre Eiterbildung führt bei jungen Kindern allerdings mitunter zu einer medialen Gelenkspaltverbreiterung. Oft ist gleichzeitig eine Verengung in der Druckzone nachweisbar.

Blutkörperchensenkungsreaktion und Weltmann-Band sind beim Perthes normal.

Unter den *unspezifischen Entzündungen* des Hüftgelenkes kommen die Infektarthritis und die Coxitis purulenta differentialdiagnostisch in Frage. Bei der eitrigen Coxitis wird der Beginn mit hohem Fieber die Diagnose klären. Die Infektarthritis der Hüfte ist beim Kind relativ selten, viel seltener jedenfalls als die spezifische Erkrankung. Auch an Riesenzellgeschwülste, Sarkome und Morbus Uehlinger muß man gelegentlich denken. Die BKS läßt beim beginnenden Sarkom nicht selten im Stich. Hinweise vermittelt in erster Linie das Röntgenbild. Verwechslungen mit einer jugendlichen Epiphysenwanderung dürften kaum vorkommen, da außer durch das etwas höhere Lebensalter und dem meist charakteristischen Konstitutionstyp sich die Epiphysiolyse auch klinisch und röntgenologisch hinreichend unterscheidet.

Die *Prognose* ist mit einiger Vorsicht zu stellen. Nachuntersuchungen von RATCLIFF, 15 Jahre nach Behandlungsbeginn, ergaben in $^1/_3$ der Fälle gute, in $^1/_3$ genügende und $^1/_3$ schlechte Funktion. Die ausgezeichnete Beweglichkeit und Leistungsfähigkeit steht häufig im Gegensatz zu den erheblichen röntgenologischen Veränderungen, allerdings meist nur bis zum 25. oder 30. Lebensjahr. Um diese Zeit setzen bei der Mehrzahl der bis dahin beschwerdefreien Kranken Schmerzen ein, die eine Behandlung erfordern und oft erst nach einer Arthrodese des Hüftgelenkes aufhören.

Die *Therapie* besteht in einer sofortigen Entlastung des kranken Hüftgelenkes durch einen *Schienenhülsenapparat* mit Tubersitz und Poliklinikfußteil. Auch die sog. *Thomas-Schienen* sind geeignet. Um einer stärkeren Atrophie der Muskulatur vorzubeugen und die Durchblutung anzuregen, müssen gleichzeitig *aktive Übungen* durchgeführt werden. Eine Ruhigstellung im Gipsverband ist nicht nur unnötig, sondern schädlich. Kinder mit Schmerzkontrakturen werden mit Bettruhe und leichter Extension behandelt. Die operative Therapie (Bohrung, Bolzung, Nagelung), mit dem Ziel, durch Verbesserung der Zirkulation die Heilungsdauer von 3—4 Jahren abzukürzen, hat nach unserer Erfahrung keine überzeugenden Erfolge aufzuweisen.

2. Die Osgood-Schlattersche Krankheit der Tuberositas tibiae

Die Malacie der Tuberositas tibiae findet sich vorzugsweise zwischen dem 8. und 16. Lebensjahr, gelegentlich auch noch über das 20. Lebensjahr hinaus bis zum Abschluß des Wachstums. Das Geschlechtsverhältnis ist leicht nach der männlichen Seite hin verschoben. Manche Autoren nahmen deshalb Gelegenheitstraumen als Ursache der Erkrankung an. Die oft zu beobachtende Doppelseitigkeit sowie das Auftreten bei Geschwistern und eineiigen Zwillingen spricht für eine genetische Entstehung.

Die Krankheit beginnt mit einer *umschriebenen Verdickung der Schienbeinrauhigkeit.* Gleichzeitig stellen sich mäßige Schmerzen beim Knien und bei der aktiven Streckung des Unterschenkels, namentlich beim Treppensteigen, ein.

Die *klinische Untersuchung* ergibt eine sulzige, bisweilen knorpelderbe Schwellung der Tuberositas tibiae. Die darüber befindliche Haut ist unverändert.

Die Tuberositas entsteht aus einem schnabelförmigen Knorpelfortsatz der Tibiaepiphyse. Während die proximale Hälfte von der Epiphyse her verknöchert, entwickelt sich caudal ein eigener Apophysenkern. Zwischen den beiden Verknöcherungszentren befindet sich allerdings kein Ruheknorpel, so daß es sich genau genommen um eine uninucleäre, bizentrische Ossifikation handelt. Die Verschmelzung erfolgt bald nach dem röntgenologischen Sichtbarwerden des caudalen Kernes. Die Synostosierung mit der Tibia-Meta-Diaphyse läßt dagegen bis zum Abschluß des Wachstums auf sich warten. Die Vereinigungsstelle der Apophysenkerne ist auch später noch an einer seichten Vertiefung erkennbar.

Die Nekrose der Apophyse tritt frühestens um das 8. Lebensjahr herum ein.

Die *Röntgenbilder* zeigen nacheinander: Verdichtung, Fragmentierung und unregelmäßigen Wiederaufbau. Der benachbarte Diaphysenbezirk weist mitunter leichte Strukturauflockerungen auf. Später sieht man an dieser Stelle manchmal eine flache Nische. Da durch die Krankheit die Verknöcherungsvorgänge gestört werden, ergeben sich zuweilen schwer deutbare Bilder, namentlich wenn beide Seiten betroffen sind. Man muß dann Aufnahmen gleichaltriger gesunder Kinder zum Vergleich heranziehen.

Die Verdickung der Tuberositas überdauert die Schmerzperiode oft um viele Monate. Die röntgenologische Ausheilung benötigt 2 Jahre und länger. Rest-Veränderungen gestatten noch nach vielen Jahren die Diagnose. Nicht selten resultiert eine dauernde Vergrößerung der knöchernen Apophyse, die exostosenartige scharfe Kanten aufweisen kann.

Therapie. Die Ausräumung oder Bohrung der kranken Apophyse ist fast immer entbehrlich. Die Schmerzen verschwinden gewöhnlich bei lokaler Wärmeanwendung, verbunden mit einem Turn- und Sportverbot für ein halbes Jahr. Hartnäckige Beschwerden erfordern einen Gipstutor für 4 Wochen, der im Bedarfsfalle noch einmal erneuert wird. Exostosen, die beim Knien Beschwerden verursachen, kann man operativ glätten.

Differentialdiagnostisch kommt neben der seltenen Tuberkulose und Osteomyelitis der Apophyse nur eine Fraktur des Schnabelfortsatzes in Frage. Die Unterscheidung gegenüber der Nekrose ist leicht, weil das abgebrochene obere Knochenstück fast immer durch das Kniescheibenband kranialwärts verlagert wird. Die Fragmente atrophieren, aber sie sklerosieren nicht. Vor allem fehlt die Zerklüftung.

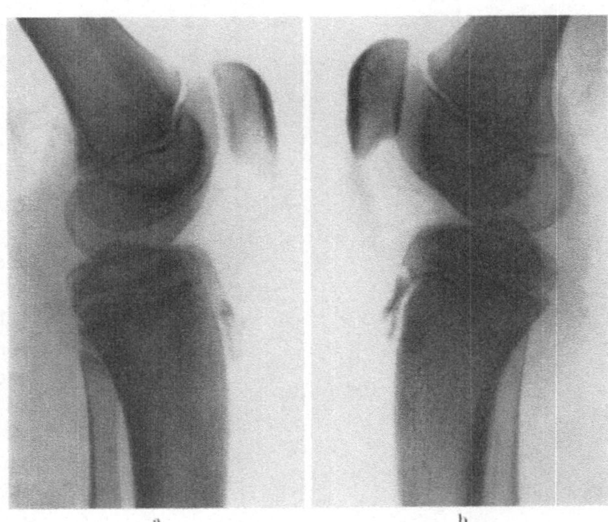

Abb. 23a u. b. *Schlattersche Krankheit* der Tuberositas tibiae beiderseits, 13jährig, ♂. Der Epiphysenfortsatz ist beiderseits fragmentiert, teils aufgelockert, teils sklerosiert

3. Die Köhlersche Krankheit des Naviculare pedis

Der Knochenkern des Naviculare pedis erscheint erst spät bei etwa 4jährigen ungefähr gleichzeitig mit dem mittleren Cuneiforme. Seine Spontannekrose wird zwischen dem 5. und 10. Lebensjahr beobachtet. Das männliche Geschlecht ist wie bei allen Osteochondropathien mit Ausnahme der *Friedberg-Köhler*schen Krankheit der Metatarsalköpfchen bevorzugt.

Die Kinder klagen über Schmerzen in der Gegend des Kahnbeines bei Belastung. Man sieht und tastet eine mäßig druckempfindliche Schwellung.

Das *Röntgenbild* (a. p. und seitlich mit Vergleich der gesunden Seite) zeigt einen verkleinerten und verdichteten Kern. Der Knochen ist oft zu einer dünnen Lamelle zusammengesintert. Die mit dem Naviculare gebildeten Gelenkspalten sind verbreitert. Die Veränderungen: Verdickung des Knorpels, Nekrose des Kernes, der sich die Kompressionsfraktur anschließt, stimmen weitgehend mit denen der Perthesschen Krankheit überein. Auch die Zerklüftung fehlt selten. Allmählich setzt der Wiederaufbau ein, der oft zu einer weitgehenden Restitution von Form und Struktur führt. Die Heilung dauert 2—3 Jahre.

Die *Unterscheidung* gegenüber einem *traumatischen Stauchungsbruch* ist nicht immer einfach, zumal auch bei der Osteochondropathie häufig Unfälle angeschuldigt werden. Die röntgenologischen Zeichen können sehr ähnlich sein:

Verkleinerung, Verdichtung, Fragmentierung, sogar die Verbreiterung der Gelenkspalten braucht nicht zu fehlen. Die Navicularefraktur ist im Kindesalter freilich sehr selten und setzt ein entsprechend schweres Unfallgeschehen voraus. Die formale Wiederherstellung pflegt weniger vollständig zu sein. Auch *osteomyelitische und tuberkulöse Prozesse* können einen Köhler nachahmen. Häufig findet man jedoch innerhalb der verdichteten Strukturen einen kleinen Aufhellungsherd, der zuweilen einen Sequester enthält. Die Differentialdiagnose wird, vor allem bei der Tuberkulose, erleichtert durch die ausgedehnte perifokale Osteoporose, die nach Ruhigstellung im Gipsverband noch erheblich zunimmt.

Die *Behandlung* besteht in einer den Rückfuß in leichter Überkorrektur haltenden Randeinlage nach Gipsabguß. Der höchste Punkt der Einlage muß, um das Naviculare zu entlasten, weit hinten unter dem Sustentaculum tali des Calcaneus liegen. Lokale Wärmeapplikation (Kurz- und Mikrowellen) wirken schmerzlindernd. Operative Eingriffe bringen keinen Nutzen. In den wenigen Fällen, in denen man mit einer gut korrigierenden Duraluminium-Einlage nicht zurechtkommt, legt man für 4—5 Wochen einen nur am Naviculare gepolsterten Geh-Gipsverband für Unterschenkel und Fuß an.

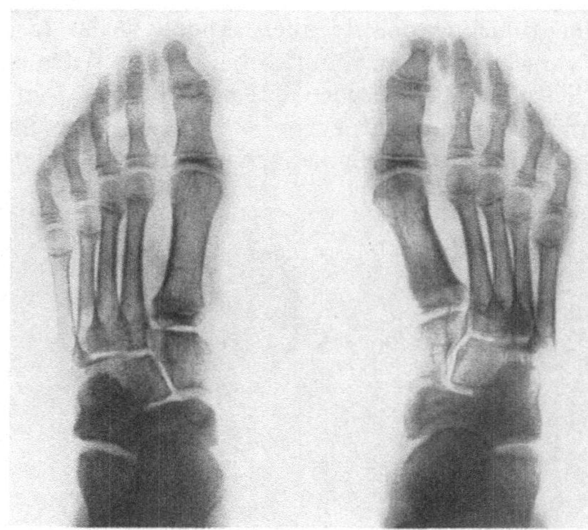

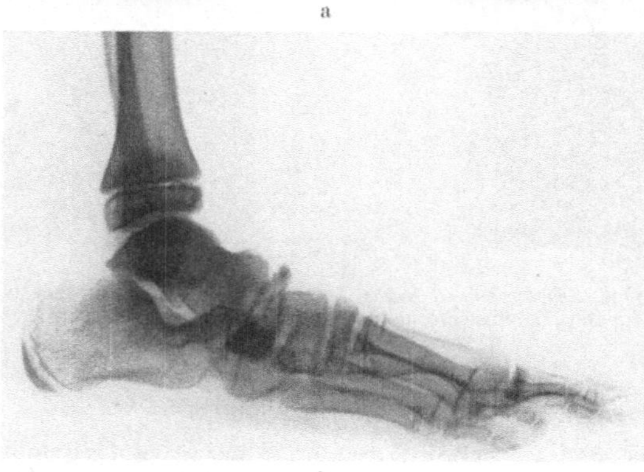

Abb. 24 a u. b. *Köhlersche Krankheit des Naviculare pedis* beiderseits, 12jährig, ♂. a Verschmälerung und Verdichtung der Kahnbeine. Fragmentierung. Gelenkspalten erhalten. b (Profilaufnahme.) Sekundäre Kompressionsfraktur des nekrotischen Knochens. Auflockerungserscheinungen im benachbarten Abschnitt des Talus und beginnende Arthrose des entrundeten Sprungbeinkopfes

4. Die sog. Apophysitis calcanei (HAGLUND)

Die knöcherne Apophyse des Calcaneus erscheint im 5. Lebensjahr und synostosiert im 12. Röntgenologisch sind oft mehrere Kerne sichtbar (uninucleäre, multizentrische Knochenkernbildung) mit gelegentlich erheblichen Unterschieden zwischen rechts und links. Die Unterscheidung gegenüber dem „Fragmentierungsstadium" der spontanen Osteonekrosen wird dadurch erschwert. Als gewöhnlich einziges sicheres Krankheitszeichen finden sich — auch nicht in allen Fällen — Verdichtungen eines (Teil)kernes sowie hin und wieder eine geringe Atrophie des gegenüberliegenden Fersenbeinabschnittes.

Klinisch ist meistens nur eine Empfindlichkeit bei seitlichem Druck des Tuber calcanei nachweisbar, bisweilen eine mäßige Schwellung.

Die geringen Beschwerden (beim Gehen und Stehen) verschwinden, wenn man den Kindern, die fast alle einen Knickfuß haben, eine gut korrigierende Randeinlage nach Gipsabguß verordnet. In hartnäckigen Fällen kann man dazu für einige Wochen eine Erhöhung des Absatzes (oder des Fersenteiles der Einlage) um 1—2 cm geben, um den Zug der Achillessehne zu mildern. Auch lokale Wärmeanwendung wirkt schmerzlindernd.

5. Die Epiphyseonekrosen der Metatarsalköpfchen
(Friedberg-Köhler)

Die Metatarsalia und Metacarpalia besitzen im allgemeinen nur eine Epiphyse. Sie findet sich am Daumen- und Großzehenstrahl proximal, an den übrigen Strahlen distal.
Die Epiphysenkerne erscheinen zwischen einem halben Jahr und 3 Jahren. Die spontanen Osteonekrosen der Metatarsalköpfchen kommen kaum vor dem 10. Lebensjahr, öfter dagegen noch nach dem 20. vor. Das weibliche Geschlecht ist etwas häufiger betroffen als das männliche. In erster Linie erkranken das 2. und 3. Mittelfußköpfchen, selten das 4. oder gar das 5. Mitunter sind

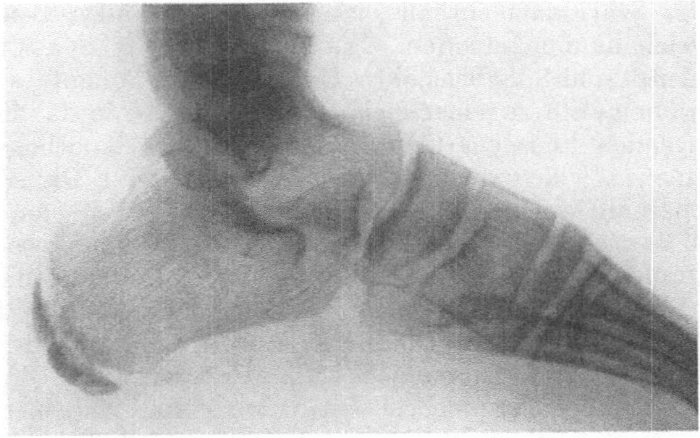

Abb. 25. *Apophysitis calcanei* links, 12jährig, ♂. Multizentrische Verknöcherung der Apophyse. Die Struktur ist stellenweise leicht aufgelockert, besonders in dem angrenzenden Abschnitt des Tuber calcanei

die Veränderungen beidseitig. Immer ist ein stärkerer Spreizfuß vorhanden, der als auslösendes Moment offenbar unerläßlich ist.

Die Kinder und Jugendlichen klagen über Schmerzen im Vorfuß beim Gehen und Stehen.

Bei der *klinischen Untersuchung* findet man einen Spreizfuß mit Verbreiterung des Vorfußes und Hornschwielen unter den mittleren Mittelfußköpfchen. Das Köpfchen des 2. oder 3. Metatarsale ist fühlbar verdickt und druckempfindlich. Haut und Subcutangewebe sind normal.

Bei älteren Fällen mit Sekundärarthrose spürt man bei passiven Bewegungen der Grundphalanx oft lebhafte Crepitation. Das arthrotische Stadium ist nicht selten schmerzhafter als das akute. Infolge der Abplattung des Köpfchens und der daraus folgenden dorsalen Subluxation der Grundphalanx weist die Zehe eine leichte Krallenstellung auf.

Das *Röntgenbild* zeigt typische Veränderungen, die durchaus denen de *Perthes*schen Krankheit entsprechen: Totalnekrose mit nachfolgender Impressionsfraktur des toten Knochens, Verdichtung, Zerklüftung und schließlich Wiederaufbau mit Defektbildung.

Das *röntgenologische Bild* ist so charakteristisch, daß Verwechslungen kaum vorkommen, zumal entzündliche Veränderungen der Metatarsalköpfchen im Kindesalter selten sind.

Die *Prognose* hat die Arthrosis deformans zu berücksichtigen, die nach längerem schmerzfreiem Intervall wieder neue Beschwerden verursachen kann.

Therapie. Meist genügt eine vorn spitz zulaufende Duraluminium-Einlage nach Gipsabguß, um die Schmerzen zu beheben. Ihr vorderes Ende soll bis zum

Metatarso-phalangeal-Spalt reichen, also ein Stück weiter als die gewöhnliche Einlage, die bereits proximal der Mittelfußköpfchen endigt. Wichtig ist, daß der sog. Metatarsalbuckel der Einlage nicht zu breit ausfüllt, da sonst der Spreizfuß verstärkt statt gebessert wird. Bis zur Fertigstellung der Einlagen legen wir einen Vorfußverband mit einem kräftigen Filzstück als Metatarsalstütze an. Kranke, die nicht schmerzfrei werden, erhalten für einige Zeit die von MARQUARDT angegebene Y-förmige Einlage, die lediglich die Mittelfußköpfchen I und V unterstützt. Da der „Metatarsalbuckel" herausgeschnitten ist, wird die schmerzende Stelle zuverlässig entlastet.

6. Die Osteochondrosis ischio-pubica (van Neck)

Die Lokalisation ist 1925 durch VAN NECK erstmals beschrieben worden. Das Schrifttum enthält bisher rund 100 Fälle. Beide Geschlechter sind etwa gleich häufig betroffen. Die ischio-pubische Synostose schließt sich zwischen dem 6. und 8. Lebensjahr. Um diese Zeit kommt es mit oder ohne Schmerzen in der Leiste zu einer meist symmetrischen, in das Foramen obturatum hineinragenden knospenartigen Auftreibung des Knochens. Häufig findet man im Innern kleine, vacuolenartige Aufhellungen. Die Veränderungen bilden sich innerhalb weniger Monate von selbst zurück. Schon deshalb ist es zweifelhaft, ob es sich um eine echte spontane Knochennekrose handelt. Außerdem fehlt sowohl die intensive Sklerosierung wie die Zerklüftung. Die Krankheit beginnt in vielen Fällen mit Fieber; die Kinder klagen über Schmerzen in der Leistenbeuge und hinken. Die BKS ist beschleunigt und normalisiert sich mit dem Rückgang der röntgenologischen Veränderungen. ZEITLIN und ELIASEN unterscheiden dementsprechend eine entzündliche von einer nichtentzündlichen Form. Es fragt sich jedoch, ob letztere nicht lediglich auf Unregelmäßigkeiten der Ossifikation beruht, zumal die Veränderungen fast immer doppelseitig sind.

Differentialdiagnostisch kommen Loosersche Umbauzonen, Osteomyelitis, Tuberkulose und Tumoren in Betracht.

Nichtentzündliche Fälle erfordern im allgemeinen keine *Therapie.* Entzündungen werden mit Bettruhe und Wärme behandelt. Osteomyelitische oder tuberkulöse Herde räumt man am besten aus.

7. Die Osteochondrosis dissecans (König)

Ihre Geschichte beginnt 1726 mit einer Beobachtung MONROs (am Kniegelenk). Die erste ausführliche Beschreibung stammt von KÖNIG, dessen Namen die Krankheit trägt. Sie spielt im Kindesalter keine bedeutende Rolle. Wenn auch nach einer Schweizer Statistik 24% der Hauptlokalisation (Ellbogen-, Knie- und Hüftgelenk) auf die Gruppe der 10—20jährigen entfallen, so dürfte doch der Großteil bereits das 15. Lebensjahr überschritten haben. Das männliche Geschlecht ist nach derselben Statistik 4 (Kniegelenk) bis 9mal (Ellbogengelenk) bzw. 18mal (Hüftgelenk) häufiger betroffen als das weibliche. Neben den Lieblingslokalisationen gibt es auch seltenere. So sahen wir einmal eine Osteochondrosis des linken Sternoclaviculargelenkes bei einem 11jährigen mit drei freien Gelenkkörpern. Solche Beobachtungen beweisen zugleich die wesentliche Mitwirkung konstitutioneller Ursachen. Für die Manifestierung spielen freilich auch mechanische Momente eine wichtige Rolle. Dafür spricht z. B., daß die Osteochondrosis des Ellbogengelenkes fast immer nur rechtsseitig auftritt. Grundsätzlich können alle Gelenke befallen werden. Symmetrisches Vorkommen ist nicht ganz selten. (Daher sind routinemäßig Aufnahmen der beiderseitigen Gelenke ratsam.)

Beschwerden stellen sich oft erst ein, wenn der Knorpel-Knochensequester in das Gelenk entlassen wird. Die freie Gelenkmaus verursacht von Zeit zu Zeit Einklemmungserscheinungen (plötzliche Beuge- oder Streckbehinderung mit Schmerzen). Bei oberflächlich gelegenen Gelenken ist der freie Körper manchmal tastbar.

Nicht alle Gelenkmäuse sind röntgenologisch nachweisbar. Manche lösen sich allmählich auf. In anderen Fällen vergrößern sie sich durch schichtweise Anlagerung von Kalk aus der Gelenkflüssigkeit. Es gibt auch reine Knorpelsequester, die erst nach intraartikulärer Injektion eines positiven Kontrastmittels (z. B. Perabrodil) sichtbar werden. In solchen Fällen wird natürlich

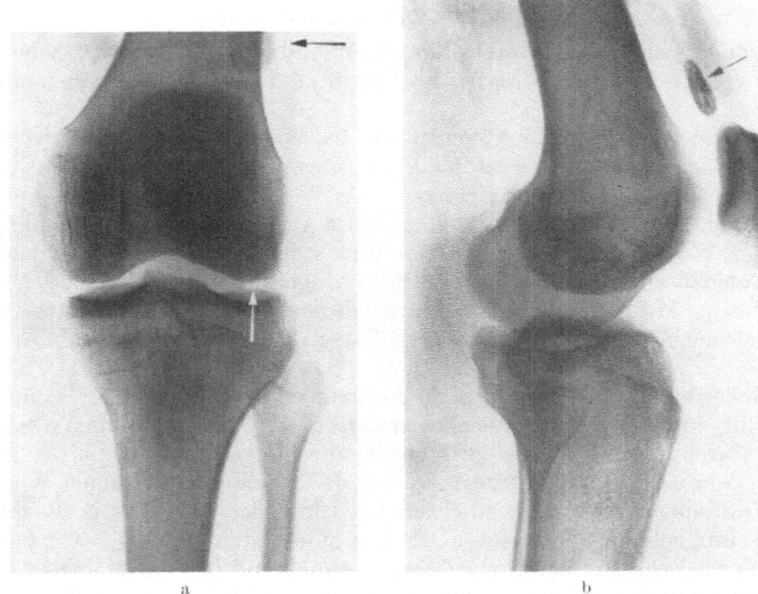

Abb. 26a u. b. *Osteochondrosis dissecans* des linken Kniegelenkes, 13jährig, ♂. a Mausbett im Condylus femoris lateralis. Großer freier Körper im oberen Kniegelenkrecessus (Pfeil). b (Profilbild.) Der freie Körper liegt oberhalb des oberen Patellarpoles. Man sieht deutlich seine Schichtung

auch die Suche nach dem Mausbett ohne Kontrastmittel vergeblich sein. Aufgelöste Knorpelknochensequester hinterlassen dagegen ein auch im gewöhnlichen Röntgenbild erkennbares Bett, da es sich — wenn überhaupt — erst im Laufe vieler Jahre wieder mit Knochen füllt. Das Mausbett findet sich immer am Gelenkkopf, nie an der Pfanne. Am Kniegelenk liegt es in der Regel im Condylus medialis femoris, nahe der Fossa intercondylica und dem Patellargleitlager, dort wo es auch bei den *Rehbein*schen Hundeversuchen anzutreffen war. Die Lage beweist, daß wie im Tierexperiment die bei der Streckung des Unterschenkels wirksam werdenden Scherkräfte das auslösende Moment für die Nekrose und Sequestrierung darstellen.

Noch nicht ausgestoßene Sequester sollten nicht operativ angegangen werden. Wie Rehbein gezeigt hat, heilen sie bei genügend langer Ruhigstellung im Gipsverband wieder an. Dazu bedarf es allerdings mehrerer Monate. Wir sind mit Rehbein der Überzeugung, daß die Sekundärarthrose durch die Ausräumung des ungelösten Sequesters verstärkt wird. Freie Körper *müssen* dagegen durch frühzeitige Arthrotomie entfernt werden, weil sie sonst das Gelenk ruinieren. Eine „Toilette" des Mausbettes mit dem scharfen Löffel schadet mehr, als sie nützt. Nur Unregelmäßigkeiten, die die Gelenkfläche überragen, sollte man glätten. Ab und zu scheint es auch zu Spontanheilungen zu kommen, wenigstens bei der (seltenen) Osteochondrosis des Talus (RÖDÈN, TILLEGARD und UNANDER-SCHARIN).

Die Antwort auf die Frage, ob ein *Unfall* zu einer Osteochondrosis dissecans führen kann, dürfte nach dem Gesagten klar sein. Ein Trauma vermag lediglich einen bereits vorhandenen Sequester zu lösen, d. h. einen Vorgang zu beschleunigen, der auch ohnehin sehr wahrscheinlich früher oder später eingetreten wäre. Ein Kausalzusammenhang ist daher nur im Sinne einer vorübergehenden Verschlimmerung anzunehmen.

8. Die Vertebra plana (CALVÉ)

Es handelt sich um ein seltenes Krankheitsbild, das in der Hauptsache Kinder im Alter von 2—5 Jahren betrifft. Nach dem 12. Lebensjahr wird es kaum mehr beobachtet.

Die *Beschwerden* sind die gleichen wie bei einer Spondylitis: Klagen über Nacken-, Rücken- oder Kreuzschmerzen, vorzugsweise bei Belastung, Intercostalneuralgien und Bauschschmerzen.

Auch der *klinische Befund* läßt zunächst an eine Spondylitis denken. Die erkrankten Wirbel sind druck-, rüttel- und stauchempfindlich. Der betroffene Wirbelsäulenabschnitt wird bei allen Bewegungen reflektorisch fixiert („défense musculaire"). Mitunter sieht man einen Gibbus. Selbst Querschnittssyndrome sind beschrieben worden. In selteneren Fällen kann der Befund nahezu normal sein.

Die *Röntgenbilder* (a. p. und seitliche Aufnahmen der ganzen Wirbelsäule) zeigen einen völlig anderen Befund, als man erwartet. Ein oder mehrere Wirbelkörper, zuweilen durch normale Wirbel getrennt, sind anfangs leicht atrophisch. In dem Maße, in dem sie zusammensintern — und das geschieht in wenigen Wochen — wird ihre Struktur zunehmend dichter, bis schließlich eine dünne, dorsal etwas stärkere, unregelmäßig geformte Scheibe entstanden ist. Die benachbarten Zwischenwirbelscheiben bewahren dagegen annähernd ihre physiologische Höhe. Die sehr seltenen Querschnittslähmungen kommen durch Einbruch der Knochenmasse in den Wirbelkanal zustande.

In den letzten Jahren wurden, namentlich von angloamerikanischer Seite, Zweifel geäußert, ob die Vertebra plana überhaupt zu den Osteochondropathien gerechnet werden darf.

COMPERE, JOHNSON und COVENTRY berichteten 1954 über 4 Fälle, als deren Ursache bioptisch ein *eosinophiles Granulom* festgestellt wurde. Im Falle eines 3jährigen Negerjungen, den DICKEY, HOBBS und SHERILL veröffentlichten, bestanden neben einer Platyspondylie sämtlicher Halswirbel sowie einiger Brust- und Lendenwirbel mehr oder weniger gut abgrenzbare, über das Skelet verstreute Destruktionsherde. Bei einer 2 Jahre später vorgenommenen Nachuntersuchung war das Kind beschwerdefrei. Röntgenbilder zeigten eine fast normale Halswirbelsäule, während die Brust- und Lendenwirbel nur teilweise ihre normale Höhe wiedergewonnen hatten. Die Krankheit heilte ohne Behandlung.

Es besteht kein Anlaß zur Annahme, daß der unilokulären Vertebra plana eine andere Genese zukommt als Veränderungen an mehreren Wirbeln. Das eosinophile Granulom gehört ätiologisch in eine Gruppe mit der *Hand-, Schüller-* und *Christian*schen und der *Letterer-Siwe*schen Krankheit (s. diese).

Die *Behandlung* der Vertebra plana besteht in der Entlastung des erkrankten Wirbelsäulenabschnittes durch ein Spondylitis-Korsett. Bei Querschnittslähmung muß das Rückenmark durch eine Laminektomie vom Druck des Granulationsgewebes befreit werden. Nach Möglichkeit sollte man gleichzeitig den Herd ausräumen.

VII. Hormonelle Störungen

Die Epiphysenwanderung und Epiphysenlösung (Epiphysiolysis capitis femoris)

Das Wesen der Krankheit besteht in einem schleichenden Gleiten, selten in einer plötzlichen und vollständigen Lösung des Schenkelkopfes in der Epiphysenfuge.

Das Leiden ist verhältnismäßig häufig. Sein florides Stadium liegt in der Pubertät, etwa zwischen 10 und 16 Jahren, bei Mädchen meist etwas früher als bei Knaben. Der Mittelwert liegt im männlichen Geschlecht bei 14, im weiblichen bei 11,5 Jahren. Der Beginn des Gleitens geht den klinischen Erscheinungen voraus. Nach BILLING und SEVERIN setzen die Beschwerden meist in dem Jahr vor der Verknöcherung der Y-Fuge ein. Gemessen am Individualalter beträgt der Zeitraum, in dem die Gleitvorgänge auftreten können, etwa 7 Jahre, gemessen am Reifungsalter des Skelets jedoch nur 3 Jahre. Manche Kinder haben während der aktiven Phase so geringe Beschwerden, daß eine ärztliche Behandlung unterbleibt. In nicht wenigen Fällen wird die Diagnose erst gestellt, wenn die Inkongruenz der Gelenkflächen im 3. oder 4. Jahrzehnt zu einer schmerzhaften Hüftarthrose geführt hat.

Knaben erkranken etwa 4mal so oft wie Mädchen. Die linke Hüfte ist bevorzugt. In rund 50% der Fälle sind, wie Nachuntersuchungen gezeigt haben, beide Seiten betroffen. BILLING und SEVERIN schätzen die Zahl der doppelseitigen Fälle auf Grund eigener Messungen sogar auf 80%. Bei 30% handelt es sich im zweiten Gelenk um geringe Spätverschiebungen, die klinisch stumm bleiben. Ausnahmsweise nur entwickeln sich die Prozesse gleichzeitig. Das Intervall kann Monate bis zu einigen Jahren betragen. Abortivformen überwiegen.

Der Gleitvorgang verläuft gewöhnlich in Schüben, die nicht zuletzt von äußeren Einflüssen, d. h. der Belastung und evtl. Traumen abhängen. Man liest gewöhnlich, die Kopfkalotte wandere nach hinten und unten. In Wirklichkeit bleibt jedoch der Kopf in der Pfanne, und der Schenkelhals gleitet nach vorn und oben. Der ventrale, epiphysenfugennahe Abschnitt des Schenkelhalses wird unter dem vermehrten Druck der verlagerten Kopfkalotte teilweise abgebaut, während an der Dorsalseite ein Knochenanbau stattfindet. Die kraniale Halsfläche erhält dadurch eine konvexe Form.

Histologisch finden sich am Ort der Zusammenhangstrennung, an der der Metaphyse zugekehrten Seite der Wachstumsfuge, Mikrofrakturen und Knorpelnekrosen.

Die meisten Kranken fallen durch einen besonderen *Konstitutionstypus* auf. CZERNY hat ihn als *Gigantismus* beschrieben. Die Kinder sind größer und schwerer, als es ihrem Alter zukommt. Ihr Gewicht ist aber nicht nur relativ in bezug auf die Körpergröße, sondern auch absolut zu hoch. Die Fettsucht bevorzugt Bauch, Hüftgegend und Brust. Die sekundären Geschlechtsmerkmale sind oft unterentwickelt. In anderen selteneren Fällen findet man eine Pubertas praecox. Ist die hormonelle Störung unverkennbar, so scheint doch ihre generelle Zurechnung zur Dystrophia adiposo-genitalis — die vermutlich auf einem Fehler im Zusammenspiel von Hypophyse und Zwischenhirn beruht — nicht berechtigt. Vereinzelt wird übrigens auch ein eunuchoider Hochwuchs beobachtet.

Die Häufigkeit des Gigantismus bei Kindern mit einer Epiphyseolyse legt es nahe, für letztere ebenfalls ursächlich eine hormonelle Dysfunktion anzunehmen. Dafür sprechen auch die Tierexperimente von HARRIS. Sie erweitern außerdem unsere pathogenetischen Vorstellungen über das Leiden.

HARRIS hat junge Ratten teils mit Hypophysenvorderlappen-Hormon, teils mit Oestrogen behandelt. Im ersten Fall kam es zu gesteigertem Längenwachstum mit Verbreiterung der Epiphysenfugen durch Knorpelzellhypertrophie, im zweiten zur Wachstumshemmung durch vorzeitigen Epiphysenschluß unter Vordringen der metaphysären Spongiosa. Scherversuche an der herausgenommenen proximalen Tibiaepiphyse ergaben bei verdickter Wachstumsfuge eine gegenüber der Norm wesentlich herabgesetzte Scherfestigkeit. Die Zusammenhangstrennung erfolgte regelmäßig in der breiten Schicht der hypertrophierten Knorpelzellen.

Das entspricht genau den Verhältnissen beim Menschen. Schneidet man bei jugendlicher Epiphysenwanderung das Periost an der Kopf-Halsgrenze ringsherum ein, so läßt sich der Schenkelkopf oft schon durch geringen Druck

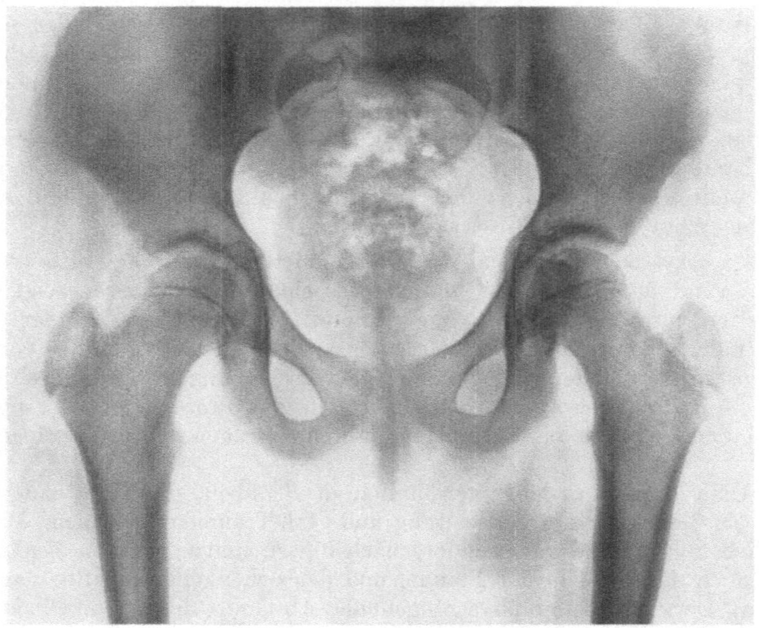

Abb. 27a—c. Beginnende *Epiphysenwanderung* rechts, 9jährig, ♀. a Geringe Auflockerung und Verbreiterung der Epiphysenfuge. Kopfkalotte leicht erniedrigt

vom Collum lösen. Der Spalt geht auch hier immer durch die Knorpelwucherungszone (HASS). Warum die Zusammenhangstrennung gerade hier stattfindet, wird durch das biologische Gesetz von MURK JANSEN klar. JANSEN fand, daß *die Empfindlichkeit eines Gewebes der Wachstumsgeschwindigkeit direkt propotional* ist. Es genügt dann unter Umständen schon die normale Funktion, um die verminderte Widerstandsfähigkeit manifest werden zu lassen. Die übermäßig rasch wachsenden Knorpelfugen, die normalerweise eine bemerkenswerte mechanische Festigkeit besitzen, sind, wie die Tierversuche beweisen, vor allem durch Scherkräfte gefährdet. Scherkräfte aber treten in größerem Umfange nur am Hüftgelenk auf. Das dürfte die Lokalisation der Krankheit erklären.

Nach HARRIS handelt es sich nicht so sehr um eine Produktionssteigerung des Hypophysenvorderlappens als vielmehr um eine *Gleichgewichtsstörung zwischen Wachstums- und Keimdrüsenhormonen.* Das im Blut kreisende Keimdrüsenhormon hemmt die Sekretion des Wachstumshormons. Beim Gigantismus führt die verminderte Sexualhormon-Sekretion zum relativen Übergewicht des Hypophysenvorderlappen-Hormons. Vermehrte Sekretion von Wachstumshormonen verursacht Hochwuchs. Dabei kann die produzierte Menge an Keimdrüsenhormon unter Umständen zwar noch ausreichen, um die normale Entwicklung der sekundären Geschlechtsmerkmale zu gewährleisten; sie genügt aber nicht mehr, um der stark erhöhten Ausschüttung von Wachstumshormonen

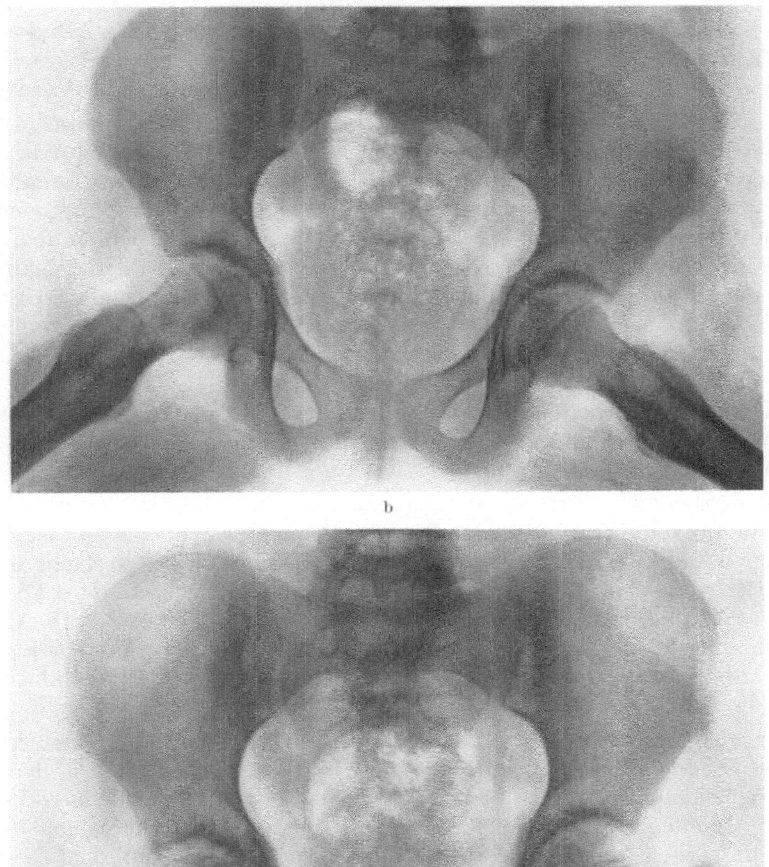

Abb. 27 b u. c. b Dasselbe Kind. (Bei Lauensteinscher Lagerung.) Geringe Subluxation des Schenkelhalses nach vorne. c Derselbe Patient. Stabile Osteosynthese durch einen bis in die Epiphyse vorgetriebenen Dreilamellennagel

entgegenzuwirken. In beiden Fällen sind die Epiphysenfugen dem Einfluß des Wachstumshormons ausgesetzt und reagieren dementsprechend mit einer epiphysären Knorpel-Hypertrophie.

Da es sich meist nicht um eine (oder zumindest um keine stärkere) Überproduktion von Hypophysenvorderlappen-Hormon handelt, so entsteht gewöhnlich auch kein Adenom, sondern nur eine Hyperplasie der eosinophilen Zellen, die allein mikroskopisch nachweisbar ist (im Gegensatz zum eosinophilen

Adenom bei der Akromegalie, das häufig mit einer röntgenologisch erfaßbaren Erweiterung des Türkensattels einhergeht).

Vereinzelt wurde ein Epiphysengleiten bei mehreren Mitgliedern einer Familie beobachtet.

Die *Vorgeschichte* ist wie bei allen Hüftleiden eintönig: Die Kinder klagen bei Belastung über *Schmerzen* im Hüftgelenk, zuweilen im Oberschenkel und Knie und *hinken*. Mitunter stehen die Kniebeschwerden ganz im Vordergrund.

Die klinischen Zeichen sind in *ausgeprägten* Fällen: Trochanterhochstand, Atrophie der Glutäen und der Oberschenkelmuskulatur, Einschränkung der Abduktion und Einwärtsrotation des Beines bei gleichzeitiger Zunahme der Außenrotation. Fast beweisend ist eine zwangsläufige Außenrollung beim Übergang von Streckung in Beugung. In schweren doppelseitigen Fällen überkreuzen sich beim Knien die Unterschenkel scherenartig. Das Trendelenburgsche Phänomen ist in schweren Fällen positiv. Bei stärkeren Schmerzen kann die Hüfte kontrakt sein, d. h. bei allen Bewegungsversuchen tritt über einen visceromotorischen Reflex eine défense musculaire ein, die jede Gelenk-Exkursion verhindert.

Das *beginnende* Gleiten verursacht lediglich eine mäßige Behinderung der Abduktion. Zumeist finden sich aber daneben schon Unterschiede im Ausmaß der möglichen Einwärtsrotation bei Streckung und Beugung.

Das Röntgenbild. Zur Erkennung des voll entwickelten Krankheitsbildes genügt die Beckenübersicht im a. p.-Strahlengang. Der Schenkelkopf ist teilweise von dem auffällig langen Hals abgerutscht. Die normalerweise streng im Profil erscheinende Kalotte stellt sich z. T. in Aufsicht von unten dar. Die *Calvé-Shenton*sche Linie ist unterbrochen. Der laterale, nicht mehr belastete Abschnitt wird atrophisch; die mediale, nunmehr stärker unter Druck stehende Partie zeigt Verdichtungen der Knochenstruktur, die teils durch Mikrofrakturen des Trabekelwerkes, teils durch reaktive Veränderungen bedingt sind.

Sehr viel schwieriger ist die Erkennung im Initialstadium. Zunächst sieht man lediglich eine geringe *Auflockerung der Wachstumsfuge*, die dem nicht mit dem Leiden vertrauten Beobachter leicht entgeht. Ohne einen Vergleich mit der gesunden Hüfte ist eine Beurteilung meist gar nicht möglich. Verschiebungen des Schenkelhalses nach vorn oder hinten sind *allein* auf dem *Lauenstein*-Bild zu sehen. Die a. p.-Aufnahme zeigt in diesen Fällen nur eine Höhenabnahme der Kopfkalotte. Es sind demnach *immer* Vergleichs-Aufnahmen in 2 Ebenen notwendig[1]. Der Grad der Verschiebung läßt sich in einfacher Weise durch Aufeinanderlegen der Bilder der kranken und gesunden Seite ablesen.

Die Bezeichnung *Coxa vara epiphysarea* hat nur im Spätstadium Berechtigung, wenn der Schenkelhals sich den veränderten statischen und dynamischen Verhältnissen durch Umbau angepaßt hat. Im Beginn besteht fast immer eine Coxa valga.

Im allgemeinen erfolgt das Epiphysengleiten langsam über einen Zeitraum von Monaten bis zu mehreren Jahren.

Die verhältnismäßig seltene vollständige *Epiphysenlösung* kann als dramatische Wendung einer schon längere Zeit bestehenden Epiphysenwanderung, aber auch ohne jede prämonitorische Symptomatik auftreten. Die Kinder stürzen hin und können nicht mehr allein aufstehen.

---

[1] Für genauere Messungen, die sich besonders empfehlen, wenn man ein beginnendes Gleiten der anderen Hüfte vermutet, sind Spezialaufnahmen erforderlich [s. Literaturverzeichnis: BILLING (1954) und BILLING und SEVERIN (1959)]. Mit Hilfe der von den genannten Autoren angegebenen Meßwerte läßt sich auch das Ausmaß des Gleitens bestimmen.

Die *klinische Untersuchung* ergibt die klassischen Zeichen eines Schenkelhalsbruches: Außenrotation und Verkürzung des Beines. Im *Röntgenbild* erkennt man den vollkommen abgelösten Schenkelkopf, dessen Basis sich als Oval darstellt, und den nach oben verschobenen Schenkelhals. Der Abriß der im Periostschlauch verlaufenden ernährenden Gefäße führt nicht selten zur *Nekrose der Kopfkalotte* mit Teilversteifung des Gelenkes.

Die Klärung des Kausalzusammenhanges zwischen *Epiphysenverschiebungen und Trauma* muß davon ausgehen, daß eine gesunde Wachstumsfuge nur durch stärkste Gewalteinwirkung zerreißt. Ein Fall auf die Hüfte durch Ausgleiten reicht dazu in der Regel nicht aus. Eher bricht der Schenkelhals. Bei einer bereits vorhandenen Epiphysenlockerung, selbst wenn sie noch nicht zum Gleiten geführt hat, kann dagegen schon ein geringes Trauma genügen, um die Kopfkappe vollends zu lösen. In der Mehrzahl der Fälle erfolgt der Abrutsch ohne ein besonderes Ereignis, beim Spiel oder Treppabwärtsgehen; und nicht der Fall verursacht die Epiphysenlösung, sondern umgekehrt: die plötzliche Epiphyseolyse läßt die Kinder hinstürzen. Man wird demnach in jedem Einzelfalle zu untersuchen haben, ob das Trauma die einzige Ursache darstellt, ob es im Sinne einer richtungweisenden Verschlimmerung eines bereits vorhandenen krankhaften Zustandes wirkt oder ob nicht die Zusammenhangsfrage überhaupt zu verneinen ist. Die allmähliche Epiphysenwanderung ist wohl kaum je traumatisch bedingt. Ein Unfall kann aber eine Lösung und damit eine entscheidende Verschlimmerung veranlassen.

Die *Differentialdiagnose* bietet höchstens anfangs Schwierigkeiten. Hüftbeschwerden bei Gigantismus müssen bei Kindern entsprechenden Alters immer ein Grund sein, nach einem Epiphysengleiten zu suchen. Die *Perthessche Krankheit* braucht nur selten diskutiert zu werden, da ihr florides Stadium einige Jahre früher liegt. Eine beginnende *Coxitis tbc.* zeichnet sich klinisch durch eine Einschränkung der Überstreckung aus. Die Außenrotation ist nie vermehrt, noch tritt bei zunehmender Beugung eine zwangsläufige Außenrollung ein.

Röntgenologisch — das gilt auch zur Abgrenzung einer Infektarthritis — ist das führende Symptom des beginnenden Epiphysengleitens die Auflockerung der Wachstumsfuge,. das der Hüftgelenkentzündung die Knochenatrophie.

BKS, Blutbild und Weltmann-Band sind bei der Epiphyseolysis immer normal.

Die *Behandlung der schleichenden Epiphysenwanderung* hat die Aufgabe, den Gleitvorgang aufzuhalten und die Verbindung zwischen Kopf und Schenkelhals zu festigen. Damit verschwinden auch die Schmerzen.

Die offene oder gedeckte Mobilisation der Kalotte mit dem Ziel einer anatomischen Wiederherstellung ist mit dem Risiko der Kopfnekrose belastet.

Die beste Methode, um eine rasche Osteosynthese zu erzielen, ist die Schenkelhalsnagelung ohne jeden Versuch einer Wiederaufrichtung. Der Dreilamellennagel wird tief in den Schenkelkopf vorgetrieben. Wird der Nagel nicht tief genug eingeschlagen, so kann er — wie dies BILLING und SEVERIN in 3 Fällen erlebten — wei weiterem Wachstum der Meta-Diaphyse aus dem Schenkelkopf herausrutschen, und die Epiphysenwanderung beginnt von neuem, falls die Verknöcherung der Wachstumsfuge noch nicht weit genug fortgeschritten ist. Ein zu rascher Durchbau ist unerwünscht, besonders wenn die Kinder noch jung sind, weil der Schenkelhals sonst zu kurz bleibt und die Gelenkfunktion beeinträchtigt. Der zeitliche Unterschied zwischen der Ossifikation der genagelten und gesunden Hüfte kann 10—43 Monate betragen (BILLING und SEVERIN). Bei verzögerter Verknöcherung der (konservativ behandelten) kranken Hüfte kommt es zu einer Verminderung der physiologischen Antetorsion, in schweren

Fällen sogar zu einer Retrotorsion, die im gewöhnlichen a.p.-Bild eine Coxa vara vortäuschen kann.

Ein Gipsverband nach der Operation ist überflüssig. Die Kranken beginnen nach Abschluß der Wundheilung mit aktiven Bewegungsübungen im Bett

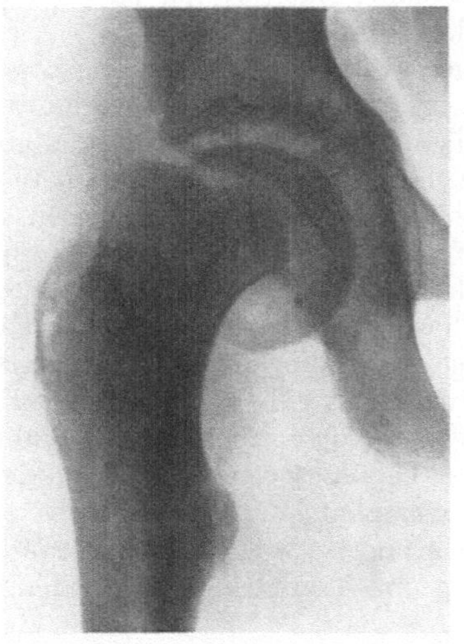

und dürfen 3 Wochen nach der Operation aufstehen. Eine Woche später können sie gewöhnlich schon das Krankenhaus verlassen. Kopfnekrosen sind, wie die Erfahrung lehrt, kaum zu befürchten. Die Wachstumsfuge verknöchert innerhalb von 2—9 Monaten, wobei der neugebildete Knochen von der Metaphyse aus den Nagel entlang in die Epiphyse vordringt. Der Nagel wird nach 1 Jahr wieder entfernt. Skandinavische Autoren bevorzugen Nägel aus rostfreiem Stahl oder Vitallium nach Art unserer Steinmann-Nägel. Der vorn zugespitzte Nagel treibt den lockeren Schenkelkopf nicht vor sich her, wie dies gelegentlich beim Sven Johannsen-Nagel geschieht. Er läßt sich auch während des Einschlagens

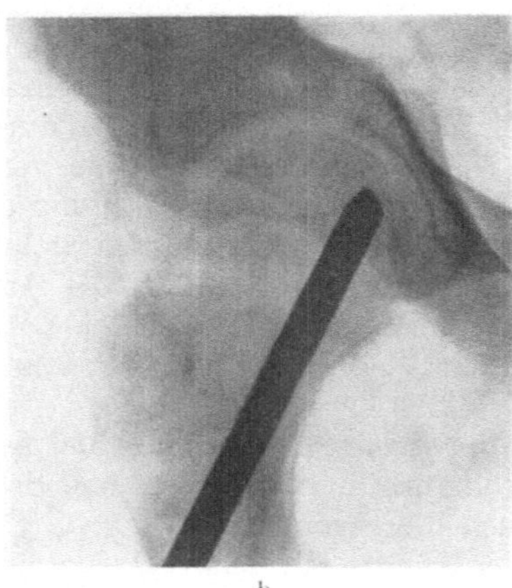

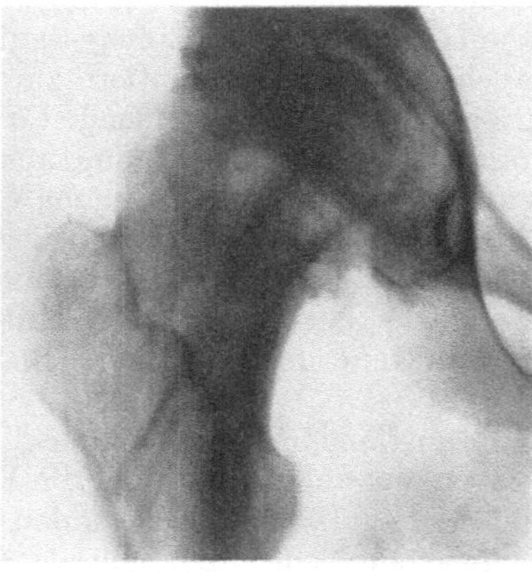

Abb. 28. a Rechtsseitige *Epiphysenlösung*, 16jährig, ♂. b Derselbe Patient. Nach Aufrichtung und stabiler Osteosynthese. c Derselbe Patient. 10 Jahre später. Schwere Arthrose des rechten Hüftgelenkes nach Schenkelkopfnekrose

besser korrigieren und zerstört die Trabekelarchitektur in geringerem Maße. Da er weniger Platz beansprucht, eignet er sich insbesondere für starke Verschiebungen, bei denen nur noch eine kleine Kontaktfläche zwischen Kopfkalotte und Hals besteht. Verweigern die Eltern die Operation, so genügt es, die Kinder im Bett zu lassen, am besten unter leichter Gamaschen-Extension am Fuß. Sobald die Schmerzen aufgehört haben, gibt man eine entlastende Thomas-Schiene oder einen Apparat mit Tubersitz.

Nur bei frischen Epiphysen*lösungen*, die nicht länger als 14 Tage zurückliegen, empfiehlt sich ein *Repositions*versuch durch eine allmählich gesteigerte Extension im Bett mit Gewichten bis zu 25 kg bei leichter Beugung, starker

Abduktion und Innenrollung durch einen Rotationszug mit 5—10 kg Belastung. Nach geglückter Aufrichtung wird genagelt. Die früher geübte manuelle Reposition in tiefer Narkose bedeutet auch bei schonendem Vorgehen ein Risiko für die Ernährung des Schenkelkopfes. Die Zahl der bei solchem Vorgehen beobachteten Kopfnekrosen wird im Schrifttum mit 40—60% angegeben. Wir haben dieses Verfahren daher ganz verlassen. Es kommt hinzu, daß durch Röntgenbilder, die bei Abduktion und Einwärtsrotation des Beines angefertigt werden, leicht ein befriedigendes Resultat, ja eine Überkorrektur vorgetäuscht wird, während die Verhältnisse in Wirklichkeit unverändert sind. Auf die geglückte Reposition folgt die Schenkelhalsnagelung wie bei der Epiphysenwanderung.

Die mit Verschiebung des Schenkelkopfes verheilten Epiphysenwanderungen und -lösungen führen durch den Umbau an der Kopf-Halsgrenze zur *Coxa vara* und darüber hinaus durch die Inkongruenz der Gelenkflächen zur vorzeitigen *Arthrosis deformans*. Die Coxa vara ist die Ursache des *Trendelenburg*-Hinkens. Die Verkleinerung des Schenkelhalswinkels läßt die Spitze des großen Rollhügels mit dem Ansatz des Glutaeus medius et minimus höhertreten und bedingt dadurch eine (relative) Insuffizienz dieser für die Balancierung des Beckens in der Standphase allein verantwortlichen Muskeln. Das Becken kippt daher beim Gehen nach der nichtunterstützten Seite ab.

Während man sich früher mit der Wiederaufrichtung des Schenkelhalswinkels durch eine *subtrochantere Schanz*sche (Abduktions-) Osteotomie begnügte, versucht man heute gern, die verschobene Kopfkappe selbst durch eine *subkapitale Resektions-Osteotomie* zu reponieren. Bei gutem Ergebnis wird damit gleichzeitig die Entstehung einer vorzeitigen Arthrosis deformans verhütet. Die Operation ist freilich mit dem Risiko der Kopfnekrose belastet, das jedoch bei exakter Technik nicht allzu hoch veranschlagt zu werden braucht. Dabei macht man sich den Umstand zunutze, daß die aus der A. circumflexa femoris post. stammenden ernährenden Gefäße der Epiphyse sämtlich an der Dorsalseite des Schenkelhalses eintreten.

Der Hautschnitt verläuft leicht bogenförmig von der Spina iliaca ant. sup. bis etwas unterhalb des Trochanter maior. Nach Spalten der Fascie sucht man den Vorderrand des Tensor fasciae latae auf und trennt ihn am Übergang des Muskelfleisches in die Sehne ein. Der Ansatz der kleinen Glutäen am Trochanter wird abgelöst und die Muskulatur nach oben zurückgeschlagen. Damit liegt der ventrale Anteil des Hüftgelenkes übersichtlich frei. Man eröffnet die meist verdickte Kapsel durch einen dem Schenkelhals folgenden vorderen Längsschnitt. Durch Querschnitte entlang dem Labrum glenoidale und an der Schenkelhals-Schaftgrenze wird der Zugang türflügelartig erweitert. In ähnlicher Weise verfährt man mit dem Periost des Schenkelhalses. Die dorsalen Gefäße werden durch dünne *Hohmann*-Elevatoren geschützt. Das zu entnehmende Knochentrapezoid hat, entsprechend der Verschiebung der Epiphyse nach hinten und unten, eine ventrale und kraniale Basis. Die Größe der Grundfläche richtet sich nach dem Ausmaß der Verschiebung. Sie beträgt zwischen 1,5 und 3,5 cm. M. E. Müller hat eine Methode entwickelt, nach der sich die erforderliche Größe des zu resezierenden Knochenstückes exakt aus dem Röntgenbild bestimmen läßt [1].

Nach vollendeter Osteotomie und Resektion wird die genau reponierte Kopfkalotte mit einem Dreilamellennagel fixiert. Durch Röntgenaufnahmen im a. p.- und axialen Strahlengang überzeugt man sich von der richtigen Lage der Epiphyse und des Nagels. Bei zu kurzem Schenkelhals muß der große Rollhügel breit abgeschlagen werden, um einer Überlastung des Kopfes vorzubeugen. Der Trochanter wird mit zwei in die Markhöhle eingetriebenen Tibiaspänen unterfüttert und mit Schrauben wieder befestigt. Nachdem die Fäden am 12. Tage gezogen sind, beginnt die Übungsbehandlung. Die Belastung wird erst

---

[1] M. E. Müller: Die hüftnahen Femurosteotomien, S. 107. Stuttgart: Georg Thieme 1957.

gestattet, wenn der knöcherne Durchbau erfolgt ist, d. h. etwa ein halbes Jahr nach der Operation. Bis dahin gehen die Patienten mit einer entlastenden Thomas-Schiene.

Die Nekrose des Schenkelkopfes wird meist erst 8—12 Monate p. op. röntgenologisch sichtbar. M. E. Müller verzeichnet unter 14 operierten Fällen, bei denen der Eingriff länger als 1 Jahr zurückliegt, nur eine Kopfnekrose.

VIII. Chronische Entzündungen der Knochen und Gelenke

1. Die Knochen- und Gelenktuberkulose

Von den vier bekannten Erregerformen spielen beim Menschen nur zwei eine Rolle: der Typus humanus und der Typus bovinus. Der Typus humanus wird durch Husten und Niesen übertragen („Tröpfcheninfektion"), der Typus bovinus durch die Milch und ihre Produkte. Auch die Staubinfektion dürfte eine gewisse Rolle spielen (B. Lange, Huebschmann).

Der *Primärschädigung* durch die bakteriellen Endotoxine folgt die *exsudative Entzündung* auf dem Fuße. Das nekrotische Gewebe ist ödematös gequollen und enthält im Zentrum Fibrinnetze. Leukocyten und Makrophagen beherrschen den Herd. Erst jetzt treten Epitheloidzellen, Langhanssche Riesenzellen und vorzugsweise in der Peripherie Lymphocyten auf. Sie nehmen die Stelle des zugrunde gegangenen Gewebes ein. Damit ist die Entzündung aus der exsudativen in die *produktive Phase* gelangt. Ein vollständiger Ersatz ist jedoch nur bei kleineren Herden möglich; bei großen beschränkt er sich auf die Randpartien. Die tuberkulöse Nekrose erhält nach einiger Zeit ein eigentümlich trockenes, an Käse erinnerndes Aussehen. Man spricht deshalb von einer *Verkäsung*. Huebschmann definiert sie als „Quellung eines Gels im sauren Milieu". Mit fortschreitender Heilung wandelt sich das tuberkulöse Granulationsgewebe in eine hyaline Narbe um. Die Käsemassen, die fast immer noch virulente Bakterien enthalten, verkalken und können schließlich verknöchern. In anderen Fällen tritt eine Einschmelzung und Verflüssigung durch proteolytische Fermente aus den Leukocyten ein. Erfolgt ein neuer Schub, so wird unter Umständen das Granulationsgewebe mitsamt den zwischen den Herden verbliebenen intakten Bezirken nekrotisch, und der Prozeß beginnt von neuem.

Der Primärherd, auch Primäraffekt genannt, findet sich zu 80% in der Lunge, und zwar in den gut beatmeten Partien, überwiegend subpleural, zu 17% im (unteren) Dünndarm. Andere Lokalisationen sind selten. Der Lungenherd erweist sich histologisch als eine umschriebene serofibrinöse Entzündung mit starker Desquamation der Alveolarepithelien. Sowohl in der Lunge als auch im Darm kommt es alsbald zu einer Infektion der regionalen Lymphknoten, die stark anschwellen. *Primäraffekt* und *Lymphabflußmetastase* werden als *Primärkomplex* zusammengefaßt. Er fehlt bei kryptogenetischer Infektion. Frische Primärkomplexe finden sich nicht nur bei Kindern, sondern selbst noch bei älteren Erwachsenen. Die Entzündung wird durch die Nekrose in Form der Verkäsung abgelöst. Ihr schließt sich in den Lymphknoten nicht selten die Verflüssigung, der *tuberkulöse Absceß*, an. Die starke Spannung der Kapsel kann den bacillenhaltigen Eiter unmittelbar in die (venöse) Blutbahn einpressen. Tritt Heilung ein, so wird der verkäste Lymphknoten von derbem Narbengewebe eingescheidet, und der Inhalt verkreidet. In anderen Fällen gelangen die Bakterien auf dem Lymphwege über den Ductus thoracicus in den Kreislauf. Das erste Filter, das sie passieren, ist wiederum die Lunge. Eine Bakteriämie zeitigt daher in erster Linie eine Lungenphthise und erst in zweiter Linie eine Metastasierung in andere Organe. Der Primärkomplex bleibt meist klinisch stumm, wenn der Lungenherd sich nicht sogleich zu einer verkäsenden tuberkulösen Herdpneumonie ausweitet, die durch Verflüssigung zur Kaverne wird und schubweise bronchogene Streuungen veranlaßt. Vielfach heilt er ohne weitere Komplikationen nach Verkalkung der Käsemassen und ihrer fibrösen Abkapselung aus. Kommt es zu einer hämatogenen Aussaat, so entscheidet vor allem die Zahl der verschleppten Bakterien über das weitere Schicksal des Organismus. Massive Embolien führen zu Miliartuberkulosen in Lungen, Milz, Nieren, Meningen und Knochen, ohne andere Organe gänzlich zu verschonen. Weniger schwere Bakteriämien verursachen Absiedlungen in bestimmten Organsystemen oder einzelnen Organen. Das rote Mark des wachsenden Skelets ist in besonderer Weise für die Entwicklung einer Organtuberkulose disponiert. Im Kindesalter finden sich vorwiegend Einzelmetastasen, beim Jugendlichen oft mehrere, die sich gelegentlich auf das Skeletsystem beschränken. Nierentuberkulosen sind freilich auch beim Kind nicht ganz selten. Mit Erkrankungen der Lungen, Pleura, Geschlechts- und endokrinen Organe braucht man erst mit Eintritt der Pubertät zu rechnen. Die *Pleuritis exsudativa* und das *Erythema nodosum* entstehen in der Regel gleichzeitig mit dem Primärkomplex, das Erythma nodosum vorzugsweise im Kleinkind- und Schulalter. Das Auftreten dieser beiden Erscheinungsformen gibt daher Anhaltspunkte dafür, wie lange die tuberkulöse Infektion zurückliegt. Statistisch gesehen zeigt das Säuglingsalter eine Vorliebe zu Miliartuberkulosen und Meningitiden (in der Knötchen- oder exsudativen Form). Die Jahrgänge bis zur Geschlechtsreife neigen zu produktiven Verlaufsformen des Skelets. Exsudative Knochen- und Gelenkprozesse herrschen in der Pubertät und Nachpubertät bis zum Abschluß des Wachstums vor.

Für die Erkrankung an Tuberkulose spielt nicht nur die Infektion, sondern auch die *Disposition* eine wichtige Rolle, wie die Zwillingsuntersuchungen von DIEHL und v. VERSCHUER bewiesen haben. Konkordante EZ sind 3mal so häufig wie konkordante ZZ. DIEHL und LURIO haben Kaninchenstämme mit unterschiedlicher Disposition für vorwiegend pulmonale bzw. extrapulmonale Prozesse gezüchtet. Auch beim Menschen gibt es neben allgemeinen offenbar Lokaldispositionen. EZ weisen mitunter eine auffallende Übereinstimmung des Erkrankungsortes (und des Verlaufes) auf, die kaum zufällig sein kann. Die Disposition oder ihr Gegenteil, die *Resistenz*, ist genetisch verankert. Sie ist ein Teil der Erbkonstitution. Die mitspielenden Faktoren sind uns im einzelnen noch unbekannt. Sie scheinen indessen maßgebend dafür zu sein, ob die durch eine Bakteriämie ins Gewebe eingeschwemmten Erreger dort nur „schmarotzen oder beißen" (CALVÉ). Denn die Ablagerung Kochscher Stäbchen führt keineswegs immer zur Krankheit, zum Herd. Die Virulenz der Erreger und ihre Zahl bestimmen nicht allein, ob eine Infektion angeht oder nicht. Die Resistenz ist allerdings durch äußere Faktoren modifizierbar. Entbehrungen oder konsumierende Krankheiten setzen sie herab. Während und namentlich in den Notzeiten nach dem letzten Kriege haben die Tuberkulose-Erkrankungen in Deutschland außerordentlich zugenommen, auch die Skelet-Tuberkulosen. Die Zunahme geht aber nahezu ausschließlich zu Lasten der Spondylitis. Der Anteil an Coxitiden, Gonitiden usw. ist annähernd gleich geblieben. Die besondere Disposition der Wirbelsäule geht auch daraus hervor, daß selbst in normalen Zeitläufen die Spondylitis immer und überall an erster Stelle steht.

Die Gewebsschädigung der Tuberkulose-Erreger erfolgt durch die bei ihrem Zerfall freiwerdenden *Endotoxine* (R. PFEIFFER). Sie entstehen durch eine Antigen-Antikörperreaktion. Die Antikörper, im wesentlichen γ-Globuline, sind Produkte des reticulo-endothelialen Systems, in erster Linie wohl der Plasmazellen. Die Sensibilisierung eines Organismus erleichtert das Angehen einer Infektion, da nun spezifische Antikörper zur Reaktion mit den Antigenen bereitstehen. Wiederholte Staubinfektionen leisten dabei das gleiche wie ein Primärkomplex (HUEBSCHMANN). Aber auch ohne eine vorhergehende Sensibilisierung kann eine Gewebsschädigung eintreten. Die Endotoxinbildung vollzieht sich in diesem Falle freilich langsamer, da die Antikörper erst an Ort und Stelle mobilisiert werden müssen. Die so zustande kommenden kleinen Primärkomplexe zeigen gute Heilungstendenz und bleiben vielfach klinisch stumm. Man findet sie vor allem im Kleinkindesalter. Die positive *Tuberkulinreaktion* beweist einen Überschuß an spezifischen Antikörpern. Sie zeigt demnach die bereits erfolgte Sensibilisierung an. Verkreidete, von einer derben bindegewebigen Kapsel eingeschlossene tuberkulöse Herde der Lungen- oder Lymphknoten kommen für eine Sensibilisierung kaum in Betracht, selbst wenn im Innern noch virulente Bakterien vorhanden sind. Eine kräftige Tuberkulin-Reaktion läßt daher noch auf andere latente Herde schließen. Je mehr Antikörper zur Verfügung stehen, um so rascher und ausgedehnter muß die Exsudation und Verkäsung sein. Geringere Exsudationen können dagegen bald von produktiven Vorgängen abgelöst werden. Nach HUEBSCHMANN bestehen die zur Gewebsschädigung führenden labilen Endotoxine aus den Eiweißstoffen der Bakterien, während die Tuberkel eine bloße Fremdkörperreaktion auf die Wachshülle der Stäbchen darstellen.

Die Zeit, die zwischen Herdsetzung und dem ersten Auftreten von Symptomen vergeht, nennen wir *Latenzzeit*. Sie ist für extrapulmonale Tuberkulosen oft erstaunlich lang. Bis zum Auftreten eines Morbus Addison vergehen nicht selten 15 Jahre und länger. Eine kavernöse Nierentuberkulose benötigt im Mittel etwa 8 Jahre, eine Skelettuberkulose zwischen $^1/_2$ und 4 Jahre. Mehrere in größeren Abständen erscheinende Herde sind daher kein Beweis für eine entsprechende Anzahl hämatogener Streuungen, freilich auch nicht für das Gegenteil. Die Bakteriämie ist meist nur schwer oder gar nicht faßbar. Fieberperioden von 3—4 Wochen sind verdächtig. An der Wirbelsäule und den großen Gelenken zeigt mitunter ein heftiger „*Frühschmerz*" den Zeitpunkt der Herdsetzung an.

Die Knochen- und Gelenktuberkulose bildet ein Ganzes. Die meisten Knochenprozesse spielen sich in der Epiphyse ab. Sie brechen früher oder später in das Gelenk ein; ebenso greift eine primäre Gelenktuberkulose so gut wie immer auf die benachbarten Knochen über. Die besondere Affinität des kindlichen Skelets gegenüber dem Tuberkelbacillus ist auffallend. Es erkranken ausschließlich spongiöse Knochen: Wirbelkörper, die kurzen Röhrenknochen der Hand und des Fußes, die in der Kindheit noch spongiös sind, und die Epimetaphysen der langen Röhrenknochen. Die bessere Durchblutung dieser Knochenabschnitte kann aber nicht der einzige Grund für die lokalisatorische Prädilektion der Tuberkulose sein, denn die Osteomyelitis bevorzugt auch beim Kind die Diaphysen. Wahrscheinlich begünstigen bisher unbekannte biologische Vorgänge die Haftung der Tuberkelbakterien.

Die Ansichten über den prozentualen Anteil der primären Knochen und der primären Gelenktuberkulose divergieren. Wir haben mit ERLACHER den Eindruck gewonnen, daß zumindest in der Kindheit die primären Absiedlungen im Knochen überwiegen, während nach HUEBSCHMANN „die große Mehrzahl der Gelenktuberkulosen auf hämatogenem Wege" entsteht. Das Röntgenbild gibt nur in einem Teil der Fälle Aufschluß. In späteren Stadien verwischen sich die Spuren. Bei Gelenkresektionen entdeckt man oft außerhalb der Gelenkzone umschriebene Herde, die die Annahme einer primären Knochenmetastase nachträglich rechtfertigen.

Die erste *histologisch* faßbare Gewebsveränderung nach einer Bakteriämie ist nach RANDERATH die *umschriebene Knochenmarknekrose.* Ihr geht die Schädigung der Capillarwand voraus, die den Tuberkelbacillus in das Gewebe übertreten läßt. Auch embolische Verstopfungen von Endgefäßen durch Massen tuberkulöser Erreger kommen gelegentlich vor. Ihr folgt die Infarzierung des Versorgungsgebietes. Der Marknekrose schließt sich die *sero-fibrinöse Exsudation mit konsekutiver Verkäsung* an, nicht selten aber auch unmittelbar das *spezifische Granulom,* der Tuberkel.

Die Knochenzellen sterben in den allseitig von nektrotischem Mark umgebenen Trabekeln ab. Resorptionserscheinungen sind nur während der Exsudationsphase möglich. Eine gewisse Entkalkung und Quellung kann auch im sauren Milieu des verkästen Gewebes stattfinden. Der nicht aus dem Kreislauf ausgeschlossene Knochen der parafokalen Zone atrophiert. Die Knochenbälkchen verschmälern sich; teilweise verschwinden sie ganz. Die Haversschen und Volkmannschen Kanäle werden weiter. Die mit der entzündlichen Prästase verbundene P_H-Verschiebung nach der sauren Seite begünstigt die Osteoclasie. Das Granulationsgewebe besteht aus hohen, polygonalen, epithelartig angeordneten Zellen, die aus reticulo-histiocytären Elementen des Knochenmarks hervorgehen und feine Reticulumfasern zwischen sich fassen. Im äußeren Ring der Epitheloidzellen finden sich vereinzelt Langhanssche Riesenzellen. Der etwa hirsekorngroße, kugelförmige Tuberkel ist meistens gefäßfrei. Die Riesenzellen enthalten häufig Tuberkelbacillen. Man sieht sie außerdem zwischen den Epitheloidzellen. Typisch gebaute miliare Tuberkel lassen sich auch experimentell mit abgetöteten Tuberkelbacillen, säurefesten Saprophyten oder durch Injektion von Phosphatidsäure erzeugen. Wahrscheinlich stellt überhaupt die Phosphatidsäure den spezifischen Reiz für die Tuberkelbildung dar.

Die Heilung wird durch die Abscheidung von Hyalin zwischen den Granulomzellen eingeleitet. Bindegewebe, das oft noch viele Jahre lang lebende Tuberkelbacillen enthält, ersetzt die zugrunde gehenden Zellen. Eine Reaktivierung der eingeschlossenen Erreger ist bei Nachlassen der Resistenz jederzeit möglich. Eine wirkliche Einkapselung verkäster Herde kommt im Knochen anscheinend nicht vor. Die im myeloischen Mark in großer Zahl vorhandenen Leukocyten führen (bei hyperergischer Reaktionslage des Organismus) durch Einschmelzung des Käses zur *Knochenkaverne.* Andererseits kommt es im unspezifischen Granulationsgewebe der Herdumgebung nicht selten zur Knochenneubildung. Meist vereinigen sich viele Tuberkel zu einem Konglomerattuberkel. Die Epitheloidzellen besitzen osteoclastische Fähigkeiten. In ihrem Bereich werden die Knochenbälkchen abgebaut. Größere *Sequester* sind selten. Entwickelt sich ein Konglomerattuberkel nahe der Oberfläche, so entsteht die *Randusur,* die bei der *Caries sicca* des Schultergelenkes und bei der *Tuberculosis superficialis vertebrae* die Hauptrolle spielt. (Letztere ist allerdings meist von Spongiosa-Prozessen begleitet.)

Die pathologisch-anatomischen Vorgänge spiegeln nicht zuletzt die jeweilige Immunitätslage. Hyperergie und schwache Immunität lassen die exsudativen Prozesse mehr hervortreten, während bei nachlassender Empfindlichkeit und steigender Immunität eine allmähliche Verschiebung nach der produktiven Seite eintritt. Ein neuer Schub kann allerdings das Granulationsgewebe jederzeit in eine käsige Nekrose verwandeln. Ein dünner verdichteter Saum bezeichnet schließlich die Grenze zwischen gesundem und krankem Knochen. Stärkere Sklerosierungen sind bei der Tuberkulose im Gegensatz zur Osteomyelitis sehr selten.

Durch Verflüssigung von Käseherden bildet sich der tuberkulöse *Knochenabsceß.* Der Eiter ist vor allem zu Anfang dünnflüssig, grünlich gefärbt und enthält oft feine Knochenbestandteile (Knochensand). Die Wand des Abscesses ist mit spezifischen und unspezifischen Granulationen besetzt, die Eiter absondern. Mit steigendem Binnendruck bricht der Absceßinhalt meist in die umgebenden Weichteile durch. Der der Schwerkraft folgende kalte Absceß wird zum *Senkungsabsceß*. Seine Kapsel besteht aus derben Narben- und Granulationsmassen, die sich an der Ausbreitung in den vorgebildeten Bindegewebsräumen durch Einschmelzung von gesundem Gewebe aktiv beteiligen. Dies wird besonders deutlich beim Durchbruch eines Senkungsabscesses nach außen. Die Ursprungs- und Mündungsgebiete des langen Eitersackes (zwischen Herd und Haut) bilden ein verzweigtes Gewirr von feinen Gängen, die die Haut oft weithin unterminieren. Eine Perforation in Hohlorgane (Brusthöhle, Darm, Blase) ist relativ selten. Der auch heute noch häufige *Fistelaufbruch* mit nachfolgender Mischinfektion war früher meist die schicksalhafte Wende der Krankheit. Die Absceßwand kann mit beginnender Heilung verkalken.

Diaphysäre und periostale Tuberkulosen kommen praktisch nur im Kindes- alter und an kurzen Röhrenknochen vor (Spina ventosa), solange die Diaphyse noch aus spongiösem Knochen besteht; an langen Röhrenknochen (Tibia, Radius) sind sie äußerst selten. Nach Durchbruch durch die Corticalis bildet das an der Entzündung teilnehmende Periost einen neuen Knochenmantel, den die weiter vordringende Tuberkulose wieder zerstört. Destruktion und neue periostale Anlagerungen können mehrfach abwechseln.

Die *tuberkulösen Gelenkprozesse* teilt man seit König gewöhnlich in *Hydrops*, *Fungus* und *Pyarthros* ein. Es handelt sich dabei lediglich um verschiedene Phasen eines einheitlichen Krankheitsgeschehens. Bei *primärer* Absiedlung im Gelenk wird als erstes die gut durchblutete Synovialis ergriffen. Kapsel- schwellung und Gelenkerguß beherrschen oft lange Zeit das Bild. Das sero- fibrinöse Exsudat ist anfangs nur wenig getrübt. Mit zunehmender Ein- wanderung von Leukocyten wird es eitrig. Bei Fällen, in denen die fibrinöse Ausschwitzung im Vordergrund steht, ist der seröse Erguß von vornherein gering. Völlig trockene Entzündungen kommen nicht vor. Im Kindesalter sind *eitrige Synovitiden*, denen ausgebreitete Verkäsungen folgen, nicht so selten. Die Käsemassen schmelzen z. T. ein, teils werden sie durch Granulationsgewebe ersetzt oder abgeriegelt. Besonders üppige produktive Vorgänge beobachtet man meist im Anschluß an verhältnismäßig geringe exsudative Entzündungen. Zuweilen ist der ganze Gelenkraum durch mächtig gewucherte Zotten ausgefüllt (,,*Zottengelenk*"). Die Zotten bestehen histologisch aus einer fibrinoid-hyalinen Substanz. Ihre kolbig aufgetriebenen Enden schnüren sich häufig ab und liegen dann als *Reiskörper* frei im Gelenk. Das Granulationsgewebe zerstört Knorpel, Knochen und Gelenkkapsel. Ein neuer Schub kann die Granulations- massen in Käse verwandeln, dessen Verflüssigung nach Zerstörung der Kapsel zum Senkungsabsceß und Fistelaufbruch führt. Tritt endlich durch narbigen Ersatz der Granulationen Heilung ein, so bleibt eine fibrös, im besten Falle ossär versteifte Gelenkruine zurück. Eine restitutio ad integrum ist nur im Beginn des exsudativen Stadiums denkbar, solange größere Knorpeldefekte fehlen.

Gelenknahe Knochenprozesse rufen oft einen (unspezifischen) *sympathischen Erguß* im Gelenk hervor. Nach dem Einbruch der aus dem Knochen hervor- gehenden Granulationen, die die Zerstörung des Knorpels voraussetzt, verläuft die weitere Entwicklung wie in den späteren Stadien der primären Gelenk- erkrankung.

Die *tuberkulöse Entzündung der Schleimbeutel und Sehnenscheiden* entspricht der der Gelenke. *Reiskörperhygrome* sind verhältnismäßig häufig.

Auch mit unseren modernen leistungsfähigen Röntgenapparaturen läßt sich keine Frühdiagnose der Knochentuberkulose erzwingen.

Die *röntgenologische Darstellbarkeit eines osteolytischen Herdes hängt von der Größe des Herdes im Verhältnis zur Masse des erhaltenen Knochens ab.* ABUL CHASIN ersetzte die gesamte Spongiosa eines Wirbelkörpers durch Paraffin, ohne daß sich röntgenologisch Unterschiede ergaben. Nach Untersuchungen von CHARMANDARJAN muß ein osteolytischer Herd in einem spongiösen Knochenblock von 1 cm Seitenlänge mindestens Erbsengröße besitzen, um im Röntgenbild aufzufallen. Corticalisläsionen stellen sich früher dar.

Knochenkavernen sind leichter zu erkennen als exsudative Veränderungen. Da bei exsudativen Prozessen die Knochenstrukturen im wesentlichen erhalten bleiben, fehlen Abweichungen gegenüber dem gesunden Knochen. Erst die perifokale Atrophie läßt — vor allem bei oberflächlich gelegenen Skeletteilen und nach Ruhigstellung — Abstufungen in der Dichtigkeit hervortreten, wobei der lebende, aber atrophische Knochen heller erscheint als der nekrotische.

Tuberkulöse Infarkte mit subchondraler Basis des Kegels machen sich durch das Einsinken des statisch minderwertigen (leicht schneidbaren) toten Knochens unter der Belastung bemerkbar. Das Röntgenbild zeigt eine milde, umschriebene Impression der Gelenkfläche. Bei den in der Tiefe des Körpers gelegenen vorwiegend spongiösen Knochen (Wirbelsäule) versagt die Röntgenuntersuchung nicht selten ganz. Die Gegenüberstellung von Obduktions- und Röntgenbefunden beweist, daß selbst ausgedehnte Veränderungen sich im Leben häufig dem Nachweis entziehen. Sogar Röntgenaufnahmen der herausgenommenen macerierten Wirbelsäule können negativ bleiben.

Die Knochenatrophie hält sich bei der Tuberkulose, solange das kranke Glied noch gebraucht wird, in mäßigen Grenzen. Manchmal ist jedoch schon um diese Zeit die Strukturzeichnung weich, leicht unscharf, wie mit dem Radiergummi verwischt. MÉNARD hat von „Halbtrauer" gesprochen. Die Atrophie ist jedoch nie fleckig. Verwechslungen mit einem Sudeck-Syndrom (das beim Kind freilich nicht vorkommt) sind in diesem Stadium daher kaum möglich. Die Osteoporose muß als (perifokale) Entzündungs- und Reflexatrophie aufgefaßt werden. Auffallend ist die starke Zunahme nach der Ruhigstellung. Die Knochenatrophie kann Grade erreichen wie bei keiner anderen Krankheit. Sie beschränkt sich zunächst auf die Spongiosa, greift jedoch im weiteren Verlauf auf die Corticalis über, die sich verdünnt und in einzelne Lamellen aufspaltet. Auch die benachbarten Skeletabschnitte sind beteiligt, bei einer Coxitis beispielsweise das ganze coxale Femurende.

Die *Ausheilung* bringt zunächst einen Überschuß an Kalksalzen mit sich. Der Wiederaufbau der Struktur bescheidet sich mit dem Notwendigsten. Vorhandene Trabekel werden nach statischen Erfordernissen verdickt, so daß schließlich eine *hypertrophische Atrophie* wie im Endstadium des Sudeck-Syndroms resultiert.

Der nekrotische Knochen bleibt lange Zeit in Kontinuität mit dem lebenden, vorausgesetzt, daß der Zusammenhang nicht durch eine pathologische Fraktur des statisch insuffizienten toten Knochens unterbrochen wird. Die Abgrenzung ist röntgenologisch an einem hellen Saum erkennbar, der den dunkleren nekrotischen Bezirk umgibt. Die Nekrose wird eingeschmolzen. Sequester sind unter Umständen noch nach Jahren nachweisbar.

Kavernen werden durch einen schmalen sklerotischen Saum von der gesunden Spongiosa abgegrenzt. Stärkere Sklerosierungen fehlen bei der Tuberkulose fast immer. Größere Kavernen ziehen meist den Zusammenbruch des Knochens nach sich.

Die Gelenktuberkulose verrät sich zunächst nur durch die begleitende Knochenatrophie. Die Gelenkspaltverengung ist Ausdruck der Knorpelzerstörung. Produktive Formen geben sich oft durch Randusuren an den Kapsel-umschlagfalten zu erkennen. Der Destruktion des Knorpelbelages schließt sich die des Knochens an. Die Gelenkkontur wird unregelmäßig; bald sieht die Knochenoberfläche wie zernagt aus. Mit wachsender Einschmelzung verlieren die Gelenkenden ihre charakteristische Form. Sie verkürzen sich. Subluxationen und Luxationen folgen.

Die frühesten im Röntgenbild sichtbaren Veränderungen sind nicht selten solche der Weichteile. Das gilt vor allem für die Spondylitis, wo Erniedrigungen von Zwischenwirbelräumen diagnostisch eine große Rolle spielen. Selbst der Absceßschatten geht den knöchernen Destruktionen oft lange voraus. Der Absceß wie auch intraossär gelegene Käsemassen können verkalken. Auf ge-nügend weichen Aufnahmen, die sich bei unsicherer Diagnose besonders emp-fehlen, sieht man die verdickte Gelenkkapsel und die vom paraartikulären Ödem durchtränkten Weichteile besser als auf harten Bildern.

Allgemeines klinisches Vorgehen. Man muß sich damit abfinden, daß die Diagnose bei einer einmaligen, womöglich ambulanten Untersuchung im all-gemeinen nicht zu stellen ist; jedenfalls nicht bei „Früh-Fällen". Eine längere Beobachtung ist meist unumgänglich. Tuberkulinproben sind bei Kindern selbstverständlich. Erst die fehlende Reaktion bei einer Verdünnung von 1:10 schließt die Tuberkulose aus, falls nicht eine Anergie, wie sie öfter nach Masern, Grippe oder Keuchhusten beobachtet wird, besteht. Ist das Kind gegen Tuber-kulose geimpft worden, kann man vergleichende Proben anstellen, bei einer ver-muteten Coxitis etwa in beiden Leisten. Der Intracutantest fällt auf der tuber-kulös erkrankten Seite nicht selten stärker aus als auf der gesunden (ERLACHER). BKS, Blutbild und *Weltmann*-Band sind in kurzen Abständen zu wiederholen. Während beim Erwachsenen sich die BKS in den Grenzen der Norm halten kann, haben wir das beim Kind nie beobachtet. Auch die sog. „ambulanten Knochen-Tuberkulosen", die man bei Erwachsenen hin und wieder antrifft, kommen im Kindesalter nicht vor. Die BKS ist bei exsudativen Formen höher als bei pro-duktiven. Gewöhnlich findet man Werte von 20—30 mm in der ersten Stunde und 40—60 mm in der zweiten Stunde (nach WESTERGREEN). Das Blutbild weist bis zum 10. Jahr eine physiologische (relative) Lymphocytose auf. Die Gesamtzahl der weißen Blutkörperchen muß die Norm nicht unbedingt überschreiten. Das *Weltmann-Band* ist bei vorwiegend exsudativer Tuberkulose verkürzt, bei mehr produktiver verlängert. Komplementbindungsreaktionen (nach WITTEBSKY-KLINGENSTEIN-KUHN oder BESREDKA) haben nur geringe diagnostische Bedeutung.

Eines der wichtigsten Hilfsmittel für die Diagnose ist die *Gelenkpunktion.* Die Untersuchung muß sich 1. auf die mikroskopische Beurteilung (mit Spezial-färbung zur Darstellung der Tuberkelbacillen), 2. auf die Kultur und 3. auf den Tierversuch erstrecken. Das Ergebnis der Kultur liegt nach 14 Tagen, das des Tierversuchs in 6 Wochen vor. Inzwischen sollte man das Kind so behandeln, als ob die Tuberkulose erwiesen wäre. Auch wenn die Ergebnisse dieser Reihe im wesentlichen negativ ausfallen, kann der Tuberkuloseverdacht durchaus gerechtfertigt sein. Man sollte sich jedenfalls mehr vom klinischen und röntgeno-logischen Befund leiten lassen als von irgendwelchen Tests — mit einer Ausnahme: der absolut negativen Tuberkulinreaktion.

Als letztes Mittel, Klarheit zu schaffen, bleibt die *Probeexcision.* Voraus-setzung zum Erfolg ist, daß man 1. an der Stelle eingeht, die klinisch am stärksten verändert erscheint, 2. den Schnitt nicht zu klein wählt, um einen möglichst großen Teil des Gelenkes überblicken zu können, 3. genügend Material aus dem Zentrum der Veränderungen entnimmt. Gewebsproben aus der Peripherie zeigen oft nur eine unspezifische Entzündung, die uns in trügerische Hoffnung wiegt. Wir verzichten nur an der Wirbelsäule auf den Probeschnitt, weil der Eingriff zu groß ist. Nie darf man die Untersuchung von Lungen und Nieren vergessen.

Die Therapie des „als ob" kann nicht unbegrenzt lange fortgesetzt werden. Ist bei der Abnahme des 1. Gipsverbandes nach 6 Wochen die Diagnose immer noch zweifelhaft, sollte man nach reiflicher Überlegung des Pro und Kontra einen zweiten, wiederum für 6 Wochen anlegen. Die Sorgfalt verlangt, *daß man das Kind jedesmal so untersucht, als wenn man es zum ersten Male sähe.* Die bloße Wiederholung der Laboruntersuchungen genügt dafür nicht. Eine Probebelastung ist unseres Erachtens einer aus ärztlicher Unsicherheit entspringenden überlangen Ruhigstellung vorzuziehen.

Die konservative Behandlung besteht in der ununterbrochenen Ruhigstellung des erkrankten und der beiden benachbarten Gelenke über Jahre hinaus bis zur Heilung. Eine Spondylitis oder eine Coxitis benötigt durchschnittlich $3^1/_2$ bis 4 Jahre, eine Gonitis 3 Jahre.

Eine Gelenkresektion kommt bei Kindern wegen der damit verbundenen Verkürzung und Verbiegung der Gliedmaße nicht in Frage. Die *operative Therapie* hat jedoch auch beim Kind große Bedeutung. Jeder größere ossäre Herd, der noch nicht in das Gelenk durchbrochen ist, sollte beseitigt werden, auch wenn er in nächster Nähe der Wachstumsfuge liegt. Die Operation entfernt nur, was ohnehin zerstört ist. Die *Herdbeseitigung* macht das Kind in kurzer Zeit gesund und verhütet Rezidive. Das setzt freilich voraus, daß man zu einem Zeitpunkt operiert, wo der Herd deutlich erkennbar ist. Die Unterscheidung zwischen gesundem und krankem Knochengewebe ist, wenn man unter Leitung des Auges operiert, nicht allzu schwierig. Nur an der Wirbelsäule ist man auf das Gefühl angewiesen, das nicht die gleiche Sicherheit bietet wie das Auge. Rezidive sind deshalb an der Wirbelsäule häufiger als anderwärts.

Die Gefahr der Keimverschleppung durch die Operation ist unter Streptomycinschutz gering. Große Defekte werden mit auto- oder homoioplastischen Knochenspänen ausgefüllt. Den Spänen wird Streptomycin zugesetzt. Manche ziehen es vor, die Wunde zu drainieren und mit Tuberkulostatica zu spülen.

Die parenterale Behandlung mit Streptomycin und Tuberculostatica hat ihren Sinn nicht nur in der günstigen Beeinflussung der Allgemeinkrankheit Tuberkulose und in der Ausschaltung der Quellen neuer Bakteriämien bzw. anderweitiger Organtuberkulosen, sie zielt auch auf die Knochenherde. Am besten verwendet man Streptomycin-Didrothenat und INH nebeneinander. Die Kombination erschwert die Entstehung resistenter Erregerstämme. Die frühere Auffassung, daß der Spiegel der Medikamente im kranken Gewebe für eine wirksame Bekämpfung nicht ausreiche, wurde inzwischen widerlegt. Voraussetzung ist allerdings eine genügend hohe Dosierung. Kinder zwischen 6 und 14 Jahren erhalten täglich 1—2 g Didrothenat bis zu einer Gesamtmenge von 40 g. Kleineren Kindern gibt man die Hälfte bis Dreiviertel der genannten Tagesdosis. Besonders die Anfangsdosis muß hoch sein. Acusticus-Vestibularis-Schädigungen werden seit Einführung des Didrothenats kaum noch beobachtet. Die Dauertropfinfusion scheint der intramuskulären Applikation überlegen zu sein. INH wird in einer Tagesdosis von 5—10 mg/kg Körpergewicht (einschleichend) verordnet. Streptomycin sowohl als auch INH ist auch bei intracellulären Keimen wirksam, während PAS z. B. nur extracelluläre Bakterien angreift. Der Effekt ist jedoch beim INH doppelt so groß wie beim Streptomycin. Entsprechend dem biologischen Gesetz von MURK JANSEN sind Erreger mit lebhaftem Wachstum wesentlich empfindlicher als ruhende. Prozesse mit ausgedehnten Verkäsungen bieten daher die geringsten Aussichten für eine erfolgreiche Chemotherapie. Um so eher wird man sich bei ihnen zu einem operativen Vorgehen entschließen. Da man bei der notwendigen hohen Dosierung mit Nebenerscheinungen rechnen muß, darf die Streptomycin-INH-Behandlung nur unter ärztlicher Aufsicht erfolgen.

Im Anfangsstadium einer Gelenktuberkulose kann man die parenterale Chemotherapie durch eine intraarticuläre ergänzen.

Die gleichzeitige Ruhigstellung ist unerläßlich. Man darf die Chancen dieser Behandlung freilich nicht allzu hoch veranschlagen, da die in der Tiefe des abgestorbenen Gewebes gelegenen Tuberkelbacillen schwer erreichbar sind. Eine Heilung mit Defekt bietet auf längere Sicht keine Vorteile. Die Inkongruenz der teilweise vom Knorpel entblößten Gelenkflächen führt gewöhnlich bald zu Schmerzen. Eine in guter Stellung erfolgende Versteifung ist meist vorteilhafter.

Eine große Rolle spielen die neuen chemischen Mittel für die *Therapie der Fisteln*. Ist der Absceß nach außen durchgebrochen, so ist es nur eine Frage der Zeit, wann die Mischinfektion mit Eitererregern einsetzt. Zwar gelingt es durch eine sorgfältige aseptische Behandlung (täglich Verbandwechsel, Jodanstrich, Fistelspülung mit Rivanol), die Einwanderung von Keimen bis zu 1 Jahr und länger hintanzuhalten (CALVÉ), heilt die Fistel jedoch nicht bis zu diesem Zeitpunkt — und das war früher das Übliche —, so tritt eines Tages doch die unvermeidliche Mischinfektion ein, die im weiteren Verlauf meist das Schicksal der Kinder besiegelte. Die Erreger vermehren sich entgegen dem Eiterstrom und infizieren schließlich den Herd. Selbst wenn die Tuberkulose unter der Ruhigstellung zur Ausheilung neigte, entstand so eine Osteomyelitis, gegen die die geschwächten Abwehrkräfte des Organismus machtlos waren. Die Chemotherapie hat hier eine grundlegende Wandlung geschaffen. Tägliche Spülungen mit Streptomycin, INH oder PAS bringen die Fistel in einigen Monaten zur Ausheilung, falls der Herd nach den Regeln behandelt wird. Der Satz CALVÉS: „Der Absceß ist der Spiegel des Herdes" hat auch heute noch Gültigkeit. Kleine Foci können erstaunliche Eitermengen liefern. Eine Spülung des Herdes von der Fistel aus unter entsprechender Lagerung des Patienten hat keine Aussicht auf Erfolg. Gelingt es doch oft nicht einmal bei einer fistelnden Spondylitis unbekannter Lokalisation, durch eine Fistelfüllung (mit wäßrigen Kontrastmitteln) den Herd darzustellen!

Zur *Operationsvorbereitung* mit Streptomycin geben wir Kindern bis zum Alter von 5 Jahren 3 Tage lang 2mal täglich 0,25 g, älteren Kindern das Doppelte. Die Medikation muß mindestens 14 Tage lang in gleicher Weise fortgesetzt werden. Damit lassen sich postoperative Streuungen in der Regel verhüten. Die Knochenspäne, mit denen wir die Wundhöhle ausfüllen, erhalten einen Zusatz von 2 g Streptomycin. Die Fistel wird zunächst mit Rivanol gespült, anschließend leicht komprimiert, um die Flüssigkeit zu entfernen und mit 1 Million E Streptomycin beschickt. Die Umgebung der Fistelöffnung bestreicht man mit Zinkpaste, um Macerationen der Haut durch den Eiter zu verhüten, und bedeckt sie mit sterilen Kompressen. Ein Wechsel der Mittel nach angemessener Zeit verhindert die Gefahr der Entstehung resistenter Bakterienstämme. Die durchschnittliche Behandlungsdauer beträgt 4—6 Monate.

Die geschilderte Behandlung hat die Vorzüge der *Heliotherapie* nicht beeinträchtigt. Wir benutzen sie, wann immer die Verhältnisse es uns gestatten, um die Abwehrkräfte des kindlichen Organismus zu steigern. Die von französischen Autoren empfohlene Abwechslung zwischen See-, Mittel- und Hochgebirgsklima wissen auch wir zu schätzen.

Die *Röntgentherapie* spielt heute nur noch eine untergeordnete Rolle. Ihr Einfluß auf die Heilungsvorgänge beschränkt sich auf die granulierenden Form der primären Gelenktuberkulose.

a) Die Spondylitis tukerculosa

Die Spondylitis hält in jedem Alter die Spitze aller Lokalisationen der Knochen-
und Gelenktuberkulose. Besonders häufig ist sie jedoch bei jungen Kindern
zwischen 2 und 5 Jahren. Rund 25% aller Spondylitiden gehören dieser Altersgruppe an. Obwohl die Krankheit keine Region verschont, ist der Übergang
der Brust- zur Lendenwirbelsäule eindeutig bevorzugt. Die Absiedlung erfolgt
fast ausnahmslos im spongiosareichen Wirbelkörper, selten im Bogen oder

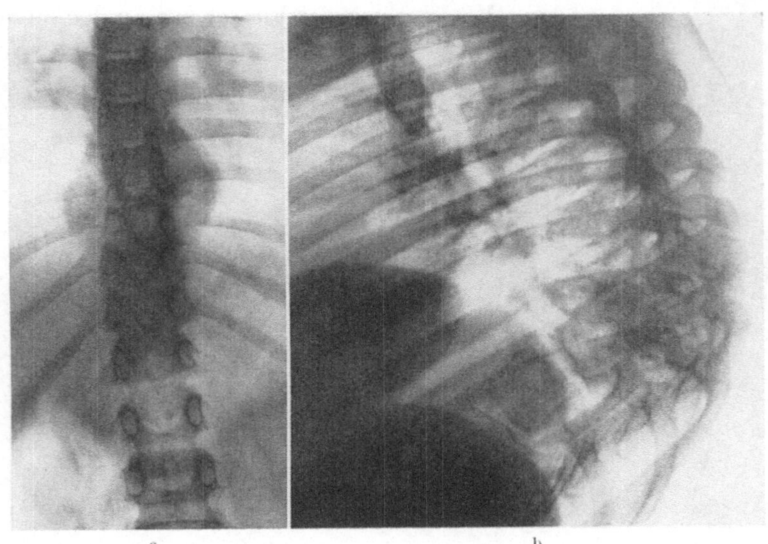

Abb. 29a u. b. *Spondylitis tuberculosa* des 9. und 10. Brustwirbels, 8jährig, ♂. a Der 9. Brustwirbel ist weitgehend
zerstört. Typische Absceßspindel. Leichte Skoliose. b (Profilbild desselben Falles 7 Jahre später.) Ausgedehnte
Zerstörung der unteren Brustwirbelsäule. Absceßverkalkungen. Rechtwinkliger Gibbus. Klinisch: Querschnitt-
syndrom durch spezifische Granulationen. Exitus letalis

in den Fortsätzen. In der Halswirbelsäule erkranken Bogen und Fortsätze
etwas öfter als in den übrigen Abschnitten, aber immer noch weit seltener als
der Wirbelkörper. Der Herd liegt meistens ventral, deckplattennahe. Häufig sind
zwei benachbarte Wirbel in gleicher Weise betroffen, so daß der Eindruck eines
einzigen, durch die Bandscheibe in 2 Hälften geteilten kugeligen Herdes entsteht.
Die Ursache dieses merkwürdigen Verhaltens liegt wohl in der Gefäßversorgung,
die noch der ursprünglichen metameren Gliederung entspricht. Kastert spricht
von „Schwerpunkten" bei der Streuung, in denen die Krankheit dank der massiven
Invasion der Erreger zum Ausbruch kommt, während die Bakterien in den
Randzonen ohne sichtbare gewebliche Reaktion liegenbleiben. Eine primäre
Absiedlung in der Zwischenwirbelscheibe ist zwar theoretisch nicht ausgeschlossen, da ja der wachsende Knorpel Gefäße enthält; praktisch dürfte diese Möglichkeit jedoch nur selten in Betracht kommen. Multiple Absiedlungen (aus derselben
hämatogenen Streuung), d. h. Herde, die durch mindestens 2 gesunde Wirbel
getrennt sind, manifestieren sich häufig zu verschiedenen Zeitpunkten, wobei
kranial gelegene Herde sich früher „stellen" als caudale. Exsudative Prozesse
überwiegen im frühen Kindesalter.

Die Zwischenwirbelscheibe wird im Gegensatz zu bösartigen Tumoren
frühzeitig eingeschmolzen. Sobald der Nucleus pulposus erreicht ist, kollabiert
der Zwischenwirbelraum. Der Eiter drängt das Lig. longitudinale ant., das nur

locker mit der Bandscheibe verbunden ist, nach außen. So entsteht der *prä-
vertebrale bzw. paravertebrale Absceß*, der den Herd beidseitig spindelförmig umgibt. Erfolgt die weitere Einschmelzung in ventro-dorsaler Richtung, oder
findet die primäre Absiedlung mehr in den dorsalen Abschnitten des Wirbelkörpers statt, so entwickelt sich frühzeitig ein *prämedullärer Absceß*, der bei Vergrößerung das Rückenmark
oder die Cauda equina bedroht. Prävertebraler und
prämedullärer Absceß können miteinander in Verbindung
stehen. Mit zunehmender Eitermenge werden unter dem

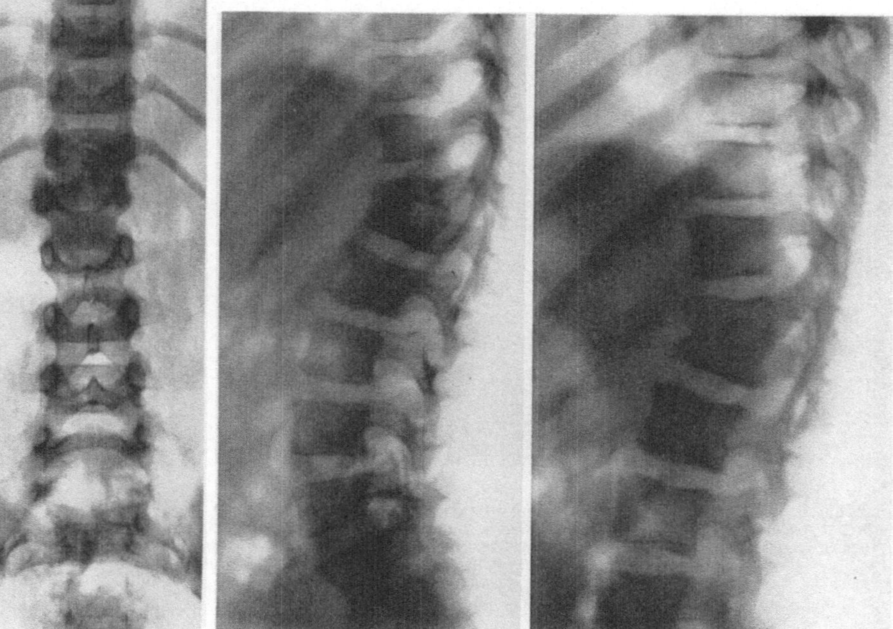

Abb. 30a—c. *Spondylitis tuberculosa* des 12. Brust- und 1. Lendenwirbels, 6jährig, ♂. a Großer zentraler Zer-
störungsherd im 12. Brust- und 1. Lendenwirbel. Der 1. Lendenwirbel ist etwas nach rechts verschoben. Leichte
Lendenskoliose. b (Profilbild.) Die Reste der Wirbelkörper sind ineinander gestaucht. Größerer gutabgegrenzter
dorsaler Herd. Mäßiger Gibbus. Tuberculosis superficialis vertebrae Th$_{11}$ und L$_2$. Vertiefte Lendenlordose.
c (5 Jahre später.) Ausheilung mit solider Blockbildung. Die Lordose der LWS hat abgenommen

Einfluß der Schwerkraft viele Abscesse zu *Senkungsabscessen*. Die Senkung
braucht nicht unbedingt in caudaler Richtung zu erfolgen. Wenn das Kind
bettlägerig ist, kann der Eiter auch kranialwärts aufsteigen. Der Senkungsabsceß benutzt die vorgebildeten Bindegewebsräume.

Dem Prävertebralabsceß der Brustwirbelsäule entspricht der *Retropharyngealabsceß* der Halswirbelsäule. Senkungsabscesse bei Erkrankung der oberen Halswirbelsäule begleiten den Sternocleidomastoideus an seiner Hinterseite und
erscheinen manchmal in der oberen Schlüsselbeingrube. Andere dringen in
das hintere Mediastinum ein. Sie nehmen dann die gleiche Richtung wie die
von der Brustwirbelsäule ausgehenden Abscesse. Das Zwerchfell ist kein un-
überwindliches Hindernis. Die Senkungsabscesse folgen entweder den großen
Gefäßen (Aorta, V. cava) oder der Speiseröhre, um sich im Retroperitonealraum
in gleicher Weise wie die Abscesse der Brustwirbelsäule auszubreiten. Diese
behalten zunächst ihre Lage unterhalb des vorderen Längsbandes. In Höhe der

Ursprungssehnen des Iliopsoas jedoch, die, das Lig. longitudinale durchbrechend, unmittelbar von den Vorderflächen der Wirbelkörper entspringen, wechseln sie leicht die Richtung und begleiten nunmehr (ein- oder doppelseitig) den Muskel. Zwischen der Eigenfascie des Iliopsoas und dem Muskelfleisch gelegen, erreichen sie die Lacuna musculorum. Auch die Abscesse der Lendenwirbelsäule finden gewöhnlich Anschluß an den Iliopsoas. Damit ist ihr Weg in der Regel beendet. Nur in Ausnahmefällen wandern sie weiter. Sie verhalten sich dann wie die coxitischen Abscesse, sinken entlang der Vasa femoralia bis in die Kniekehle herab oder umgehen den Schenkelhals, um nach hinten, etwa in der Gesäßfalte, durchzubrechen. Senkungsabscesse, die von Herden in den Wirbelbögen und -fortsätzen ihren Ausgang nehmen, sacken nach dorsal ab. Ihr Durchbruch erfolgt mit Vorliebe im Trigonum *Petiti*. Perforationen in die Lunge oder Bauchhöhle sind selten.

Viele unserer kleinen Patienten klagen anfangs nicht über Wirbelsäulenbeschwerden, sondern je nach Lokalisation der Herde über *Brust- oder Bauchschmerzen*, hervorgerufen durch eine Irritation der benachbarten Nervenwurzeln. Da diese Symptome oft verkannt werden, bleibt der Prozeß nicht selten bis zum Auftreten eines Gibbus verborgen. Diagnostisch wichtig ist, daß die Schmerzen auch bei Bettruhe nicht ganz aufhören. Manche Kinder schreien bei unwillkürlich während des Schlafes ausgeführten Bewegungen laut auf. Beim Sitzen stützen sie den Rumpf mit den Armen ab oder halten — zur Entlastung der erkrankten Halswirbelsäule — den Kopf mit den Händen.

Die *klinischen Zeichen* sind keineswegs immer lehrbuchmäßig-eindeutig. Ein mehr oder weniger umschriebener Druck- oder Klopfschmerz ist zwar meist vorhanden, kann aber auch einmal fehlen. Leichtes Rütteln an den Dornfortsätzen oder Drehbewegungen führen eher zum Erfolg. Auch der Stauchschmerz, durch eine kurze, nicht zu starke Achsenkompression von den Schultern oder vom Kopf ausgelöst, ist nicht regelmäßig nachweisbar. Alle diese Zeichen hängen von der Ausdehnung des Herdes ab. Bei jeder derartigen Untersuchung sollte man daran denken, daß der kranke Wirbelkörper, durch die tuberkulösen Veränderungen in seinem Innern geschwächt, unter unseren Manipulationen zusammenbrechen kann. Das wichtigste Symptom ist die *Bewegungseinschränkung*. Sie entspricht der défense musculaire bei der Peritonitis oder dem Lumbalspasmus bei der akuten Lumbago und beruht wie diese auf einem visceromotorischen Reflex. Bei lumbaler Lokalisation wird gewöhnlich außer der Lendenwirbelsäule auch die untere Brustwirbelsäule steifgehalten.

Bei nicht zu fetten Kindern ist die Lendenwirbelsäule unmittelbar vom Bauch her der Palpation zugänglich. Ein Senkungsabsceß liegt als mehr oder weniger gut abgrenzbarer, nicht druckempfindlicher Tumor der Beckenschaufel auf. Die entzündliche Reizung des Psoas führt zur *Psoaskontraktur*, die oft das erste Zeichen einer Abscedierung darstellt. Anfangs ist nur die Überstreckung eines Hüftgelenkes eingeschränkt. In ausgeprägten Fällen besteht eine leichte Beugekontraktur, die auch das Gangbild beeinträchtigt. Wenn Wirbelsäulensymptome fehlen, kann zunächst eine Coxitis vorgetäuscht werden. Die Steifhaltung der Wirbelsäule wird oft besonders deutlich, wenn wir das Kind auffordern, einen Gegenstand vom Boden aufzuheben. Da die aktive Wiederaufrichtung des Rumpfes Schmerzen verursacht, hantelt es sich an den Oberschenkeln empor.

Bei Verdacht auf eine spezifische Erkrankung muß die ganze Wirbelsäule in mindestens 2 Ebenen geröntgt werden. Ein negativer Befund schließt die Diagnose Spondylitis nicht aus. *Röntgenologische Veränderungen* sind meist nicht vor 1 Jahr nach der Absiedlung zu erwarten. Der erste Hinweis ist in der Regel die Erniedrigung eines Zwischenwirbelraumes. Maßgebend ist die Profilaufnahme.

Ein Absceß-Schatten ist dagegen, solange der Absceß unverkalkt ist, im Bereich der Brust- und Lendenwirbelsäule nur auf der a. p.-Aufnahme zu sehen. Er umgibt im Dorsalabschnitt den Herd auf beiden Seiten in Form einer Spindel. Obwohl es sich um Weichteile handelt, genügt doch der Unterschied in

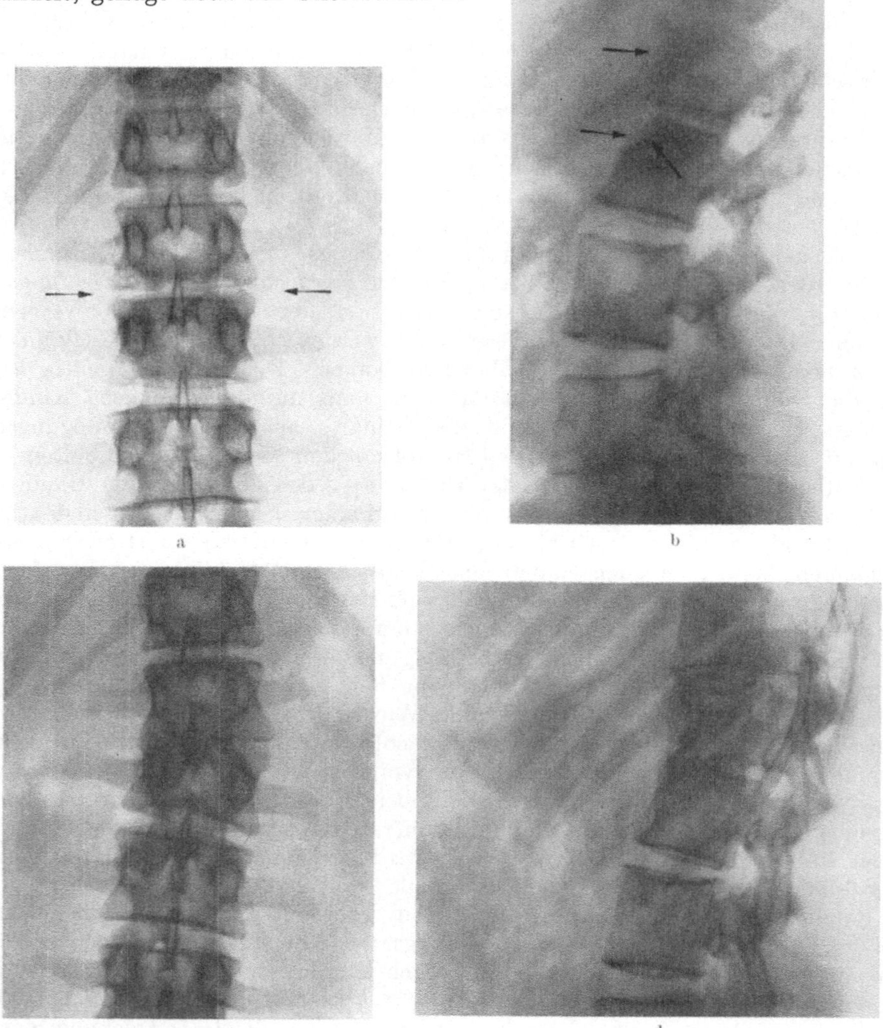

Abb. 31a—d. *Spondylitis tuberculosa* des 1. und 2. Lendenwirbels, 19jährig, ♀. a Der Zwischenwirbelraum zwischen L_1 und L_2 ist erniedrigt. Unregelmäßige Kontur der oberen Deckplatte von L_2. b (Profilbild.) Großer Defekt an der Vorderwand von L_1. Auch die benachbarte Oberkante von L_2 ist eingeschmolzen. Beide Defekte sind durch eine etwas sklerosierte Zone von der gesunden Spongiosa abgegrenzt. c 7 Jahre später. Ausheilung durch Blockbildung. Defekte geglättet. Mäßige Skoliose. d (Profilbild.) Ein dorsaler Rest der Bandscheibe ist erhalten. Geringer Gibbus. Angedeutete supra- und infragibbäre Lordose

der Dichte zwischen Absceß und lufthaltigem Lungengewebe, um den Paravertebralschatten deutlich hervortreten zu lassen. Der Retropharyngealabsceß führt (in der Profilaufnahme) zu einer Verbreiterung des Bindegewebsraumes vor der Halswirbelsäule. Der Weichteilschatten ist normalerweise nie stärker als $^1/_2$ cm, kann aber bei Anwesenheit eines Abscesses das Mehrfache dieses Betrages erreichen.

Senkungsabscesse im Bereich der Lendenwirbelsäule sind als Verbreiterung des Psoasschattens erkennbar. Man muß daher bei der a. p.-Aufnahme der Lendenwirbelsäule das Filmformat groß genug wählen, um den Psoasschatten ganz zur Darstellung zu bringen. Die Dichtigkeitsunterschiede ergeben sich hier durch das den Psoas einhüllende Lagerfett, das strahlendurchlässiger ist als der Absceß. Lendenwirbelherde verursachen häufig infolge eines paravertebralen Ödems frühzeitig eine Verbreiterung des Psoasschattens. Verkreidet der Absceßinhalt, oder verkalkt seine Kapsel, so wird der Schatten wesentlich intensiver. Die Verkalkung gehört jedoch dem Ausheilungsstadium an.

Die im Kindesalter so häufigen exsudativen Prozesse sind gelegentlich einmal an einem dunkleren Streifen innerhalb des Wirbelkörpers zu erkennen. Ab und zu erscheint auch ein Wirbel in toto schattendichter als die nach oben und unten folgenden. Im allgemeinen bleiben die knöchernen Veränderungen bis zur beginnenden formalen Destruktion verborgen. Daran ändern auch tomographische Bilder nur wenig. Konglomerattuberkel dagegen, die den Knochen an umschriebener Stelle abbauen, verraten sich bei geeigneter Schichtdicke unter Umständen bedeutend früher als auf Normalaufnahmen. Ein osteolytischer Spongiosaherd von Erbsengröße dürfte dabei die untere Grenze des röntgenologisch Erfaßbaren darstellen.

Der tuberkulöse *Gibbus* entwickelt sich auch bei bettlägerigen Kindern. Er stellt — je nach Ausdehnung der Zerstörung — einen mehr oder minder scharfen Knick des Rückenprofils dar. Die Dornfortsätze der destruierten Wirbel springen knopfartig vor. Die Veränderung ist schon zu tasten, bevor sie zu sehen ist. Da der Pottsche Buckel den Schwerpunkt des Körpers weiter nach vorn verschiebt, entsteht durch aktive Muskeltätigkeit eine supra- und infragibbäre Lordose, die die Verlagerung statisch kompensiert. Die physiologischen Krümmungen der Wirbelsäule verschwinden. Bei tiefsitzendem Lendengibbus erfolgt eine zwangsläufige Beckenkippung nach hinten. Solche Kinder stehen mit gebeugten Hüft- und Kniegelenken. Das Becken nimmt in diesen Fällen im Laufe vieler Jahre unter den veränderten Muskelspannungen allmählich Trichterform an. Die allen Trichterbecken gemeinsame Verengung des Beckenausgangs kann bei Mädchen später Anlaß zu Geburtsschwierigkeiten geben. Nennenswerte skoliotische Verkrümmungen kommen nicht vor. Torsionen fehlen immer. Spitzwinklige Gibbi bedingen eine erhebliche Verlagerung der Organe, die durch die Verkleinerung der Vitalkapazität der Lunge, der Abknickung der großen Gefäße und der Dislokation des Herzens die Leistungsfähigkeit und unter Umständen auch die Lebenserwartung herabsetzt.

Erstaunlich bleibt zunächst, daß selbst schwerste Pottsche Buckel, bei denen die obere Brustwirbelsäule sich in Beckennähe befindet, nur sehr selten *Beeinträchtigungen des Rückenmarkes* verursachen. Die Wirbelzerstörung führt jedoch meist gleichzeitig zu einer ansehnlichen Verkürzung des Achsenskelets und damit zu einer Entlastung des Markes bei Erhaltung des knöchernen Wirbelkanales. Dagegen können gelegentlich hintere keilförmige Überbleibsel eines Wirbelkörpers nach Einschmelzung der benachbarten Bandscheiben dorsalwärts subluxieren und das Rückenmark bedrängen. Die große Mehrzahl aller Querschnittssyndrome verdankt ihre Entstehung in der Frühzeit dem Druck eines prämedullären Abscesses, späterhin dem aus dem Wirbelherd in den Vertebralkanal vorwuchernden (verkäsenden) Granulationsgewebe. Die Unterscheidung zwischen *Früh- und Spätlähmung* ist wegen der erheblich schlechteren Prognose der Spätlähmungen berechtigt.

Nach großen Statistiken gehen bis zu 40% aller Spondylitiden mit Erscheinungen von seiten des Nervensystems einher. Querschnittssyndrome sind am häufigsten bei Herden in der Brustwirbelsäule. Sie beginnen gewöhnlich mit schmerzhaften Muskelzuckungen oder leicht spastischen Gangstörungen, denen sich die spastische Lähmung anschließen kann. Nicht so selten bilden sich die Veränderungen aber auch von selbst wieder zurück, besonders wenn die Kinder umhergehen und der Absceß Gelegenheit hat abzusacken. Die neurologischen Symptome hängen im übrigen von der Höhe des mechanischen Hindernisses ab. Blasen-Mastdarmstörungen sind oft vorhanden. Die durch den Verlust des Gefühls hervorgerufenen Decubitalgeschwüre können die Pflege sehr erschweren.

Kommt es nach hinlänglicher Spongiosadestruktion unter der Belastung oder auch allein durch den Muskeltonus zu einer pathologischen Kompressionsfraktur, so schieben sich die hinten noch durch die kleinen Gelenke verbundenen Wirbel ineinander. Am Ende bleiben oft nur noch schmale dorsale Reste übrig. Manchmal werden einzelne Wirbelkörper ganz resorbiert. Sind mehrere ineinander folgende Brustwirbel zerstört — bei Kindern ein relativ häufiges Vorkommnis —, so laufen die Rippen strahlenförmig auf den Herd zu. Die Röntgenbilder erinnern bei einiger Phantasie an ein Spinnennetz. Da die Wirbelbögen, -fortsätze und Rippen erhalten bleiben, orientiert man sich an den Rippen oder Bogenwurzelovalen.

Nahezu 5% der Spondylitiden der Münchner Orthopädischen Klinik zeigten eine sog. *Tuberculosis superficialis vertebrae*, die entgegen der Meinung SCHERBS auch bei Kindern vorkommt (HOHMANN). Es handelt sich um Oberflächenusuren, wie wir sie von der Caries sicca des Schultergelenkes der Erwachsenen her kennen. Sie entstehen durch eine Kontaktinfektion von der kranken Pleura aus, durch den Senkungsabsceß oder durch abscedierende Lymphknoten. Der Prozeß kann von der Oberfläche nach der Tiefe zu fortschreiten. Nur dann sind Zusammenbrüche der Wirbelkörper denkbar.

Die Reparation führt bei Kindern oft, bei Erwachsenen selten zu einem soliden *Wirbelblock*. Die Bandscheiben, die sich der Heilung am längsten widersetzen, verschwinden innerhalb des Blockes. Die Verschmelzung der Wirbel ist mitunter so vollendet, daß es ohne Kenntnis der Vorgeschichte manchmal ungewiß bleibt, ob nicht eine Entwicklungsstörung vorliegt. Das gilt besonders für die Halswirbelsäule, wo angeborene Blockbildungen häufiger vorkommen. In den ersten Jahren weisen gelegentlich kleine Sequester auf die Entstehung hin. Osteophytäre Bildungen erreichen durchweg nur eine bescheidende Größe. Im Zweifelsfalle wird man sich der Tomographie bedienen, um Bandscheiben- und Deckplattenreste darzustellen. Auch die Unterscheidung zwischen gesund und krank ist bei ausgedehnten Wirbelzerstörungen (im Ausheilungsstadium) oft nur durch Schichtaufnahmen möglich, namentlich wenn Absceßverkalkungen die Normalbilder unlesbar machen. Profilaufnahmen sind dabei meist aufschlußreicher als solche im a. p.-Strahlengang.

Die *Differentialdiagnose* hat sich mit allen Krankheiten zu beschäftigen, die im Kindesalter zu Rückenschmerzen führen. *Statische Rückenschmerzen* bei schlechter Haltung, Skoliosen und Kyphosen sind beim Kind — im Gegensatz zum Erwachsenen — nicht häufig. Schmerzen finden sich vor allem bei Stubenhockern und bei schnell wachsenden Kindern. Die Druckempfindlichkeit erstreckt sich meist auf eine ganze Reihe von Wirbeldornen (Muskelursprungs- oder Ansatzschmerzen). Ein Stauchschmerz fehlt. Die Wirbelsäule ist frei beweglich.

Die Bewegungseinschränkung bei der *Scheuermann*schen Krankheit ist auf die Kyphose begrenzt, die mit einem Gibbus kaum verwechselt werden kann. Das Röntgenbild zeigt in solchen Fällen die charakteristischen Veränderungen der juvenilen Kyphose. BKS und Blutbild sind normal. Die Tuberkulinreaktion wird häufig negativ sein.

Sehr viel schwieriger ist die Entscheidung bei *unspezifischen Spondylitiden*, namentlich wenn die Kinder eine Tuberkulose-Schutzimpfung erhalten haben oder der Tuberkulin-Test durch einen Primärkomplex positiv wurde. Unspezifische Spondylitiden treten im Anschluß an alle möglichen Infektionen auf, am häufigsten nach *Typhus*. Die Anamnese hat daher große Bedeutung. Die klinischen und röntgenologischen Zeichen brauchen sich von denen einer tuberkulösen Wirbelerkrankung nicht zu unterscheiden. Abscesse und Senkungsabscesse sind allerdings seltener. Dünnflüssiger, grünlicher Eiter, der Knochensand enthält, spricht für Tuberkulose. Die mikroskopische Untersuchung mit Spezialfärbungen, Agglutinationstiter, Kultur und Tierversuch dürften meistens zu einer Diagnose führen. Bei älteren Kindern spricht eine relative Lymphocytose für einen spezifischen Prozeß. Eine hohe BKS ist bei exsudativen (tuberkulösen) Entzündungen nicht so selten. Wo zunächst Unklarheiten bestehenbleiben, bringt der weitere Verlauf die Entscheidung. Serienweise Einschmelzung von Wirbeln kommt bei unspezifischen Spondylitiden mit Ausnahme der *Osteomyelitis*, die aber durch das hohe Fieber zu Anfang der Erkrankung nicht übersehen werden kann, nicht vor. Die Knochen- und Gelenk-Tuberkulose ist immer eine primär-chronische Krankheit. Abendliche Temperatursteigerungen (die keineswegs zu den regelmäßigen Begleiterscheinungen gehören), halten sich in mäßigen Grenzen. Osteomyelitiden gehen auch an der Wirbelsäule mit Sklerosierungen und stärkerer Osteophytenbildung einher. Die Leukocytose übersteigt bei weitem die bescheidene Zunahme bei der Tuberkulose. Sie betrifft fast ausschließlich die Neutrophilen.

Unspezifische Spondylitiden heilen gewöhnlich innerhalb eines Jahres. Eine Operation ist niemals notwendig.

Wirbeltumoren unterscheiden sich durch das lange Erhaltenbleiben der Bandscheiben, während bei der Spondylitis die Einschmelzung der Zwischenwirbelknorpel zu den Frühzeichen gehört. Die Tuberkulose beschränkt ihr Zerstörungswerk im allgemeinen auf den Wirbelkörper und läßt den Wirbelbogen und die Fortsätze intakt — falls es sich nicht um eine primäre Erkrankung dieser Partien handelt. *Sarkome* oder Sarkommetastasen dringen dagegen auch in diese Teile ein. Veränderungen der Bogenwurzelovale sind daher differentialdiagnostisch von großer Bedeutung. Die Ovale werden kleiner, unschärfer; die Distanz zwischen rechtem und linkem Oval vergrößert sich. Brechen die Tumormassen in das Mediastinum durch, so können abseßähnliche Bilder entstehen, die jedoch die regelmäßige Spindelform vermissen lassen. Meist ist der Paravertebralschatten nur einseitig. Alle Sarkome neigen zur Metastasierung in die Wirbelsäule. Nach hinlänglicher Spongiosazerstörung kommt es auch hier zur pathologischen Fraktur, die äußerlich, da sich der Zusammenbruch meist nur auf einen oder wenige Wirbel erstreckt, zu einem milden Gibbus führt.

Traumatische Frakturen geben in späteren Jahren gelegentlich Anlaß zu differentialdiagnostischen Erwägungen. Schichtbilder sowie das Fehlen verkalkter Abscesse werden meist die Zweifel beseitigen. Der Gibbus hält sich in mäßigen Grenzen. Ein großer Bluterguß kann bei frischen Frakturen einen Paravertebralabsceß imitieren.

Die *Prognose* hängt in hohem Maße von der Behandlung ab. Bei mangelhafter oder ungenügend langer Ruhigstellung können Spondylitiden viele Jahre dauern. Kompressionserscheinungen von seiten des Rückenmarkes, wiederholte Streuungen mit Miliartuberkulose und Meningitis, Fisteleiterungen mit Sekundärinfektion und Amyloidose, örtliche Spätrezidive sind in nicht wenigen Fällen Ursachen schweren Siechtums und eines schließlich letalen Ausgangs. Auch der Allgemeinzustand und die Abwehrlage sind zu berücksichtigen. Die Prognose ist darum immer mit einiger Vorsicht zu stellen.

Die *Mindestdauer einer Spondylitis* beträgt $3^1/_2$—4 Jahre bei korrekter konservativer Behandlung. Wird die dazu erforderliche ununterbrochene Ruhigstellung nicht sorgfältig genug beachtet, so kann die Krankheit sich über einen wesentlich längeren Zeitraum erstrecken. Lokale Rezidive können dabei jederzeit auftreten und führen fast immer zu einer Verschlimmerung des Prozesses. Senkungsabscesse verschleppen die Infektion zuweilen in tiefer gelegene Wirbelsäulenabschnitte.

Therapie: Schon eine leichte Extension vermag die Schmerzen bei einer Spondylitis augenblicklich zu mildern (was differential-diagnostisch beachtenswert ist). Gleiches erreicht man durch eine mäßige Lordosierung. Man wird

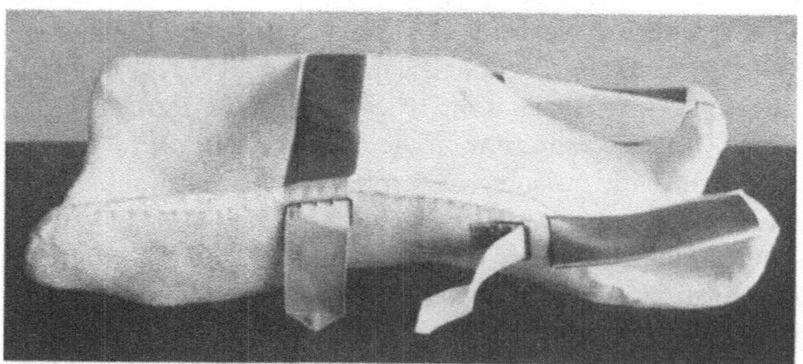

Abb. 32. Liegeschale zur Behandlung der Spondylitis tuberculosa

diese Erfahrung therapeutisch nutzen und die Gipsliegeschale in milder Reklination abgießen. Sitzt der Herd oberhalb des 5. Brustwirbel, so muß die Schale einen Kopfteil erhalten; bei einer lumbalen Erkrankung sind Oberschenkelteile notwendig. Damit die Kinder ihre Lage nicht verändern, werden Kopf, Brust, Bauch und Oberschenkel durch Quergurte mit Schnallen fixiert. Die gleichzeitige Anfertigung einer dorsalen und einer Bauchliegeschale erleichtert die Pflege und bietet den Kindern ein wenig Abwechslung in der langen Liegezeit. Die Haut wird täglich mit Franzbranntwein gepflegt. Ist bereits ein Gibbus entstanden, so sollte man versuchen, ihn durch ein *v. Fink*sches Wattekreuz allmählich abzuflachen. Das Wattekreuz wird von Zeit zu Zeit erhöht.

Die französische Schule bevorzugt an Stelle der *Lorenz*schen Gipsliegeschale das hartgepolsterte fahrbare Bett von Berck, auf dem die Kinder, durch ein Mieder festgehalten, ruhen. Von einem Esel gezogen, werden die Kinder so den verschiedenen Klimafaktoren der Kanalküste ausgesetzt. Auch Rollier in Leysin verzichtet zugunsten des Bettes auf die Liegeschale.

Die Behandlung kann, günstige Verhältnisse vorausgesetzt, auch zu Hause fortgesetzt werden, wenn eine entsprechende ärztliche Überwachung gesichert ist. Besondere Sorgfalt ist der rechtzeitigen Entdeckung eines Senkungsabscesses zu widmen. Es gelingt fast immer, dem Durchbruch durch die Haut durch die Punktion zuvorzukommen. Man sollte nicht warten, bis der Absceß die Lacuna musculorum erreicht hat, die Haut sich livide verfärbt und papierdünn wird, sondern eingreifen, sobald die fluktuierende Geschwulst über der Beckenschaufel palpabel geworden ist.

Um zu verhüten, daß der Eiter im Anschluß an die Punktion nachdrängt und eine Fistel entsteht, sticht man die lange, nicht zu dünne, kurzabgeschliffene Nadel in gehöriger Entfernung vom Absceß in die gesunde Haut ein und führt sie schubweise, dabei jedesmal etwas tiefer gehend, gegen das Absceßzentrum vor. Der mehrfach gebrochene Punktionskanal verhindert das Nachsickern des Eiters. Aspiriert man nicht gleich Eiter, obwohl die Nadel richtig liegt, so ist der Eiter vermutlich zu dickflüssig. Die Injektion von einigen Kubikzentimetern einer 10%igen Jodoformglycerinlösung oder ähnlicher umstimmender Substanzen führt in wenigen Tagen durch Verflüssigung des Eiters zum Ziel. Der Absceß ist nicht selten gekammert. In solchen Fällen genügt ein leichtes Vor- oder Zurückschieben der Nadel, um Eiter zu erhalten. Bevor die Kanüle herausgezogen wird, injiziert man noch 1 cm³ Streptomycin oder entsprechende Mengen von INH- bzw. PAS-Lösung. Vielfach läßt sich der Absceß mit wenigen Punktionen zum Austrocknen bringen, in anderen Fällen darf man sich nicht scheuen, so oft wie erforderlich zu punktieren, unter Umständen täglich oder gar mehrfach täglich, um den Absceß unter Kontrolle zu halten. Die injizierten Tuberculostatica-Mengen dürfen die erlaubten Dosen nicht überschreiten. Läßt die Eiterproduktion nicht in einigen Wochen sichtlich nach, darf man nahezu sicher sein, daß gegen die Forderung der absoluten Ruhigstellung des Herdes gesündigt wurde. Im allgemeinen wird der charakteristische dünnflüssige grünliche Eiter bald dickflüssiger, schleimig-eitrig, schließlich durch Beimengung von Blutfarbstoff schokoladefarben. Dann ist das Ende des Abscesses gewöhnlich nicht mehr weit.

Die *operative Herdausräumung* kommt im Kleinkindesalter kaum jemals in Frage. Es handelt sich hier vorzugsweise um exsudative Prozesse, die meist den ganzen Wirbel oder sogar mehrere zerstören. Der große Defekt muß mit einer Knochenplombe ausgefüllt werden. Mit der Größe des Transplantates wächst jedoch auch das Risiko, ob der verpflanzte Knochen einheilt oder nicht vielmehr sequestriert wird. In den meisten Fällen dürfte der Eingriff an sich zu gewagt erscheinen. Bei Kindern im Schulalter wird man dagegen öfter zur Operation raten, wenn der Herd sich, wie meist, auf zwei benachbarte Wirbel beschränkt. Der positiven Einstellung zur Operation kommt zugute, daß der Allgemeinzustand bei der Knochen- und Gelenktuberkulose im Gegensatz zur Erkrankung parenchymatöser Organe gewöhnlich lange Zeit gut bleibt. Voraussetzung zum Eingriff ist die Sicherstellung des Herdes und seiner Ausdehnung durch Schichtaufnahmen. Man braucht nicht unbedingt die röntgenologische Abgrenzung abzuwarten. Auch wenn die Operation nicht vollständig unter Leitung des Auges erfolgt, erkennt man doch an der Festigkeit des Knochens, ob man im kranken oder gesunden Gewebe arbeitet. Nach Ausräumung des Herdes wird auch der Absceß entleert. Der Knochenplombe setzen wir Streptomycin oder INH zu. Die Wunde wird in mehreren Schichten eng verschlossen. Der Zugang erfolgt an der Brustwirbelsäule durch eine Costotransversektomie nach HEIDENHAIN-MÉNARD, im Lendenabschnitt durch eine Lumbotransversotomie oder von einem lateralen Schnitt aus unter Beiseiteschieben des Bauchfells. Die beiden untersten Lendenwirbel erreicht man von ventral her transperitoneal. Halswirbelsäulenherde werden konservativ behandelt. Nach dem Eingriff werden die Kinder wieder in ihre Gipsschale gelegt.

Die Frage des Aufstehens richtet sich nach derselben Regel wie für die konservative Behandlung: Die Schmerzen müssen seit langer Zeit aufgehört haben. BKS und Blutbild sollen seit mindestens $^1/_4$ Jahr normal sein. Das Röntgenbild (evtl. Schichtaufnahmen) darf keinerlei Anhalt mehr für einen noch floriden tuberkulösen Prozeß bieten, d. h. die Konturen und Strukturen müssen klar und scharf gezeichnet sein; der Kalksalzgehalt soll in etwa der Norm entsprechen. Sequester sind allein kein Grund, das Aufstehen noch weiter hinauszuzögern. Alle Kinder, ob operiert oder nicht, erhalten noch für mindestens 1 Jahr ein Spondylitiskorsett, um den Herd weiter ruhigzustellen und etwas zu entlasten.

Die Operation darf nicht einseitig als Mittel, die Krankheitsdauer abzukürzen, betrachtet werden. Es handelt sich in erster Linie darum, die Kinder von einem gefährlichen, unter Umständen zu unabsehbaren Komplikationen führenden Krankheitsherd zu befreien. Die Abkürzung der Liegezeit ist im Kindesalter zweitrangig. Viele der nach Herdausräumung beobachteten Rezidive dürften mit einer zu frühen Wiederbelastung zusammenhängen. Nach Knochentransplantation zur Defektausfüllung ist ohnehin eine postoperative Liegezeit von mindestens 4 Monaten angezeigt, damit der Knochen einheilen kann. Die solide Blockbildung benötigt meist noch einige Monate mehr.

Fusionsoperationen, d. h. Spanverriegelung der Dornfortsätze oder Serienarthrodesen der kleinen Wirbelgelenke mit dem Ziel einer weitgehenden permanenten Ruhigstellung des erkrankten Bezirks, kommen bei Kindern nicht in Frage. Entweder wird das Wachstum unnötig behindert, oder — was das häufigere sein dürfte — der Span bricht.

b) Die Tuberkulose der Kreuzdarmbeingelenke.

Die Kreuz-Darmbeingelenke sind im Kindesalter selten befallen. Die meist nicht genau lokalisierbaren Schmerzen sind am stärksten bei Belastung. Lokale Schwellungen fehlen. (Retroperitoneale) Fisteln kommen kaum vor.

Klinisch läßt sich häufig eine umschriebene Druckempfindlichkeit über der caudalen Hälfte des Kreuz-Darmbeingelenkes feststellen. Lokale Schwellungen fehlen. Die seitliche Beckenkompression ist schmerzhaft. Die Dehnungs- und Zerrungszeichen sind positiv.

Dazu gehört die einseitige maximale Überstreckung des Hüftgelenkes in Bauchlage, wobei die eine Hand des Arztes das Becken fixiert, und der sog. Froschversuch. Auch dabei liegt das Kind auf dem Bauch. Das krankseitige Bein wird — bei gleichzeitiger Fixierung des Beckens — rechtwinklig abgespreizt. Ober- und Unterschenkel liegen der Tischplatte an. Der Arzt umfaßt nunmehr das flektierte Knie und zieht es rückwärts. Man kann die Prüfung auch in Rückenlage vornehmen. Die krankseitige Beckenhälfte muß die Tischplatte etwas überragen. Das gesundseitige Bein wird in Hüfte und Knie maximal gebeugt und in dieser Stellung festgehalten. Gleichzeitig überstreckt man die vom Tisch herabhängende Extremität im Hüftgelenk. Alle Versuche dürfen nur dann als positiv gewertet werden, wenn sich der Schmerz auf die als krank vermutete Kreuzfuge beschränkt.

Im *Röntgenbild* sieht man zunächst eine einseitige Erweiterung der Kreuzfuge mit perifokaler Atrophie und Strukturunschärfe. Die Verbreiterung betrifft fast immer die caudale Hälfte. Sequesterbildung kommt nur ausnahmsweise vor. Die Heilung geht mit einer Verengung des Iliosacralgelenkes einher.

Die *Therapie* besteht in der operativen Beseitigung des Herdes. Anschließend wird das Kind in eine dorsale Gipsliegeschale mit Beinteil gelegt. Ein Coxitisgips erfüllt denselben Zweck. Bei jüngeren Kindern wird man eine konservative Behandlung vorziehen.

c) Die Coxitis tuberculosa.

Die Coxitis ist nach der Spondylitis die zweithäufigste Manifestation der Knochen- und Gelenktuberkulose. Die bevorzugte Altersstufe ist auch hier die frühe Kindheit zwischen dem 2. und 5. Lebensjahr. Knaben und Mädchen sind etwa gleich oft betroffen. Die Coxitis ist fast immer einseitig. Zwischen hämatogener Aussaat und den ersten klinischen Symptomen vergeht meist $^1/_2$ Jahr und mehr, bis zu den ersten röntgenologischen Zeichen oft 1 Jahr.

Die Kinder klagen über Schmerzen in der Leistengegend und hinken besonders am Abend, wenn sie müde sind. Der Schmerz kann in den Oberschenkel oder das Kniegelenk ausstrahlen. In einer kleinen Zahl von Fällen schmerzt nur das Knie. Die Schmerzen sind am stärksten bei Belastung, hören aber auch in Ruhe nicht vollständig auf. Das Hinken nimmt zu. Die Kinder spielen nicht mehr und weigern sich zu gehen.

Die Inspektion ergibt im Bereich der Hüfte nichts Auffälliges. Zwei Wochen nach Beginn der Beschwerden ist jedoch meist schon eine Oberschenkelatrophie zu sehen und durch Messung zu objektivieren. Da die Atrophie sich auf die Muskulatur beschränkt, ist sie um so deutlicher, je muskelkräftiger die Kinder sind. Die Umfangsmaße der Beine differieren schon physiologischerweise. Sie betragen bei Rechtshändern gewöhnlich rechts $^1/_2$—1 cm mehr als links wenig-

stens bei älteren Kindern. Seitengleichheit kann daher unter Umständen schon
eine leichte rechtsseitige Atrophie bedeuten. Die Atrophie wird von einer Abnahme des Muskeltonus begleitet. Sie ist am deutlichsten bei vergleichender
Palpation der Gesäßmuskeln, Leistendrüsenschwellungen fehlen oft.

Die vordere, weniger die hintere Hüftgelenk-Kapsel ist häufig druckempfindlich. Beklopfen des Trochanters, Stauchung von der Ferse aus und passive
Bewegungen verursachen Schmerzen.

Die Hüfte ist am Anfang bis auf eine Einschränkung der Überstreckung frei
beweglich. Zur Untersuchung bringt man die Kinder in Bauchlage. Die eine
Hand des Arztes hält das Becken, die andere zieht den rechtwinklig gebeugten
Unterschenkel nach oben. Allmählich entsteht eine leichte Beuge-Abduktions-
kontraktur. Die Fehlstellung ist reflektorisch, schmerzbedingt. Der kürzeste
Teil der Kapsel ist der vordere. Das gesunde Kind kann den Oberschenkel bis
30° beugen, aber nur bis 160° überstrecken. Der zweitkürzeste Abschnitt ist
der laterale. Die Entlastungsstellung des Hüftgelenkes ist daher eine Semiflexion,
verbunden mit einer mäßigen Abduktion. Meist liegt das Bein dazu, der
Schwere folgend, in Auswärtsrollung. Die Beweglichkeit erfährt mehr und
mehr eine konzentrische Einschränkung. Die Schmerzen bei aktiven und passiven
Bewegungsversuchen nehmen zu. Die *Abduktionskontraktur* geht in unbehandelten
Fällen überraschend in eine *Adduktionskontraktur* über. Der Wechsel kann innerhalb kürzester Zeit eintreten. Ursache dieses auffallenden Verhaltens ist die
Destruktionsluxation. Der tuberkulöse Prozeß hat zu diesem Zeitpunkt längst
vom Knorpel auf den Knochen übergegriffen. Pfanne, Schenkelkopf und Gelenkkapsel sind gleichermaßen zerstört. Das Acetabulum ist nach oben erweitert,
das Pfannendach destruiert („Pfannewanderung“). Der Rest des Caput femoris,
oft nur ein Collumfragment, luxiert auf die nach lateral ausladende Darmbeinschaufel. Während die Abduktionskontraktur eine scheinbare Verlängerung,
die Adduktionskontraktur eine scheinbare Verkürzung (s. S. 3) zur Folge
hat, entsteht durch die *Destruktionsluxation* zusätzlich eine echte Beinverkürzung. Die kranke Extremität ist stark abgemagert, der Allgemeinzustand
reduziert. Macht nicht eine miliare Aussaat oder eine spezifische Meningitis
dem Leben vorzeitig ein Ende, so kann die Coxitis in Fehlstellung ausheilen.

Senkungsabscesse finden sich in etwa 30% der Fälle. Da die Kranken meist
auf dem Rücken liegen, bilden sich die Fisteln vorzugsweise über dem Gesäß
oder in der Gesäßfalte. Die Abscesse können jedoch auch das Gefäßband begleiten. Sie erscheinen dann in der Kniekehle oder — ausnahmsweise — am
inneren Knöchel. Der *Fistelaufbruch* geschieht in gleicher Weise wie bei der
Spondylitis. Die Haut erhält ein livides Aussehen, wird papierdünn und perforiert schließlich. Die Fistelöffnung erweitert sich. Ihre Ränder sind unter-
miniert. Schlaffe Granulationen bedecken den Grund. Der anfangs reichlich
abgesonderte Eiter ist dünnflüssig, grünlich und enthält oft Knochensand.
Erreger lassen sich nur im Anfang nachweisen.

Mit der verbesserten Gesundheits-Fürsorge sind solche Bilder bei uns freilich
selten geworden. Die meisten Kinder kommen spätestens im Stadium der Abduktionskontraktur in ärztliche Behandlung. Ist auch die Zerstörung von Kopf
und Pfanne und damit eine gewisse reelle Verkürzung nicht aufzuhalten, so läßt
sich doch die Addukktionskontraktur in der Regel vermeiden.

Die Tuberkulinprobe — bei nicht gegen Tuberkulose geimpften Kindern —,
BKS, Blutbild, *Weltmann*-Band sowie die Untersuchung von Lunge und Nieren
(Urinkontrolle auf Tuberkelbacillen, Tierversuch) ergänzen das klinische Vorgehen.

Die *Röntgenuntersuchung* erfordert eine Übersichtsaufnahme im a. p.-Strahlen-
gang und bei *Lauenstein*scher Lagerung. Ein negativer Röntgenbefund ist im

Beginn der Erkrankung nicht ungewöhnlich. Die ersten Veränderungen in Form einer leichten diffusen Spongiosaatrophie sind frühestens 3 Monate nach der bakteriellen Metastasierung zu erwarten, meistens wesentlich später. Die Strukturen verschleiern sich allmählich. Die schnelle Abnahme des Kalksalzgehaltes nach Ruhigstellung ist auch diagnostisch verwertbar. Weiche Aufnahmen zeigen die Verdickung der Gelenkkapsel und der paraartikulären Weichteile. Eine Verschmälerung des Gelenkspaltes als Ausdruck der Knorpeldestruktion kann noch wochenlang auf sich warten lassen. Sie beginnt häufig in der Druckzone, in der Nähe des Pfannenerkers, gelegentlich von einer leichten Erweiterung im medialen Gelenkabschnitt begleitet. Stärkere Eiteransammlungen drängen in seltenen Fällen bei kleinen Kindern den Kopf lateralwärts. Bei älteren Kindern ist die Kapsel zu straff, um ohne Zerstörung eine Subluxation zu gestatten. Die ersten destruktiven Knochenveränderungen zeigen sich oft an den Kapselumschlagfalten oberhalb des Pfannenerkers und am Schenkelhals in Form seichter *Usuren*. Sobald die Knorpeldecke zerstört ist, greift der Prozeß auf den subchondralen Knochen über. Die glatten Konturen von Kopf und Pfanne werden unregelmäßig. Tiefe Einbrüche folgen.

Die perifokale Atrophie hat um diese Zeit längst die Knochenrinde erreicht. Sie ist bis weit in den Schenkelhals

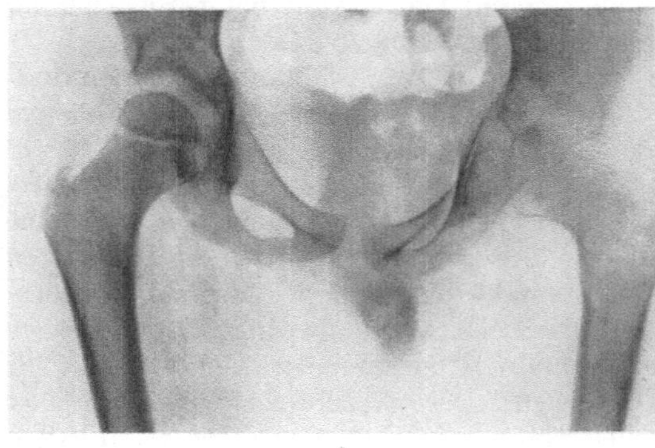

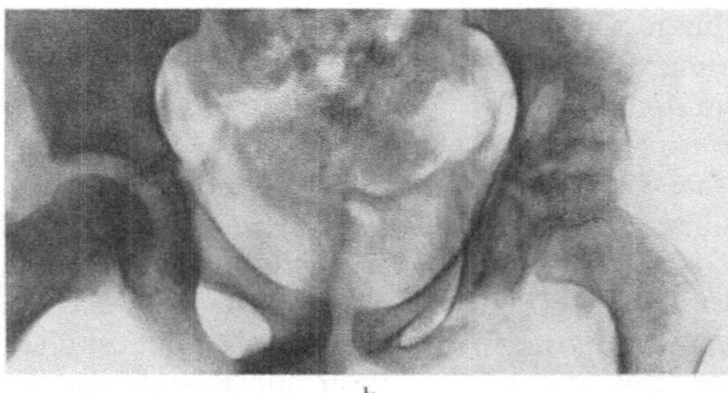

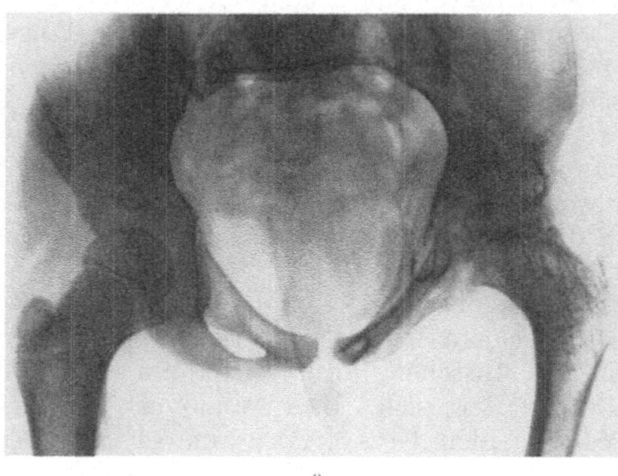

Abb. 33a—d. *Coxitis tuberculosa* links, 5½jährig, ♂. a Ausgedehnte Atrophie der linken Beckenhälfte und des coxalen Femurendes. Verschmälerung des Gelenkspaltes. Konturen der Gelenkflächen teilweise unscharf. b Dasselbe Kind 1³/₄ Jahre später. Teilzerstörung von Kopf und Pfanne. c Derselbe Patient nochmals 1³/₄ Jahre später. Weitgehende Gelenkzerstörung. Beginnende Heilung.

hinein, oftmals sogar darüber hinaus verschmälert und in einzelne Lamellen aufgespalten. Oft fallen große Teile des Schenkelkopfes und der Pfanne der Zerstörung anheim.

Die primäre Gelenkerkrankung, die wir bisher betrachteten, ist nicht selten nur vorgetäuscht, weil der vorwiegend exsudative primäre Knochenprozeß röntgenologisch nicht in Erscheinung tritt. Bei vorwiegend produktiven Prozessen vereinigen sich mitunter mehrere kleinere Konglomerattuberkel zu einem größeren darstellbaren Herd, der im Schenkelkopf, in der Pfanne oder im Schenkelhals — dort besonders gern in den medialen Partien — lokalisiert sein kann. Die allmählich immer deutlicher hervortretenden Herde sind gegenüber dem lebenden Knochen durch eine dünne sklerotische Grenzlamelle abgesetzt. Die Durchbruchstelle in das Gelenk ist manchmal röntgenologisch sichtbar. Der weitere Prozeß verläuft wie bei der primären Gelenktuberkulose. Exsudative

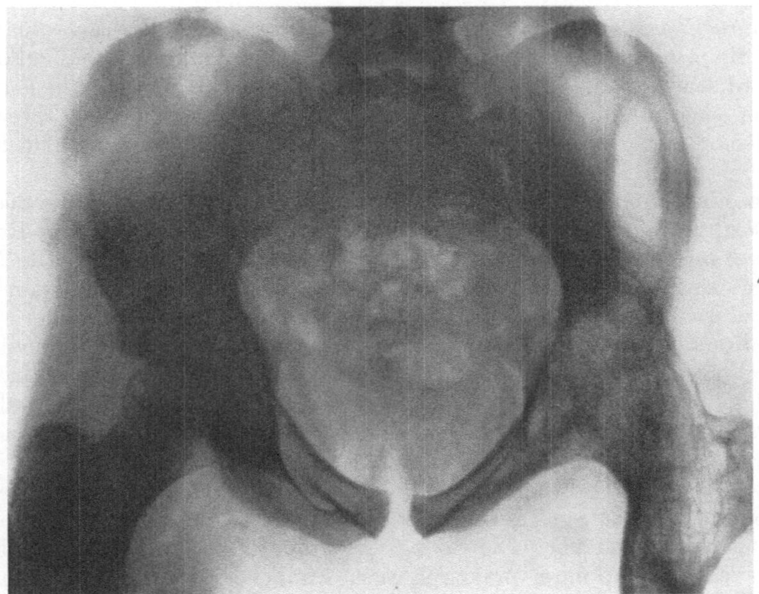

Abb. 33d. Derselbe Patient, weitere 5½ Jahre später. Endstadium. Heilung mit knöcherner Ankylose

Keilherde (Infarkte) machen sich bei entsprechender Ausdehnung durch ihre intensivere Dichte, wenn sie subchondral liegen oft durch seichte Impressionsfrakturen (sofern das Kind noch herumgeht) bemerkbar. Sie werden vom lebenden Knochen schließlich durch eine 1—2 mm breite, den Sequester rings umschließende Aufhellungszone abgegrenzt. Granulationsgewebe besorgt die Resorption des toten Knochens. Kleinere Sequester können viele Jahre unverändert liegenbleiben. Mit zunehmender Heilung werden die Spongiosastrukturen wieder deutlicher, die Corticalis verdickt sich langsam. Das Ausmaß der Zerstörung ist erst jetzt ganz übersehbar. Fibröse Ankylosen sind häufiger als ossäre.

Die *Differentialdiagnose* hat sich vor allem mit den auch bei Kindern nicht seltenen *unspezifischen Coxitiden* zu beschäftigen. Die Unterscheidung ist im Anfang schwer, oft unmöglich, wenn der Tuberkulin-Test positiv ist. Eine besonders heftige Tuberkulin-Reaktion kann unter Umständen ein Hinweis sein. Die Punktion scheitert oft daran, daß man kein Punktat erhält. So gibt es häufig keine andere Lösung als eine Probeexcision oder, falls die Operation verweigert wird, die abwartende Haltung in der Hoffnung auf eine Klärung der Diagnose durch den weiteren Krankheitsverlauf. Infektarthritiden sprechen in vielen Fällen auf Salicylate oder Pyramidon, namentlich aber auf intraartikuläre Prednisolongaben an. Eine nach Ruhigstellung rasch zunehmende Knochenatrophie spricht für Spezifität. Usuren an den Kapselumschlagstellen und diskrete Gelenkspaltverschmälerungen kommen auch bei Infektarthritiden vor. In schweren Fällen werden sogar leichte Unregelmäßigkeiten der Konturen von Kopf und Pfanne beobachtet. Eingreifende Zerstörungen, Infarzierungen und Knochenkavernen fehlen dagegen immer. Im allgemeinen ist die Infektarthritis längst vor dem Zeitpunkt abgeheilt, in dem die groben Zerstörungen der Tuberkulose sichtbar werden. Im Zweifelsfalle wird man die Erkrankung wie eine spezifische Coxitis behandeln und die Frage bei jedem Gipswechsel erneut diskutieren.

Die *Säuglingsosteomyelitis* bereitet keine differentialdiagnostischen Schwierigkeiten. Sie beginnt mit hohem Fieber, hoher Senkung und starker Leukocytose. Die Hüfte schwillt an. Oft stellt sich ein fluktuierender Absceß ein, bei dessen Punktion sich rahmig-gelber Eiter entleert. Im Ausstrich sind Eitererreger nachweisbar. Die spezifische Coxitis ist im Säuglingsalter verhältnismäßig selten.

Auch eine *chronische Osteomyelitis* ist kaum mit einer Tuberkulose des Hüftgelenkes zu verwechseln. Die Osteomyelitis befällt bei Kindern in der Regel die metaphysennahen Abschnitte der Diaphyse oder die Metaphyse. Die Wachstumsfuge wird kaum jemals überschritten. Schenkelhalsherde können in das Gelenk durchbrechen. Zerstörungen des Schenkelkopfes und der Pfanne (Pfannenwanderung, Protrusio acetabuli, Perforationen des Pfannenbodens) sind die Folge. Nach Durchbruch des Eiters durch den Pfannenboden kann sich ein in der Lacuna musculorum erscheinender Senkungsabsceß entwickeln. Der fast immer akute Beginn mit hohem Fieber, lebhafte periostale Knochenneubildungen, Sklerosierungen und Sequestrierungen lassen keinen Zweifel an der Diagnose. Der Eiter enthält Staphylokokken oder Streptokokken. Gelegentliche subakute Formen mit geringen oder sogar fehlenden initialen Temperatursteigerungen kommen vor. Die Spongiosaverdichtungen und Periostreaktionen schließen eine Tuberkulose praktisch aus. Ähnliches gilt für die *Osteomyelitis albuminosa* mit zentraler Osteolyse und periostalen Auflagerungen sowie für den bei Kindern sehr seltenen *Brodie*-Absceß. Abgesehen von der Osteomyelitis albuminosa, zeichnen sich alle atypischen Formen durch massive perifokale Verdichtungen aus. Subcorticale Herde weisen darüber hinaus eine Periostbeteiligung auf.

Jugendliche *Knochencysten*, die das frühe Schulalter bevorzugen, können, solange sie noch klein sind, mit ruhenden tuberkulösen Herden des Schenkelhalses verwechselt werden. Analoge Bilder finden sich bei Knochenfibromen, Chondromen, Myxomen und solitären Osteoclastomen. Auch *bösartige Geschwülste* (Sarkome) sind imstande, eine Zeitlang tuberkulöse Prozesse zu imitieren.

Für die *Prognose* gilt das gleiche wie bei der Spondylitis.

Die Coxitis tuberculosa dauert bei frühzeitiger Diagnose und korrekter *konservativer Behandlung* $3^{1}/_{2}$—4 Jahre, bei ungenügender oder zeitlich nicht ausreichender Ruhigstellung bedeutend länger.

Therapie: Der Gipsverband muß das ganze krankseitige Bein, den gesunden Oberschenkel und den Rumpf bis zu den Brustwarzen umfassen. Die Beseitigung einer stärkeren Fehlstellung in Narkose führt oft zur Verschlimmerung. Sie ist daher verboten. Leichte Korrekturen durch schonende Extension im Bett vor Anlegung des Gipsverbandes sind dagegen möglich. Ein großes Fenster über dem Abdomen sorgt für ungestörte Atmung und Nahrungsaufnahme. Alle 6—8 Wochen muß der Gips rings um das Kniegelenk für 1—2 Tage freigegeben werden. Eine einmalige, mindestens rechtwinklige Beugung unter Ausnutzung

der Schwerkraft verhindert die Gelenkversteifung. Regelmäßige Röntgenkontrollen in vierteljährlichen Abständen genügen. Der Gipsverband wird vorher
zur Schale aufgeschnitten. Gegen Ende des 2. Krankheitsjahres ist mit Senkungsabscessen zu rechnen. Ihr Durchbruch ist durch rechtzeitige Punktion
zu verhüten.

Alle primären und sekundären Gelenkprozesse werden zunächst konservativ
behandelt. Der Versuch, eine beginnende Synovitis tuberculosa mit Streptomycin und INH (intraartikulär und parenteral) einer raschen Heilung (mit
beweglichem Gelenk) zuzuführen, sollte auf keinen Fall versäumt werden.
Allzu große Hoffnungen sind freilich unangebracht. Die Punktion des Hüftgelenkes geschieht durch ein Fenster im
Gipsverband, fingerbreit lateral der pulsierenden A. femoralis und 1—2 Querfinger
unterhalb des Leistenbandes. Bei älteren
Kindern kann man im beginnenden Ausheilungsstadium eine extraartikuläre (ilio-
oder ischiofemorale) Spanarthrodese als
Rezidivprophylaxe diskutieren. Die intraartikuläre Arthrodese ist ein großer Eingriff, dem häufig langwierige Fisteleiterungen folgen.

Knochenherde müssen ausgeräumt werden, ehe sie in das Gelenk durchbrechen.
Voraussetzung ist, daß der Herd sich röntgenologisch darstellen läßt. Das wird nur
bei größeren Konglomerattuberkeln der Fall
sein. Aufnahmen in vier verschiedenen
Ebenen und Schichtbilder erlauben uns
manchmal, Herde zu erfassen, die bei Be-
schränkung auf 2 Aufnahmen unsichtbar
bleiben. Relativ oft sind mehrere Herde
vorhanden. Sie können sich im weiteren
Verlauf vereinigen. Ausgedehnte Zerstörungen von Kopf und Pfanne führen meist
zur knöchernen Ankylose. Sie ist, vorausgesetzt daß die Versteifung in Gebrauchsstellung (von 150⁰ Flexion, 160⁰ Abduktion und 10⁰ Außenrotation) erfolgt, einer

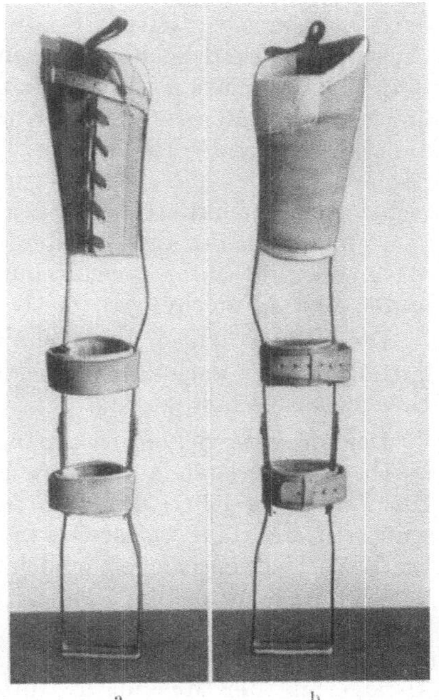

Abb. 34a u. b. Apparat zur Entlastung des rechten Hüftgelenkes mit Tubersitz und Poliklinikfußteil. a Von vorne gesehen. b Von hinten
gesehen

schmerzhaften Teilbeweglichkeit vorzuziehen. Die solide Versteifung schützt
vor Rezidiven. Gröbere Fehlstellungen, Beugekontrakturen über 150⁰, insbesondere Adduktionskontrakturen, werden nach der Ausheilung durch eine
subtrochantere Osteotomie ausgeglichen. Bei einer Abduktion von weniger als
160⁰ besteht die Gefahr einer Adduktionskontraktur, da die Abspreizung sich
durch die Wirkung der Adductoren regelmäßig verringert. Die Rezidivneigung
ist um so größer, je jünger die Kinder sind.

Die Feststellung der Heilung geschieht nach denselben Regeln wie bei der
Spondylitis.

Nach dem Aufstehen erhält das Kind noch für 1 Jahr einen *entlastenden
Apparat*. Ein Poliklinikfußteil macht orthopädische Schuhe überflüssig. Ständige
Überwachungen, zunächst in vierteljährlichen, später in halbjährlichen Ab-
ständen sind mindestens bis zum Ende der Pubertät angezeigt.

d) Die Gonitis tuberculosa

Die Gonitis steht in bezug auf ihre Häufigkeit an 3. Stelle nach der Spondylitis und Coxitis. Sie ist im Kindesalter keineswegs selten, kommt jedoch öfter als die beiden anderen Manifestationen im Erwachsenenalter vor.

Die primäre Gonitis beginnt zumeist als unspezifische, serofibrinöse Entzündung. Die verdickte und gerötete Synovialis hat ein samtartiges Aussehen. Fibringerinnsel bedecken die Oberfläche. Der Erguß hält sich gewöhnlich in mäßigen Grenzen *(Hydrops)*. Bei massiver Infektion oder ungünstiger Abwehrlage des Organismus wird das bis dahin nur wenig getrübte Exsudat durch massenhafte Einwanderung von Leukocyten bald eitrig. Es kommt zu ausgedehnten Verkäsungen der Gelenkinnenhaut. In anderen Fällen füllt sich das Gelenk nach kurzem exsudativem Stadium mit üppigen Granulationen *(Fungus)*, die nach einem neuen Schub verkäsen und einschmelzen können *(Pyarthros)*. Die fungösen Granulationen zerstören das Gelenk. Sie dringen nach Unterminierung und teilweiser Resorption des Knorpels in den Knochen ein und durchbrechen die Gelenkkapsel. Die eitrige Einschmelzung großer Käsemassen führt zu paraartikulären und mitunter zu Senkungsabscessen. Wird der Eiter nicht rechtzeitig abpunktiert, entstehen Fisteln. Der schließliche Ausgang ist, nachdem große Teile der Gelenkenden zerstört sind, die fibröse oder ossäre *Ankylose*, oft in unerwünschter Beugestellung mit Subluxation des Unterschenkels nach hinten und Abweichungen im O- oder X-Sinne.

Die Kinder klagen über Schmerzen im Kniegelenk, vorzugsweise nach Belastungen, aber auch in Ruhe, und hinken. Nicht selten wird ein Trauma als Ursache angeschuldigt.

Der *klinische Befund* ist anfangs — und oft für lange Zeit — uncharakteristisch. Rezidivierende Kniegelenkergüsse sind mit Mißtrauen zu betrachten. Die Erfahrung lehrt, daß 25% spezifischer Natur sind. Das Gelenk ist geschwollen, die Haut wärmer als in der Umgebung oder über dem gesunden Knie. Die Kapsel ist verdickt, oft örtlich etwas druckempfindlich. Die Patella „tanzt", Beweis eines intraartikulären Ergusses. Später tritt ein paraartikuläres Ödem hinzu. Die Muskulatur, besonders des Oberschenkels, atrophiert. Mit dem Aufschießen der Granulationen erhält das Gelenk Spindelform, die mit der starken Abmagerung der Muskulatur auffällig kontrastiert. Die Konsistenz ist teigig oder gummiartig, die Haut blaß und gespannt. Die alte Bezeichnung „*Tumor albus*" gibt ein plastisches Bild des Zustandes. Die Kniescheibe hat ihre Verschieblichkeit weitgehend eingebüßt. Das Gelenk steht in Semiflexion. Der Bewegungsspielraum ist stark eingeengt. — Mit der eitrigen Verflüssigung der verkästen Granulationen ist zugleich das Stadium der Fistelaufbrüche erreicht, die früher meist das Schicksal des Kindes entschieden.

Die *Röntgenuntersuchung* (beide Kniegelenke in 2 Ebenen, Simultanaufnahme im a. p.-Strahlengang) vermag bei einer primären Gonitis anfangs nur wenig zur Klärung der Diagnose beizutragen. Eine Atrophie kann zunächst fehlen. Ihr fast schlagartiges Auftreten nach Ruhigstellung der Extremität im Gipsverband ist ein Verdachtsmoment mehr. Seichte, von einem atrophischen Hof umgebene Usuren an den Kapselumschlagfalten kommen auch bei der Infektarthritis vor. Auf weichen Aufnahmen sieht man die Verdickung der Gelenkkapsel. Die Verschmälerung des Gelenkspaltes zeigt die Zerstörung des Gelenkknorpels an. Die ursprünglich auf die Spongiosa beschränkte Atrophie ergreift um diese Zeit gewöhnlich auch die Corticalis. Wenig später kann der Prozeß schon auf die Gelenkenden übergegriffen haben. Verdichtungen umschriebener Knochenbezirke deuten auf Nekrosen, ein feiner Aufhellungssaum in der Randzone auf beginnende Sequestrierung hin. Lokalen Einschmelzungen folgen tiefe Einbrüche in die Spongiosa.

Bei primärer Absiedlung im Knochen bevorzugt der Prozeß oft den medialen oder lateralen Gelenkabschnitt. Die einseitige Destruktion der Wachstumsfuge hat ein O- oder X-Bein zur Folge. Die Subluxation des Schienbeinkopfes nach hinten setzt die Zerstörung der Kreuzbänder voraus.

Die *Differentialdiagnose* hat in erster Linie *traumatische Gelenkschwellungen* und *unspezifische Entzündungen* zu berücksichtigen. Im Kniegelenk kommt es nicht selten im Anschluß an ein Trauma zu monatelang rezidivierenden Ergüssen. Das Punktat hat das Aussehen der normalen Synovia, während ein spezifisches Exsudat häufig leicht getrübt ist und beim Stehenlassen im Reagenzglas Fibringerinnsel abscheidet. Die Rivaltasche Probe ist bei Exsudaten positiv. Schwierigkeiten können bei sympathischen Kniegelenkergüssen (bei primär ossärer Tuberkulose) auftreten. In solchen Fällen wird auch die Probeexcision keine Entscheidung bringen. Durch wiederholte Punktionen mit Kultur und Tierversuch wird eine Entscheidung schließlich möglich sein; sonst sollte man mit dem Probeschnitt nicht zögern. Die Möglichkeit einer erfolgreichen Chemotherapie verlangt von uns eine möglichst frühzeitige Diagnose.

Die *Prognose* hängt vom Stadium ab, in dem die Erkrankung diagnostiziert wird, und von der Art des Prozesses. Primär ossäre Tuberkulosen verlaufen nach ihren eigenen Gesetzen. Die Ausdehnung der Infektion im Knochen bestimmt das Ausmaß der Einschmelzung. Der Einbruch in das Gelenk erfolgt oft frühzeitig, ohne daß die Perforation klinisch oder röntgenologisch erkennbar ist. Primär synoviale Prozesse können dagegen bei rechtzeitiger tuberkulostatischer Behandlung ohne funktionelle Einbuße für das Gelenk ausheilen. Auch in diesen Fällen ist freilich die mehr oder minder massive Metastasierung von ausschlaggebender Bedeutung, abgesehen von der Abwehrlage und sonstigen nicht faßbaren Faktoren.

Die *Therapie* richtet sich nach den im allgemeinen Teil und bei der Coxitis besprochenen Grundsätzen. Die Ruhigstellung erfordert einen (gepolsterten) Gipsverband, der etwas oberhalb des Darmbeinkammes beginnt und das kranke Bein ganz umschließt. Leichte Beugekontrakturen werden vorher durch schonende Extension im Bett behoben. Die beste Stellung für das versteifte Kniegelenk ist die volle Streckung. Zur Gelenkpunktion und Beschickung mit Streptomycin wird der Gips über der Vorderseite des Kniegelenkes gefenstert. In jedem Falle empfiehlt sich die gleichzeitige intraartikuläre und parenterale Applikation. Beim Fungus sind keine Erfolge der Chemotherapie mehr zu erwarten. Ossäre Herde bleiben dank der oberflächlichen Lage des Gelenkes meist bedeutend weniger lange verborgen als in der Wirbelsäule und am Hüftgelenk. Sie werden, solange sie noch nicht in das Gelenk durchgebrochen sind, ausgeräumt. Eine Gelenkresektion kommt bei Kindern wegen der für das Wachstum zu erwartenden Folgen nicht in Frage. Nach der Heilung erhält das Kind noch für 1 Jahr einen entlastenden Schienenhülsenapparat. Entsteht nur eine fibröse Ankylose, so muß noch jahrelang eine Walkleder- oder Panplasthülse mit seitlicher Schnürung für Ober- und Unterschenkel getragen werden, um eine Beugekontraktur zu verhüten. Auch bei knöcherner Ankylose entwickeln sich mitunter durch Teilschädigungen der Wachstumsfugen Beugestellungen, die selbst mit einer Tag und Nacht getragenen, durch Stahlschienen verstärkten Hülse nicht aufzuhalten sind. Sie werden nach Abschluß des Wachstums durch eine suprakondyläre Osteotomie beseitigt.

e) Die Tuberkulose der Fußgelenke

Fußtuberkulosen sind nicht häufig. Der Prozeß geht meist von einer käsigen Ostitis des distalen Tibiaendes oder des Talus aus, um schließlich in das obere Sprunggelenk durchzubrechen. Primär synoviale Prozesse überwiegen im Kindesalter. Die fungösen Massen verfallen bei einem neuen Schub oft der käsig-eitrigen Einschmelzung mit anschließender Fistelbildung.

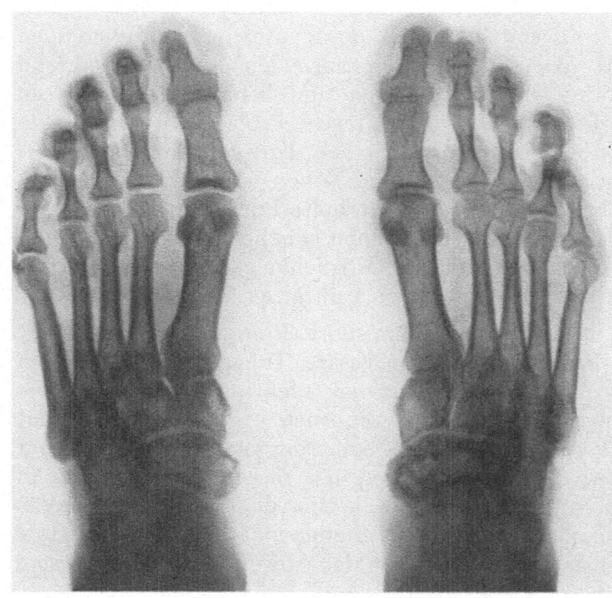

Abb. 35a—c. Großer *tuberkulöser Herd im rechten Os naviculare pedis*, 22jährig, ♂. a Große, unregelmäßige Aufhellung im Kahnbein von einer breiten sklerotischen Randzone umgeben. Der Gelenkspalt zwischen Taluskopf und Naviculare ist verengt. Kleiner, gelenknaher Herd im Taluskopf. Geringe arthrotische Veränderungen.

Die *Tuberkulose des oberen Sprunggelenkes* verursacht Schmerzen in der Knöchelgegend, die auch in Ruhe nicht aufhören.

Die Knöchelgegend ist innen und außen verdickt. Die achillomalleolären Dreiecke sind verstrichen. Die Schwellung ist von teigig-weicher Konsistenz; Fluktuation zeigt einen größeren Erguß oder Eiterbildung an. Wärmevermehrung und diffuse Druckempfindlichkeit fehlen nie. Der Fuß steht in Spitzfußstellung. Die Beweglichkeit des oberen Sprunggelenkes ist eingeschränkt.

Talusherde können wie *Calcaneusmetastasen* in das untere Sprunggelenk perforieren. Die Beweglichkeit im Tarso-Cruralgelenk ist in diesen Fällen, von einer leichten Behinderung der Plantarflexion abgesehen, frei. Bei mehr medial gelegenen Herden resultiert eine Valgusstellung des Fußes (als Schonhaltung), bei lateralen gewöhnlich eine Varus. Passive Bewegungen im unteren Sprunggelenk sind schmerzhaft und werden durch reflektorische Muskelspannungen (défense musculaire) verhindert.

Bei *Herden im Naviculare, Cuboid oder den Cuneiformia* lokalisiert sich die Schwellung und Druckempfindlichkeit über dem Fußrücken. Durchbrüche in die benachbarten Gelenke ereignen sich um so zeitiger, je kleiner die betroffenen Knochen sind.

Das *Röntgenbild* (Aufnahmen a. p., seitlich, halbschräg) zeigt etwa 3 Monate nach Beginn der Erkrankung eine diffuse Atrophie, die sich bei Ruhigstellung rasch verstärkt. Die Strukturen werden allmählich unscharf. Käsige Ostitiden und kleine granulierende Herde sind röntgenologisch nicht zu erkennen. Die Demarkierung exsudativer Herde dauert Jahre. Alle Aufnahmen sollten, wenn möglich, mit Feinstfocus gemacht werden. Die Einschmelzung des Knorpels dokumentiert sich in der Verschmälerung der Gelenkspalten, der sich bald die Knochenzerstörung anschließt. Sequester können langwierige Fisteleiterungen verursachen. Die Ausheilung erfolgt zuweilen mit knöcherner Verschmelzung mehrerer Knochen.

Differentialdiagnostisch muß man an eine Osteomyelitis, Lues, an contracten Plattfuß, *Köhler*sche Erkrankung des Naviculare und Sarkome denken.

Die *Osteomyelitis* ist durch ihren akuten Beginn mit hohem Fieber sowie durch die perifokale Sklerose und Periostbeteiligung meist leicht zu unterscheiden. Die starke teigige Schwellung sowie die erhöhte Senkung sprechen gegen einen *contracten Plattfuß*, der erst vom 8. Lebensjahr an eine Rolle zu spielen beginnt. Die *Osteochondropathie des Naviculare* hat zwar ein charakteristisches Röntgenbild, das aber von granulierenden Herden mit sekundärer Kompressionsfraktur gelegentlich nachgeahmt werden kann. Vor allem *Sarkome* können Schwierigkeiten bereiten. Die rasche Entwicklung, osteolytische und osteoplastische Bilder, besonders Spiculae, weisen auf die richtige Diagnose hin. Die *(kongenitale) Lues* kommt hauptsächlich bei kleinen Kindern vor. Spongiosaverdichtungen sprechen gegen Tuberkulose. Die positiven Serumreaktionen führen auf die rechte Spur.

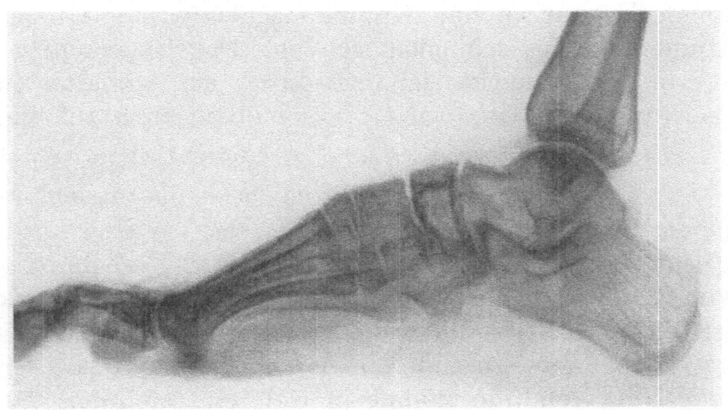

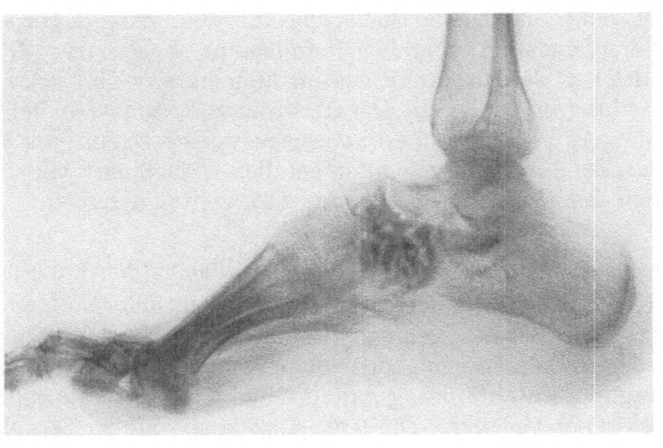

Abb. 35 b u. c. b Derselbe Patient. (Profilbild.) c Derselbe Patient. Nach Ausräumung des Herdes und Auffüllung mit Knochenspänchen

Therapie. Mit einer 2jährigen Dauer ist zu rechnen, wenn es nicht gelingt, die tuberkulösen Knochenherde *vor* ihrer Perforation in die kleinen Gelenke auszuräumen. Der Gipsverband umschließt die kranke Extremität bis zur Mitte des Oberschenkels. Im Ausheilungsstadium genügt ein wenig gepolsterter, eng an die Tibia-Kondylen anmodellierter entlastender Gips oder eine ähnlich konstruierte entlastende Hülse (mit Poliklinikfußteil). Fisteln sind mit Chemotherapeuticis zu spülen. Sequester, die die Fisteln unterhalten, werden entfernt.

f) Die Schultergelenktuberkulose

Sie ist im Kindesalter sehr selten. Der Prozeß verläuft meist unter dem Bild der *Caries sicca.* Granulationsgewebe usuriert den Schenkelkopf oberflächlich, dringt jedoch stellenweise auch in die Tiefe vor. Kontaktinfektionen der Pfanne sind häufig — im Gegensatz zur Lues —, für die der intakte

Gelenkknorpel eine kaum überwindbare Schranke bildet. Die Kapsel verdickt sich und schrumpft.

Schmerzen im Schultergelenk, die auch in Ruhe nicht aufhören, und Bewegungseinschränkungen machen auf die Erkrankung aufmerksam.

Klinisch fällt die früh einsetzende Atrophie des Deltoideus auf. Das Schulterblatt geht bei allen Bewegungen mit.

Röntgenbefund. Der Spongiosaatrophie und Strukturverschleierung folgen kleine Usuren an den Kapselumschlagfalten. Größere Oberflächendefekte des Humeruskopfes schließen sich an. Der Gelenkspalt verengt sich. Die Kapselschrumpfung macht sich oft durch ein Höhertreten des Oberarmkopfes bemerkbar. Die Zerstörung greift endlich auch auf die Pfanne über.

Differentialdiagnostisch sind (gutartige) Chondrome und Sarkome zu erwägen.

Therapie. Die Chemotherapie ist wenig aussichtsreich. Frühfälle werden mit einem Schulterarmgips behandelt. Der Verband wird in Gebrauchsstellung angelegt, d. h. bei einer Abduktion von 70°, Vorhebung von 30—40° und Pronation von 15° (der Daumen zeigt gegen den Mund). Ist der Kopf weitgehend zerstört, so ist die beste Behandlung die subkapitale Resektion und die Einfügung des zugespitzten Humerusendes in die von tuberkulösen Granulationen befreite, entsprechend genutete Pfanne in Gebrauchsstellung. Das angemeißelte, heruntergebogene, durch 2 Drahtschlingen fest mit dem Humerus verbundene Acromion ist eine zusätzliche Sicherung für eine gute Arthrodese. Bis zur knöchernen Verschmelzung vergehen mindestens 4 Monate. Der Gipsverband darf erst entfernt werden, wenn die im allgemeinen Teil besprochenen Bedingungen der Heilung erfüllt sind. Die Arthrodese kommt nur bei älteren Kindern in Frage. Jüngere behandelt man konservativ; es sei denn, die Wachstumsfuge ist ohnehin der Zerstörung zum Opfer gefallen. Auch mit versteiftem Schultergelenk läßt sich der Arm nahezu bis zur Horizontalen heben.

g) Die Ellbogentuberkulose

Sie ist im Kindesalter zwar wesentlich häufiger als die Tuberkulose des Schultergelenkes, gehört aber ebenfalls zu den selteneren Manifestationen. Der schleichende Beginn mit Schmerzen, lokaler (teigiger) Schwellung und Bewegungseinschränkung entspricht dem Bild aller Tuberkulosen oberflächlich gelegener Gelenke. Die früh einsetzende Muskelatrophie läßt die spindelförmige Gelenkverdickung wie am Knie deutlich hervortreten. Anfangs beschränkt sich die Schwellung häufig auf die lateralen Gelenkpartien. Die Kapsel ist infiltriert. Der geringe Erguß wird bald von spezifischem und unspezifischem Granulationsgewebe abgelöst. Der Knorpelzerstörung folgt die Einschmelzung des Knochens. Der Ausgangspunkt ist meist ein Herd in der proximalen Ulnaepiphyse, zuweilen im Olecranon oder häufiger im distalen Humerusende. Olecranonherde können nach außen durchbrechen, ohne das Gelenk zu berühren. Eine fibröse Ankylose mit einer Teilbeweglichkeit ist als Endergebnis meist schlechter als eine knöcherne Ankylose in Gebrauchsstellung, die Schmerzfreiheit verbürgt.

Die *Differentialdiagnose* hat *Gelenkeiterungen, luische und hämophile Gelenkveränderungen* zu berücksichtigen. Die (konnatale) Lues ist meist doppelseitig. Die Serumreaktionen und der Erfolg der antiluischen Behandlung entscheiden. Eitrige Gelenkprozesse verraten sich durch ihren hochakuten fieberhaften Beginn und durch das Vorhandensein pyogener Mikroorganismen im Punktat. Das *Blutergelenk* zeigt röntgenologisch oft Hämosiderinablagerungen in der Kapsel, später arthrotische Veränderungen. Die Anamnese schützt vor Verwechslungen.

Sarkome des Ellbogengelenkes sind sehr selten. Die rasche Knochenzerstörung und Spiculae lassen die Diagnose nicht lange zweifelhaft.

Die beste *Therapie* ist die Ausräumung des Herdes vor Einbruch in das Gelenk. Rein synoviale Entzündungen rechtfertigen auf jeden Fall einen Versuch mit Streptomycin und INH. Die Ruhigstellung verlangt wie bei der Schultertuberkulose einen Schulterarmgips in Gebrauchsstellung von 100—110⁰ Beugung und leichter Pronation. Der umfängliche Verband darf im Ausheilungsstadium durch eine Armhülse aus Gips oder Panplast, die die Hand freiläßt, ersetzt werden. Die Krankheit dauert mindestens 2 Jahre, bei Fistelbildung unter Umständen wesentlich länger.

h) Die Handgelenktuberkulose

Auch diese Lokalisation ist im Kindesalter sehr selten. Der primär ossäre Herd sitzt häufig im distalen Radiusende oder in der Handwurzel, bzw. in den Basen der Mittelhandknochen. Er bricht wegen der Kleinheit der Knochen rasch in die benachbarten Gelenke durch. Mit dem Auftreten spezifischer Granulationen wird bald das ganze Handgelenk ergriffen. Verkäsung, Verflüssigung und Fistel-

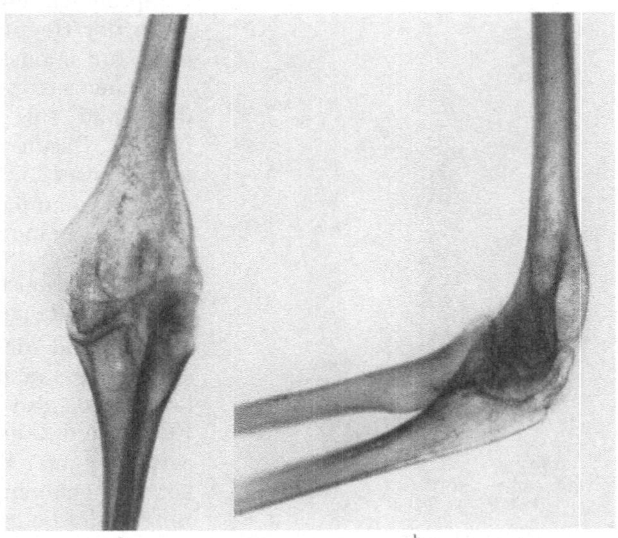

Abb. 36a u. b. *Ellbogen-Tuberkulose*, 15jährig, ♂, (bakteriologisch gesichert). a (a.p.-Bild.) Oberflächliche Zerstörung der Gelenkenden. Schwere Spongiosa- und Corticalisatrophie. b Derselbe Fall. (Profilbild.) Fibröse Ankylose

eiterungen können sich anschließen. Auch primär synoviale Formen kommen vor. Die zunächst geringen Beschwerden steigern sich mit der Ausbreitung des destruierenden Granulationsgewebes. Die Schwellung dehnt sich aus. Sie ist dorsal am stärksten. Die unterschiedliche Druckempfindlichkeit der teigig infiltrierten Kapsel gibt unter Umständen Hinweise für die Lokalisation des Ausgangsherdes. Die Beweglichkeit schwindet mehr und mehr. Passive Bewegungsversuche sind schmerzhaft. Mitunter resultiert eine leichte Beugekontraktur. Mit dem Auftreten von Fisteln wird die durchschnittliche Dauer der Krankheit von 1¹/₂ Jahren auf unbestimmte Zeit hinausgezögert.

Nicht zu harte Feinstfocusaufnahmen (a. p., seitlich und halbschräg mit Vergleich der gesunden Seite) führen gelegentlich zur Entdeckung eines ossären Herdes, bevor der Durchbruch in das Gelenk erfolgt ist. Meist ist jedoch der Herd schon in das Gelenk perforiert, wenn die Kinder in unsere Behandlung kommen. Die distalen Enden der Unterarmknochen und das Handskelet, namentlich aber die Carpalia, zeigen eine diffuse Atrophie mit Strukturverschleierung. Die Gelenkspalten sind verengt. Nach Teilzerstörung der kleinen Knochen entsteht in der Reparationsphase oft ein unregelmäßig geformter Knochenblock. Eine Verschmelzung mit Radius und Ulna ist selten. Der Prozeß greift mitunter auf die benachbarten Sehnenscheiden über. Reiskörperhygrome können sich anschließen.

Die *Differentialdiagnose* hat sich in erster Linie mit *unspezifischen Arthritiden* auseinanderzusetzen. Reichen die klinischen Mittel zu einer sicheren Diagnose nicht aus, so muß eine Probeexcision entscheiden. *Gonorrhoische Gelenkentzündungen* kommen im Kindesalter praktisch nicht vor. Gleiches gilt für die Malacie des Lunatum und Naviculare. Bösartige Tumoren sind Raritäten.

Die *Behandlung* ist konservativ. Der Gipsverband reicht von den Mittelgelenken der Finger bis über die Mitte des Oberarmes. Die Hand wird nach Möglichkeit in leichte Dorsalflexion eingestellt, um nach der Versteifung des Gelenkes einen kraftvollen Faustschluß zu gewährleisten. Fisteln werden mit Streptomycin und INH oder PAS gespült. Nach der Heilung des Prozesses läßt man noch für mindestens 1 Jahr eine Ledermanschette tragen, die den Unterarm und die Hand (bis zu den Grundgelenken) fixiert. Resultiert nach der Ausheilung mit fibröser Ankylose ein schmerzhaftes Gelenk, so muß man nach Beendigung des Wachstums eine Spanarthrodese ausführen.

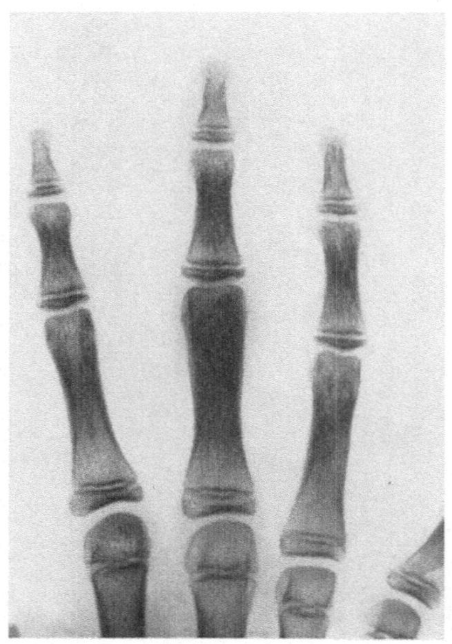

Abb. 37. *Spina ventosa* des Grundgliedes des rechten Mittelfingers, 11¹/₂jährig, ♀. Zentrale Verdichtung. Zarte periostale Knochenanlagerung

i) Die Schafttuberkulose der kurzen und langen Röhrenknochen

Während die tuberkulöse Erkrankung der kurzen, in der Kindheit noch markraumlosen, also spongiösen Knochen der Finger und Zehen (weniger oft der Metacarpalia und Metatarsalia) häufig vorkommt, gehören entsprechende Veränderungen der langen Röhrenknochen zu den ausgesprochenen Seltenheiten.

Die *Spina ventosa*, der Winddorn, so benannt nach dem charakteristischen klinischen Bild, wird nur im Kleinstkindesalter beobachtet. Die meist gutartige Krankheit beginnt mit einer zentralen käsigen Ostitis. Abweichend vom üblichen pathologisch-anatomischen Verhalten der ossären Tuberkulose, beteiligt sich auch das Periost durch lebhaften Knochenneubau, sobald der Einschmelzungsprozeß die Corticalis durchbricht. Dieser Vorgang kann sich unter Umständen wiederholen. Die dicke periostale Knochenschale verbirgt den zentralen Herd. Verkäsende Granulationen zerstören manchmal den alten und neuen Knochen und führen zu Fistelaufbrüchen. Zusammenbrüche der stark rarefizierten Phalanx mit konsekutiven Deformierungen sind nicht so selten. Auch Bilder, die der chronischen Osteomyelitis verblüffend ähnlich sehen (mit großem zentralem Sequester und periostaler Totenlade) sind bei exsudativer Tuberkulose mit ausgedehnter käsiger Nekrose gelegentlich anzutreffen.

Die Schafttuberkulose der langen Röhrenknochen entspricht den Bildern der Spina ventosa.

Differentialdiagnostische Erwägungen gelten in erster Linie dem *Panaritium ossale*. Die *Dactylitis luetica* verursacht ähnliche klinische und röntgenologische Erscheinungen, befällt aber immer mehrere Finger oder Zehen. Fisteleiterungen fehlen.

Therapie. Die Absetzung des erkrankten Fingers oder der Zehe ist nur bei weit fortgeschrittenen, insbesondere fistelnden Prozessen angezeigt. Unter konservativer Behandlung mit einer sorgsam angepaßten Fingerhandschiene aus Aluminium heilt die Tuberkulose häufig in einigen Monaten. Große zentrale Sequester entfernt man operativ.

k) Die Tuberkulose der platten Knochen

ist mit Ausnahme der Rippen selten. Die Erkrankung der *Rippen* steht meist mit einer Pleuritis in Zusammenhang. Auch Senkungsabscesse der Wirbelsäule, die sich den Rippen entlang ausbreiten, kommen als Ursache in Betracht.

Die *klinischen Zeichen* bestehen in mäßigen, umschriebenen Schmerzen, die sich bei lebhaften Atemexkursionen und bei lokalem Druck steigern.

Im *Röntgenbild* sieht man häufig einen ovalen Herd, der einen kleinen Sequester enthält. Fistelaufbrüche kommen vor. Auch mehrfache Herde werden beobachtet.

Die rechtzeitige Teilresektion der Rippe beseitigt die Gefahr eines Durchbruches und führt zu schneller Heilung.

Die seltene *Tuberkulose des Schlüsselbeines ähnelt der* Rippentuberkulose. Einbrüche in das Sternoclaviculargelenk kommen vor.

Die Behandlung ist auch hier — im Rahmen der gegebenen Möglichkeiten — operativ.

Ebenso selten ist die *tuberkulöse Erkrankung der Scapula* oder des Sternums.

l) Weichteiltuberkulosen

Sie sind im Kindesalter sehr selten. Die *Erkrankung der Sehnenscheiden* kommt als Hydrops und in granulierender Form vor. Bevorzugte Lokalisation ist die Hand. Die dicke wurmförmige Schwellung setzt sich scharf gegen die Umgebung ab. Sie entspricht dem Verlauf der Sehne. Die Kapsel ist derb, der Druckschmerz gering. Erstreckt sich die Schwellung über das Ligamentum transversum hinaus, so läßt sich der flüssige Cysteninhalt durch Fingerdruck von der distalen Hälfte in die proximale drängen und umgekehrt. Oft ist dabei Schneeballknirschen nachweisbar.

Bei der Punktion (mit dicker Nadel unter den Vorsichtsmaßregeln einer Absceßpunktion) entleert sich eine synoviaähnliche Flüssigkeit, die — wenn Schneeballknirschen vorhanden war — zahlreiche weiße Körnchen von Hirsekorngröße („Reiskörper") enthält. Sie entstammen den feinen Zotten der Hygromwand. — Bei granulierenden Entzündungen fehlt die Fluktuation, die sich erst bei eitriger Einschmelzung wieder einstellt. Im letzteren Falle sind Fistelaufbrüche möglich.

Die *Differentialdiagnose* hat unspezifische Sehnenscheidenentzündungen abzugrenzen. Der Nachweis von Tuberkelbacillen im Punktat durch Spezialfärbung des Ausstrichs, Kultur und Tierversuch entscheidet. Reiskörperhygrome sind praktisch immer tuberkulös.

Meist genügt die Punktion und mehrfache Auffüllung des Hygroms mit Streptomycin, unterstützt durch einen komprimierenden Verband und Lagerung in einer dorsalen Gipsschiene (für Hand und Unterarm), um die Heilung herbeizuführen. Die Exstirpation des Zwerchsacks mit vorhergehender und nachfolgender Tuberculostatica-Behandlung ist nur angezeigt, wenn käsig-eitrige Einschmelzungen der Sehnen und Sehnenscheiden fehlen. Trotz ausgedehnter Zerstörungen bleibt die Funktion manchmal erstaunlich gut.

Schleimbeuteltuberkulosen sind ebenfalls selten. Am häufigsten ist die Bursa subdeltoidea und trochanterica profunda betroffen.

Die Beschwerden sind gering.

Die *Therapie* besteht in der operativen Entfernung.

Die sehr seltenen *Muskeltuberkulosen* scheinen sowohl als fortgeleitete Entzündungen wie als hämatogene Metastasen vorzukommen. In einem Teil der Fälle finden sich feine periostale Auflagerungen an den benachbarten Knochen. Die *Therapie* ist operativ.

2. Die luischen Knochen- und Gelenkveränderungen

Die frische Lues ist heute in den hochzivilisierten Ländern selten geworden. Dementsprechend sehen wir auch kaum noch luische Knochen- und Gelenkveränderungen. Die Infektion der Frucht erfolgt nicht durch das Sperma, sondern diaplacentar. Feten unter 5 Monaten sind daher immer frei von Spirochäten und luischen Veränderungen. Eine der häufigsten Manifestationen der fetalen Lues ist *Osteochondritis luica*, die sich nach der Geburt fortsetzt, jedoch innerhalb des 1. Halbjahres immer spontan, also auch ohne Behandlung abheilt. Ruhende Spirochätenherde können aber nach kürzerem oder längerem Intervall zu einem *Frührezidiv* in Gestalt einer ossifizierenden Periostitis führen.

Die *Osteochondritis luica* ist eine Erkrankung der rasch wachsenden Skeletabschnitte: der Epiphysen der langen Röhrenknochen (namentlich von Femur und Tibia) sowie der Tarsalia. In erster Linie leidet die Entwicklung der Spongiosa, während der Knorpel unempfindlich ist. Die Knorpelfuge ist verdickt und unregelmäßig konturiert, die präparatorische Verkalkungszone verbreitert. Zuweilen sieht man, durch vorübergehenden Wachstumsstillstand und ungenügenden Abbau der ursprünglichen Verkalkungszone bedingt, statt einer 2 Verkalkungslinien und an den Fußwurzelknochen einen zentralen Kalkkern, der von einem Ring verkalkten Knorpels umgeben ist. Die an die Wachstumsfuge angrenzende jüngste Spongiosa ist porotisch, die schaftwärts folgende ältere Schicht dagegen häufig stark verdichtet. Durch Erweichung der Verkalkungszone entstehen unter Umständen *Epiphysenlösungen*, die spontan, und ohne bleibende Veränderungen zu hinterlassen, ausheilen. Auf einer Lösung der proximalen Humerusepiphyse beruht die früher häufiger vorkommende *Parrotsche Pseudoparalyse*. Sie gab gelegentlich Anlaß zur Verwechslung mit der echten Entbindungslähmung durch Plexusschädigung.

Neben den trophischen Störungen der Osteochondritis gibt es bereits im Säuglingsalter spezifische Entzündungen in Form einer *ossifizierenden Periostitis* und — seltener — als *luische Osteomyelitis* der Meta- und Diaphyse. Die Hauptlokalisationen sind wieder Femur und Tibia. Ausgedehnte osteomyelitische Erweichungen führen gelegentlich zu *Infraktionen*. *Gummen* kommen kaum vor. Im späteren Kindesalter beobachtet man mitunter symmetrische Periostitiden der Schienbeine, bei denen die periostale Verdickung sich im wesentlichen auf die Vorderfläche der Knochen beschränkt („Türkensäbelbeine"). *Arthritiden* sind meist doppelseitig. Auch die luischen Entzündungen heilen spontan. Selbst wenn es zur Totalnekrose eines Knochens mit Bildung einer Totenlade gekommen ist, erfolgt gewöhnlich die Wiedereinheilung. Die Sequestrierung ist selten.

Luische Entzündungen zeichnen sich durch geringe Schmerzhaftigkeit aus.

Die *spontane Heilung des lokalen Prozesses* ist Ausdruck einer relativen Immunität, die in auffälligem Gegensatz zur Widerstandslosigkeit des fetalen Organismus steht. Sie darf nicht über die Gefährlichkeit der Lage hinwegtäuschen. Alle nicht oder ungenügend behandelten Säuglinge sind von der *Lues tarda* bedroht, deren gefürchtetste Manifestation die *Neurosyphilis* ist.

Die *Diagnose* ist leicht, wenn man an die Möglichkeit einer kongenitalen Lues denkt. Die luische Arthritis unterscheidet sich von der tuberkulösen und unspezifischen durch ihre Doppelseitigkeit. Die als Begleiterscheinung häufiger zu findende *Hutchinsonsche Trias* (charakteristische Zahnveränderungen, Keratitis parenchymatosa und zentrale Taubhaut) gehört mit den Fournierschen Lippennarben und den „Türkensäbelbeinen" zur Lues tarda. Positive serologische Reaktionen ohne klinische Veränderungen beweisen bei Neugeborenen und jungen Säuglingen noch nicht, daß die Kinder krank sind, weil die Antikörper von der Mutter stammen können. Andererseits haben jedoch nur 10 bis 20% kranker Mütter gesunde Kinder.

Die *Therapie* stützt sich heute ausschließlich auf das Penicillin. Penicillinresistente Spirochäten sind bisher nicht bekannt. Junge Säuglinge erhalten 10 Tage lang täglich 30000 IE, ältere 50000 IE intramuskulär. Zur Vermeidung einer *Herxheimerschen Reaktion* (hohes Fieber, Steigerung der luischen Exantheme, hämolytische Anämie) gibt man am 1. Tage nur 2000—4000 IE. Die Luesreaktionen werden erst nach etwa einem halben Jahr negativ. Unter Umständen wird die Kur 1—2mal wiederholt. Schon nach der ersten Kur sollte eine *Lumbalpunktion* ausgeführt werden, um nicht eine beginnende Neurolues zu übersehen.

3. Die chronische Osteomyelitis

Die Osteomyelitis hat in unserer Zeit eine beachtliche Verlaufswandlung erfahren, die großenteils, aber nicht ausschließlich mit der Chemotherapie zusammenhängt. Schon 1938 stellte J. L. LEHMANN eine Milderung der klinischen Reaktionen und pathologisch-anatomischen Veränderungen fest. Die früher häufigen Sequestrierungen und Gelenkbeteiligungen wurden seltener, dagegen nahm die Zahl der Corticalisosteoide ständig zu. Solche periodischen Verlaufsschwankungen, für die eine ganze Reihe von Ursachen in Frage kommt (unter anderem auch die Verbesserung der Wohnungs- und Straßenhygiene), sind uns auch von anderen Krankheiten geläufig, vor allem von der Lues. Die Antibiotica haben darüber hinaus dreierlei bewirkt: eine Verringerung der Letalität, der Krankheitsdauer und der Komplikationen. Der Prozeß kommt oft vor Eintritt der Markphlegmone zum Stillstand. Gelenkeinbrüche, die früher in $^1/_4$—$^1/_5$ aller Fälle eintraten, gehören heute, selbst bei gelenknahen Herden, zu den Seltenheiten.

Die häufigste Form der Osteomyelitis ist die *metastatische*, bei der die Erreger — in erster Linie der Staphylococcus aureus haemolyticus, in den beiden ersten Lebensjahren vorwiegend Streptokokken und Pneumokokken — auf dem Blutwege verschleppt werden. Die Quellen sind bei den Staphylokokken Otitiden und Bronchitiden. Verletzungen und Übergreifen eines eitrigen Prozesses aus der Nachbar-

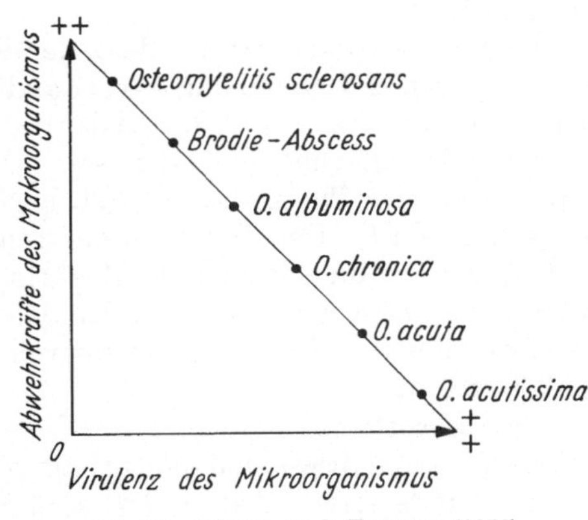

Abb. 38. Schema nach FANCONI (1956)

schaft des Knochens spielen nur eine geringe Rolle. Der Einfluß der Konstitution zeigt sich unter anderem daran, daß Knaben 2—3mal so oft erkranken wie Mädchen. Je nach der Massivität der Infektion, der Virulenz der Erreger und der Abwehrkraft des Organismus beginnt die Krankheit als *primär chronische*

Osteomyelitis oder geht aus der akuten Form hervor. Der *sekundär-chronische* Typus ist ungleich häufiger als der primäre. Die Abhängigkeit der verschiedenen kindlichen Osteomyelitisformen von der Abwehrkraft des Makroorganismus und der Virulenz der Mikroorganismen ergibt sich in übersichtlicher Weise aus einem Schema Fanconis (Abb. 38).

Die größte Gefährdung besteht zur Zeit des Pubertätswachstums. Die Absiedlung und Haftung der Bakterien erfolgt in den reichlich durchbluteten Metaphysen; die Ausbreitung geschieht, im Gegensatz zur Tuberkulose diaphysenwärts. Die bevorzugten Lokalisationen sind bei älteren Kindern die langen Röhrenknochen der unteren Extremitäten, seltener der oberen: Schlüsselbein, Darmbeinschaufel und Unterkiefer.

Verläuft die Erkrankung von vornherein chronisch, so kann das Fieber ganz fehlen. Die Kinder klagen über ziehende, „rheumatische" Schmerzen, die oft nachts zunehmen. Der Knochen ist umschrieben druck- und klopf-, manchmal auch stauchempfindlich. Äußerlich erkennbare Entzündungszeichen sind meist nicht vorhanden. Die Blutkörperchen-Senkungs-Reaktion ist jedoch mäßig bis stark beschleunigt, das *Weltmann*-Band verkürzt oder — seltener — verlängert. Das Blutbild weist eine Erhöhung der Gesamtleukocyten auf.

Das *Röntgenbild* ist im Anfang stumm. Später kommt es zu einer Verdickung der diaphysären Corticalis, die auch klinisch tastbar werden kann, und zu einer beträchtlichen Einengung des Markraumes durch neugebildeten eburnisierten Knochen führt. Eine Sequestrierung findet nicht statt.

Musterbeispiel einer chronisch verlaufenden Form der Knochenmarkentzündung ist die **Garrèsche Osteomyelitis sclerosans.** Sie beginnt zuweilen akut mit einer bald wieder verschwindenden Weichteilschwellung. Bei der Aufmeißelung findet sich eburnisierter Knochen mit eingesprengten kleinen Eiterherden.

Die *Differentialdiagnose* gegenüber dem *Ewing*-Sarkom oder osteoblastischen Sarkom ist häufig nur durch eine Probeexcision (mit bakteriologischer Untersuchung) zu stellen. Luische Knochenveränderungen verraten sich durch eine positive Seroreaktion.

Durch Ruhigstellung im Gipsverband und lokale Durchwärmung heilt die Entzündung in einigen Monaten aus. Eine operative Ausräumung ist selten notwendig.

Bei noch schwächerer Virulenz der Erreger entwickelt sich mitunter das mit der Garréschen Osteomyelitis verwandte **Corticalisosteoid (Bergstrand).** Prädilektionsalter ist das 2. Lebensjahrzehnt. Außer Schädel und Schlüsselbein können alle Knochen betroffen sein. Hauptlokalisationen sind die Diaphysen von Femur und Tibia. Der Prozeß beginnt mit einem kleinen, in der Corticalis liegenden Herd. Der Inhalt besteht aus Osteoid, das verkalken und später verknöchern kann. Perifokale Reaktionen bedingen eine zunehmende massive spindelförmige Auftreibung der Rinde. Meist kommt es in einigen Jahren zur Spontanheilung. Nach der operativen Herdentfernung hören die Schmerzen schlagartig auf.

Corticalisosteoide können unter Umständen mit *fibrösen Corticalisdefekten* verwechselt werden. Diese sind relativ häufig. Sie liegen aber ausnahmslos oberflächlich in der Rinde der Schaftenden wachsender Röhrenknochen, namentlich der unteren Extremitäten. Bei ungeeigneter Projektion können sie im Röntgenbild einen tiefen Substanzverlust vortäuschen. Ihre Größe variiert zwischen 1 und 5 mm. *Histologisch* handelt es sich um eine fibröse Periost-Hyperplasie mit Destruktion der benachbarten Corticalis. Sie sind Überbleibsel einer zeitweilig gestörten enchondralen Ossifikation (ungenügende Resorption der Knorpelgrundsubstanz). Alle Defekte verschwinden spontan.

Das Corticalisosteoid zeigt andererseits auch eine gewisse Ähnlichkeit mit dem **Brodie-Absceß.** Er entwickelt sich unter leichten dumpfen Schmerzen in der Meta- bzw. Meta-Epiphyse des oberen und unteren Tibiaendes oder distal im Radius. Der Knochenabsceß erreicht Kirsch- bis Pflaumengröße. Im *Röntgenbild* sieht man eine scharf begrenzte cystische Aufhellung, die von einem breiten sklerotischen Wall umgeben ist. Wandnahe Einschmelzungsherde führen gelegentlich zu periostalen Auflagerungen. Bei der operativen Eröffnung findet sich rahmiger Eiter, der nicht selten steril ist und hie und da winzige Sequester enthält. Das benachbarte Gelenk antwortet bisweilen mit einem sympathischen Erguß.

Die *Differentialdiagnose* des Brodie-Abscesses gegenüber tuberkulösen Herden und solitären Knochencysten ist leicht, da bei beiden die massive Randsklerose fehlt. Knochencysten sind überdies oft durch knöcherne Septen unterteilt.

Der Brodie-Absceß heilt nach gründlicher Ausräumung. Die Wunde kann primär verschlossen werden.

Auch die **Osteomyelitis albuminosa** wird durch Erreger geringer Virulenz erzeugt. Die den zentralen osteolytischen Herd umgebende Sklerose tritt hier zurück. Die periostalen Reaktionen halten sich in mäßigen Grenzen. Der Absceß enthält eine schleimig-seröse Flüssigkeit. Sequester fehlen.

Die *Differentialdiagnose* gegenüber dem Ewing-Sarkom ist in der Regel nur durch eine Probeexcision möglich.

Die *Therapie* gleicht der des Brodie-Abscesses.

Im Gegensatz zu den bisher besprochenen Formen beginnt die **Säuglingsosteomyelitis der Hüfte** akut mit hohem Fieber. Der Primärherd sitzt gewöhnlich im Schenkelhals. Bricht er in das Gelenk durch, so füllt sich die Kapsel prall mit Eiter. Der Schenkelkopf wird nach außen gedrängt und im weiteren Verlauf meist zerstört. Der Halsstummel luxiert über das destruierte Pfannendach auf das Darmbein. Durchbricht der Eiter die Kapsel, so bildet sich über dem großen Rollhügel ein fluktuierender Absceß. Nach der Incision heilt das Empyem fast immer rasch ab.

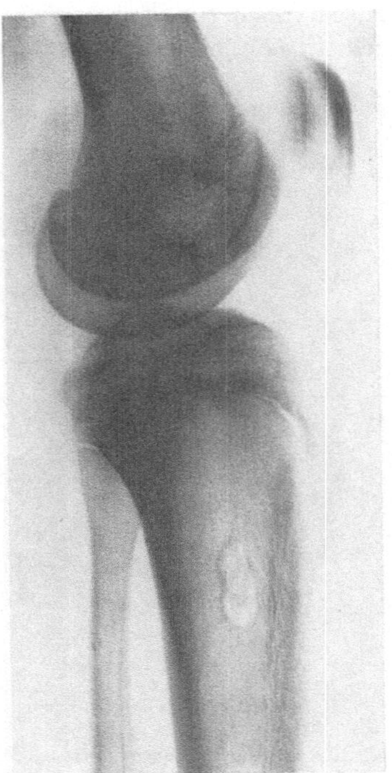

Abb. 39. *Brodie-Absceß* der linken Tibiametaphyse, 13jährig, ♂. Pflaumenkerngroße, von einer schmalen sklerotischen Zone umgebene Aufhellung am Übergang von Meta- und Diaphyse. Restveränderungen einer alten Schlatterschen Krankheit der Tuberositas tibiae

Eine Verwechslung mit der *tuberkulösen Coxitis* ist kaum möglich, da die Tuberkulose der Knochen und Gelenke immer chronisch verläuft. In späteren Jahren können manchmal Zweifel entstehen, ob es sich nicht ursprünglich um eine *kongenitale Hüftluxation* gehandelt hat. Die Anamnese, insbesondere aber die Destruktion des Kopfes werden auf die richtige Diagnose führen.

Die *Prognose* ist bedeutend ungünstiger als bei der angeborenen Hüftverrenkung. Eine fibröse oder gar knöcherne Ankylose tritt nicht ein. Nur bei relativ gut erhaltenem Schenkelhals lohnt sich der Versuch einer Reposition und Retention im Gipsverband. Sonst muß das Kind mindestens bis zur Pubertät einen entlastenden Apparat tragen, um eine weitere Beinverkürzung durch

Höhertreten des coxalen Femurendes zu verhüten. Erst dann kann eine Arthrodese den Apparat ersetzen.

Metaphysäre Formen der Osteomyelitis kommen auch noch jenseits des Säuglingsalters vor, wobei der Verlauf sich in Einzelheiten von der Säuglingsosteomyelitis unterscheidet. Der Eiter kann durch den Pfannenboden in das Beckeninnere durchbrechen und in der Lacuna musculorum erscheinen. Mitunter entsteht so eine *Protrusio acetabuli*. Die Pfanne erfährt oft eine beträchtliche Ausweitung nach oben („Pfannenwanderung"). Die eitrige Erweichung des Schenkelhalses führt zur *Epiphysenlösung*. Wird nicht rechtzeitig incidiert, so bilden sich *Fisteln*. Der gewöhnliche Ausgang ist die fibröse Ankylose. Auch der Schienbeinkopf ist gelegentlich Sitz eines osteomyelitischen Herdes.

Die Ruhigstellung im Beckenbeingipsverband, der nach oben bis zu den Brustwarzen reichen muß und möglichst auch den gesundseitigen Oberschenkel einschließen soll, ist dringend notwendig. Der Verband beschleunigt die Heilung und verhütet Fehlstellungen und Luxationen. Ist es bereits zu einer Verrenkung gekommen, kann man im Frühstadium versuchen, den Kopf durch Extension mit Gewichten in Pfannenhöhe herunterzuziehen. Fixierte Fehlstellungen darf man nicht in Narkose redressieren; sie

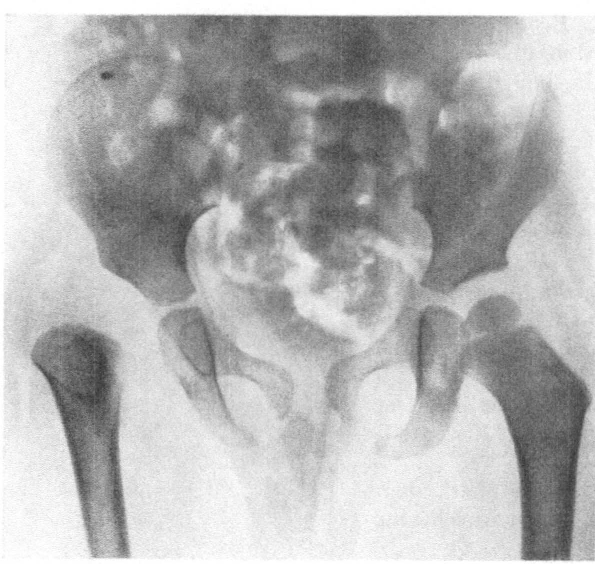

Abb. 40. Ausgeheilte *Säuglingsosteomyelitis* des rechten Hüftgelenkes, 1jährig, ♂. Schenkelkopf und ein großer Teil des Schenkelhalses eingeschmolzen. Subluxation des coxalen Femurendes. Steiles Pfannendach

werden später entweder durch schonende Umstellung im Quengelgipsverband oder durch eine Osteotomie ausgeglichen. Alle operativen Eingriffe bei der Osteomyelitis sind unter *Antibiotica-Schutz* auszuführen, um ein Wiederaufflackern des lokalen Prozesses und die Verschleppung von Keimen zu verhindern.

Sehr viel Mühe macht auch heute noch die Behandlung der *sekundärchronischen Diaphysen-Osteomyelitis* der langen Röhrenknochen. Langwierige Fisteleiterungen mit zeitweiligen Eiterverhaltungen, Schmerzen und Weichteilschwellungen beherrschen das Bild.

Das *Röntgenbild* zeigt einen plumpen Knochen mit unregelmäßiger Oberfläche, mächtig verdickter Compacta und einen durch neugebildeten, sklerosierten Knochen verschlossenen Markraum. Kleine Aufhellungen enthalten oft zackige *Sequester*, die nicht immer als solche erkennbar sind. Größere frei liegenden nekrotische Knochenstücke heben sich durch ihre größere Dichte und die umgebende Demarkationslinie meist besser gegen die Umgebung ab.

Die Sequester unterhalten die Fisteleiterung. Wenn sie klein genug sind, gehen sie manchmal spontan ab. Darauf schließt sich die Fistel für kürzere oder längere Zeit. Die Krankheit kann sich über viele Jahre, unter Umständen das ganze Leben hindurch hinschleppen.

Die Entzündung der epiphysenfugennahen Bezirke der Metaphyse verursacht bisweilen eine Verlängerung der Extremität, häufiger allerdings durch Zerstörung der Wachstumsfuge eine Verkürzung, die bei Erkrankung im frühen Kindesalter manchmal ein bedeutendes Ausmaß erreicht. Die asymmetrische Reizung oder Zerstörung einer Epiphysenfuge zeitigt Fehlstellungen des nachfolgenden Gliedabschnittes, etwa ein O- oder X-Bein. Die Verkürzung des Radius zwingt die verschont gebliebene Elle bei ihrem weiteren Wachstum zu bogigem Ausweichen. Pathologische Frakturen, die zur Pseudarthrose führen,

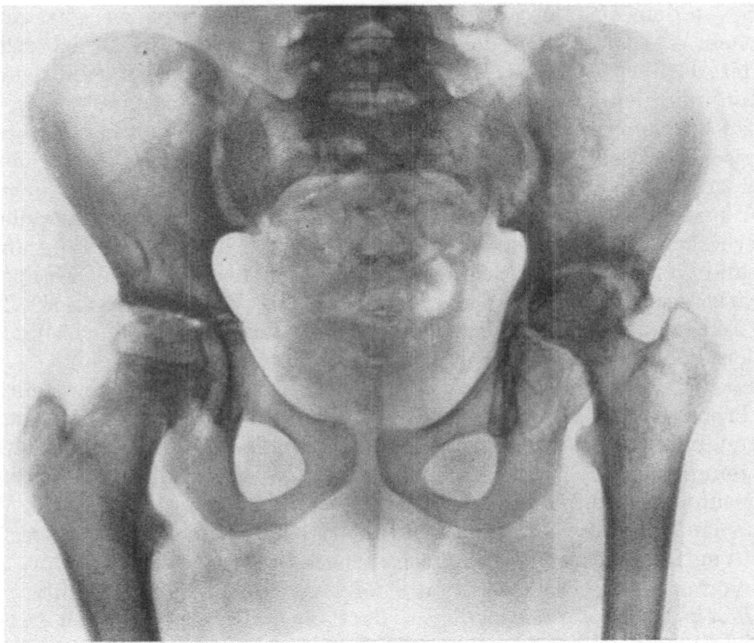

Abb. 41. Ausgeheilte *septische Coxitis* links, 11jährig, ♀. Das coxale Femurende ist stark im Wachstum zurückgeblieben. Pfannenwanderung. Man erkennt noch die Durchbruchstelle des Eiters im Pfannenboden. Zarte Knochenneubildung im verlassenen Teil der Pfanne

Destruktions-Luxationen nach Einbruch in ein Gelenk, Ankylosen, Epiphysenlösungen, Metastasierungen, schließlich die Amyloidose sind gefürchtete Komplikationen, die allerdings seit dem Aufkommen der Antibiotica zurückgehen.

Leider erschöpft sich die Wirksamkeit der bisher bekannten Antibiotica gerade gegenüber dem Staphylococcus aureus haemolyticus, der so häufig die Ursache einer Osteomyelitis ist, mehr und mehr, weil die Zahl der resistenten Stämme ständig wächst. Wir sind daher gezwungen, z.T. zu den alten Verfahren zurückzukehren. Die Ruhigstellung im Gipsverband, der immer die beiden benachbarten Gelenke mit umfassen soll, bringt eine Fisteleiterung nicht selten schon in wenigen Wochen zum Stillstand. Häufig handelt es sich allerdings um eine Scheinheilung, und mit dem Gebrauch der Gliedmaße beginnt die Eiterung von neuem. Das sollte dann Anlaß sein, den oder die schuldigen Sequester operativ zu entfernen. Um den Eingriff möglichst gezielt ausführen zu können, schickt man ihm *Kontrastmitteldarstellungen der Fistel* und *Schichtaufnahmen* des Knochens voraus.

Die *Operation* wird, falls es die örtlichen Verhältnisse erlauben, der besseren Übersicht wegen in Blutleere ausgeführt. Einige Tropfen Methylenblau markieren den Fistelgang. *Der Eingriff muß so klein wie möglich, aber so groß wie nötig gestaltet werden.* Alles als krank erkennbare Gewebe wird ausgeräumt, der Knochen sorgfältig „ausgemuldet". Dabei muß man sich hüten, mit dem scharfen Löffel Keime in gesunde Bezirke zu verschleppen. Zur Ausfüllung des Defektes dient ein gestielter Muskellappen. Sehr wichtig ist es, für einen guten Abfluß des Wundsekretes zu sorgen. Die Drainage soll deshalb vom tiefsten Punkt der Wundhöhle aus — unter Berücksichtigung der Lage des Kranken im Bett — ableiten. Das Drainrohr muß dick genug sein, um Sekretverhaltungen auszuschließen. Ein zweites dünneres Rohr wird an einem Punkt eingelegt, von dem aus eine antibiotische Berieselung der ganzen glattwandigen, einheitlichen Wundhöhle möglich ist. Das Ergebnis der Resistenzbestimmung entscheidet darüber, welches Mittel wir wählen. Um das Antibioticum oder Sulfonamid mit den frisch aufschießenden Granulationen unmittelbar in Berührung zu bringen, empfiehlt es sich, jeweils eine Vorspülung mit Rivanol oder physiologischer Kochsalzlösung vorzunehmen. Die Drains dürfen nicht zu frühzeitig gekürzt oder gar zurückgezogen werden, sondern nur in dem Maße, wie die Wundhöhle sich mit Granulationen füllt. Allzu langes Verweilen reizt und unterhält die Sekretion. Der unmittelbar nach der Ausmuldung angelegte Gipsverband verringert die Schmerzen, verhütet nachträgliche Frakturen an der operativ geschwächten Stelle und fördert die Heilungsvorgänge. Falls es sich um Erreger handelt, die der Chemotherapie zugänglich sind, schließen wir der lokalen Behandlung gleichzeitig eine allgemeine an

Osteomyelitische Pseudarthrosen dürfen erst 1 Jahr nach der Heilung des eitrigen Prozesses gespant werden. Blutkörperchensenkungsreaktion und *Weltmann*-Band müssen normal sein. Auch dann gebietet die Vorsicht, zweizeitig zu operieren. In der 1. Sitzung entfernt man die Narben und frischt den Knochen bis ins Gesunde hin an. Bleibt die Wunde steril, so kann man nach 2 Wochen die Transplantation durchführen. Autoplastischer Knochen ist dabei, da es sich um ein ausgesprochen ersatzschwaches Lager handelt, jedem anderen Material vorzuziehen. Die Operation erfolgt unter Antibiotica-Schutz.

Die *Beseitigung von Fehlstellungen* darf ebenfalls erst erfolgen, wenn der Prozeß sicher zum Stillstand gekommen ist. Am besten wartet man auch hier 1 Jahr. Man muß die Eltern darüber aufklären, daß ein O- oder X-Bein, das auf einer teilweisen Zerstörung der unteren Femur- oder oberen Tibiaepiphyse beruht, unter Umständen bei weiterem Wachstum rezidiviert. Man wird daher, wenn möglich, mit der Operation bis zum 15. Lebensjahr warten. Bei schweren Verbiegungen ist das freilich niemandem zuzumuten. Die Osteotomie muß unbedingt im gesunden Knochen erfolgen. Die Gefahr eines Wiederaufflackerns der Entzündung kann kaum unterschätzt werden. Relativ oft stehen wir vor der Aufgabe, ein in übermäßiger Beugestellung knöchern versteiftes Kniegelenk geradezurichten. Wenn die Fehlstellung stark ist, muß man statt eines Keiles ein trapezoidförmiges Knochenstück entfernen, da man sonst bei der Geraderichtung die verkürzten Gefäße und Nerven gefährdet. Ist man der Ausheilung nicht ganz sicher, so operiere man lieber oberhalb im Gesunden. Das gilt auch für das in Spitzfußstellung knöchern versteifte obere Sprunggelenk. Man sollte sich jedoch zuvor überlegen, ob der Equinus zum Ausgleich einer Beinverkürzung nicht vorteilhaft ist. Fibröse Ankylosen werden im Quengelgipsverband, die fibröse Versteifung des oberen Sprunggelenkes im Lochgips schonend redressiert.

4. Die nichtspezifischen Arthritiden

Die Ätiologie ist vielgestaltig. Recht häufig sind im Kindesalter *traumatische Arthritiden* durch Fall oder Stoß. Namentlich das Kniegelenk reagiert oft mit einem serösen Erguß, der nach Ruhigstellung bald verschwindet, bei manchen Kindern aber gern *rezidiviert*. In solchen Fällen müssen alle Untersuchungen eingeleitet werden, um eine tuberkulöse Erkrankung auszuschließen.

Allergische Arthritiden spielen wegen ihrer Seltenheit und Flüchtigkeit keine bedeutende Rolle. Sie finden sich vornehmlich in Allergikerfamilien. Auch als Symptom der *Serumkrankheit* kommen Arthritiden vor. In der Regel sind mehrere Gelenke gleichzeitig betroffen, in erster Linie die Fingergelenke. Zuweilen handelt es sich um bloße *Arthralgien* ohne objektiven Befund. Tuberkulin- und Vaccine-Injektionen führen ebenfalls gelegentlich zu Gelenkerscheinungen. Die Tuberkulin-Reaktion kann sowohl Folge einer Provokation als auch Ausdruck einer spezifischen Allergisierung sein. Außerdem gibt es *Resorptionsarthritiden* durch körperfremd gewordenes Eiweiß nach Eigenblutinjektionen, bei Ödemen und Pleuraexsudaten. *Idiosynkrasische Arthralgien und Arthritiden* entstehen bei allergischen Kindern nach Aufnahme bestimmter Nahrungsmittel, mitunter begleitet von einer Urticaria oder einem *Quincke-*Ödem. Flüchtige intermittierende Gelenkschwellungen sind in manchen Fällen wahrscheinlich nichts anderes als *Quincke-*Ödeme.

Rein infektiöse Gelenkentzündungen entstehen nach Gelenkverletzungen, nach Durchbruch eines osteomyelitischen Prozesses, auf dem Lymphwege und als Fernmetastasen auf dem Blutwege. Die Zahl der septischen Allgemeininfektionen mit Metastasen ist in unserer Zeit stark zurückgegangen. *Eitrige Arthritiden*, die von irgendwelchen banalen Herden ausgehen, sind dagegen relativ häufig.

Meist ist nur ein Gelenk betroffen, vorzugsweise das Knie- oder Hüftgelenk. Die Kinder haben Fieber; das Gelenk ist geschwollen, die Haut über oberflächlich gelegenen Gelenken überwärmt. Neben Spontanschmerzen besteht eine ausgesprochene Druck-, Klopf-, Stauch- und Bewegungsempfindlichkeit. Bei der Punktion entleert sich Eiter, der anfangs gewöhnlich massenhaft Bakterien enthält. Unterläßt man die Punktion, so bildet sich nicht selten ein paraartikulärer Abszeß, der schließlich nach außen aufbricht.

Das Punktat muß zur bakteriologischen Untersuchung und zur Resistenzbestimmung eingesandt werden. Das Gelenk wird im Gipsverband, der immer auch die beiden benachbarten Gelenke umfassen soll, ruhiggestellt. Ein großes Fenster über dem kranken Gelenk dient der Beobachtung und ermöglicht die Lokalbehandlung mit Antibioticis. Solange das Ergebnis der Resistenzbestimmung nicht vorliegt, behandelt man mit Kombinationspräparaten (Penicillin und Streptomycin). Vor der intraartikulären Injektion wird der Eiter entleert und das Gelenk mit physiologischer Kochsalzlösung gespült. Man injiziert anfangs täglich, später in etwas größeren Abständen. Mit vorsichtiger Übungstherapie darf man erst beginnen, wenn das Gelenk trocken und die BKS mindestens 3 Wochen lang normal geblieben ist. Die Wiederbelastung wird zweckmäßigerweise noch etwas länger hinausgeschoben. Das Verhalten der BKS bestimmt, in welchem Maße die Rehabilitation aktiviert werden darf.

Selbst ein schwer geschädigter Gelenkknorpel kann sich beim Kind weitgehend erholen, bzw. durch einen neuen Knorpelbelag, der dem Hyalinknorpel sehr nahe kommt, ersetzt werden. Die *Prognose* ist daher bei metastatischen Gelenkeiterungen wesentlich besser als bei osteomyelitischen. Bei den letzteren sind die Gelenkkörper meist zerstört. Sie heilen darum fast immer mit einer fibrösen Ankylose aus.

Chronische Gelenkeiterungen haben im Zeitalter der Sulfonamide und Antibiotica viel von ihrer Gefährlichkeit eingebüßt. Früher wurden nacheinander fast alle Gelenke ergriffen. Der gewöhnliche Ausgang ist die fibröse Ankylose, oft mit Subluxation. Auch die Polyarthritis rheumatica kann sich durch Einwanderung von Bakterien in eine eitrige Entzündung umwandeln.

Die Grenze zwischen den eitrigen und *nichteitrigen infektiösen Arthritiden* ist fließend. Die nichteitrigen sind z. T. toxisch bedingt, teils stehen allergische Vorgänge im Vordergrund. Man spricht deshalb von *partialallergischen Infektarthritiden.* F. J. LANG zählt zu dieser Gruppe sowohl die akuten Rheumatoide als auch die unspezifische und spezifische rheumatische Polyarthritis.

Die *akuten Rheumatoide* begleiten Infektionskrankheiten. Sie treten entweder als Arthralgien oder als akute seröse Entzündungen auf, so bei Masern, Scharlach, Morbus Bang, Tuberkulose, Meningitis epidemica, namentlich aber bei Pneumonien, hier meist in Form einer Monarthritis des Knie-, Schulter- oder Hüftgelenkes. In manchen Fällen liegen vermutlich echte Gelenkmetastasierungen vor. Beim Kleinkind überwiegen die bakteriellen Formen der Arthritis, beim älteren die allergischen.

Für die Orthopädie haben besonders die *subakuten und chronischen serösen und serofibrinösen Monarthritiden* Bedeutung. Als Focus kommen chronischentzündliche Veränderungen der Tonsillen, des Mittelohres, der Nebenhöhlen und der Zähne in Frage. Knie- und Hüftgelenk stehen an erster Stelle. Beziehungen zur Polyarthritis sind in manchen Fällen nicht zu übersehen, sei es, daß sonstige Familienmitglieder an einem chronischen Gelenkrheumatismus leiden oder daß der Monarthritis schon früher andere, flüchtige Gelenkentzündungen vorausgingen. Zuweilen greift die Erkrankung auf weitere Gelenke (meistens das kontralaterale) über. Die Abhängigkeit von fokalen Infekten zeigt sich manchmal durch eine plötzliche Verschlimmerung im Anschluß an eine Tonsillektomie oder durch flüchtige Arthralgien in bisher gesunden Gelenken. Der Verschlimmerung folgt gewöhnlich eine auffällige Besserung.

Meist beginnt die Arthritis schleichend ohne Fieber. Der Erguß hält sich in mässigen Grenzen. Die Gelenkkapsel ist kaum verdickt und nicht besonders druckempfindlich. Die Beweglichkeit bleibt in den durch den Erguß gesetzten Grenzen frei. Das Punktat hat das Aussehen der normalen Gelenkflüssigkeit; mitunter ist es etwas getrübt. Die *Rivalta*sche Probe (auf einen mit Essigsäure füllbaren Eiweißkörper) ist positiv. *Mikroskopisch* findet man mäßig viele Lympho- und Leukocyten sowie einige Fibringerinnsel. In anderen, selteneren Fällen wirkt der klinische Aspekt von vornherein ungünstiger. Der Spontanschmerz ist stärker, die Gelenkkapsel ist fühlbar verdickt. Passive Bewegungen werden wegen der heftigen Schmerzen kaum geduldet. Das serofibrinöse Punktat enthält zahlreiche Lymphocyten. Die BKS ist mittelstark erhöht, das *Weltmann-*Band eher verkürzt als verlängert. Zuweilen besteht eine leichte Leukocytose. Ist die Tuberkulinprobe nach MENDEL-MANTOU auch in einer Verdünnung von 1:10 negativ, so kann man eine tuberkulöse Entzündung ausschließen, fällt sie positiv aus, oder hat eine BCG-Schutz-Impfung stattgefunden, so sollte man mit der *Probeexcision* nicht zu lange zögern, zumal das *Röntgenbild* so gut wie immer, von einer geringen Atrophie abgesehen, im Stich läßt. Bei der Eröffnung des Gelenkes sieht man eine gleichmäßig sammetartig-verdickte, stark gerötete Synovialis, die hier und da durch Fibrinauflagerungen etwas getrübt sein kann. Der Knorpel ist unverändert. Der gleiche Befund wird auch im Beginn einer Polyarthritis erhoben.

Die *Prognose* ist bei den serösen Formen der Infektarthritis immer gut, bei den larvierten, später z. T. in eine Polyarthritis übergehenden zweifelhaft.

Die Unterschiede zwischen diesen beiden Typen werden auch bei der *Behandlung* deutlich. Die einen heilen unter Bettruhe, Schienenlagerung, feuchtwarmen Umschlägen, Resochin, Butazolidin und intraartikulären Prednisoloninjektionen in 4—6 Wochen ab, während die anderen nur eine vorübergehende Besserung zeigen. Ihre Neigung zur Gelenkversteifung tritt immer stärker in Erscheinung. Ein schonendes Redressement im Quengelgipsverband erhöht das Bewegungsausmaß nicht, sondern vermehrt nur den Reizzustand. Nach längerer Zeit kommt es zu einer Spontan-Remission, der später aber unten Umständen neue Schübe und mitunter die Versteifung folgen.

Bei verzögerter Heilung geben wir bei älteren Kindern, falls das Kniegelenk betroffen ist, gern eine Hülse für Ober- und Unterschenkel mit Kniegelenk und Schweizersperre. Das Gehen erfolgt mit gestrecktem Knie; beim Sitzen soll das Gelenk dagegen gebeugt werden, um die Beweglichkeit zu fördern.

Die *unspezifische chronische Polyarthritis* ist beim Kind recht selten. Nur 4% beginnen im Alter unter 14 Jahren. Sie wird allerdings gelegentlich schon bei 6 Monate alten Säuglingen beobachtet.

Im Kleinkindesalter tritt die *Stillsche Krankheit*, eine Sonderform der sekundär-chronischen Polyarthritis mit symmetrischen Gelenk- und paraartikulären Weichteilschwellungen (Knie-, Hand-, Fuß- und Fingergelenke sowie Halswirbelsäule), allgemeinen Drüsenschwellungen und Milztumor auf. Das Leiden kann auch primär-chronisch verlaufen, wobei häufig ein Gelenk nach dem anderen erkrankt, zuweilen fast ohne Erguß. Der Ausgang ist die fibröse oder knöcherne Ankylose mit Subluxation, hochgradiger Osteoporose und Wachstums-Stillstand. Auch rheumatische Herzveränderungen kommen vor. In etwa 15% der Fälle finden sich typische Rheumaknoten, was auf die engen Beziehungen der sog. unspezifischen Polyarthritis zum *Morbus rheumaticus*, dem akuten Gelenkrheumatismus, hinweist.

IX. Krankheiten des Nervensystems

1. Spastische Lähmungen

Spastische Lähmungen sind häufig. Wir unterscheiden *Paraplegien* und *Hemiplegien*. Paraplegien betreffen entweder beide Beine oder alle 4 Extremitäten. Spastische Di- und Tetraplegien werden unter der Bezeichnung *Littlesche Krankheit* zusammengefaßt. Die Rumpfmuskulatur ist in schweren Fällen immer beteiligt.

a) Die Littlesche Krankheit

Die Ursache ist unbekannt. Erbanlagen spielen keine ausschlaggebende Rolle, wie die Zwillingsuntersuchungen von THUMS gezeigt haben. Keimschädigungen sind nicht auszuschließen. Neben echten Mißbildungen des Gehirns handelt es sich um Folgezustände fetaler und neonataler Blutungen. *Pathologisch-anatomisch* findet sich oft eine lobäre Sklerose, vorzugsweise der Rinde. Ob die Veränderungen Narben darstellen, die an Stelle von Blutungsherden, bzw. von Entzündungen getreten sind, oder Entwicklungsstörungen, läßt sich nachträglich meist nicht mehr entscheiden. Nicht selten sieht man tiefe, trichterförmige Einziehungen der Großhirnoberfläche (Porencephalie), die mit den Ventrikeln oder Subarachnoidalräumen kommunizieren können.

Charakteristisch für die *Little*sche Krankheit ist das *Vorherrschen der Spastizität*[1] *vor der Lähmung*. Die tetraplegische Form befällt die unteren Extremitäten stets mehr als die oberen. Am stärksten sind gewöhnlich die die Knie- und Sprunggelenke bedienenden Muskeln (mit Ausnahme der Dorsalflektoren des Fußes) betroffen. Man findet alle Übergänge vom leichtesten Widerstand, der erst bei mehrfachen passiven Bewegungsversuchen in Erscheinung tritt, bis zur völligen Starre des ganzen Kindes, das man wie einen Stock an die Wand lehnen kann. In ausgeprägten Fällen sind die Hüft- und Kniegelenke gebeugt;

---

[1] Unter Spastizität verstehen wir eine gesteigerte Dehnungsreflex-Erregbarkeit der Skeletmuskulatur.

die Unterschenkel überkreuzen sich; die Füße stehen in Equino-Varus-Stellung. Der Gang ist unharmonisch-hölzern, spastisch oder spastisch-paretisch. Die Beine werden oft einwärts rotiert. Bei heftigen Adductorenspasmen reiben die Knie aneinander. Leichte Störungen zeigen sich manchmal erst bei Gehbeginn. Die Kinder tänzeln wie Balletteusen auf den Fußspitzen. Verdächtig ist es, wenn der Morosche Umklammerungsreflex über den 3. Lebensmonat hinaus nachweisbar bleibt. Viele Kinder schielen. Schwere Krankheitsbilder gehen

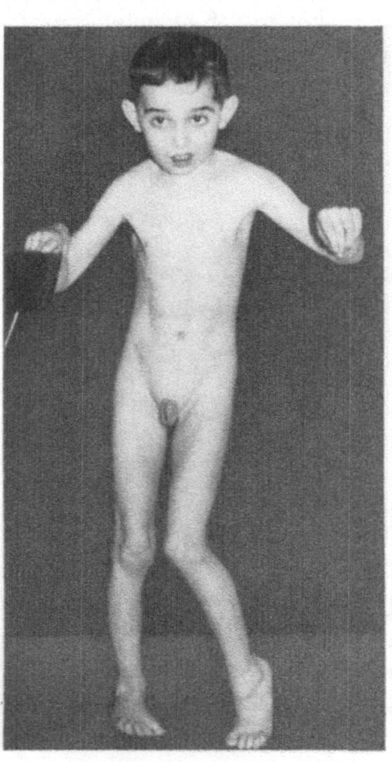

Abb. 42. Littlesche Krankheit, 7jährig, ♂. Tetraplegia spastica infant., Adductorenspasmus, Kniebeuge- und Spitzfußspasmen, Einwärtsrotationsspasmus der Oberschenkel

meist mit *Schwachsinn* einher. In einem kleineren Teil der Fälle treten später *epileptische Anfälle* auf.

Reflektorische Mit- und Zwangsbewegungen ergänzen in schwereren Fällen das Bild. Dabei irradiiert der motorische Impuls oft in weit abgelegene Muskelgruppen, so daß beispielsweise die willkürliche Beugung eines Unterschenkels gleichzeitig zu unwillkürlichen Bewegungen des gleichseitigen Fußes, des anderen Beines oder der Arme führt. Begleitende *Hyperkinesen* (choreatiforme und athetoide Bewegungsstörungen, selten Torsionsspasmen) können in Einzelfällen das klinische Bild beherrschen. Meist handelt es sich um plötzlich ausfahrende, groteske Bewegungen der Arme und Beine, die besonders dann auftreten, wenn das Kind erregt ist. Athetosen der Zunge verursachen Sprachstörungen, unwillkürliche Bewegungen der mimischen Muskulatur tic-artige Grimassen. Alles zusammen erweckt häufig den Eindruck einer schweren Intelligenzstörung, den eine genauere Prüfung aber keineswegs immer bestätigt.

Bei der *klinischen Untersuchung* fallen die gesteigerten Sehnenreflexe, in schwereren Fällen unerschöpfbare Patellar- und Fußcloni auf. Pyramidenzeichen sind regelmäßig vorhanden. Mitunter trifft man einen Spontan-Babinski. Die Spasmen scheinen manchmal unüberwindlich, namentlich im Triceps surae; doch ist mit der Bezeichnung „Kontraktur" Zurückhaltung geboten. Echte Kontrakturen entstehen durch eine Verkürzung des Bindegewebes. Die Dauerkontraktion eines Muskels kann freilich in eine bindegewebige Schrumpfung übergehen. Solche Vorgänge sind aber relativ selten. Die Heftigkeit der Spasmen ist Schwankungen unterworfen. Seelische Erregungen verstärken, innere Ruhe mildern sie. Ein Spitzfuß, der eben noch beim passiven Bewegungsversuch nahezu unkorrigierbar schien, gleicht sich beim Gehen unter Umständen von selbst aus. Man muß dieses Verhalten kennen, um Fehler bei der Indikation zu operativen Eingriffen zu vermeiden. Atrophien sind häufig nachweisbar. Die Sensibilität ist ungestört.

SCHERB hat das Gangbild der Little-Kranken auf der Rollgehbahn analysiert und ist dabei zu bemerkenswerten, auch differentialdiagnostisch nützlichen Ergebnissen gelangt. Danach weisen alle Spastiker beim Gehen ein positives Trendelenburgsches Phänomen auf. Die Parese der Gluteen ist von einer Verkürzung ihrer Aktionszeit begleitet. Die Gesäßmuskeln (Glutaeus max. et med.) haben eine 2fache Aufgabe: Sie tragen die Körperlast und besorgen durch die Überstreckung des Hüftgelenkes zugleich das Ausschreiten. Diese Doppelfunktion kommt im sog. „*Fächersymptom*" zum Ausdruck. Über eine Basiskontraktion breitet sich in beiden Muskeln eine fächerförmige, gut abgegrenzte, von dorsal nach ventral fortschreitende Kontraktionswelle aus. Die „Fächerkontraktion" des Glutaeus med. würde in der Schwungphase zu einer Innenrollung des Oberschenkels führen. Da sie sich aber in der Standphase vollzieht, resultiert eine Vorwärtsrotation des Beckens, um die Vertikalachse des Hüftgelenkes. Beim Spastiker ist die Basiskontraktion abgeschwächt. Die fächerförmigen Kontraktionswellen sind verwischt und fehlen in schweren Fällen ganz. Die verminderte oder ausbleibende Beckenrotation ist mitbestimmend für das eigentümliche Gangbild des Spastikers. Beim Kleinkind ist der Nachweis einer Störung des Fächersymptoms mitunter die einzige Möglichkeit, eine abortive Littlesche Krankheit zu erkennen.

Die *Gangstörung* der Spastiker beruht nach SCHERB 1. auf dynamischen Aktionsverschiebungen paretischer Muskeln, 2. auf zeitlichen Aktionsverschiebungen (in bezug auf die Stand- und Schwungphase eines Schrittes) und 3. auf antagonistischen Impulsen.

Charakteristische zeitliche Verschiebungen finden sich vor allem in den Kniebeugern und Wadenmuskeln. Die Kniebeuger greifen normalerweise erst gegen Ende der Schwungphase bremsend ein. Beim Little-Kranken beginnt ihre Kontraktion viel zu früh und dauert übermäßig lang. Beides trägt dazu bei, die Schrittlänge zu verkürzen. Etwas anders liegen die Verhältnisse bei den Wadenmuskeln. Der Triceps surae des Gesunden hat 2 Kontraktionsmaxima: ein niedrigeres beim Aufsetzen der Zehen und ein höheres unmittelbar nach dem Abheben der Ferse. Der Spastiker zeigt dagegen eine gleichmäßig starke Kontraktion, die während der ganzen Standphase anhält.

Antagonistische Impulse lösen die Muskelkontraktion verfrüht aus, so daß der später eintreffende normale Impuls in die refraktäre Phase des Muskels fällt und damit unbeantwortet bleibt. Ein praktisch wichtiges Beispiel ist das sog. „Quadriceps-Symptom" des Spastikers. Dabei verhindern einschießende antagonistische Impulse das kräftige Anheben des Oberschenkels im Anfang der Schwungphase. Sie beeinträchtigen sowohl die normale Beugung des Unterschenkels als auch die ausgiebige Dorsalflexion des Fußes, die zwangsläufig miteinander gekoppelt sind. Auch der Spontan-*Babinski* gehört zu den antagonistischen Reflexen.

b) Die Hemiplegie

Die Ursachen sind vorwiegend Hirnblutungen unter der Geburt, postnatale Encephalitiden oder Encephalomalacien (durch vasculäre Erkrankungen). Das Pneumencephalogramm, das beim Little fast normal sein kann oder einen Hydrocephalus e vacuo zeigt, enthält bei der hemiplegischen Form häufig große, umschriebene Aufhellungen der kontralateralen Hemisphäre, die Porencephalien oder Rindencysten entsprechen. Blutungsreste und Verwachsungen kennzeichnen das pathologisch-anatomische Bild und machen die sehr viel öfter als bei der Di- und Tetraplegie auftretenden epileptischen Anfälle (50%) vom Jackson-Typ verständlich. Die Intelligenz ist durchschnittlich besser als beim Little.

Infolge der bihemisphärischen Versorgung der unteren Extremitäten ist das Bein weniger in Mitleidenschaft gezogen als der Arm. Im Gegensatz zum Little bleibt auch die Lähmung unter der Spastizität immer deutlich erkennbar. Der Arm liegt meist dem Rumpf eng an, der Ellbogen wird rechtwinklig gebeugt, der Unterarm proniert. Das Handgelenk ist flektiert. Die Finger stehen in Geburtshelferstellung, die Fingerspitzen aneinandergelegt, der Daumen eingeschlagen. Die Beteiligung des extrapyramidalen Systems kommt in den rudernden Bewegungen zum Ausdruck, die der sonst stillgehaltene Arm beim raschen Gehen und Laufen ausführt. Das krankseitige Bein ist in Hüfte und Knie leicht gebeugt, außerdem etwas adduziert und innenrotiert. Der Fuß befindet sich in Equino-Varusstellung. Der Hemiplegiker weist wie das *Little*-kranke Kind als Folge der Spastizität vielfach stark überstreckbare Gelenke (besonders deutlich an den Fingern) auf. Der Gang ist spastisch-paretisch. Er erhält sein merkwürdiges Gepräge nicht zuletzt dadurch, daß die normale Vorwärtsrotation des Beckens beim Ausschreiten infolge der fehlenden fächerförmigen Kontraktionswelle im Glutaeus max. et med. auf der spastisch gelähmten Seite ausbleibt. Der Schritt ist krankseitig verkürzt, das Bein durch den Equinus verlängert. Die Fußspitze schleift am Boden. Alles zusammen bewirkt eine Art von stolperndem Hinken, das die Diagnose in halbwegs ausgeprägten Fällen auf den ersten Blick stellen läßt. Auch die Gesichtsmuskulatur kann sich an den Spasmen beteiligen. Antagonistische Impulse führen nicht selten beim Sprechen und Lachen zu mimischen Verzerrungen. Ein Strabismus convergens sowie athetoide oder choreiforme Bewegungen des Armes und Beines können das Bild ergänzen.

Gelegentlich zu beobachtende *doppelseitige kongenitale Hemiplegien* unterscheiden sich von der Littleschen Tetraplegie durch den fehlenden Adductorenspasmus, die stärkeren, meist ungleichen spastisch-paretischen Störungen der Arme und die schweren Intelligenzdefekte. Die Ursache ist gewöhnlich eine Hirnblutung. Das Pneumencephalogramm deckt erhebliche Veränderungen auf (Porencephalie, Hydrocephalus e vacuo).

Die spastischen Lähmungen kommen in allen Abstufungen vor, von schwersten Krankheitsbildern, bei denen infolge der hochgradigen Starre die Kinder nicht einmal zu sitzen, geschweige zu gehen vermögen, bis zu formes frustes, leichten Gangstörungen, die kaum auffallen und nur vom Erfahrenen erkannt werden. Die schweren und schwersten Formen gehören so gut wie ausschließlich zur Little-Gruppe. Alle Hemiplegiker lernen gehen. In den meisten Fällen tritt im Laufe von einigen Jahren bei konsequenter und frühzeitig einsetzender Übungstherapie eine gewisse Besserung ein. Dabei werden offenbar Funktionen von erhalten gebliebenen Hirnzentren und Bahnen übernommen. Eine Verschlechterung des Befundes ist nicht zu befürchten, wenn auch einige Symptome erst nach vollendeter Reifung der Pyramidenbahnen klinisch manifest werden. Eine Ausnahme macht lediglich die begleitende Epilepsie. Die Latenzzeit bis zum ersten Anfall schwankt zwischen 2 und 30 Jahren. Durch primäre Schädigung trophischer Zentren und Inaktivität entwickeln sich häufig *trophische Störungen*, die sich in Wachstumsverlangsamungen der Extremitäten, des Schädels und Beckengürtels sowie in Atrophien der Weichteile äußern. So ist der krankseitige Arm bei der Hemiplegie fast immer kürzer.

Im Mittelpunkt der *Behandlung* steht bei allen spastischen Lähmungen die Übungstherapie. Sie wird bei älteren Kindern wirkungsvoll durch wiederholte *Periduralanaesthesien* (PITZEN) unterstützt, die die Spastizität der Beine günstig beeinflussen. Dazu kommen Nachtschienen und Tagapparate. Am wichtigsten ist beim Little-Kranken die Verminderung der Adduktorenspasmen. Dazu dient eine Spreizliegeschale aus Gips oder — bei größeren Kindern — Panplast. Sind die Spasmen sehr stark, wird man nicht ohne eine subcutane Tenotomie der Ursprungssehnen am Schambein auskommen. Nicht weniger lästig sind die Beugespasmen der Hüfte und Knie. Wenn die Lagerung auf dem Übungstisch nicht zum gewünschten Erfolg führt, kann man einen Quengelgips für das Hüftgelenk bzw. einen Umstellgips für das Kniegelenk anlegen. Beides läßt sich gut miteinander verbinden. Man sollte in jedem Falle eine leichte Überkorrektur anstreben. Der Verband muß noch mindestens 4 Wochen, nachdem die Endstellung erreicht wurde, liegenbleiben. Anschließend erhält das Kind einen Schienenhülsenapparat mit Beckenkorb. Waren beide Beine betroffen, so wird zunächst wechselnd je ein Hüft- und (kontralaterales) Kniegelenk freigegeben. Die Verordnung eines Apparates setzt voraus, daß der Spitzfuß beseitigt wurde. Dies gelingt in leichteren Fällen mit dem von PITZEN angegebenen Lochgips; in schwereren kann man entweder quengeln, oder — wenn der Spitzfuß sehr hart ist — den Sehnenspiegel des Triceps surae quer oder V-förmig einschneiden. Eine Z-förmige Verlängerung der Achillessehne birgt gerade bei spastischen Lähmungen die Gefahr einer unerwünschten Überkorrektur, die nur schwer wieder rückgängig zu machen ist. Die Klumpfußkomponente wird durch ein schonendes Redressement beseitigt. Leichte Hohlfüße kann man durch ein nachts angelegtes Spannbrettchen bessern. Bei schwereren bewährt sich der von Scherb angegebene kleine Eingriff, bei dem die Sehne des Extensor hallucis longus durch einen unmittelbar hinter dem 1. Mittelfußköpfchen angelegten queren Bohrkanal durchgezogen und mit sich selbst vernäht wird. Bei starker Spannung der Plantaraponeurose empfiehlt sich die Resektion eines 2 bis 4 cm langen Stückes.

Hüftbeugekontrakturen, die der Quengelung nicht nachgeben, erfordern die Verlängerung der an der Spina iliaca ant. sup., gelegentlich auch noch der an der Spina ant. inf. entspringenden Muskeln (Sartorius, Tensor fasciae und ein kleiner benachbarter Teil des Glutaeus med., evtl. Rectus fem.). Kniekontrakturen sind fast immer konservativ zu überwinden.

Die früher häufig geübten Methoden nach O. Förster, Stoffel und Selig sind heute wohl überall aufgegeben. Förster schwächte den *sensiblen* Teil des Reflexbogens durch Resektion jeder zweiten hinteren Wurzel, um die tonussteigernden, ständig aus der Peripherie zufließenden Reize zu vermindern. Stoffel versuchte ähnliches durch Schwächung der peripheren *motorischen* Fasern zu erreichen. Der Erfolg seiner Operation, die vor allem zur Beseitigung des spastischen Spitzfußes ausgeführt wurde, ist unbestritten. Sehr oft kommt es jedoch nach einiger Zeit zum Rezidiv. Die von Selig angegebene Resektion des N. obturatorius beruht auf demselben Prinzip wie die Stoffelsche Operation. Abgesehen davon, daß ab und zu die Abductoren ein unerwünschtes Übergewicht erhalten, ist die subcutane Durchschneidung der Adductorenursprünge wesentlich einfacher und schonender.

Zur Überwindung des Adductorenspasmus am Oberarm gibt man den Kindern eine Abduktionsschiene in Außenrotation, starker Supination des Vorderarmes, Dorsalflexion der Hand und Abduktion des Daumens. Für die Nacht ist eine entsprechend gearbeitete Schale aus Gips oder Panplast notwendig. Die Einwärtsrotationskontraktur läßt sich durch eine Humerus-Osteotomie dicht unterhalb des chirurgischen Halses beseitigen.

2. Schlaffe Lähmungen

a) Die Kinderlähmung

Schon vor Jakob v. Heine, der 1840 eine vielbeachtete Beschreibung der Krankheit gab, hatte der Engländer Badham (1835) seine Beobachtungen über die „Kinderlähmung", wie er das Leiden nannte, veröffentlicht. Heine, der als Sitz der primären Veränderungen das Rückenmark annahm, fügte das Wort „spinale" hinzu — nicht ganz zu Recht, wie wir heute wissen —, da auch die Medulla oblongata und das Gehirn befallen werden können. Der Schwede Medin bewies den epidemischen Charakter der Krankheit. Die neuere Forschung hat mehrere Virusgruppen als Ursache ermittelt, die sich sowohl in bezug auf ihre pathogenen Fähigkeiten gegenüber verschiedenen Tieren als auch hinsichtlich der durch sie erzeugten Immunität unterscheiden. Man sollte daher das Leiden entweder als „*Viruslähme*" oder als „*Badham-Heine-Medin*"sche Krankheit bezeichnen.

Die epidemiologischen Eigenschaften schwanken innerhalb weiter Grenzen. Kein Lebensalter wird verschont. Bei den letzten Epidemien war die Zahl der erkrankten Erwachsenen wesentlich größer als früher. Die warme Jahreszeit ist bevorzugt. Als Überträger spielen wahrscheinlich Fliegen eine Rolle, in denen sich die Viren vermehren. Die Ansteckung dürfte in der Hauptsache durch infizierte Nahrungsmittel erfolgen. Die Erreger kommen im Kot und in den Abwässern vor. Sie sind im Rachen meist nur eine Woche, im Stuhl bis zu einem Vierteljahr nach Eintritt der Lähmung nachweisbar. Auch Personen, die durch „stille Feiung" (90% aller Infizierten) von einer Lähmung verschont bleiben, scheiden Viren aus. Die *Prophylaxe* mit *Salk*-Serum hat die Zahl der Erkrankungen fühlbar herabgesetzt.

Die Inkubationszeit beträgt durchschnittlich 12 Tage. Auf ein kurzes Initialstadium mit Fieber, Allgemeinerscheinungen, Katarrhe der Luftwege oder des Darmes folgt eine fieberfreie Latenzphase von 1—3, höchstens 10 Tagen. Sie wird vom präparalytischen Stadium abgelöst, in dem das Fieber wieder ansteigt. Kopfschmerzen, meningitische Symptome, allgemeine Hyperaesthesie und Gliederschmerzen treten hinzu. 1—3 Tage später setzen die Lähmungen ein. Sie entwickeln sich innerhalb von Stunden bis zu 2 Tagen, mitunter in Schüben. Schon gegen Ende der 1. Woche (nach Eintritt der Lähmung) beginnt die Reparation, die zunächst rasch, später immer langsamer verläuft.

Der Lokalisation entsprechend unterscheidet man eine spinale und eine bulbopontine Form. Auch das Gehirn kann in Mitleidenschaft gezogen werden. Bleibende spastische Lähmungen gehören jedoch nicht zum Bild der Krankheit. Todesfälle (6—20%) sind gewöhnlich auf eine Atemlähmung zurückzuführen, sei es, daß die vegetativen Zentren des verlängerten Markes geschädigt werden oder daß die Lähmung die Atemmuskulatur ausschaltet. Nur im letzteren Falle kann die eiserne Lunge das Leben retten. Die Unterscheidung ist durch den Atemtypus möglich („periodisches Atmen" bei der bulbären Form).

Die Krankheit kann in jedem Stadium ausheilen. Nicht immer kommt es deshalb zu motorischen Ausfällen. Die bleibenden Lähmungen stellen meist nur noch einen Bruchteil dessen dar, was im akuten Stadium gelähmt war. In einem Viertel der Fälle wird eine restitutio ad integrum (anatomisch oder zumindest funktionell) erreicht. Für die Ausbreitung der bleibenden Lähmung gilt die Reihenfolge: 1. ein Bein, 2. beide Beine, 3. ein Arm, ein Bein (meist gekreuzt), 4. ein Arm oder beide Arme. Lähmungen der Bauch- und Rückenmuskulatur kommen fast nur in Verbindung mit Paralysen der unteren Extremitäten vor. Die am häufigsten befallenen Muskeln sind Tibialis ant., Extensor digit. comm., Quadriceps, die Glutäen, die Dorsalflektoren der Hand, Triceps und Deltoideus.

Pathologisch-anatomisch handelt es sich um eine „disseminierte Meningomyelo-encephalitis". Die Schwere der Veränderungen kann, selbst in benachbarten Abschnitten, sehr unterschiedlich sein. Am stärksten ist die Entzündung gewöhnlich in den Vorderhörnern der Intumescentia lumbalis und cervicalis. Doch sind auch die Hinterhörner, namentlich ihre seitlichen Teile, nicht selten mitbetroffen. Im Gehirn beschränkt sich der Prozeß fast ausschließlich auf die motorische Rindenregion.

Außerhalb des Nervensystems ist das reticulo-endotheliale System, namentlich der lymphatische Apparat des Darmes und der Lymphknoten des Mesenteriums, beteiligt.

Für die Verbreitung der Viren auf dem Blutwege spricht die Ausdehnung der Entzündung entlang den Gefäßen des Sulcus medianus ant. des Rückenmarkes und der vorderen Fissur. Massive Leukocytenansammlungen werden bald durch Lymphocyten, Plasmazellen und Histiocyten abgelöst. Die Ganglienzellen gehen unter Tigrolyse zugrunde. Gliöse Abraumzellen treten auf. Wuchernde Glia füllt die Lücken. Schließlich entsteht eine gliöse Narbe, die sklerotischer Schrumpfung anheimfällt. Die Reparation erholungsfähiger Ganglienzellen geht mit der Aussprossung eines neuen Achsenzylinders einher, der die unterbrochene Verbindung zum Muskel wiederherstellt. Ein nicht unerheblicher Teil der Lähmungen wird durch das entzündliche Ödem verursacht. Die damit verbundene funktionelle Schädigung von Ganglienzellen dauert unter Umständen nur wenige Tage.

Dem bald mehr herdförmigen, bald diffusen Untergang von Nervenzellen entsprechen die muskulären Veränderungen. Die Zahl der von einer Ganglienzelle versorgten Muskelfasern schwankt in weiten Grenzen. Sie beträgt bei den Augenmuskeln 4—8 Muskelfasern pro Neurit, bei dem großen Hüftmuskeln 300—400. Die ihrer Nervenverbindung beraubten Muskelfasern verfallen der trüben Schwellung und Verfettung, wobei Fett-Tropfen in das Sarcoplasma aufgenommen werden. Das Muskelvolumen nimmt bei teilweisem Ersatz durch wucherndes interstitielles Binde- und Fettgewebe ab. Totalatrophische Muskeln sind von trüb-gelber Farbe, teilatrophische getigert oder gesprenkelt. Kommt eine Erholung zustande, so bilden Myoblasten neue Muskelfasern.

Prognostisch wichtige Rückschlüsse auf die pathologisch-anatomischen Veränderungen lassen sich durch die *elektrische Untersuchung* gewinnen.

Schon wenige Tage nach Eintritt der Lähmung steigt die Reizschwelle bei direkter und indirekter galvanischer und faradischer Reizung. Gegen Ende der 2. Woche kann bereits eine komplette *Entartungsreaktion* bestehen. Sind sämtliche motorische Fasern eines Nervenkabels degeneriert, so ist selbst bei direkter faradischer Reizung des Muskels keine Erregung mehr zu erzielen, denn ein stärker geschädigter Muskel reagiert nicht mehr rasch genug für die mit einer Frequenz von 50 H ankommenden Impulse. Auch die Pausen (20 ms) sind zu kurz. Die unmittelbare galvanische Muskelreizung verursacht nur eine träge, wurmförmige Zuckung. Der für jeden Muskel charakteristische optimale Reizpunkt verschiebt sich. Die Umkehrung der *Pflüger*schen Zuckungsformel ist dagegen nicht obligat. Mittelschweren Schädigungen, bei denen das Nervenkabel noch eine Anzahl intakter Achsenzylinder führt, entspricht eine *partielle Entartungsreaktion*. Die direkte galvanische sowie die direkte und indirekte faradische Erregbarkeit ist unter Erhöhung der Reizschwelle erhalten. Bei leichteren Schädigungen fehlt die träge, wurmförmige Zuckung. Die Erregbarkeit des Muskels ist jedoch herabgesetzt. Erholt sich die Leitfähigkeit des Nerven, so wird die komplette Entartungsreaktion allmählich zur partiellen. Im umgekehrten Falle nimmt die direkte galvanische Erregbarkeit immer weiter ab, bis sie schließlich — mit dem Untergang der contractilen Substanz — nach einigen Jahren ganz erlischt. Im allgemeinen geht die durch die elektrische Untersuchung feststellbare Besserung der Funktion voraus. Die Prüfung muß am warmen Muskel erfolgen. Kalte Muskeln geben eine „Kältereaktion" mit verlangsamten Zuckungen.

ERLACHER benutzt die direkte faradische Reizung mit einer in den Muskel eingestochenen Nadelelektrode als prognostischen Test. Die Aussichten auf eine baldige Erholung sind günstig, wenn die Reizschwelle nahe am Normalwert liegt und die Differenz der Reizwerte für Zuckung und Gelenkbewegung klein ist.

Therapie. I. Stadium: akute Phase. Sie umfaßt die Zeit vom Beginn der Erkrankung bis zu den ersten Zeichen eines Rückganges der Lähmung. Die Behandlung erfolgt durch den Kinderarzt. Bei starken Schmerzen durch meningitische Reizung oder Beteiligung sensibler Abschnitte (Ganglion) empfiehlt sich die Anfertigung einer Gipsliegeschale in leichter Reklination zur Ruhigstellung und Entspannung des entzündeten Rückenmarkes. Je nach Ausbreitung der Lähmung erhält das Gipsbett Bein-, Arm- und Kopfteile. Die Hüft- und Kniegelenke sollen gestreckt sein; die Füße bilden einen rechten Winkel mit den Unterschenkeln. Die beste Stellung im Schultergelenk ist eine Abduktion von 60° und eine Elevation von 40°; die Ellbogengelenke sind leicht stumpfwinklig gebeugt (100°). Die richtige Rotation ist eine Mittelstellung zwischen Pro- und Supination. Das Handgelenk ist gestreckt; die Fingergelenke sind eine Spur gebeugt; der Daumen ist etwas abgespreizt und opponiert. Bei schwerkranken

Kindern stößt eine exakte Lagerung allerdings oft auf unüberwindliche Schwierigkeiten. Sie ist in der akuten Phase auch nicht so vordringlich. Man begnügt
sich dann eben mit einer Rückenliegeschale, falls sich nicht auch der Gipsabguß
wegen starker Schmerzen als unmöglich erweist.

Im *II. Stadium, der Reparationsphase,* ist dagegen die sorgfältige Lagerung
von ausschlaggebender Bedeutung, um Kontrakturen funktionstüchtiger Muskeln
und die Überdehnung ihrer gelähmten Antagonisten zu verhüten. *Ein über-
dehnter Muskel kann sich auch dann nicht erholen, wenn die nervösen Elemente
wieder aktionsfähig geworden sind.*

Das Reparationsstadium dauert ungefähr 2 Jahre. Der definitive Zustand
wird an den oberen Extremitäten jedoch sehr viel eher erreicht als an den unteren.

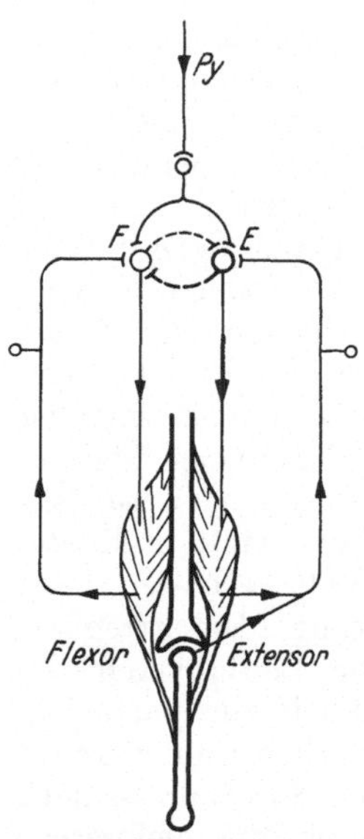

Abb. 43. Zur Halbzentren-
theorie von GRAHAM-BROWN.
Die afferenten (sensiblen)
und efferenten (motorischen)
Bahnen sind durch Pfeile
gekennzeichnet. (Nach F.
SCHERB 1952)

Kontrakturen sind um so eher zu erwarten und um
so schwerer, je jünger der Patient ist. Das gilt freilich
nur für die sog. *Reflexkontraktur,* mit der wir es in der
Reparationsphase ausschließlich zu tun haben. Sie
kommt beim Erwachsenen nur ausnahmsweise vor. Die
Schrumpfungskontraktur nach dem Zugrundegehen der
contractilen Substanz eines Muskels droht dagegen in
jedem Lebensalter.

SCHERB hat die Entstehung der Reflexkontraktur an
einem Schema GRAHAM BROWNs erläutert: Darin reprä-
sentiert F das Flexoren-Halbzentrum, E das Extensoren-
Halbzentrum. Beide Halbzentren sind durch gegenseitige
Hemmungsbahnen (gestrichelte Linien) miteinander verbunden. Bei Lähmung aller Flexoren-Halbzentren fließen
die via Pyramidenbahn (Py) ankommenden corticospi-
nalen Impulse ungehemmt durch E zum Streckmuskel.
Schon die ausgiebige Schwächung von F genügt, um die
E passierenden Reize zu verstärken und den Extensor
dauernd zu verkürzen.

SCHERB bezeichnet diesen Kontrakturtypus wegen
seiner Abhängigkeit vom Antagonisten auch als antagonistische Kontraktur. Sie kommt aus Gründen, die
wir bei Besprechung der Sehnenverpflanzung noch
kennenlernen werden, in erster Linie an den unteren
Gliedmaßen vor. Die Schultergürtelmuskulatur besitzt
schon eine viel geringere Neigung zu Kontrakturen; und
an den Armen fehlt sie ganz. WACHOLDER sieht die Reflexkontraktur als „Ent-
hemmung eines entwicklungsgeschichtlich alten Sperrmechanismus der Skelett-
muskulatur" an, der sich nach SCHERB im Laufe der 2. Lebensdekade allmählich
erschöpft, so daß von der Pubertät an nur noch selten geringe Spitzfußkontrak-
turen auftreten. Im Gegensatz dazu sind die beim Säugling und Kleinkind
entstehenden antagonischen Kontrakturen auch durch frühzeitig eingeleitete
Maßnahmen nicht immer zu verhüten.

Die häufigste Frühkontraktur ist nach dem Spitzfuß die Kontraktur des
Fascienspanners. Der Tensor fasciae bleibt nicht selten — vielleicht dank der
günstigen Lage seiner motorischen Neuronen — als einziger Beinmuskel erhalten.
Da der Muskel bei Abduktion entspannt ist, wird seine Kontraktur leicht übersehen.

Zum Nachweis legt man das Kind rücklings auf einen harten Untersuchungstisch. Das
gesunde Bein wird im Hüftgelenk flektiert, bis die Lendenlordose gerade verschwindet.
Liegt eine Kontraktur vor, so tritt eine zwangsläufige Beugung des krankseitigen

Oberschenkels ein, vorausgesetzt, daß das Bein sich in Mittelstellung zwischen Ab- und Adduktion befindet. Der Winkel zwischen Tisch und krankseitigem Oberschenkel entspricht der Schwere der Fehlstellung.

Eine leichte Tensor fasciae-Kontraktur behandelt man durch Lagerung im Bett oder auf dem Thomsenschen Übungstisch.

Der Patient wird in Bauchlage gebracht und das Gesäß mit steigenden Gewichten (durch Sandsack) belastet. Um die Wirkung zu erhöhen, kann man das distale Oberschenkelende durch eine untergeschobene Rolle etwas anheben. Auf dem Übungstisch wird die Überstreckung im Hüftgelenk in analoger Weise durch einen unter Zug gesetzten Beckengurt erreicht. In der Klinik kann man beide Methoden benutzen, um rasch ans Ziel zu kommen.

Für hartnäckigere Kontrakturen steht der *Quengelgips* zur Verfügung.

Dazu muß man Thorax, Becken und gesundseitigen Oberschenkel in der Stellung eingipsen, in der sie sich zum Nachweis der Kontraktur befanden. Das gelähmte Bein wird ebenfalls eingegipst und durch ein einfaches Gelenk (zwei durch eine Niete verbundene Blechstücke) mit dem Beckenteil verbunden. Der krankseitige Oberschenkel wird allmählich gegen das nach rückwärts gekippte Becken in Überstreckung gequengelt. Den Gegenhalt für den um den Knöchel gelegten Zuggurt bildet ein kräftiger, in den Rückenteil des Beckengipses eingelassener Eisenstab. Schiene und Zuggurt sind durch eine doppelte Rebschnur verbunden. Mit einem als Quengel dienenden Holz- oder Metallstück wird die Schnurschlinge aufgedreht, also verkürzt, und der Oberschenkel der Eisenschiene genähert.

Führt auch dieser Weg zu keinem Erfolg, so bleibt nur die *Operation*. Im 2. Stadium dürfte dieser Fall jedoch kaum jemals eintreten. Die Beseitigung der Kontraktur ist die Voraussetzung für die Erholung der Glutäen.

SCHERB steht grundsätzlich auf dem Standpunkt, die antagonistische Kontraktur durch konservative Maßnahmen zu beseitigen, weil die operative Verlängerung den funktionstüchtigen Muskel unnötig schwächt. Die Schrumpfungskontraktur des 3. Stadiums nach Untergang der contractilen Substanz läßt sich dagegen nur durch Operation beheben. Eine Ausnahme bildet der Ausgleich des Spitzfußes durch einen queren oder V-förmigen Einschnitt im Sehnenspiegel des Triceps surae (VULPIUS).

Die gute Funktion des Glutaeus maximus ist für die Gehfähigkeit mindestens so wichtig wie die des Quadriceps. Man kann sogar bei doppelseitiger Lähmung des Quadriceps gehen, sofern nur die großen Hüftmuskeln erhalten sind. Der Glutaeus zieht im Beginn der Standphase, sobald der Fuß fest auf dem Boden ruht, den Oberschenkel nach rückwärts und streckt das Knie. Leichte Spitzfußstellung von etwa 110° begünstigt, wie SCHEDE gezeigt hat, die Kniesicherheit. Der stabilisierende Einfluß ist auch bei mäßiger Kniebeugekontraktur noch wirksam. Es ist deshalb falsch, einen Spitzfuß ohne Rücksicht auf die individuellen Verhältnisse zu beseitigen. Eine stärkere Überstreckung schädigt andererseits auf die Dauer das Kniegelenk und erfordert unser Eingreifen.

An der Schulter bildet das (auch am Ellbogen, an der Hüfte und am Knie vorkommende) *Schlottergelenk* eine erheblich größere Gefahr als die Adduktionskontraktur. Ungleich allen anderen Gelenken hängt ja der ständige Kontakt von Oberarmkopf und Pfanne allein vom Muskeltonus ab. Die Kapsel des Schultergelenkes ist schon normalerweise auffallend weit und nicht imstande, den Kopf in der Pfanne zu halten. Die Schwerkraft dehnt sie bei vollständig gelähmter Schultermuskulatur noch weiter aus. Nur mit Hilfe einer Abduktionsschiene können wir ein Schlottergelenk verhüten. (Bei ausschließlicher Erhaltung der Schulterblatt-Rückzieher wirkt sie der Adduktionskontraktur entgegen.) Paralytische Luxationen sind an der unteren Extremität sehr viel seltener. Komplette Beinlähmungen verlangen jedoch ebenfalls vorbeugende Maßnahmen, um den ungünstigen Einfluß der Schwerkraft auszuschalten.

Die in der Reparationsphase verordneten *Apparate* sollen einfach, leicht und billig sein. Sie sind als *Behelfe* gedacht, die Kontrakturen und Schlottergelenke

verhüten und das Gehen und Stehen ermöglichen. Schwere Apparate
bedeuten für die geschwächte Muskulatur eine zusätzliche Belastung, die oft
nicht mehr bewältigt wird. Man sollte sich daher immer überlegen, ob nicht
eine improvisierte Schusterspan- oder Gipsschiene den gleichen Dienst leistet.
Das gilt vor allem bei ungenügender Kniesicherheit. Eine Gipshinterschiene
für Ober- und Unterschenkel genügt in vielen Fällen, um das Gehen zu ermöglichen. Bei einem Schlottergelenk ist der Apparat freilich nicht zu umgehen,
da durch mangelnde Führung schließlich der Gelenkknorpel leidet. Besteht
gleichzeitig ein Fallfuß, so verordnet man eine Gochtsche Schiene mit Einsteck-
bügel, deren Knöchelgelenk durch 2 Anschläge Exkursionen zwischen 130⁰

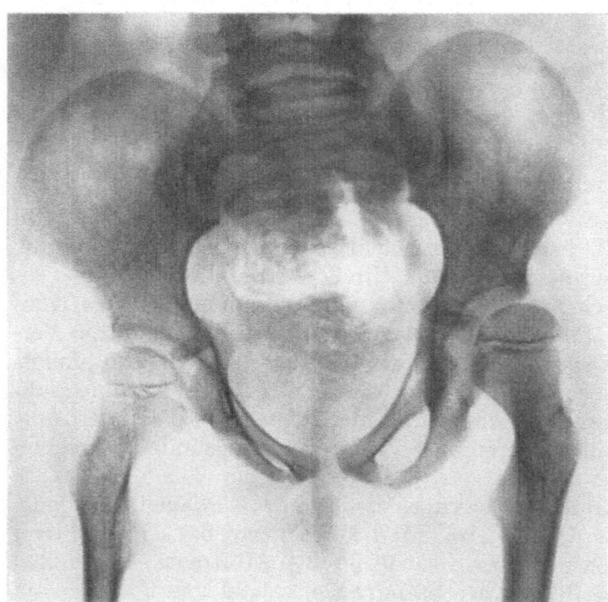

Abb. 44. *Entlastungs-Coxa valga beiderseits nach Kinderlähmung,*
7¹/₂jährig, ♂. Der linke Schenkelkopf ist subluxiert

und 110⁰ erlaubt. Eine
starke Schwäche der
Einwärtsdreher läßt das
Bein, der Schwere fol-
gend, bei jedem Schritt
nach außen pendeln.
Man vermeidet das
durch einen Beckenring
mit einfachem Trochan-
tergelenk. Eine Verstei-
fung des Kniegelenkes
im Apparat ist nur not-
wendig, wenn auch das
andere Bein keine Stand-
sicherheit hat. Auch bei
weitgehender Paralyse
beider Beine kann ein
Apparat noch nützlich
sein. Während wir Gum-
mizüge als Muskelersatz
am definitiven Apparat
der 3. Krankheitsphase
nur ungern verwenden
— die Gelenke, Leder-
bänder usw. sind ohne-
hin durch den Gebrauch reparaturanfällig genug —, sind sie am Übungsapparat
vorteilhaft. — Lähmungen der Rücken- und Bauchmuskulatur zwingen zur
Verordnung eines Korsetts, wenn der Rumpf haltlos in sich zusammensinkt
oder durch eine starke Skoliose nach der Seite überhängt. Auch hier gilt es,
die Überdehnung der paralytischen Muskulatur zu verhindern. Für die Nacht
erhalten solche Kinder eine Gipsliegeschale.

Die Versorgung mit orthopädischen Hilfsmitteln im Reparationsstadium ist
nicht zuletzt eine Voraussetzung für die *Übungsbehandlung.* Die myokinetischen
Untersuchungen von SCHERB auf der Rollgehbahn haben gezeigt, daß die Muskulatur der unteren Extremitäten beim Gehen durch Reflexe gesteuert wird.
SCHERB spricht von einer „*Autonomie des Gehaktes*". Die Muskeln verhalten
sich durchaus verschieden, je nachdem ob sie Willkürbewegungen ausführen
oder beim Gehen unwillkürlich funktionieren. Muskeln, die dem Willen des
Kranken kaum gehorchen, können im Gehakt wesentlich kräftigere Kontraktionen aufweisen. Auch das Umgekehrte kommt vor, jedoch seltener und nicht
so ausgesprochen. Die wichtigste Übung für die unteren Gliedmaßen ist darum
das Gehen. Einzelübungen von Muskeln und Muskelgruppen dienen der

Vorbereitung, solange das Kind sich noch nicht allein aufrecht halten kann, und zur Aktivierung derjenigen Muskeln, die durch notwendige Sperren im Apparat nicht zum Zuge kommen. Auch die Rumpfmuskulatur gehorcht noch teilweise der Autonomie des Gehaktes. Ihr Einfluß nimmt in kranialer Richtung jedoch bald ab. Im Bereich der oberen Extremitäten deutet lediglich das Mitschwingen der Arme beim Gehen noch auf eine gewisse reflektorische Beteiligung der Schultergürtelmuskulatur.

Nur ein gut durchbluteter, warmer Muskel vermag maximale Arbeit zu leisten. Eine gelähmte Gliedmaße ist kalt. Die arterielle Durchblutung, an und für sich schon in hohem Maße von der Funktion abhängig, wird durch trophische Schädigungen zusätzlich gedrosselt. Wenn auch der anatomische Nachweis trophischer Zentren im Rückenmark fehlt, so sind die durch ihren Ausfall bedingten Störungen doch unverkennbar. Wir werden darauf bei Besprechung des 3. Stadiums noch zurückkommen.

Da die Venen in der gelähmten Muskulatur nicht mehr genügend entleert werden, bleiben die Stoffwechselschlacken teilweise liegen und beeinträchtigen die Erholung. Die *passive Erwärmung der Muskulatur* ist daher nicht nebensächlich, sondern verdient genau so ernst genommen zu werden wie die Massage und Übungstherapie. Der beste, weil nachhaltigste Wärmespender ist nach unserer Erfahrung das Turbatherm (Lieferant: Torfwerk Einfeld [Holst.]). Turbatherm ist ein Torf, der mit Wasser von 55° gleichmäßig befeuchtet und in einen Nesselbeutel gefüllt, unter Luftzutritt fermentiert. Die Masse erhitzt sich dabei auf 65°. Eine Packung genügt, um eine Gliedmaße 48 Std lang zu durchwärmen. Auch Paraffinpackungen eignen sich, während im Autoklaven erhitzte Kompressen schon nach kurzer Zeit ihre Wirkung einbüßen. Die Erwärmung dient nicht nur der Vorbereitung für andere Maßnahmen, sondern die gelähmten Glieder müssen *dauernd* warm gehalten werden. Daher können auch die von

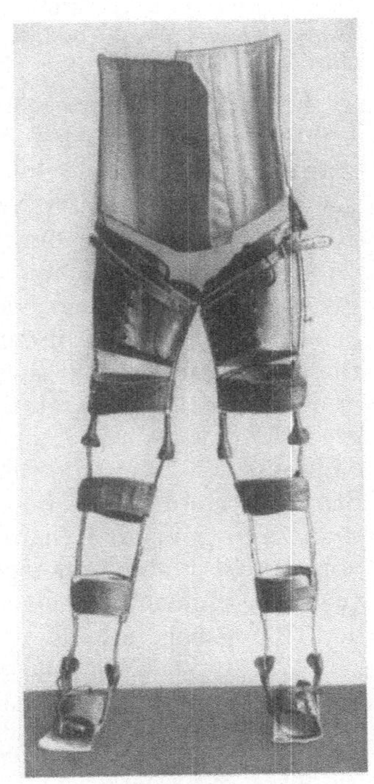

Abb. 45. Schienenhülsenapparat bei Lähmung der Bauchmuskeln und doppelseitiger(partieller)Beinlähmung

LAMPERT empfohlenen Überwärmungsbäder die Packungen nicht ersetzen. Überwärmungsbäder haben jedoch einen günstigen Einfluß auf das Rückenmark. Unmittelbar im Anschluß an das Bad sind mit dem Exponentialstrom bisweilen Zuckungen in Muskeln nachweisbar, die vor dem Bad noch unerregbar waren. Ähnliches gilt für die Durchflutung des Rückenmarkes mit Dezimeterwellen.

Massage erzeugt gleichfalls eine aktive Hyperämie, die mehrere Stunden anhält. Die Stoffwechselschlacken werden beseitigt. Aber auch die Massage ist kein Wundermittel. Sie kann weder einen funktionsuntüchtigen Muskel zur Vermehrung seiner Muskelfasern anregen, noch vermag sie den allmählichen Verfall eines gelähmten Muskels aufzuhalten, wenn die Ganglienzellen sich nicht wieder erholen. Hier liegt ja überhaupt das eigentliche Problem: Wir besitzen keine Möglichkeit, die Regeneration der geschädigten Nervenzellen zu erzwingen. Ein Ersatz durch Neubildung ist nach allem, was wir wissen, nicht zu erwarten. Unsere Behandlung muß sich mit diesen von der Natur gezogenen Grenzen abfinden.

Solange noch Schmerzen vorhanden sind, verbietet sich jede Massage von selbst. Die regressiven Veränderungen unterliegende Muskulatur verlangt ein sehr behutsames Vorgehen. Man beginnt daher mit leichter Bürstenmassage. Derbes Kneten und Walken ist grundsätzlich verboten. Ist Gelegenheit zur Unterwassermassage vorhanden — sicher die wirksamste Massageform überhaupt —, so wird der Strahl entsprechend weich eingestellt. Die Massage darf niemals Schmerzen bereiten. Bei den weinerlichen Kindern, die eben erst ihre schwere Krankheit überstanden haben, ist das nicht ganz einfach zu beurteilen. Im gleichen Maße, in dem die aktive Kontraktionsfähigkeit der Muskulatur zurückkehrt, kann auch die Massage kräftiger gehandhabt werden. Nicht nur Laien, auch Ärzte überschätzen oft den Nutzen der Massage. Vom *Elektrisieren*, sofern es mit den üblichen billigen Geräten geschieht, raten wir ab.

Ein total gelähmter Muskel antwortet auf den faradischen Strom ohnehin nicht. Auch ein stärker geschwächter Muskel vermag den rasch aufeinanderfolgenden Impulsen und kurzen Pausen nicht zu folgen und reagiert nur noch bei wesentlich erhöhter Stromstärke ab und zu mit einer Zuckung. Gleiches gilt vom Thyratronstrom, der zwar ein Gleichstrom ist, aber wie der Wechselstrom eine Frequenz von 50 Hz besitzt. Die galvanische Reizung mittels des Stromwenders verlangt vielfach so hohe Strom-Intensitäten, daß Verätzungsgefahr besteht. Der brennende Schmerz macht die Kinder bald nervös und therapiescheu. Selbst wenn man den (verlagerten) Reizpunkt sorgfältig aufgesucht hat, springen statt des kranken Muskels häufig die leichter erregbaren gesunden Antagonisten an, die den geschädigten Muskel überdehnen. Man sollte daher nie den Eltern die Behandlung überlassen. Die Anwendung des elektrischen Stromes erfordert geschulte und erfahrene Hilfskräfte. Moderne *Exponentialstromgeräte* wie das Neuroton der Firma *Siemens-Reiniger* sind ohnehin nur von Ärzten und Krankengymnastinnen zu bedienen, die sich damit besonders vertraut gemacht haben. Solche Apparate bilden eine wertvolle Ergänzung der Übungsbehandlung.

Der (galvanische) Exponentialstrom ist im Gegensatz zum faradischen Strom bei dem man auf die subjektiven Angaben des Patienten angewiesen ist, in bezug auf Spitzenstromstärke, Anstiegsteilheit, Impuls- und Pausendauer objektiv meßbar. Das ist für die Anwendung bei Kindern besonders wichtig. Der einschleichende Impuls verursacht selbst bei hohen Stromstärken nur geringfügige Schmerzen, weil sich die sensiblen Hautnerven darauf einstellen können. Die schräg verlaufende flache Anstiegskurve folgt einer Exponentialgleichung. Daher der Name. Der gewöhnliche galvanische (Batterie-) Strom erzeugt beim Schließen des Stromkreises einen senkrecht ansteigenden Impuls, der beim Öffnen ebenso steil wieder abfällt (sog. Rechteckimpulse). Der gesunde Muskel reagiert darauf jeweils mit einer blitzartigen Kontraktion, der entartete mit einer trägen, wurmförmigen Zuckung, und auch das nur bei größerer Stromintensität. Der gesunde Muskel vermag sich dem schrägen Anstieg des Exponentialstromes ohne weiteres anzupassen. Eine Reaktion tritt erst bei höheren Stromstärken ein, während der entartete, nicht mehr oder nur wenig akkommodationsfähige Muskel schon bei geringer Intensität antwortet. Daher ist bei Benutzung von Exponentialstrom — dem man auch die Form des Schwellstromes geben kann — ein „Durchschlagen" auf Antagonisten nur dann zu befürchten, wenn diese noch stärker geschädigt sind als der behandelte Muskel. Man braucht, um eine selektive Reizung zu garantieren, nur die Stromstärke herabzusetzen. Da der geschädigte Muskel leicht ermüdet, müssen die Pausen zwischen den einzelnen Impulsen entsprechend lang sein. Auch dieser Forderung werden die modernen Geräte ohne weiteres gerecht.

Die Exponentialstromtherapie dient in erster Linie dazu, die contractile Substanz des von seinen Ganglienzellen abgeschnittenen, willkürlich nicht mehr innervierbaren Muskels möglichst lange zu erhalten. Mitunter hat das Kind nach Erholung der Nervenzellen die Vorstellung verloren, wie es den an und für sich wieder aktionsfähigen Muskel betätigen muß. Der Exponentialstrom wird in solchen Fällen mit dem Willensimpuls kombiniert. Das Kind löst dabei den elektrischen Reiz über ein von ihm selbst betätigtes Reglerkästchen gleichzeitig mit dem willkürlichen Bewegungsimpuls aus.

Die Elektrotherapie ist vor allem für den Anfang der Regenerationsphase geeignet, solange die Muskeln noch nicht wieder dem Willen gehorchen. Bei kleinen Kindern, die für die Übungsbehandlung ungeeignet sind, wird man sie auch über diesen Zeitpunkt hinaus fortführen. Im übrigen tritt nunmehr die *aktive Übungstherapie* an ihre Stelle.

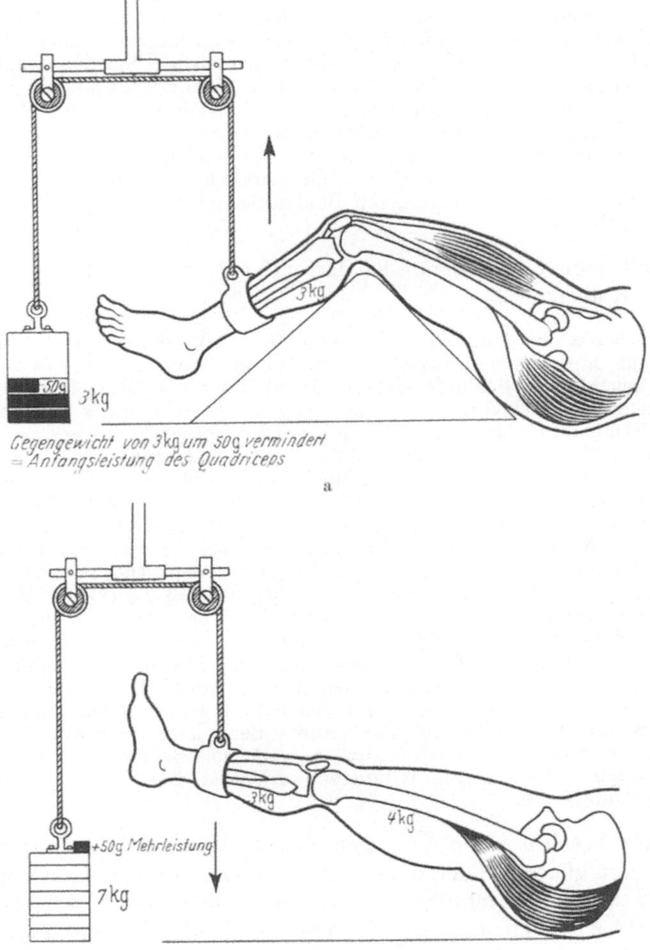

Abb. 46a u. b. *Aktive Übungsbehandlung bei Poliomyelitis mit dem Rollenzug.* a Quadricepsübung. b Übung für den Glutaeus maximus. Näheres im Text. (Nach Schede)

Die geringe Kraft des gerade wieder dem Willensimpuls gehorchenden Muskels verlangt besondere Vorkehrungen, um die Schwerkraft durch Gegengewichte auszuschalten. Die meisten Extremitätenmuskeln (z. B. Biceps, Triceps, Quadriceps) arbeiten in ungünstiger Position am kleineren Hebelarm. Selbst wenn die Schwerkraft aufgewogen wird, kann der Quadriceps anfangs den Unterschenkel nicht aus voller Beugung strecken. Man muß daher als Ausgangsstellung zunächst eine leichte Flexion wählen und darf die Anforderungen nur in dem Maße steigern, wie die Muskelkraft zunimmt. Jede Überforderung wirkt sich für die Erholung nachteilig aus. Die Einhaltung der notwendigen Pausen ist wie bei der Elektrotherapie eine der wichtigsten Voraussetzungen für den Erfolg. Sobald die Kontraktionen schwächer werden, sollte man die Übung unterbrechen. Die auch heute noch gültige Behandlungsvorschrift von ROUX lautet: „Kurz, häufig und intensiv."

Eine einfache Improvisation zur Ausschaltung der Schwerkraft, z. B. für die Quadriceps·übung, besteht darin, das gelähmte Bein des auf der Seite liegenden Kindes durch 2 Mull-bindenzügel, von denen der eine knapp oberhalb des Knies, der andere in Fußnähe angelegt wird, in der Schwebe zu halten. Den zentralen Zügel hängt man zweckmäßig an einem über dem Bett angebrachten Längsbalken auf, während der distale von der Krankengymnastin geführt wird. Durch Auflegen der freien Hand auf die Quadricepssehne überzeugt man sich von der Kontraktion des Muskels. Alle Kranken lernen es nämlich in kurzer Zeit, funktionelle Ausfälle durch Ersatzbewegungen zu ersetzen, in unserem Beispiel: durch die erhaltene Oberschenkelbeugung den Unterschenkel nach vorn zu schleudern. Man muß daher gerade im Anfang immer wieder prüfen, ob die Leistung wirklich von dem Muskel vollbracht wird, dem sie zugedacht war. Die Aufhängung mit Bindenzügeln begünstigt solche Kompensationen und ist darum nicht ideal.

Eines der besten *Übungsgeräte* ist der einfache, aber vielfältig, auch im Bett verwendbare Rollenzug.

Der Unterschenkel wird mit einer Filzschlaufe gefaßt, die durch eine über 2 Rollen laufende Schnur mit einem Gewicht verbunden ist. Eine zweite, etwas oberhalb des Kniegelenkes angebrachte Schlaufe sichert die Stellung des Oberschenkels. Man wählt das Gegengewicht zunächst gerade so groß, wie es zur Streckung des Knies notwendig ist. Eine geringe Verminderung des Zugs stellt dem geschwächten Quadriceps eine Aufgabe, die, wenn sie bewältigt wird, zugleich ein Maß für seine Leistungsfähigkeit vermittelt. Durch graphische Darstellung läßt sich von allen Muskeln ein Bild ihrer Erholung gewinnen. Das Maximum ist erreicht, wenn die Kurve nicht mehr weiter steigt. Verzichtet man in unserem Beispiel auf die Befestigung des Oberschenkels, so kann die Anordnung auch zur Übung des Glutaeus dienen. Nach dem gleichen Prinzip lassen sich sowohl wirkungsvolle Übungen für die oberen Extremitäten als auch für den Rumpf erfinden. Die Ab- und Adduktion der Oberschenkel und die seitlichen Bauchmuskeln sind in noch einfacherer Weise ohne Ge-wichte durch sog. *Schlingenübungen* zu trainieren. Man benötigt dazu einen Lochstab mit Rolle und eine Rebschnur mit 2 Schlaufen. Zur Übung der Ab- und Anspreizung legt man die Schlaufen um den distalen Oberschenkel und Fuß. Die beide Schlaufen verbindende Schnur läuft über die Rolle am Querstab, den man in Brusthöhe über dem Bett anbringt. Hängt die Rolle senkrecht über dem in Mittelstellung schwebenden Bein, so sind durch wechselnde Anspannung von Ab- und Adductoren Bewegungen in beiden Richtungen mög-lich. Verschiebt man die Rolle nach medial, so gerät das Bein in passive Adduktion, und die kleinen Glutäen müssen gegen Widerstand arbeiten. Die Versetzung der Rolle nach lateral übt die Adductoren.

Die zuletzt beschriebenen Übungen beziehen sich bereits auf eine *Gruppe von Muskeln* mit gleicher oder doch sehr ähnlicher Funktion. Gezielte Einzel-übungen sind nur da durchführbar, wo ein Muskel eine Bewegung allein be-stimmt wie etwa der Quadriceps, der Opponens oder Abductor des Daumens. Der Semitendinosus oder Biceps femoris c. l. ist hingegen nur dann gezielt ansprechbar, wenn er als einziger Kniebeuger übriggeblieben ist. Das Myokinesi-gramm weist für die Funktion der beiden Muskeln allerdings deutliche Unter-schiede nach, die sich indessen nur beim Geh-Akt bemerkbar machen. Bei willkürlicher Kniebeugung kontrahiert sich die Gruppe gemeinsam. Der Aus-fall einzelner Kniebeuger (um bei diesem Beispiel zu bleiben) ist jedoch für die Sicherheit und Harmonie des Gehens durchaus nicht gleichgültig. Deshalb muß der gelähmte oder geschwächte Semitendinosus mindestens so lange isoliert mit dem Exponentialstrom gefördert werden, bis das Kind wieder zu gehen beginnt. Dies setzt voraus, daß der Behandlung ein genauer *Mus-kelstatus* zugrunde liegt, den man allmonatlich überprüft. Für eine rasche Kontrolle in der Sprechstunde kann man sich mit nachstehendem Schema begnügen.

Re .Bein:

gelähmt:	*geschwächt:*	*erhalten:*
Glutaeus max.	← Quadriceps	alle übrigen
	Abductoren	
	Adductoren	
Tibialis ant.	Extensor dig. long. →	

Gelähmt bedeutet: keinerlei Aktion.

Geschwächt: der Muskel funktioniert auch entgegen der Schwerkraft. Ist die Leistung nur bei Ausschaltung der Schwerkraft vorhanden, trägt man einen Pfeil in Richtung „gelähmt" ein. Umgekehrt zeigt der Pfeil in Richtung „erhalten", wenn der Arbeitseffekt sich nur wenig vom Normalen unterscheidet.

Besonders vorteilhaft ist die Übungsbehandlung im *warmen Bad.* Die Zirkulation wird angeregt, der Muskel ist warm, alle Bewegungen erfolgen leichter; der schwache Muskel erscheint plötzlich kräftiger. Das Körpergewicht vermindert sich ja im Bad um einen Betrag, der der verdrängten Wassermenge entspricht. Auch der psychologische Effekt ist nicht zu unterschätzen. Das Kind merkt den Fortschritt und gewinnt Selbstvertrauen. Wenn die Größe des Bades und der Zustand der Muskulatur es gestatten, sollte man auch das Schwimmen pflegen. Schwimmen ist, neben Gehen, sicher die beste „Übung im Verband", da es beinahe alle Muskeln beansprucht. Man kann bei stärker geschwächten Beinmuskeln schon zu einem Zeitpunkt mit dem Schwimmen beginnen wo an Gehen noch nicht zu denken ist, wenn nur die Arme kräftig genug sind. Die meisten Kliniken, die sich mit der orthopädischen Behandlung der Viruslähme befassen, verfügen heute über ein Schwimmbad.

Die Kinder müssen — je nach Schwere — mindestens das erste Viertel- bis Halbjahr stationär behandelt werden. Ein längerer klinischer Aufenthalt scheitert leider meist an den finanziellen Schwierigkeiten. Selbst wenn daheim eine gute Krankengymnastin zur Verfügung steht, ist eine 2—3mal wöchentlich vorgenommene Übungstherapie viel zu wenig. Auch intelligente und besorgte Eltern können die genaue anatomische Kenntnisse und spezielle Erfahrungen voraussetzende Behandlung nicht übernehmen. Man sollte daher darauf dringen, während des Reparationsstadiums, d. h. während der ersten 2 Jahre, alle 6 Monate einen 4—6wöchigen stationären Aufenthalt zu ermöglichen.

III. Stadium: Stadium der bleibenden Lähmungen. Wenn die Behandlung im Reparationsstadium mit aller Sorgfalt durchgeführt wurde, liegt nach etwa 2 Jahren der endgültige Zustand vor. Die contractile Substanz der gelähmten Muskeln ist zugrunde gegangen und durch Fett- und schrumpfendes Bindegewebe ersetzt. Oft genug ist aber die Therapie nicht mit der nötigen Intensität und Sachkenntnis erfolgt. Es bestehen Reflexkontrakturen und überdehnte Muskeln, die auch jetzt noch, nach Beseitigung der Kontraktur im Quengelverband, durch konsequente Übungsbehandlung überraschende Besserungen der Funktion erlauben.

Die Unterscheidung zwischen einer antagonistischen und einer Schrumpfungskontraktur ist nicht immer ganz einfach. Sie ist jedoch praktisch von großer Bedeutung, weil die Reflexkontraktur weitgehend konservativ, die Schrumpfungskontraktur ausschließlich operativ behandelt wird. Die Weichteile sind nach dem Untergang der contractilen Substanz maximal atrophisch. Auch die Haut über der zugrunde gegangenen Muskulatur ist atrophisch-verdünnt, haarlos, cyanotisch, kalt. Bei der elektrischen Untersuchung ist selbst durch direkte galvanische Reizung keine Kontraktion mehr nachweisbar. Das alles ist bei der antagonistischen Kontraktur nicht der Fall. Die Reflexkontraktur betrifft den erhaltenen oder wenig geschwächten Muskel, die Schrumpfungskontraktur den definitiv gelähmten.

Die wichtigste Aufgabe des Orthopäden im 3. Stadium besteht darin, das kranke Kind von seinem Apparat zu befreien, soweit dies möglich und zweckmäßig ist. Die grundsätzliche Verdammung des Apparates ist unberechtigt. Eine Muskelatrophie ist bei sorgfältig erwogener Indikation nicht zu befürchten. Auch im Stadium der bleibenden Lähmung kommt man nicht ganz ohne Apparat aus, vor allem nicht im Kindesalter.

An Operationen stehen uns zur Verfügung:

1. Die Sehnenverlängerung (Tenotomie).
2. Die Sehnenverlagerung (Transplantation).
3. Die Versteifung von Gelenken (Arthrodese).
4. Die Anschlagsperre (Arthrorise).
5. Die Beseitigung von Deformitäten durch Keilresektionen.
6. Die temporäre Epiphysenverriegelung (Epiphysiodese).

1. *Sehnenverlängerungen* dienen der Beseitigung von (Schrumpfungs-) Kontrakturen. Im Zeitalter der Asepsis und der Antibiotica tritt die offene Durchschneidung an die Stelle der unsicheren subcutanen Tenotomie. Eine Ausnahme machen lediglich Adduktionskontrakturen der Hüfte und leichte Kontrakturen des Tensor fasciae latae. Die Verlängerung der Achillessehne sollte nach Möglichkeit im Sehnenspiegel erfolgen, um eine Überkorrektur zu verhüten. Ein Hackenfuß ist weit ärger als ein Spitzfuß und viel schwieriger zu beheben. Bei schweren Spitzfüßen ist man allerdings gezwungen, die Sehne selbst Z-förmig zu verlängern. Gelegentlich muß man sogar noch zusätzlich die hintere Kapsel des oberen Sprunggelenkes einschneiden.

Steht der Fuß in Mittelstellung, so kann man die Tenotomie auch frontal vornehmen; andernfalls spaltet man die Sehne in der Sagittalebene und läßt bei X-Stellung der Ferse die innere Sehnenhälfte in Verbindung mit dem Calcaneus, bei O-Stellung die äußere.

Tenotomien der Beugesehnen in der Kniekehle sind selten notwendig, weil die Beugekontrakturen des Kniegelenkes sich meist dem Umstell- oder Quengelgips fügen. Dagegen ist die offene Durchschneidung der Ursprungssehne des Tensor fasciae eine häufige Operation. Schwere Fälle erfordern nicht nur die Abtrennung des Fascienspanners von der Spina iliaca ant. sup., sondern darüber ihinaus die Ablösung weiterer Muskelursprünge, auch von der Spina iliaca ant. nf. Die Muskeln werden zusammen mit einer dünnen Knochenlamelle abgetrennt und nach Ausgleich der Kontraktur mit einem langen, kräftigen Seidenfaden in der notwendigen Entfernung wieder an ihrer alten Stelle befestigt.

Der Lähmungshohlfuß verlangt häufig die Durchschneidung oder besser Teilresektion der Plantarfascie. Die subcutane Durchtrennung ist oft ungenügend. Der Ungeübte läuft außerdem leicht Gefahr, die nahe gelegene Sehne des Flexor halluc. long. zu verletzen. Krallenzehen werden durch Z-förmige Verlängerung der Einzelsehnen des Extensor digit. comm. beseitigt.

2. Die *Sehnentransplantation* 1880 wurde durch NICOLADONI eingeführt. Die Methode beruht auf der Erkenntnis, daß jeder Muskel „umzulernen“ vermag. Ein autochthoner Antagonist eines gelähmten und zu ersetzenden Muskels kann also unter Umständen synergistische Aufgaben übernehmen. Die anfängliche Begeisterung legte sich jedoch rasch, weil die Erfolge vielfach nicht den Erwartungen entsprachen. Das Verfahren geriet allmählich so in Mißkredit, daß auch heute noch manche Kliniker es wenigstens für die untere Extremität ganz ablehnen.

Inzwischen hat jedoch SCHERB in grundlegenden Untersuchungen die Mißerfolge aufgeklärt. Die alte Regel, wonach jeder Muskel umlernen kann, gilt nur an den oberen Gliedmaßen ohne Einschränkung; an den unteren bestehen synergistische Bindungen der Muskeln untereinander, die mit der Autonomie des Geh-Aktes zusammenhängen. Die Innervation der Muskeln ist an der unteren Extremität — weniger am Rumpf und noch geringer an der Schultermuskulatur — ambivalent, d. h. die Muskeln reagieren verschieden, je nachdem, ob sie willkürlich oder innerhalb des Geh-Aktes funktionieren. Ein auf die Streckseite des Fußes transplantierter Tibialis post. beispielsweise kann bei willkürlicher Innervation zu einer aktiven Dorsalflexion führen, während er beim Gehen funktionslos bleibt. SCHERB hat gezeigt, daß das Versagen die Folge einer *reflektorischen Hemmung* ist. Solange noch autochthone Antagonisten des Tibialis post. vorhanden sind — um bei diesem Beispiel zu bleiben —, kontrahiert sich der Muskel im Geh-Akt gleichzeitig mit seinen früheren Synergisten. Der Begriff des Antagonismus bezieht seinen Sinn ausschließlich aus den beiden Phasen eines Schrittes, der Stand- und Schwungphase. An den oberen Extremitäten ist der Antagonismus lediglich „eine Frage der Terminologie". Schon die schwächste Aktion autochthoner Antagonisten genügt, um die Verpflanzung illusorisch zu machen, mehr noch: Sogar die noch nicht sichtbare Funktion sich gerade erholender Antagonisten reicht aus, die Übernahme antagonistischer Aufgaben zu unterdrücken. Die synergistische Bindung erlischt erst mit der definitiven Lähmung. Daraus ergibt sich als Regel: *Antagonistische Transplantationen sind nur möglich bei endgültiger Lähmung aller früheren Antagonisten des zu verpflanzenden Muskels. Synergistische Transplantationen unterliegen keinerlei Einschränkung.* Sofern der zu ersetzende Muskel nicht definitiv gelähmt ist, fördern sie oft seine Erholung.

Schwere Deformierungen wirken sich nicht selten dadurch störend auf den Geh-Akt aus, daß physiologische Synergisten mit ähnlicher Aktionszeit (in bezug auf die beiden Phasen eines Schrittes) zu Antagonisten werden. Das geschieht z. B. oft beim Lähmungshohlfuß. Durch eine leichte Rückverlagerung des Ansatzes des Extensor hall. long. unmittelbar hinter das 1. Mittelfußköpfchen läßt sich vielfach eine wesentliche Besserung erzielen.

Die Aktionsphasen der einzelnen Muskeln müssen auch bei der Planung eines Ersatzes für den gelähmten Quadriceps berücksichtigt werden. Nur der lange Bicepskopf und der Semimembranosus kommen dafür in Frage, weil ihre Aktionsphasen wenigstens teilweise mit der des Quadriceps zusammenfallen. Einen ausreichenden Ersatz für die kleinen Glutäen, deren Ausfall zum *Trendelenburg*-Hinken führt, gibt es nicht, nicht nur wegen der Verschiedenheit der Aktionszeiten aller in Frage kommenden Muskeln (Vastus lat., Sacrospinalis), sondern vor allem, weil die Doppelfunktion dieser Muskeln (s. S. 109) unnachahmlich ist.

Größere Möglichkeiten sind an den oberen Extremitäten gegeben. Für den Verlust des Deltoideus stehen Transplantationen des Pectoralis, Trapezius und Triceps zur Verfügung. Ein gelähmter Triceps braucht nicht ersetzt zu werden, weil die Schwerkraft die Streckung des Unterarmes übernimmt. Der Ausfall des Biceps-Brachialis läßt sich durch eine Pectoralisplastik oder durch Verlagerung der am Epicondylus radialis entspringenden Muskeln auf die distale Humerusmetaphyse kompensieren. Elegante Verfahren sind auch für die verschiedenen Lähmungstypen der Hand erdacht worden. Besonders zuverlässig ist der Ersatz der Hand- und Fingerstrecker durch die Flexores carpi radialis et ulnaris.

Deformierungen müssen in jedem Falle *vor* der Transplantation durch Redressement — Operationen kommen im Kindesalter kaum in Betracht — beseitigt werden.

3. Die *Arthrodese* wurde 1878 von ALBERT erdacht; sie ist die gegebene Operation für Schlottergelenke; darüber hinaus dient sie der Stabilisation, namentlich in Verbindung mit Sehnenverpflanzungen. Die wohl häufigste Arthrodese ist die des unteren Sprunggelenkes. Sie bringt gleichzeitig den Rückfuß in Mittelstellung. Mit einer Keilresektion des Fersenbeines aus dem Bereich der Articulatio talo-calcanea post. stellt sie zugleich das beste Verfahren zur Beseitigung eines Hackenhohlfußes dar.

Die Vorzüge der Arthrodese werden vor allem am Schultergelenk deutlich. Es kommt relativ oft vor, daß die Armmuskulatur gelähmt, die Hand aber funktionstüchtig geblieben ist. Ist darüber hinaus der Serratus ant. erhalten, so genügt dies, damit nach der Versteifung des Schultergelenkes in Gebrauchsstellung von 60—70° Abduktion, 30—40° Vorhebung und leichter Supination der Oberarm bis zur Horizontalen aktiv gehoben werden kann.

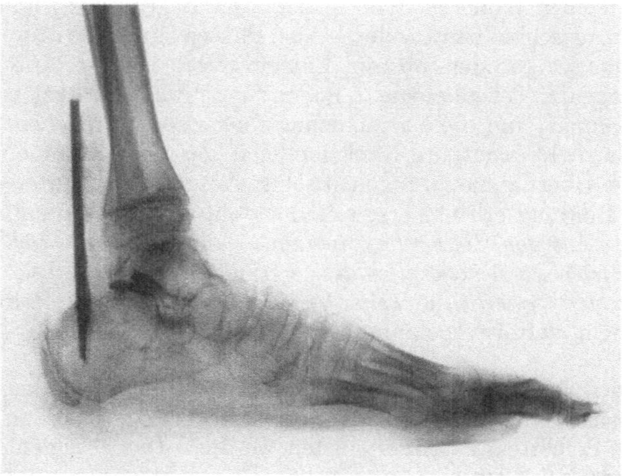

4. Die *Arthrorise*, wurde 1912 von WOLLENBERG für das Kniegelenk angegeben. Sie spielt heute nur noch als vordere oder hintere Anschlagsperre am oberen Sprunggelenk eine Rolle. Die vordere Anschlagsperre, bei der ein Tibiaspan so in den Taluskopf eingetrieben wird, daß er sich bei passiver Dorsalflexion des Fußes gegen die vordere Tibiakante anstemmt und die Bewegung abbremst, ist die gegebene Operation beim Lähmungshackenfuß. Die hintere Arthrorise beseitigt in analoger Weise den Fallfuß. Beide Eingriffe werden oft mit einer Arthrodese des hinteren unteren Sprunggelenkes verbunden.

Abb. 47. *Hintere Anschlagsperre* bei poliomyelitischem Fallfuß und *subtalare Arthrodese* mit Einfügung von 2 Knochenspänen in das untere Sprunggelenk zur Beseitigung der Valgusstellung, 12jährig, ♂

5. Die *Keilresektion* dient der Besserung des schweren Hohl- und Klumpfußes, der auf andere Weise nicht zu beeinflussen ist. Die Folge ist eine Versteifung zahlreicher kleiner Gelenke, die jedoch auf ebener Straße gut vertragen wird.

Es versteht sich von selbst, daß man mit operativen Eingriffen um so zurückhaltender sein muß, je jünger das Kind ist. Tenotomien sind freilich in jedem Lebensalter nützlich. Sehnentransplantationen sollten im allgemeinen nicht vor dem 7.—8. Lebensjahr vorgenommen werden. Ebenso wichtig wie die Operation ist die *Nachbehandlung,* die nur zum Erfolg führt, wenn das Kind die Absicht versteht und aktiv mitarbeitet. Arthrodesen kommen, abgesehen von der Versteifung der Articulatio talo-calcanea, die man vom 10. Lebensjahr an ausführen kann, sobald die Knochenkerne groß genug sind, erst gegen Ende des Wachstums in Frage. Ein gleiches gilt für Keilresektionen. Beachtet man diese Regel nicht, entstehen unerwünschte Verkürzungen, die nicht wiedergutzumachen sind.

6. Die *temporäre Epiphysiodese* ist eine therapeutische Bereicherung der letzten Jahre. Der Eingriff wurde von BLOUNT angegeben. Er dient in erster Linie dem Ausgleich von Verkürzungen am Bein und der Beseitigung von

Fehlstellungen im Kniegelenk. Das Prinzip besteht darin, durch Stahlklammern, die die Knorpelfuge überbrücken, das Längenwachstum zeitweilig zu unterbrechen. Das für diese Operation in Frage kommende Alter ist das 9.—12. Lebensjahr. Unter 8 Jahren ist der Eingriff nicht anwendbar, weil die Knochenkerne noch zu klein sind. Am gesunden Bein ausgeführt, lassen sich damit mittelstarke Verkürzungen des gelähmten ausgleichen. Meist genügen je 3 bis 4 Klammern gleichmäßig verteilt über die mediale und laterale Seite der distalen Femurepiphyse. Die Wachstumsfuge des Wadenbeinköpfchens muß bei Ausgleich stärkerer Verkürzungen durch eine permanente Epiphyseodese (PHEMISTER), d. h. durch Auskratzen mit dem scharfen Löffel und Einlegen von Knochenspänchen, verödet werden.

Bei X-Beinen, wie sie nicht selten durch Lähmung der Pes anserinus-Muskeln (bei erhaltenem Biceps) entstehen, werden die Klammern nur medial eingesetzt. Ist gleichzeitig ein — ossär bedingtes — Genu recurvatum vorhanden, treibt man eine weitere Klammer in den lateralen Condylus nahe dem Planum popliteum ein. Die Orientierung erfolgt nach dem Röntgenbild. Oft schimmert die Epiphysenfuge durch das Periost durch. Bewegte Weichteile müssen vor dem Einführen der Klammern gespalten werden, weil sonst Schmerzen und Schwellungen auftreten. Die Klammern bleiben liegen, bis eine leichte Überkorrektur entstanden ist. Selbst eine papierdünn gewordene Wachstumsfuge gewinnt nach ihrer Entfernung in wenigen Wochen wieder die Höhe der nichtoperierten Seite. Es kommt immer zu einem kurzen, schubartigen, nachholenden Wachstum, dem ein Teil der Korrektur zum Opfer fällt. Sein Ausmaß hängt vom Lebensalter und individuellen Faktoren ab, die sich nicht schematisieren lassen. Die nachholende Entwicklung wird jedoch durch den vorzeitigen Schluß der nach BLOUNT behandelten Epiphyse annähernd wieder wettgemacht.

b) Entbindungslähmungen

Nur in einem Teil der Fälle handelt es sich um *echte Lähmungen*, häufiger um eine *Distorsion des Schultergelenkes*, selten um eine *Luxation* oder *Epiphysenlösung*. Fast immer bestanden Geburtsschwierigkeiten, sei es, daß der hochgeschlagene Arm des Kindes manuell heruntergeholt werden mußte oder daß am vorgefallenen Arm gezogen wurde. Bei der Zangenentbindung kann der Plexus entweder direkt durch einen nicht exakt angelegten Löffel oder indirekt durch den starken Zug am Kopf geschädigt werden, wobei das vom Uterus zurückgehaltene Schlüsselbein die Nervenstämme gegen die 1. Rippe preßt. In vereinzelten Fällen wurde ein Abriß von Nerven an der Quetschungsstelle oder aus dem Rückenmark beobachtet. Die *Parrotsche Pseudoparalyse*, der eine im Gefolge einer luischen Osteochondritis entstandene Epiphyseolyse des Oberarmkopfes zugrunde liegt, ist heute sehr selten.

Das *klinische Bild ist in allen Fällen ähnlich*. Der betroffene Arm hängt schlaff und unbeweglich herab. Der Oberarm ist innenrotiert, der Vorderarm proniert. Wir unterscheiden 2 Formen der echten Plexuslähmung: den von DUCHENNE-ERB beschriebenen *Oberarmtyp* und den nach KLUMPKE benannten *Unterarmtyp*.

Die *Erb*sche Lähmung betrifft die 5. und 6. Cervicalwurzel, in erster Linie Deltoideus, Biceps, Brachioradialis und den Supinator longus, mitunter auch Rhomboidei, Levator scapulae, Supra- und infraspinatus und Teres minor. Das Kind kann den Oberarm aktiv nicht heben und den Unterarm nicht beugen. — Die (seltenere) *Klumpke*sche Lähmung entsteht aus der Schädigung von Nerven, die aus der 8. Cervical- und 1. Thorakalwurzel hervorgehen. Sie betrifft vor allem die Beuger von Hand und Fingern sowie die Interossei und Lumbricales. Wurde der Ramus communicans der 1. Thorakalwurzel mit verletzt, so entwickelt sich ein

Hornerscher Symptomenkomplex mit Miosis, Ptosis und Enophthalmus. Beide Lähmungstypen können den aus der 7. Cervicalwurzel stammenden N. radialis beteiligen. Schwere und Umfang der motorischen Schädigung schwanken in weiten Grenzen. Die Sensibilität ist meist mit beeinträchtigt, gelegentlich jedoch normal.

Bleiben die Lähmungen längere Zeit unbehandelt, so stellen sich *Kontrakturen* ein: die Adductoren und Innenrotatoren des Oberarmes sowie die Pronatoren des Unterarmes verkürzen sich.

Die *Differentialdiagnose* zwischen den verschiedenen Formen des Entbindungsschadens ist beim Neugeborenen — mit Ausnahme von Luxationen und Frakturen — kaum möglich. Eine lokale Schwellung kann auf die Traumatisierung des Schultergelenkes hinweisen. Meist ist sie jedoch schon verschwunden, wenn die Unbeweglichkeit des Armes auffällt. Die Epiphysenlösung läßt sich erst bei der Verknöcherung des knorpeligen Humeruskopfes erkennen. Echte Lähmungen verraten sich nach einigen Wochen durch die Erhöhung der Reizschwelle bei der elektrischen Untersuchung, bzw. durch die Entartungsreaktion.

Die *Prognose* hängt von der Schwere der Veränderungen ab. Da die Distorsionen überwiegen, darf man in der Mehrzahl der Fälle mit einer Restitutio ad integrum rechnen. Bleibende Lähmungen führen zu einer Wachstumsverkürzung des Armes, die stets von einer Atrophie begleitet ist.

Behandlung. Die Kinder erhalten eine bis zur Rumpfmitte reichende *dorsale Gipsschale mit Armteil.* Um die geschädigten Muskeln zu entspannen, wird der Oberarm 70° abduziert und außenrotiert, der Unterarm rechtwinklig gebeugt und gegebenenfalls leicht supiniert, die Hand — bei Beteiligung des N. radialis — dorsalflektiert. Die Finger sollen gestreckt sein, der Daumen abgespreizt. Damit kann man sich bei Neugeborenen zunächst begnügen. Ist nach 4 Wochen noch keine Besserung sichtbar, werden die paralytischen Muskeln mit dem Exponentialstrom behandelt. Lähmungen, die nach einem Vierteljahr noch keinerlei Erholungs-Tendenz, sondern im Gegenteil eine fortschreitende Entartungsreaktion zeigen, erfordern *operatives* Eingreifen. Der Plexus brachialis wird an der Durchtrittsstelle durch die Scalenuslücke über der 1. Rippe freigelegt und, falls er zerrissen ist, genäht. Zuweilen genügt eine Neurolyse der durch Narbengewebe eingeengten Nervenstämme. Adduktionskontrakturen des Oberarmes folgen meist einem schonenden Redressement in Narkose oder dem Quengelgipsverband. Sehr harte Adduktions-Einwärtsrotationskontrakturen älterer Kinder lassen sich durch eine Humerus-Osteotomie knapp unterhalb des Collum chirurgicum ausgleichen.

Um nicht eine Fehlstellung durch eine andere zu ersetzen, bevorzugen französische Autoren Weichteiloperationen. Von einem frontalen Hautschnitt im vorderen Teil der Axilla aus orientiert man sich zunächst über den Verlauf des Plexus, der nach hinten weggehalten wird. Es folgt die Durchschneidung des Subscapularisansatzes und die Capsulotomie. Nunmehr durchtrennt man die Endsehne des Latissimus dorsi, etwa 1 cm von ihrer Insertion an der Crista tuberculi minoris entfernt. Damit ist die Abduktion und Außenrotation des Armes im wesentlichen frei. Im letzten Akt der Operation umschneidet man (bei maximaler Einwärtsdrehung) nahe am Ansatz des Latissimus einen türflügelförmigen Periostlappen (mit dorsaler Basis), den man mit der Sehne des Latissimus vernäht. Der Muskel wird damit von einem Einwärts- zu einem Auswärtsrotator. Thorax-Armgips in Abduktion und Außenrotation für 4 Wochen. Übungsbehandlung.

X. Krankheiten der Muskulatur

1. Die Dystrophia musculorum progressiva

Die progressive Muskeldystrophie ist in Europa eine seltene, in den USA dagegen eine relativ häufige Krankheit (1,3‰). Das Leiden ist erblich. 20 % sind Solitärfälle. Der Erbgang ist teils *recessiv* oder *recessiv-geschlechtsgebunden,* teils *dominant* (Heterogenie). Knaben erkranken 3mal so oft wie Mädchen.

Es handelt sich um eine Störung des intermediären Muskelchemismus. Die quergestreifte Muskulatur büßt die Fähigkeit ein, das Kreatin zu retinieren und zu verwerten. Die Folge ist eine *Kreatinurie*. Möglicherweise liegen der Stoffwechselstörung des Muskels Veränderungen der übergeordneten hormonellen oder zentral-vegetativen Steuerung zugrunde.

Die betroffenen Muskeln *degenerieren*. Die Muskelfasern verlieren ihre Querstreifung. Man findet Kernvermehrung und Aufnahme von Fetttropfen in das Sarkolemm. Die zugrunde gegangene Muskulatur wird durch Fettbindegewebe ersetzt. Das im Übermaß gebildete Ersatzgewebe führt, vor allem bei der infantilen Form, zur *Pseudohypertrophie* einzelner Muskeln (Gastrocnemius, Glutäen, Deltoideus, Orbicularis oris). Im Laufe vieler Jahre geht allerdings auch die Pseudohypertrophie in eine Atrophie über.

Die *infantile Form* manifestiert sich zwischen dem 3. und 5. Lebensjahr. Der Erbgang ist recessiv oder geschlechtsgebunden-recessiv. Die Veränderungen beginnen symmetrisch in der *Beckengürtelmuskulatur*, namentlich in den Glutäen und den Erectores trunci.

Erstes klinisches Zeichen ist häufig eine starke Zunahme der Lendenlordose infolge einer Schwächung der Gesäßmuskeln, die jedoch wegen ihrer Pseudohypertrophie um so auffälliger in Erscheinung treten. Die Kinder haben Schwierigkeiten beim Treppensteigen. Der Gang wird watschelnd wie bei einer doppelseitigen Hüftverrenkung. Das *Trendelenburg*sche Phänomen ist positiv. Schließlich können sich die Kinder nur dadurch aus liegender Stellung aufrichten, daß sie sich an den Oberschenkeln emporhanteln. Im Laufe der Zeit greifen die Lähmungen auch auf die Muskulatur des Schultergürtels und der Oberarme über.

Die dem dominanten Erbgang folgende *juvenile Form* beginnt in der Pubertät mit Atrophien und Lähmungen der *Schultergürtel- und Oberarmmuskulatur*. Die Scapulae stehen flügelförmig ab. Beim Versuch, das Kind an den Oberarmen emporzustemmen, versinkt der Kopf tief zwischen den Schultern. Zeigt die infantile Form eine kraniale Progredienz, so greifen die Lähmungen bei der juvenilen Form allmählich auch auf die Beckengürtel- und Beinmuskulatur über. Pseudohypertrophien sind seltener. Die Hände bleiben bei beiden Typen, auch wenn die Kinder schon weitgehend hilflos geworden sind, verschont.

Eine seltene Unterform des Schultergürteltypus weist auch Beteiligungen der Gesichtsmuskulatur auf. Die Mimik verkümmert. Die Augenlider bleiben ständig geöffnet. Infolge einer Pseudohypertrophie des M. orbicularis oris bekommt das Gesicht einen tapirhaften Ausdruck.

Die Schwäche der Sehnenreflexe spiegelt lediglich die Zunahme der Lähmung wider. Die Nervenleitung ist ungestört. Dementsprechend fehlt bei der elektrischen Prüfung auch eine Entartungsreaktion.

Die *Differentialdiagnose* gegenüber der *Poliomyelitis* ist auf Grund des elektrischen Befundes leicht. Auch gegenüber der *infantilen Form der progressiven spinalen Muskelatrophie* bestehen keine ernsthaften Schwierigkeiten. Das seltene Leiden verhält sich bei der elektrischen Untersuchung wie die Kinderlähmung. *Fibrilläre Muskelzuckungen* fehlen bei der Dystrophia musculorum progressiva immer. Das recessiv mendelnde Leiden beginnt schon im 1. Lebensjahr. Die durch eine Atrophie der Vorderhornzellen verursachten schlaffen Lähmungen beginnen am Beckengürtel und an den Oberschenkeln, breiten sich aber bald auch kranialwärts und — im Gegensatz zur Muskeldystrophie — schließlich auch distalwärts aus.

Verwechslungen mit der *neuralen Muskelatrophie* dürften ebenfalls kaum vorkommen. Das seltene, zwischen dem 5. und 20. Lebensjahr beginnende (dominante) Erbleiden beruht auf degenerativen Veränderungen der peripheren Nerven, evtl. auch der Vorderhörner und Hinterstränge. Charakteristisch sind die durch die Atrophie der Unterschenkelmuskeln entstehenden *Vogelbeine*. Die Lähmung dehnt sich auch auf die Unterarm- und Handmuskulatur aus, ohne jedoch auf die zentralen Gliedmaßenabschnitte überzugreifen. In ihrem Gefolge entstehen an Händen und Füßen *Kontrakturen*. *Sensible und trophische Störungen* vervollständigen das Bild.

Die *Prognose* der Muskeldystrophie ist schlecht. Der progrediente Charakter des Leidens führt zu unaufhaltbarem Siechtum.

Eine *Therapie* gibt es nicht. Die Behandlung mit hohen Dosen von Vitamin E, das anfänglich Erfolg zu versprechen schien, hat auf die Dauer enttäuscht. Auch mit Glykokoll läßt sich das Fortschreiten der Muskelatrophien nicht aufhalten. Orthopädische Apparate kommen als Stützen kaum in Frage, da die Kinder das Gewicht nicht zu tragen vermögen.

2. Die angeborene Gliederstarre (Arthrogryposis multiplex cong.)

Die angeborene Gliedmaßenstarre ist eine seltene erbliche Mißbildung mit recessivem Erbgang. Die betroffenen Muskeln bestehen aus einem Fettbindegewebe, in dem sich nur noch hie und da leidlich erhaltene oder in Degeneration begriffene Muskelfasern nachweisen lassen. Die *primäre Entwicklungsstörung der Muskulatur* befällt meist alle 4 Extremitäten. Streckkontrakturen der Ellbogen-, Hüft- und Kniegelenke (seltener Kniebeugekontrakturen) beherrschen neben ungewöhnlich harten und rezidivfreudigen Klumphänden und Klumpfüßen das klinische Bild. Auch Hüftluxationen kommen oft vor. Reposition und Retention sind nicht möglich.

3. Die ischämische Muskelkontraktur

Die ischämische Muskelkontraktur begegnet uns im Kindesalter fast immer im Gefolge einer *suprakondylären Extensionsfraktur des Oberarmes*, wenn die spitzen Knochenfragmente die großen Gefäße in der Ellbeuge verletzen. Meist ist die Arterie aufgerissen, aber auch große venöse Blutergüsse können die arterielle Versorgung der Muskulatur in Frage stellen. Nicht selten finden sich gleichzeitig Ausfallserscheinungen der Nn. medianus und ulnaris. Der N. radialis bleibt infolge seines besonderen Verlaufes außerhalb der Gefahrenzone.

Die Unterbrechung der arteriellen Ernährung führt, wenn sie länger als 2 Std besteht, zu einer irreversiblen Schädigung aller im Versorgungsgebiet liegenden Muskeln, insbesondere der *Flexoren am Unterarm* und der *kleinen Handmuskeln*. Die Muskelfasern degenerieren und werden durch Narbengewebe ersetzt, das durch seine Schrumpfung eine charakteristische Beugekontraktur der Hand und Finger verursacht. Bei maximaler Beugung der Hand lassen sich die Finger meist passiv extendieren. Sobald man jedoch versucht, bei gestreckten Fingern das Handgelenk geradezurichten, spürt man den Widerstand der unnachgiebigen Weichteile. Lähmungen der Nn. medianus und ulnaris können das Bild komplizieren und die Hand gebrauchsunfähig machen.

Die Ischämie ruft anfangs heftige Schmerzen hervor. Im Stadium der Schrumpfung ist der Unterarm atrophisch. Auch Daumen- und Kleinfingerballen sowie unter Umständen die Interossei nehmen an der Atrophie teil. Hand und Unterarm weisen livide Verfärbung auf und fühlen sich kühl an. Die fibrös umgewandelten Muskeln sind als derbe Stränge tastbar und zeigen bei elektrischer Untersuchung Entartungsreaktion. Sensible Störungen deuten auf eine Schädigung der Nerven hin.

Gleiche Bilder entstehen durch eine Stich- oder Schnittverletzung der A. cubitalis, durch zu langes Liegenlassen einer Esmarchschen Blutleere sowie durch zirkuläre Gipsverbände, wenn es nach Reposition einer Fraktur oder nach Operationen am Oberarm und in der Ellbeuge zu unbemerkten Blutungen kommt.

Verwachsungen der Beugemuskeln am Vorderarm mit der Haut nach Weichteilverletzungen und Eiterungen können einer ischämischen Kontraktur ähneln. Eine Verwechslung mit der spastischen Halbseitenlähmung ist vermeidbar.

Die *Prognose* hängt von der Schwere des Befundes ab. In leichteren Fällen läßt sich die Gebrauchsfähigkeit der Hand meist einigermaßen wiederherstellen.

Der Arzt muß bei jeder suprakondylären Humerusfraktur an die Gefahr einer ischämischen Muskelschädigung denken. Die Kontrolle des Radialispulses und der großen Armnerven vor und nach der Einrichtung ist unerläßlich. Ihre Nichtbeachtung bedeutet einen Kunstfehler. Der Gipsverband einschließlich der Polsterung wird sofort nach dem Eingriff der Länge nach gespalten. Angewickelte Longuetten sind dem zirkulären Gipsverband vorzuziehen. Nur die wiederholte Prüfung von Zirkulation und aktiver Beweglichkeit schützt vor bösen Überraschungen.

Therapie. Die einmal entstandene Kontraktur läßt sich in leichten Fällen durch einen Quengelverband beseitigen. Das Ergebnis wird 4 Wochen lang im Gips festgehalten. Aktive Bewegungsübungen, evtl. Elektrotherapie und eine Nachtschiene (in Überkorrektur) dienen der weiteren Funktionsverbesserung und verhüten ein Rezidiv.

Mißlingt der Versuch einer konservativen Behandlung oder ist auf diese Weise von vornherein kein Erfolg zu erwarten, so muß man operieren. Wir ziehen die Verkürzung beider Vorderarmknochen (oder die Resektion aus den Carpalia) im allgemeinen der Sehnenverlängerung oder Muskelverlagerung vor. Voraussetzung für den Eingriff ist eine leidliche Gebrauchsfähigkeit der Hand.

XI. Erkrankungen der Sehnen
Der schnellende Finger

Der schnellende Finger tritt am häufigsten in der zweiten Hälfte des ersten Lebensjahrzehntes auf. Der Daumen ist bevorzugt; mitunter sind mehrere Finger gleichzeitig betroffen. Die Kinder klagen darüber, den Finger nur mit Mühe und unter Schmerzen beugen und strecken zu können.

Läßt man sich die Bewegungen vorführen, so sieht man, daß die Beugung des Fingergliedes bis zu einem gewissen Punkte zunehmende Anstrengung erfordert, um schließlich mit einem ruckartigen Schnellen — daher der Name — die Endstellung zu erreichen. Die Streckung ist aktiv und passiv in gleicher Weise behindert. Manchmal haben die Kinder schon selbst ein leicht druckempfindliches Knötchen von Linsengröße oder etwas darüber entdeckt. Es sitzt meist in Höhe des Mittelhandköpfchens und gehört der Beugesehne an.

Zuweilen handelt es sich um *Rheumaknötchen*, die auch ohne andere Symptome eines Morbus rheumaticus vorkommen. Man findet sie vorzugsweise an den dem Druck ausgesetzten Stellen der Sehnen, Sehnenscheiden, des Periostes und der Gelenkkapseln. Die Knötchen bestehen aus gequollenen, fibrinoid entarteten kollagenen Fasern, Ödem und Zellanhäufungen. Sie bilden sich teils schon nach wenigen Wochen zurück; teils erweisen sie sich als recht hartnäckig.

Man sollte daher einen schnellenden Finger nicht sofort operieren, sondern zunächst abwarten, namentlich wenn die klinischen Erscheinungen erst seit kurzem bestehen. Eine exakte Ruhigstellung erübrigt sich. Es genügt eine schmale dorsale filzunterpolsterte Feder für den Finger, die mit Leukoplast befestigt wird. Ist das Hindernis nach 6 Wochen noch nicht verschwunden, so sollte man es operativ von einem kleinen Querschnitt aus beseitigen. Bisweilen stößt man auf eine das Lumen einengende, umschriebene Verdickung der Sehnenscheiden. Sie wird excidiert; die entstandene Lücke bleibt offen. In anderen Fällen ist die Sehne selbst spindelförmig verdickt. Man schneidet dann ein ovales Stück aus dem Zentrum der Verdickung heraus. Gelegentlich rührt die (relative) Sperre von einer Verdickung des Verstärkungsbandes der Sehnenscheide, dem Lig. vaginale her, das einfach durchtrennt wird. Operationen an der Sehne und ihrer Scheide verlangen eine frühzeitige Wiederaufnahme der Funktion, um Verklebungen und später Verwachsungen zu verhüten. Wir beginnen meist schon am Tage nach dem Eingriff mit Beuge- und Streckübungen.

XII. Hals

1. Der angeborene muskuläre Schiefhals
(Caput obstipum musculare)

Der muskuläre Schiefhals steht hinsichtlich seiner Häufigkeit nach dem Hackenfuß, der Hüftverrenkung und dem Klumpfuß an vierter Stelle der angeborenen Mißbildungen. Er ist so gut wie immer einseitig. Die rechte Seite ist etwas öfter betroffen als die linke. Das männliche Geschlecht ist leicht bevorzugt. Obwohl nur in 11% der Fälle weitere blutsverwandte Merkmalsträger nachweisbar sind, dürfte es sich generell um ein Erbleiden handeln. Der Erbgang ist wahrscheinlich recessiv. Schiefhalsfamilien weisen nicht selten Mitglieder auf, bei denen sich lediglich eine *Gesichtsasymmetrie* findet, die der begleitenden „Gesichtsskoliose" des Caput obstipum entspricht. Die Hälfte der Schiefhalskinder wird in Steißlage geboren. Nimmt man nur die schweren Fälle, so erhöht sich der Anteil noch um weitere 20—30%.

Die große Zahl der Steißlagen war lange Zeit Anlaß, den Schiefhals als Folge eines Geburtstraumas zu betrachten. Dafür schien zu sprechen, daß viele Neugeborene ein *Kopfnickerhämatom* aufweisen. Der Bluterguß ist äußerlich als mehr oder weniger derbe Schwellung am Übergang des mittleren zum oberen Drittel des Sterno-cleido sicht- und tastbar. Er wird teils resorbiert, teils bindegewebig umgewandelt. Der Prozeß benötigt oft mehrere Monate. Geringe Verdickungen sind mitunter noch jahrelang nachweisbar. ERLACHER sah mehrfach Kopfnickerhämatome bei Kindern von Müttern, die durch Kaiserschnitt entbunden worden waren. SIPPEL konnte bei Röntgenuntersuchungen am Ende der Schwangerschaft 4mal ein Caput obstipum richtig voraussagen.

Der muskuläre Schiefhals gehört wahrscheinlich wie der angeborene Klumpfuß und andere kongenitale Kontrakturen zu den degenerativen Mißbildungen. Meist liegen ihnen genetische Störungen der Vascularisation zugrunde. Dazu paßt sowohl der klinische als auch der histologische Befund des muskulären Schiefhalses.

In den schwersten Fällen besteht der Sterno-cleido aus einem verkürzten dünnen, derben Strang, in leichteren ist das Volumen des Muskels wenig verschieden von dem der gesunden Seite. Nur in der Nähe von Ursprung oder Ansatz fühlt man derbere Züge. Zwischen diesen Extremen gibt es alle möglichen Varianten.

Das *histologische Bild* zeigt neben wohlerhaltenen Muskelfasern mehr oder weniger ausgedehnte Felder mit Verlust der Querstreifung und Übergang in Bindegewebe. Die Befunde ähneln denen der Dupuytrenschen Kontraktur. Zeichen einer Entzündung fehlen immer.

Die Steißlage ist nicht Ursache, sondern Folge des Schiefhalses. Der Vorgang dürfte sich etwa so abspielen: Die Geburtslage fixiert sich erst in den letzten

Schwangerschaftstagen. Die Beweglichkeit des Feten ist um diese Zeit durch seine Größenzunahme stark eingeengt. Längsgerichtete Kontraktionen des Uterus und Eigenbewegungen der Frucht führen jedoch auch jetzt noch zu Lageveränderungen, an deren Ende der kindliche Kopf durch das mütterliche Becken „eingefangen" und festgehalten wird. Ist der Kopf durch eine einseitige Verkürzung des Sterno-cleido stark der Schulter genähert, bilden Kopf und Schulter gleichsam eine Einheit, so wird nicht der Schädel, sondern der Steiß „eingefangen" und eingestellt. Wahrscheinlich entsteht dabei das Kopfnickerhämatom.

Der verkürzte Sterno-cleido neigt den Kopf nach der kranken und dreht ihn nach der gesunden Seite. Der Längenunterschied zwischen dem gesunden und kranken Muskel beträgt manchmal mehrere Zentimeter. Bei starker Verkürzung wird der Strang unter der Haut sichtbar und verbreitert die Halskulisse. Die Neigung des Kopfes nach der gesunden Seite und die Drehung des Kinns nach der kranken sind behindert. Das krankseitige Ohr ist zuweilen plattgedrückt, und die Schulter weist an der Stelle, wo ihr das Ohr anlag, (vorübergehend) eine seichte Impression auf.

Schon bei Neugeborenen ist neben einer Schädelasymmetrie oft eine deutliche *Gesichtsskoliose* vorhanden. Die krankseitige Gesichtshälfte erscheint breiter und voller, die andere schmäler und höher. Die Verbindungslinie der Augenwinkel konvergiert mit der Verbindungslinie beider Mundwinkel nach der kranken Seite hin. Die sagittale Mittellinie des Gesichts beschreibt einen leichten skoliotischen Bogen, dessen Konvexität nach der gesunden Seite gerichtet ist.

Von dorsal her betrachtet, besteht eine gesundseitig konvexe Verkrümmung der Wirbelsäule, die sich bei älteren

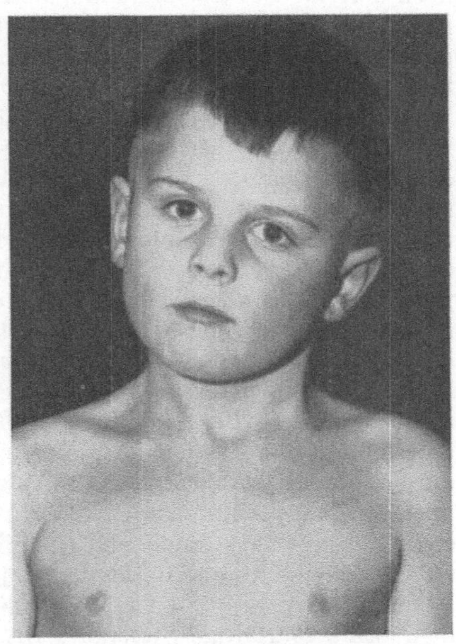

Abb. 48. *Linksseitiger muskulärer Schiefhals,* 7jährig, ♂. Kopf nach links geneigt und nach rechts gedreht. Man sieht den stark gespannten linken Sterno-cleido. Leichte rechtskonvexe Gesichtsskoliose

Kindern in eine S-förmige umwandelt. Sie bleibt lange Zeit reversibel, führt aber auf die Dauer, wenn die Verkürzung des Kopfnickers nicht beseitigt wird, zu einer echten Skoliose mit Torsion. Auch die Gesichtsskoliose nimmt im Laufe der Jahre unter dem Einfluß der Schwerkraft (WALTHER) erheblich zu. Bei frühzeitiger Operation geht die Gesichtsskoliose teilweise zurück. Daß die Schwerkraft nicht allein die Gesichtsskoliose verursacht, zeigt ihr isoliertes Vorkommen als „manifestatio minima" in manchen Schiefhalsfamilien.

Die *Prognose* ist bei rechtzeitiger Operation gut.

Differentialdiagnostisch kommt in erster Linie der *ossäre Schiefhals* (durch angeborene Wirbelfehlbildungen) in Frage. Auch der *oculäre Schiefhals* (bei einigen Formen des Schielens) ist nicht ganz selten. Nach leichten Schädeltraumen haben wir mehrfach bei 8—10jährigen Schiefhaltungen des Kopfes beobachtet, die durch Glisson-Extension im Bett nach einigen Tagen verschwanden. Eine Ursache wurde nicht gefunden. Der gelegentlich bei älteren Kindern zu beobachtende „rheumatische" *Schiefhals* ist wahrscheinlich ein halswirbelsäulen-abhängiges

Krankheitsbild. TÖNDURY sah schon bei 9jährigen Kindern osteochondrotische Veränderungen der Halsbandscheiben. Wir selbst sahen mehrfach bei 11—14jährigen Kindern halswirbelsäulen-abhängige Brachialgien mit neurologischen Reiz- oder Ausfallserscheinungen, die die Annahme einer vertebragenen Entstehung des „rheumatischen" Schiefhalses stützen. — Beim *poliomyelitischen Schiefhals* infolge Lähmung eines Kopfnickers ist der Kopf nach der gesunden Seite geneigt im Gegensatz zum *spastischen Schiefhals* (bei spastischer Halbseitenlähmung). Schließlich sei noch die seltene *hysterische Schiefhaltung* des Kopfes erwähnt.

Therapie. Nur bei sehr leichten Formen des muskulären Schiefhalses besteht Aussicht, durch eine konsequente Übungsbehandlung, die schon wenige Tage nach der Geburt einsetzen muß, Besserung zu erzielen. Auch wenn die manuelle Korrektur durch eine gut gepolsterte Gipsliegeschale (für Kopf und Thorax) unterstützt wird, die den Kopf in Überkorrektur zwingt, bleibt der Erfolg meistens aus. Wir operieren gewöhnlich, wenn das Kind ein Jahr alt ist. Inzwischen haben sich die Angehörigen von der Nutzlosigkeit der konservativen Therapie überzeugt. Der Ort des Eingriffes — am Ursprung oder Ansatz des Sterno-cleido — richtet sich nach dem klinischen Befund. Wir sind aus kosmetischen Gründen dazu übergegangen, die offene Durchtrennung der Insertionen nur noch vorzunehmen, wenn die bindegewebige Umwandlung des Muskels die caudale Portion betrifft. Sonst operieren wir knapp unterhalb des Warzenfortsatzes. Die quere Durchschneidung genügt nicht in allen Fällen. Häufig finden sich auch neben und unterhalb des Kopfnickers noch bindegewebige Stränge, die die Korrektur verhindern und daher sorgfältig durchtrennt werden müssen. Wenn man sich nahe am Proc. mastoideus hält, ist der N. accessorius nicht gefährdet. Bei Säuglingen muß man sich hüten, den Facialis zu verletzen, der sich bei den kleinen Verhältnissen ganz in der Nähe befindet. Der Strangdurchschneidung folgt eine ausgiebige Probekorrektur. Ist das Ergebnis noch unzulänglich, tenotomieren wir die Ansätze des Sterno-cleido subcutan. Dabei stellt sich erst die sternale und nach ihrer Durchtrennung die claviculäre Portion, neben deren hinteren Rand die V. jugularis interna verläuft. Auch eine Verletzung der A. carotis oder V. subclavia ist bei unvorsichtigem Verhalten möglich. Eine sorgfältige Subcutannaht mit Catgut unter Verzicht auf die Hautnaht führt zu zarten, nach wenigen Jahren fast unsichtbaren Narben. Anschließend legen wir einen kräftig überkorrigierenden Gipsverband an, der aus einem Stirnreifen und einem kurzen Thoraxteil besteht. Beide werden hinten durch eine Gipsbrücke, vorn durch einen eingegipsten gebogenen Aluminiumstab verbunden. Die Ohren bleiben außerhalb des Verbandes. Der Gipsverband wird nach 6 Wochen durch eine Liegeschale ersetzt. Aktive und passive Übungen sind zur Bewahrung der Korrektur im ersten halben Jahr unentbehrlich. Fälle mit einer skoliotischen Einstellung oder gar Skoliose bedürfen einer zusätzlichen Behandlung. Ein sog. Schiefhalsdiadem verordnen wir, da es die Haltung verschlechtert, nur, wenn kein Haltungsschaden besteht. Rezidive gehen entweder zu Lasten einer ungenügenden Strangdurchschneidung oder einer zu kurz bemessenen oder unterlassenen Nachbehandlung.

2. Der angeborene Kurzhals (das Klippel-Feilsche Syndrom)

Die nicht ganz seltene Mißbildung ist erblich. Der Erbgang ist wahrscheinlich recessiv. Es handelt sich um eine Differenzierungsstörung der Hals- und oberen Brustwirbelsäule, verbunden mit Aplasien und Hypoplasien einzelner Wirbel, Spaltbildungen und Halsrippen (s. Kapitel: „Angeborene Skoliosen").

Zuweilen besteht gleichzeitig eine Arnold-Chiarische Anomalie (Tiefstand der Medulla oblongata und der Kleinhirntonsillen), die von einer Impression der Schädelbasis begleitet sein kann. Die Arnold-Chiarische Anomalie führt gelegentlich zu Einklemmungserscheinungen in Höhe des Foramen occipitale magnum.

Klinisch scheint der Hals vollkommen zu fehlen. Der Eindruck wird zuweilen verstärkt durch ein *Pterygium colli*, eine flügelförmige Hautfalte, die die Halskulisse seitlich verbreitert.

Die Beweglichkeit der Halswirbelsäule hängt vom Ausmaß der Verblockung ab.

Das *Röntgenbild* zeigt auffallend niedrige, teilweise miteinander verschmolzene Halswirbel. Die Zwischenwirbelräume sind mitunter wenigstens angedeutet vorhanden. Eine sichere Unterscheidung gegenüber entzündlich oder traumatisch entstandenen Verschmelzungen ist nicht immer möglich. Am ehesten weisen andere Entwicklungsstörungen der Wirbelsäule, namentlich die fehlende Differenzierung der cervicalen Bogenpartien, auf den angeborenen Charakter hin.

Eine *Therapie* gibt es nicht.

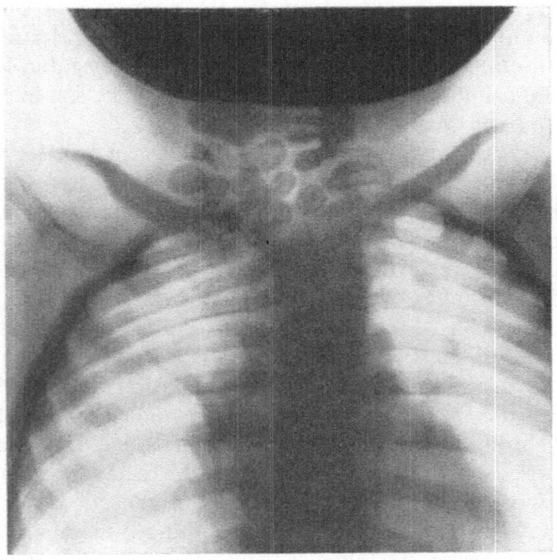

Abb. 49. *Klippel-Feil-Syndrom*, 1¹/₂jährig, ♀. Starke Verkürzung der Halswirbelsäule durch Segmentierungsstörung, die bis in die obere Brustwirbelsäule hinabreicht

XIII. Wirbelsäule

1. Die Haltungsschäden

Die Ähnlichkeit nahe miteinander verwandter Menschen findet ihren Ausdruck nicht nur in einzelnen sich wiederholenden Zügen des Gesichtes und des Körperbaus, sondern auch in der Haltung, im Gang und in bestimmten, individuell geprägten Bewegungen und Gebärden. Die Haltung ist demnach z. T. ererbt. Sie hängt aber andererseits in beträchtlichem Maße von äußeren Einflüssen ab: hochgewachsene Menschen neigen zu einer leicht vorgebeugten Kopf- und Rumpfhaltung, kleine halten sich meist straff, um größer zu erscheinen. Energische und schlaffe Typen lassen sich oft auf den ersten Blick unterscheiden. Freude richtet uns auf. Kummer drückt uns nieder. Unsere Sprache enthält nicht von ungefähr eine ganze Reihe von Ausdrücken, die sowohl auf seelische Zustände wie auf unsere Körperhaltung passen. Unsere geistig-seelische Persönlichkeit drückt sich im Antlitz und in der Haltung am stärksten aus (SCHEDE). Schwachsinnige haben nicht nur einen blöden Gesichtsausdruck, sondern auch eine schlechte, zusammengesunkene Haltung. Vermittler dieser Einflüsse ist der zentral gesteuerte Muskeltonus.

Die Muskulatur spielt die Hauptrolle für das Haltungsproblem. Es existieren hier weitgehende Parallelen mit dem Knicksenkfuß. Der aus Kollagengewebe bestehende Bandapparat ist für Dauerbelastungen ungeeignet (ELZE). Er dient ausschließlich dazu, Bewegungen zu begrenzen. Werden die Ansatzpunkte eines Ligaments dauernd voneinander entfernt, so wird es überdehnt. Selbst ein intakter Bandapparat kann daher den durch *muskuläre Insuffizienz* verursachten Haltungsverfall nicht auffangen. Da Muskeln und Bänder vom gleichen Muttergewebe abstammen, ist eine angeborene Schwäche der einen Gewebsart überdies häufig mit einer Leistungsminderung der anderen verbunden. Auch die *Rachitis* spielt eine wichtige Rolle bei der Entstehung von Haltungsfehlern. Sie schädigt ja nicht nur die Knochen, sondern auch den Kapsel-Bandapparat und die Muskulatur.

Etwa 15—20% aller Kinder weisen bei der Einschulung Haltungsfehler auf. Gegen Ende der Schulzeit läßt bei mindestens der Hälfte der Kinder die Haltung zu wünschen übrig (nach einigen Autoren bis zu Zweidrittel). Die Verschlechterung nimmt in der Zeit der 1. und 2. Streckung sprunghaft zu. Die Hauptursache liegt nach RAUHE und SCHEDE in einer Schädigung der Muskulatur durch langes Sitzen. Der natürliche, biologisch notwendige starke Bewegungsdrang der Kinder wird durch die Schule erheblich eingeschränkt. Der Aufenthalt in schlecht durchlüfteten Klassenzimmern, das Sitzen in unphysiologischen, oft der Körpergröße nicht angepaßten Bänken führt zur vorzeitigen Ermüdung, die durch kurze Pausen in der nicht sehr viel besseren Luft der städtischen Schulhöfe nicht behoben werden kann. Die von der Deutschen Orthopädischen Gesellschaft immer wieder geforderte tägliche Turnstunde hat in absehbarer Zeit wenig Aussicht auf Verwirklichung.

Wir werden die Zusammenhänge zwischen Haltungsverfall und Sitzschädigung besser verstehen, wenn wir uns des biologischen Gesetzes von MURK JANSEN erinnern: Die Empfindlichkeit eines Gewebes ist seiner Wachstumsgeschwindigkeit proportional. Studenten und jugendliche Berufstätige unterliegen vielfach den gleichen schädigenden Einflüssen wie unsere Kinder, aber mit weit weniger einschneidenden Folgen für ihre Haltung. Eine gewisse Dysharmonie des Wachstums begünstigt die Tendenz zur Haltungsverschlechterung. In den Phasen gesteigerten Längenwachstums hält die Entwicklung der Muskulatur oft nicht Schritt mit dem rasch emporschießendem Achsenskelet. Vor allem leptosome Kinder mit ihrer ohnehin etwas dürftigen Muskulatur sind hierdurch gefährdet.

Auch das Problem der sog. *Acceleration* muß hier wenigstens gestreift werden, weil sie die mit dem Wachstum verbundenen Schädigungsmöglichkeiten vermehrt. Unter Acceleration verstehen wir eine Zunahme der Entwicklungsgeschwindigkeit schlechthin. Sie betrifft daher nicht nur die Körpergröße, sondern auch die Reifungsvorgänge und erstreckt sich über die gesamte Entwicklungszeit. Etwa seit der Mitte des vergangenen Jahrhunderts werden in allen Ländern der Erde Wachstumsbeschleunigungen beobachtet. Sie beginnen schon beim Neugeborenen. Die Körpergröße bei der Einschulung hat im Laufe von 40 Jahren um durchschnittlich 7 cm zugenommen, die Endgröße zwischen 5 cm (Italien) und 10 cm (Schweden). Zwischen 1883 und 1939 hat sich die Durchschnittsgröße des 14jährigen um 17 cm vermehrt. Die Menarche trat 1947 im Mittel $1^1/_2$ Jahre früher ein als 1927. Die Ursachen dieser Veränderungen haben sich bisher nicht restlos klären lassen. Vieles spricht dafür, daß es sich um Folgen der verbesserten sozialen Lage handelt, wenn dies auch wahrscheinlich nicht die einzigen Gründe sind.

Da Wachstums- und Geschlechtshormone Antagonisten sind, finden sich die stärksten Größenzunahmen bei Kindern mit verzögerter sexueller Reifung. Sie sind für Haltungsschäden besonders anfällig.

Eine andere Gruppe von Ursachen ist mit dem *gegenseitigen Abhängigkeitsverhältnis Becken-Wirbelsäule* verbunden. Jede Verstärkung oder Abflachung der physiologischen Wirbelsäulenkrümmungen wirkt auf die Beckenstellung zurück und umgekehrt: Eine Kippung des Beckens nach vorn führt zwangsläufig zu einer stärkeren Lordosierung der Lendenwirbelsäule, während die Beckenkippung nach hinten die Lendeneinsattlung abflacht.

Neugeborene zeigen lediglich eine angedeutete cervicale Lordose. Die übrige Wirbelsäule ist einheitlich kyphotisch mit einem leichten Knick in der unteren Dorsalregion oder am Brust-Lendenübergang. Die Kyphose wird auch zu Beginn der Aufrichtung zunächst noch beibehalten. Das gehenlernende Kind steht wie die Menschenaffen oder der Bär noch eine Zeitlang mit gebeugten Hüft- und Kniegelenken. Erst wenn sich das Becken im weiteren Verlauf der Entwicklung etwas um seine Querachse nach vorn dreht, wird die Streckung der Hüftgelenke möglich. Das mit dem Becken fest verbundene Kreuzbein zwingt die Lendenwirbelsäule zu einer Änderung ihres Verlaufes. Das Ausmaß der entstandenen lumbalen Lordose entscheidet zugleich über den Grad der dorsalen und cervicalen Krümmung. Eine tiefe Lendeneinsattlung bedingt durch den aufrechten Gang zwangsläufig eine kräftige Brustkyphose und diese wiederum eine ausgesprochene Halslordose. Die physiologische Beckenkippung schwankt innerhalb weiter Grenzen. Genetische Einflüsse, wie sie in familiären Eigentümlichkeiten der Haltung zum Ausdruck kommen, spielen eine große Rolle.

Die doppelte sagittale S-Form der Wirbelsäule hat hohe funktionelle Bedeutung. Sie bietet die Vorteile einer Feder: Belastungen, die in der Längsachse erfolgen, durch Verstärkung der Bögen elastisch aufzufangen. Die Erfahrung lehrt aber, daß ein Zuviel an Krümmung ebenso schlecht ist wie ein Zuwenig. Die Wirbelsäulenmuskulatur arbeitet in beiden Fällen in einer ungünstigen Ausgangslage. Sie ermüdet daher rascher. Dauerleistungen führen bald zu Rücken- und Kreuzschmerzen.

Die frühere Auffassung, daß die Sitzschädigung unmittelbar eine Atrophie der großen Glutäen und damit eine Beckenkippung nach vorn zur Folge habe, hat sich nicht aufrechterhalten lassen. Eine Überdehnung des Muskels durch das Sitzen kommt nicht in Betracht (SCHEDE). Man sitzt nicht auf seinen Glutäen, sondern auf den Tubera ischiadica. Der Glutaeus maximus hat nicht die Aufgabe, das Becken im Gleichgewicht zu halten, sondern seine ventrale Kippung zu verhindern. Die durch vielstündiges Stillsitzen in der Schule erzwungene Inaktivität schwächt freilich auch die Gesäßmuskulatur.

Die schlechte Haltung ist kein belangloser ästhetischer Mangel einer bestimmten Altersstufe, der sich im Laufe der Entwicklung von selbst ausgleicht, sondern eine ernst zu nehmende gesundheitliche Schädigung, die nur allzu oft eine dauernde Leistungsminderung im Beruf und Leben verursacht. Die Insuffizienz des aktiven Haltungsapparates ist eine der häufigsten Diagnosen in der orthopädischen Sprechstunde.

Kinder mit Haltungsfehlern klagen allerdings nur selten über Rückenschmerzen. Die Verhältnisse ähneln denen der Adoleszentenkyphose, die bei 80% der Kranken im floriden Stadium beschwerdefrei verläuft. Auch späterhin können Beschwerden fehlen, wenn die Ansprüche an die Muskulatur sich innerhalb mäßiger Grenzen halten. Ihre Insuffizienz bedeutet jedoch einen *potentiellen Schmerzfaktor*, der bei steigenden Anforderungen an die körperliche Leistungsfähigkeit manifest werden kann.

Man hat öfters versucht, Normen für die durchschnittliche Haltung zu gewinnen. Es gibt jedoch so zahlreiche Varianten innerhalb des physiologischen Bereichs, daß ein solcher Versuch von vornherein zum Scheitern verurteilt ist. Anders als sonst in der Medizin ist die Beurteilung hier wesentlich an ästhetische und Erfahrungs-Maßstäbe gebunden. Die schlechte Haltung fällt in erster Linie durch eine *Störung der Harmonie* auf. Der Kopf wird nachlässig getragen. Die Schultern sind nach vorn gesunken; die Schulterblätter stehen flügelförmig

vom Thorax ab. Der oft lange und schmale Rumpf neigt dazu, in sich zusammen-
zusinken; bei der aktiven Aufrichtung fällt er nach hinten über. Je nachdem,
um welchen Haltungstyp es sich handelt, ist das Becken übermäßig dorsal- oder
ventralwärts rotiert. Bei der Kippung nach vorn wird der „Eingeweidekorb
gegen die Bauchdecken entleert" (SPITZY). Der Bauch erscheint daher vorgetrieben. Die Muskulatur ist dürftig und schlaff, die Atmungsbreite gering.

Wenn wir im Zusammenhang mit Haltungsfehlern von *hohlrunden, totalrunden* und *Flachrücken* sprechen, so müssen wir uns doch klar darüber sein,

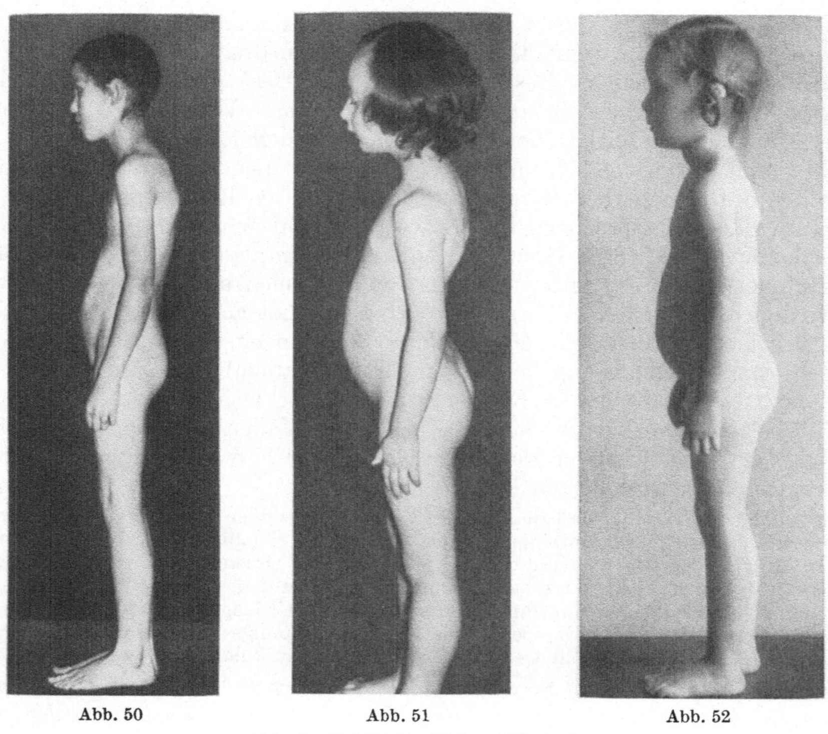

Abb. 50   Abb. 51   Abb. 52

Abb. 50. *Totalrunder Rücken*, 9jährig, ♀

Abb. 51. *Hohlrunder Rücken*, 6jährig, ♀. Becken nach vorn gekippt. Vorgewölbter Bauch

Abb. 52. *Flachrücken*, 4jährig, ♀

daß diese 3 Grundformen an und für sich noch keine Krankheitsbedeutung
haben, sondern bestimmte Typen innerhalb einer reichhaltigen Variationsskala
darstellen. Sie sind im Erbgut der Bevölkerung verankert. Darum finden wir
beispielsweise im südlichen Bayern den hohlrunden Typus am häufigsten, im
Einzugsgebiet der Leipziger orthopädischen Klinik dagegen den totalrunden
Rücken. *Erst die disharmonische Übertreibung und Verzerrung der physiologischen Formen führt zum Haltungsfehler und darüber hinaus zum Haltungsverfall.*
Ursache des hohlrunden und Rundrückens ist die muskuläre Insuffizienz. Die
dadurch verursachte *Störung des Muskelgleichgewichtes* hat eine Vergröberung
charakteristischer Normen zur Folge. Zeichnet sich der hohlrunde Typus ohnehin
durch eine gewisse Kippung des Beckens nach vorn aus, so wird diese Tendenz
durch einen hinzukommenden Haltungsschaden noch gesteigert. Der totalrunde Rücken ist dagegen mit einer vermehrten Aufrichtung des Beckens verbunden. Die Unterscheidung zwischen hohlrundem und totalrundem Rücken

ist nicht immer ganz einfach. Eine starke Abwinklung des Kreuzbeines nach hinten kann eine Lordose vortäuschen. Auch die Verlagerung des Rumpfes nach rückwärts — infolge Verlust des Haltungsgefühls — erzeugt eine „Lordose". Dabei entstehen mitunter Mischformen wie der flachhohle Rücken, bei denen der ursprüngliche konstitutionelle Haltungstypus nicht mehr zu erkennen ist. Im Laufe der Zeit tritt eine Verkürzung der Muskeln und Bänder ein, die das Becken in seiner abnormen Stellung fixiert; aber nicht nur das Becken. Wird nicht rechtzeitig therapeutisch eingegriffen, so kann die Fehlhaltung ganz oder teilweise zur Gewohnheitshaltung des Erwachsenen werden mit allen Nachteilen, die sich aus der ungünstigen Ausgangslage für die Muskelarbeit und die Atmung ergeben.

Die Störung des Muskelgleichgewichtes tritt uns auch am Schultergürtel entgegen. Die Schwächung der dorsalen Muskelgruppe zeitigt im Verein mit der einseitigen Bevorzugung der Brustmuskeln — denn nur der vordere „Verkehrsraum" wird ja im Schulbetrieb benutzt — auf die Dauer eine *Pectoralisverkürzung*, die eine gegenseitige Berührung der Ellbogen hinter dem Rumpf ausschließt. Beim passiven Zurücknehmen der Schultern läßt sich besonders der Pectoralis minor nahe seinem Ansatz am Coracoid als verkürzter derber Strang tasten. Das durch die Verkürzung der Brustmuskeln verursachte Verrutschen der Schulterblätter nach vorn-abwärts wird durch die längsovale Form des kindlichen Thorax erleichtert. Etwa vom 7. Lebensjahr an — bisweilen schon früher — erfolgt der Umbau in die endgültige querovale Form, nach dessen Vollendung die Scapulae sich wieder mehr der Thoraxwand anlegen.

Die Vermehrung der Brustkyphose, die dem hohl- und totalrunden Rücken gemeinsam ist, erschwert die Thoraxatmung. Die Intercostalmuskeln benötigen zur ihrer Funktion als inspiratorische Rippenheber ein punctum fixum: die Wirbelsäule. Je mehr sich durch die übermäßige Kyphosierung und die damit verbundene Rippensenkung Ursprung und Ansatz der Intercostalmuskeln nähern, um so geringer wird ihre Wirksamkeit. Die dauernde Benachteiligung der thorakalen Atmung bleibt nicht ohne Folgen auf die Entwicklung der Brustorgane, insbesondere der Lungen, deren Wachstum in erster Linie die Geräumigkeit des Thorax bestimmt. Die ungenügende Beatmung verschlechtert darüber hinaus auch die Sauerstoffversorgung der Organe und senkt den Energieumsatz.

Nur der hohlrunde und der totalrunde Rücken sind auf eine Insuffizienz der Muskulatur zurückzuführen; der Flachrücken geht aus einer *rachitischen Sitzkyphose* hervor.

Die rachitische Erweichung der Wirbelkörper beschränkt sich fast ausschließlich auf die untere Brust- und obere Lendenwirbelsäule. Das floride Stadium fällt gewöhnlich mit dem Beginn des Sitzens nach dem 1. Lebenshalbjahr zusammen. Die erweichten Wirbelkörper werden trapezoidförmig deformiert. Ihre hintere Höhe bleibt dabei nahezu erhalten, während die vordere abnimmt. Die so entstehende kurze Kyphose mit Scheitel am 1. oder 2. Lendenwirbel ist zunächst noch passiv ausgleichbar. Durch die Verkürzung der Weichteile an der Ventralseite der Wirbelkörper kommt es in schwereren Fällen später zur Fixierung, die den Verlauf der ober- und unterhalb gelegenen Wirbelsäulenabschnitte nachhaltig beeinflußt. Die Lendenlordose entwickelt sich gewöhnlich gar nicht; die Brustkyphose flacht sich ab, so daß ein *Flachrücken* resultiert. Bei relativ hochsitzendem Kyphosescheitel kann jedoch auch ein hohlrunder Rücken entstehen. Da die Deformierung der Wirbelkörper selten streng symmetrisch erfolgt, kommt es meist gleichzeitig zu einer leichten Skoliosierung.

Ob ein Sitzbuckel bereits fixiert ist, läßt sich leicht feststellen, wenn man das Kind auf den Bauch legt. Eine noch nicht versteifte Kyphose verschwindet dabei. Kippt man das Becken durch Überstreckung der Oberschenkel nach vorwärts, so entsteht eine Lordose. Teilfixierte Kyphosen lassen sich durch diese Manipulationen abflachen, aber nicht ausgleichen.

Differentialdiagnose. Eine schwere rachitische Sitzkyphose kann einem *tuberkulösen* Buckel manchmal recht ähnlich sehen, zumal wenn im floriden Stadium ein Druck- und Klopfschmerz vorhanden ist. Zwar ist ein Gibbus im Profilbild meist stumpfwinklig, weniger harmonisch gerundet; die Untersuchung darf sich aber damit nicht begnügen. Andere rachitische Zeichen (Kraniotabes, „Rosenkranz", aufgetriebene Epiphysen, Schmelzveränderungen der Zähne), die negative Tuberkulinreaktion und normale BKS werden zusammen mit dem Röntgenbefund — der allerdings auch bei einer Sitzkyphose anfangs normal ist — die richtige Diagnose ermöglichen.

Eine *Adoleszentenkyphose* kann einen Haltungsfehler vortäuschen. Der Kyphosescheitel liegt beim schlaffen Rundrücken freilich meist etwas höher. Die *Scheuermann*sche Krankheit neigt zur frühzeitigen Fixierung des veränderten Wirbelsäulenabschnittes (vorzugsweise D_6—D_{10}), während die Beweglichkeit bei den auf einer Muskelinsuffizienz beruhenden Haltungsschäden nicht eingeschränkt ist. Die Entscheidung bringt das seitliche Röntgenbild (trapezoidförmiger Zuschnitt der Wirbelkörper, unregelmäßige, „ausgefranste" Deckplatten, *Schmorl*sche Knorpelknötchen bei der Adoleszentenkyphose).

Der seltene *starre Rundrücken* (oder hohlrunde Rücken) ist ein angeborenes Leiden. Er tritt in degenerierten Familien zuweilen gehäuft auf. Knöcherne Veränderungen der Wirbelsäule gehören nicht zum Krankheitsbild. Die Beweglichkeit ist in allen Abschnitten eingeschränkt. Ein passiver Ausgleich des Rundrückens ist auch nicht annähernd möglich. Der Kopf wird vorgestreckt. Die Schultern sind vorgesunken, die Pectorales verkürzt.

Die *Prognose* der schlechten Haltung ist im allgemeinen gut, soweit nicht die Ursache der Muskelinsuffizienz in einer angeborenen Asthenie besteht.

Die *Therapie* hat die Aufgabe, die verkürzten Weichteile zu lockern, die geschwächten Muskeln zu kräftigen und den Kindern das verlorengegangene Haltungsgefühl zurückzugeben. Das Übungsprogramm muß sich den individuellen Verhältnissen anpassen. Kinder mit typengleichen Haltungsfehlern können in Gruppen turnen. Bei schwerem Haltungsverfall ist daneben Einzelbehandlung notwendig.

Das Vorgehen ist am einfachsten beim *totalrunden Rücken.* Es handelt sich hauptsächlich um die Kräftigung der Erectores trunci und der Rückzieher des Schultergürtels. Die übermäßige Aufrichtung des Beckens erfordert zusätzlich eine Kräftigung des Rectus femoris und Tensor fasciae sowie eine Dehnung der verkürzten ischio-cruralen Muskeln. Auch die Pectoralisverkürzung verlangt passive Dehnungs-Maßnahmen.

Der *hohlrunde Rücken* bietet größere Schwierigkeiten, weil hier zwei einander entgegengesetzte Krümmungen korrigiert werden müssen. Lordosierende Übungen, außer solchen von kurzer Dauer, wie sie beim *Klapp*schen Kriechen vorkommen, sind daher nur unter bestimmten Vorsichtsmaßregeln erlaubt. Der Kunstgriff besteht darin, eine Zunahme der Lendeneinsattlung durch vorherige aktive Anspannung der geraden Bauchmuskeln zu verhindern. Dann wirken lordosierende Übungen ausschließlich abflachend auf die Brustkyphose. Die Kräftigung der Recti abdominis sowie der ischio-cruralen Muskeln (Kniebeuger) dient der Aufrichtung des Beckens. Der Glutaeus maximus gehört nicht zur Haltemuskulatur des Beckens im engeren Sinne. Er tritt nur bremsend in Aktion, wenn das Becken aus seiner Normallage heraus stärker nach vorn gekippt wird. Die

Gegenspieler der am Sitzbein entspringenden Kniebeuger sind die Flexoren des Hüftgelenkes (Iliopsoas, Tensor fasciae und Rectus fem.). Sie müssen passiv gedehnt werden.

Der *Flachrücken* wird im allgemeinen nur als Haltungsfehler empfunden, wenn er mit einer Muskelinsuffizienz des Schultergürtels verbunden ist (Scapulae alatae).

Der starre (angeborene) Rundrücken ist der Therapie nur sehr begrenzt zugänglich. Es besteht jedoch keine Neigung zur weiteren Verschlechterung.

Die Übungsbehandlung wird bei schweren Haltungsfehlern durch eine *Liegeschale* ergänzt, die man bei kleinen Kindern aus Gips, bei älteren aus Panplast oder ähnlichem Material herstellt. Die Liegeschale sorgt dafür, daß die Kinder nachts geradeliegen. Fixierte Kyphosen werden durch eine mehrfach erhöhte Filzauflage im Scheitel der Krümmung allmählich abgeflacht.

Die Behandlung der Haltungsfehler ist langwierig, aber dankbar. Es genügt freilich nicht, die Kinder 1- oder 2mal wöchentlich zum orthopädischen Turnen zu schicken, sondern sie müssen die dort erlernten Übungen täglich mindestens eine halbe Stunde lang zu Hause durchführen. Wo ein Schwimmbecken zur Verfügung steht, empfiehlt sich eifrige Benutzung; denn Schwimmen ist wie wenige andere Sportarten sonst (Rudern, Reiten) geeignet, die Rückenmuskulatur zu kräftigen und eine schöne Haltung zu erwerben.

Geradehalter verwenden wir relativ selten. Der Behandlungserfolg hängt allein davon ab, ob es gelingt, die insuffiziente Muskulatur zu kräftigen. Gibt man einen Geradehalter, so beruhigen sich die Eltern nur allzu leicht damit, etwas getan zu haben und vernachlässigen das Wichtigste: die Übungstherapie. Geradehalter haben nur den Zweck, das Kind an die notwendige Haltungskorrektur zu erinnern. Sie setzen demnach die Möglichkeit, die eigene Haltung aktiv zu verbessern, voraus. Die Vorbedingung ist aber keineswegs immer gegeben; sehr oft muß das innere Haltungsbild erst in mühseliger Arbeit wiedergewonnen werden. Geradehalter können daher nur die Aufgabe haben, bei bestimmten Gelegenheiten, z. B. bei den häuslichen Schularbeiten als Mahner zu wirken. Wir bevorzugen möglichst einfache Konstruktionen. Der Geradehalter von SPITZY besteht aus einer vertikalen, die Lendenlordose überbrückenden Rückenfeder und 2 Querfedern, von denen die obere in Schulterhöhe verläuft und durch Schlaufen die Schultern zurücknimmt, während die untere über die Trochanteren bis in die Nähe der vorderen oberen Darmbeinstachel reicht und durch einen Gurt zu einem Ring geschlossen wird. Der Geradehalter wird durch an ihm befestigte Strumpfbänder in seiner Lage gehalten. Am oberen Ende der medianen Rückenfeder ist ein den Hals umfassendes Seidenband angebracht. Die Rückenfeder ist so eingerichtet, daß das Seidenband in guter, „zurückgenommener" Haltung keinen Druck ausübt. Nur bei Vermehrung der dorsalen Kyphose tritt es als „Mahner" in Tätigkeit.

HOHMANN verwendet eine noch einfachere Konstruktion aus kräftigem, 5 cm breitem Gummiband. Um die Schultern geführte Schlaufen, die sich im Rücken überkreuzen, halten den Schultergürtel zurück. Die Enden des 2—2$^1/_2$ m langen Bandes werden nach vorn geführt und in Höhe des Proc. xyphoideus bei guter Haltung durch eine Dornschließe miteinander verbunden. Wird die Haltung schlechter, so verschieben sich die Bänder und zwicken.

Geradehalter mit einer Holz- oder Metallkugel im Scheitel der Kyphose haben den Nachteil, daß sich die Kinder an den Druck des „Mahners" gewöhnen, wenn der Halter nicht nur stundenweise, sondern — was natürlich nicht sein sollte — tagelang getragen wird.

2. Die Adoleszentenkyphose (Scheuermann)

Scheuermann beschrieb 1920 ein Krankheitsbild, das sich durch eine allmähliche zunehmende Kyphose der mittleren und unteren Brustwirbelsäule auszeichnet.

Knaben erkranken etwa 3mal so häufig wie Mädchen. Nicht ganz selten sind mehrere Mitglieder einer Familie betroffen. Der Erbgang scheint unregelmäßig dominant zu sein. Die oft vertretene Auffassung, daß frühzeitige schwere Belastungen der Wirbelsäule, wie sie in der Landwirtschaft üblich sind, die Veränderungen bedingen, fand H. Hagen nicht bestätigt. Ein bedeutender Teil gerade der schwersten Fälle ihres Untersuchungsgutes betraf Schüler, die nie körperliche Arbeit geleistet hatten. Die Krankheit ist unter der städtischen Jugend sogar etwas häufiger als auf dem Lande. Vitaminmangel spielt keine Rolle. Die Krankheit beginnt bei Knaben meist nicht vor dem 13., bei Mädchen nicht vor dem 11. Lebensjahr. Sie ist mit 17 Jahren immer ausgeheilt. Nur etwa 20% der Kinder klagen im floriden Stadium über Beschwerden. Nach dem 20. Lebensjahr kommt es häufiger — namentlich bei stärkeren Krümmungsgraden — zu Muskelinsuffizienz-Erscheinungen in Form von Rückenschmerzen. Sie machen sich meist erst nach Feierabend bemerkbar. Anstrengende Tätigkeiten wie Feldarbeit, aber auch Klavierspielen und Nähen können schon nach wenigen Stunden lästige Beschwerden verursachen.

In der Mehrzahl der Fälle entsteht eine Totalkyphose, deren Krümmungsscheitel in der Nähe des 8. Brustwirbels liegt. Bei flachrückigen Haltungstypen entwickelt sich eine „eingeschaltete Kyphose". Sie unterscheidet sich vom Gibbus durch eine flachere, harmonische Profillinie und das Fehlen einer supra- und infragibbären Lordose. Je ausgeprägter die Brustkyphose ist und je weiter ihr Scheitelpunkt caudalwärts rückt, um so tiefer pflegt die Lendenlordose auszufallen.

Die physiologische S-Form der Wirbelsäule schont die Arbeitsreserven der Rückenstrecker. Jede Vermehrung der Brustkrümmung steigert die Vorderlastigkeit des Rumpfes und erhöht die Ansprüche an die Halteleistung. Ein Buckel überdehnt außerdem die Erectores trunci und schafft damit von vornherein eine ungünstige Ausgangsposition für die Muskelarbeit. Die Erfahrung lehrt jedoch, daß die kindliche Muskulatur — im Gegensatz zu der des Erwachsenen — im allgemeinen über genügende Kraftreserven verfügt. Die genauere Betrachtung zeigt freilich, daß diese einfache Formel nicht alles enthält. Das kindliche Spiel fördert eine allseitige kräftige Bildung der Muskulatur. Die vorwiegend sitzend oder stehend ausgeübte Berufsarbeit überanstrengt dagegen bestimmte Muskelgruppen, insbesondere die Rückenstrecker.

Die Muskelarbeit läßt — wie die Tätigkeit anderer Organe auch — (großenteils saure) Stoffwechselprodukte entstehen. Einer dieser Stoffe ist das capillarerweiternde Acetylcholin. Es steigert in den arbeitenden Geweben den arteriellen Blutstrom und öffnet zahlreiche in Ruhe verschlossene Capillaren. Die Austauschfläche der Haargefäße kann sich dadurch — wie Tierversuche bewiesen haben — bis zum 250fachen des Ausgangswertes vergrößern. Der durch Muskelarbeit ausgelöste *Nutritionsreflex* (W. R. Hess) führt schließlich auch zu einer Weiterstellung der zuführenden Arterien. Der Rücktransport des venösen Blutes hält damit nur Schritt, wenn die Muskeln von Zeit zu Zeit erschlaffen. Nicht umsonst wird ja die Muskulatur als das „periphere Herz" bezeichnet. Die innerhalb eines Muskels verlaufenden Venen sind während der Kontraktion zusammengepreßt. Sie füllen sich wieder mit Blut, sobald der Muskeltonus nachläßt. Dank ihrer Ausrüstung mit Klappen kann das Blut nicht zurückströmen. Dauerhalteleistungen bedingen eine Anreicherung an Stoffwechselschlacken, die ihren Ausdruck in den genannten Insuffizienzerscheinungen findet. Ihr morphologisches Substrat ist die Muskelhärte. *Myogelosen* sind fingerlange stricknadel- bis bleistiftdicke derbe Gebilde, die sich nach einiger Übung in der erschlafften Muskulatur leicht tasten lassen, in der gespannten dagegen verschwinden. Man findet sie vor allem in den versorgungsmäßig schlechter gestellten Randgebieten des Muskelbauches. Histologische

Untersuchungen blieben lange erfolglos. Es handelt sich zunächst um rein funktionelle Veränderungen, die für eine gewisse Zeit reversibel bleiben. Das mikroskopische Bild älterer Myogelosen ist pathognomonisch. Die Zeichen sind: Verlust der Querstreifung, Anreicherung von Vakatfett und Vermehrung der Kerne, die entweder in Reihen hintereinander oder in Gruppen zusammenliegen (Glogowski und Wallraff).

Kinder mit Rückenschmerzen weisen regelmäßig auch Muskelhärten auf. Die Haltung läßt bei der Scheuermannschen Krankheit gewöhnlich zu wünschen übrig. Die Schultern hängen nach vorn; die Scapulae stehen flügelförmig ab. Die Kyphose, anfangs noch weich und passiv größtenteils ausgleichbar, zeigt eine allmählich zunehmende Versteifung. Auch die Frontalbeweglichkeit verringert sich. Bei der Feststellung des Fixierungsgrades der Kyphose muß man berücksichtigen, daß sich auch die gesunde Brustwirbelsäule nicht völlig strecken, geschweige denn überstrecken läßt. Die Kyphose ist gewöhnlich mit einer mäßigen Skoliose verbunden. Ihre Scheitelpunkte sind identisch. Eine (leichte) Torsion ist meist nur in der lumbalen Gegenkrümmung vorhanden. Manche Kinder weisen — auch ohne Schmerzen — zeitweilig einen Lumbalspasmus auf.

Der *Röntgenbefund* ist charakteristisch. Maßgebend ist das Profilbild.

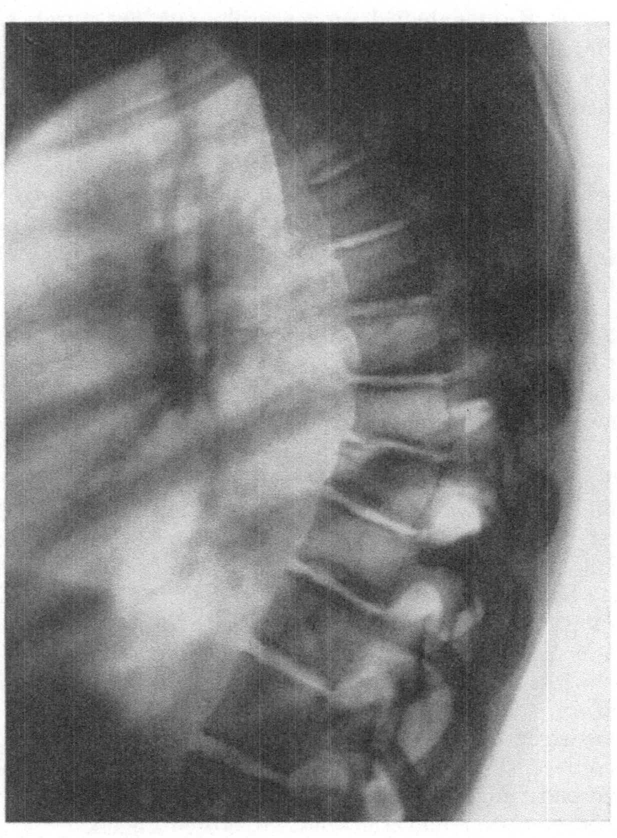

Abb. 53. *Scheuermannsche Krankheit* der Brustwirbelsäule, 16jährig, ♀. Vermehrte Kyphose mit Scheitel am 7./8. Brustwirbel. Die Wirbelkörper 7 und 8 sind von trapezoidförmigem Zuschnitt und leicht ventralwärts verlängert. Großes Schmorlsches Knorpelknötchen in der oberen Deckplatte des 8. Brustwirbelkörpers. Die unteren Deckplatten des 8. und 9. Brustwirbelkörpers haben ein „zerschlissenes" Aussehen

Man erkennt die Scheuermannsche Krankheit

1. an der Trapezoidform der Wirbelkörper, die hinten höher sind als vorn,
2. an den unregelmäßig konturierten, aber scharf gezeichneten Deckplatten
3. an den *Schmorl*schen Knorpelknötchen.

Man hat früher von einer Knorpelknötchen-Krankheit gesprochen. Die Bezeichnung ist jedoch unrichtig. Vereinzelte Schmorlsche Knötchen kommen auch beim Gesunden vor. Sie treten bei der juvenilen Kyphose zwar in der Regel gehäuft auf; es gibt jedoch Fälle ohne Knorpelknötchen. Pathologisch-anatomisch handelt es sich um Verlagerungen von Bandscheibengewebe in die deckplattennahe Spongiosa des Wirbelkörpers. Sie finden sich vor allem im Bereich der

früheren Chorda dorsalis, etwas hinter der Wirbelkörpermitte. Grundsätzlich
können sie überall entstehen, wo knöcherne Deckplatten und Zwischenwirbelscheiben aneinandergrenzen, mit Ausnahme des Gebietes der knorpeligen und
später knöchernen Randleisten. Zuweilen sieht man, wie größere Knorpelknötchen
unter Umgehung der Randleiste gegen die Vorderfläche des Wirbelkörpers vordringen und ein Stück der Kante abgliedern. (Meist handelt es sich um den Unter-
rand, seltener um den Oberrand des Wirbels.) Bei flüchtiger Betrachtung sind derartige Kantenabgliederungen wohl mit Frakturen zu verwechseln. Die glatte
Begrenzung, das Fehlen sklerotischer Ränder, die typische Lokalisation und
der Nachweis weiterer Knorpelknötchen ermöglichen aber praktisch immer die
richtige Diagnose.

Da die Knorpelknötchen strahlendurchlässig sind, werden sie erst relativ
spät erkannt, wenn die umgebende Spongiosa sie durch eine dünne Knochenschale abgegrenzt hat. Mit traumatischen Verlagerungen von Bandscheibengewebe können sie eigentlich kaum verwechselt werden. Traumatische Deck-
platten-Einbrüche sind gewöhnlich breit, trichterförmig, Knorpelknötchen
nähern sich der runden oder ovalen Form. Sie sind mehr tief als breit.

In schweren Fällen sind die kranialen und caudalen Flächen der Wirbelkörper, wie das Präparat zeigt, oft von zahlreichen Rinnen oder Gruben durch-
furcht. Die meisten verlaufen in ventro-dorsaler Richtung. Man erkennt sie im
seitlichen Röntgenbild an den unregelmäßig-wellenförmigen, manchmal wie
ausgefranst aussehenden Deckplattenkonturen.

Das wichtigste Röntgensymptom der Scheuermannschen Krankheit ist die
Veränderung der *Wirbelkörperform*. Im Durchschnitt sind 3—4 Wirbel verändert, manchmal mehr, in Abortivfällen auch weniger. Die Prädilektionszone
ist der Bereich D_6—D_{10}. Die Wirbelkörper sind hinten höher als vorn, im a. p.-
Bild oft leicht asymmetrisch, was die leichte Skoliose erklärt.

Schwerere Ausprägungsgrade zeichnen sich durch eine ventrale Verlängerung der Wirbelkörper aus. Die Struktur bleibt unberührt. Eine Atrophie
haben wir nie beobachtet. Der trapezoidförmige Zuschnitt des Einzelwirbels
bewirkt durch Summationen die Gestaltänderung der Wirbelsäule. Aber nicht
allein. Auch die Bandscheiben nehmen daran teil. Sie werden vorn ebenfalls
niedriger als hinten. In Ausnahmefällen kann sogar eine Verschmelzung der
vorderen Wirbelkörperabschnitte eintreten. Im Gefolge der regressiven Discus-
veränderungen entstehen spondylotische Ausziehungen der vorderen Wirbelkörperkanten und Deckplattenverdichtungen.

Beim Scheuermann der Lendenwirbelsäule ist die große Form der Wirbelkörper
meist erhalten. Gewöhnlich beherrschen Schmorlsche Knorpelknötchen das Bild.

Als Nebenbefund sieht man gelegentlich eine verzögerte Synostosierung der
Knochenkerne der Randleiste. Sie treten im Alter von 7—8 Jahren auf und
sollen mit 15 Jahren allmählich mit dem Wirbelkörper verschmelzen.

Die *histologischen* Befunde zeigen neben einer Osteochondrose der Bandscheiben mit Austrocknung und „Sequesterbildung" im zermürbten Annulus
fibrosus eigenartige, umschriebene, asbestartige oder mucoide Degenerationsherde
der hyalinen Knorpelplatten. Sie wurden schon von SCHMORL als „Lücken"
erwähnt. MAU hat sie als „*Plaques*" beschrieben. Sie finden sich zwar bei der
juvenilen Kyphose wesentlich häufiger, fehlen aber auch beim Gesunden nicht
ganz. Beim Hund und Schwein wurden sie gleichfalls vereinzelt beobachtet,
obwohl es bei ihnen wie bei allen Vierfüßlern kein der juvenilen Kyphose analoges
Krankheitsbild gibt.

Die Pathogenese ist unklar. Man kann zwar experimentell durch lang-
dauernde Druckvermehrung der vorderen Wirbelabschnitte am wachsenden Tier

trapezoidförmige Wirbelkörper und auf die ventralen Abschnitte der Bandscheiben beschränkte regressive Veränderungen erzielen (Mau); aber damit ist so gut wie nichts erklärt. Veränderungen, die sich unter die spontanen Knochennekrosen einreihen ließen, fehlen. Dennoch spricht manches dafür, daß es sich auch hier um einen lokalisierten Durchblutungsschaden handelt. Die Zwischenwirbelscheiben degenerieren vorzeitig. Der von der hyalinen Knorpelplatte — der eigentlichen Wirbelkörperepiphyse — gelieferte Knochen ist statisch minderwertig. Es kommt, solange der Nucleus pulposus noch funktionstüchtig ist, zu umschriebenen Einbrüchen in die Spongiosa, zu Rinnen und Gruben der knöchernen Deckplatten. Vor allem aber verlangsamt sich das Wachstum in den der Belastung am meisten ausgesetzten vorderen Wirbelkörperabschnitten. Durch die ventrale Verlängerung der Wirbelkörper wird der Druck auf eine größere Oberfläche verteilt.

Die *Prognose* ist bei frühzeitiger Erfassung nicht schlecht. Durch geeignete therapeutische Maßnahmen läßt sich eine stärkere Buckelbildung meistens verhüten und die Beweglichkeit bessern.

Die *Differentialdiagnose* hat sich vor allem mit der *Spondylitis* zu beschäftigen. Die Erniedrigung eines Zwischenwirbelraumes ist bei Kindern immer verdächtig für eine Tuberkulose, auch wenn die BKS sich in den Grenzen der Norm hält. Ein Stauchschmerz

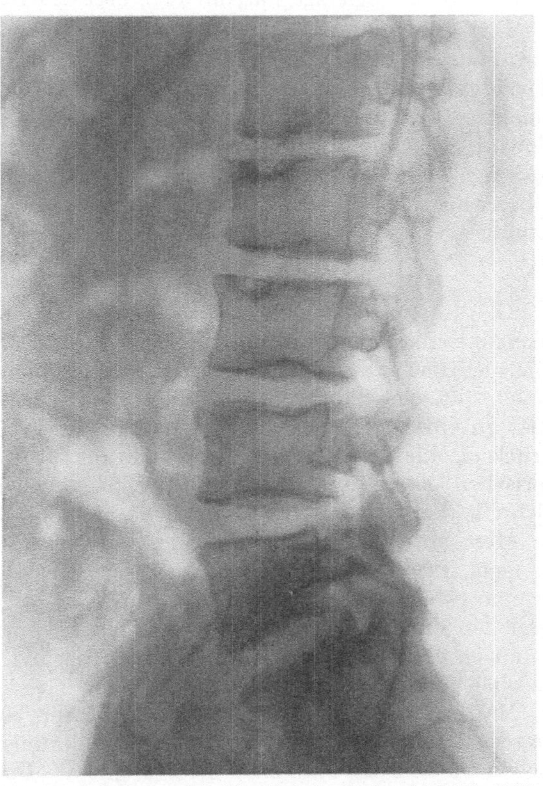

Abb. 54. *Scheuermannsche Krankheit der Lendenwirbelsäule*, 18jährig, ♂. Die große Form der Wirbelkörper ist im wesentlichen erhalten. Nur der 2. Lendenwirbel ist vorne etwas niedriger als hinten. Schmorlsche Knorpelknötchen in den oberen Deckplatten und der angrenzenden Spongiosa des 2., 3. und 4. Lendenwirbelkörpers. Der Zwischenwirbelraum zwischen dem 1. und 2. Lendenwirbel ist erniedrigt. Leichte Kyphose der oberen Lendenwirbelsäule

fehlt bei der juvenilen Kyphose. Gelegentlich kann allerdings auch einmal eine Kombination von Tuberkulose und Scheuermann vorliegen. Anamnese, Tuberkulintest, BKS, Blutbild und insbesondere eine längere Beobachtung werden diese Fälle klären. Entwicklungsstörungen im Bereich der vorderen Wirbelkörper-Kanten gehören zu den *enchondralen Dysostosen*.

Therapie. Im floriden Stadium ist *Bettruhe* für 3—6 Monate nicht zu umgehen. Die Kinder erhalten eine *Rückenliegeschale* aus Gips. Sie dürfen aber auch (ohne Schale) auf dem Bauch liegen. Die Schale erhält in Höhe des Kyphosescheitels eine Filzauflage, die von Zeit zu Zeit erhöht wird, um eine allmähliche Abflachung des Buckels einzuleiten. Massage fördert die Blutzirkulation und beseitigt Muskelhärten. Schwere Kyphosen erfordern nach dem Aufstehen ein Gipsmieder oder ein *Hessing-Korsett*. Um einen wirklichen therapeutischen

Effekt zu erzielen, muß man das Gipsmieder in Fällen mit ausgeprägter Lendenlordose zweizeitig anlegen.

Die Kinder nehmen dazu eine vorgebeugte Stellung ein. Der untere Teil des Mieders
umfaßt das Becken von der Crena ani bis dicht unterhalb des Kyphosescheitels. Nach der
Wiederaufrichtung des Rumpfes wird der Gipsverband vorn bis zum Jugulum heraufgeführt.
Unter das dem Sternum anliegende Bruststück des Gipses befestigt man eine Fußballblase,
dessen Ventil nach vorn herausschaut. Durch Aufblasen kann man die Reklination langsam
steigern. Eine sorgfältige Filzpolsterung über den Dornfortsätzen ist unerläßlich.

Das Hessing-Korsett wird nach den gleichen Prinzipien gebaut. Es muß
vorn eine elastische Pelotte besitzen und reicht dorsal nur eben bis zum Scheitel
der Kyphose. Am besten ist es, zunächst für 2—3 Monate ein zweizeitig angelegtes Gipsmieder zu geben und für weitere 10—12 Monate ein Stahlkorsett.
Sobald der Gips abgenommen ist, beginnt man mit einem intensiven *Muskeltraining*. Ohne eine regelmäßige, täglich mindestens 1 Std dauernde aktive
Übunstherapie ist ein Korsett schädlich, weil es die Atrophie der Muskulatur
begünstigt.

3. Die Skoliosen

Die Skoliose ist eine *fixierte* seitliche Verbiegung der Wirbelsäule. Eine
nichtfixierte Seitverkrümmung wird als *skoliotische Einstellung* bezeichnet.
Die medizische Terminologie ist allerdings nicht immer logisch. Sie kennt z. B.
eine „statische Skoliose", obwohl reelle Beinverkürzungen im allgemeinen erst
spät zu einer nicht mehr ausgleichbaren Seitverbiegung führen. Auch der Ausdruck „ischiatische Skoliose" ist unkorrekt. Es wäre richtiger, von einer (reflektorischen) skoliotischen Fehlhaltung zu sprechen, da sie mit dem Aufhören des
Grundleidens wieder verschwindet.

Man unterscheidet Totalskoliosen sowie S- und doppelt S-förmige Verbiegungen. In manchen Fällen vollzieht sich der allmähliche Übergang einer totalen
in eine S-Skoliose sozusagen unter unseren Augen. Die überwiegende Mehrzahl
aller längere Zeit bestehenden seitlichen Verkrümmungen ist S-förmig. Dies
hängt mit unserer sinnesmäßigen Orientierung im Raum zusammen, die einen
Ausgleich des einen Bogens durch einen Gegenbogen verlangt.

Man unterteilt die Skoliosen nach ihrer Konvexität in rechts- und linkskonvexe. Nicht wenige Skoliosen verschlimmern sich im Laufe der Zeit. Der
Bogen, in dem die Zunahme erfolgt, gilt als *Hauptkrümmung*. Sie ist von 1 bis
2 *Nebenkrümmungen* begleitet. In relativ seltenen Fällen entstehen 2 Haupt-
krümmungen. Der skoliotische Hauptbogen fällt bei der Untersuchung durch
seine größere Versteifung auf. Er ist kürzer und tiefer als die Ausgleichs-
krümmungen.

Schwere seitliche Rückgratverbiegungen werden außerhalb des orthopädischen Schrifttums fast immer als Kyphoskoliosen bezeichnet. Die Wortbildung
ist jedoch für die Mehrzahl der Fälle nicht berechtigt. Was als „Kyphose"
imponiert, ist meist ein mächtiger, oft kammartig gestalteter Rippenbuckel.

Die *Fixierung* der Skoliose erfolgt durch die Verkürzung der Weichteile in
der Konkavität der Krümmungen. Nach dem von PREISER entdeckten Gesetz
verkürzen sich alle Weichteile, deren Ansatzpunkte einander *dauernd* genähert
sind.

Damit eine Verkürzung eintreten kann, muß demnach die seitliche Verbiegung den Charakter einer Dauerhaltung besitzen und auch in Ruhe vorhanden sein. Die bisher vorliegenden Untersuchungen an den Wirbeln und
Bandscheiben haben nicht davon überzeugt, daß die primäre Schädigung in
den Knochen oder Knorpeln der Wirbelsäule zu finden ist. In Analogie mit den
Lähmungsskoliosen müssen wir vielmehr annehmen, daß die Muskulatur auch

bei der Entstehung der sog. idiopathischen Skoliosen die Hauptrolle spielt. Ob der asymmetrische Muskeltonus die primäre Ursache darstellt oder ob nicht dahinter noch eine Disharmonie der Innervation als ultima causa wirksam ist, bleibt als Problem der Zukunft vorbehalten.

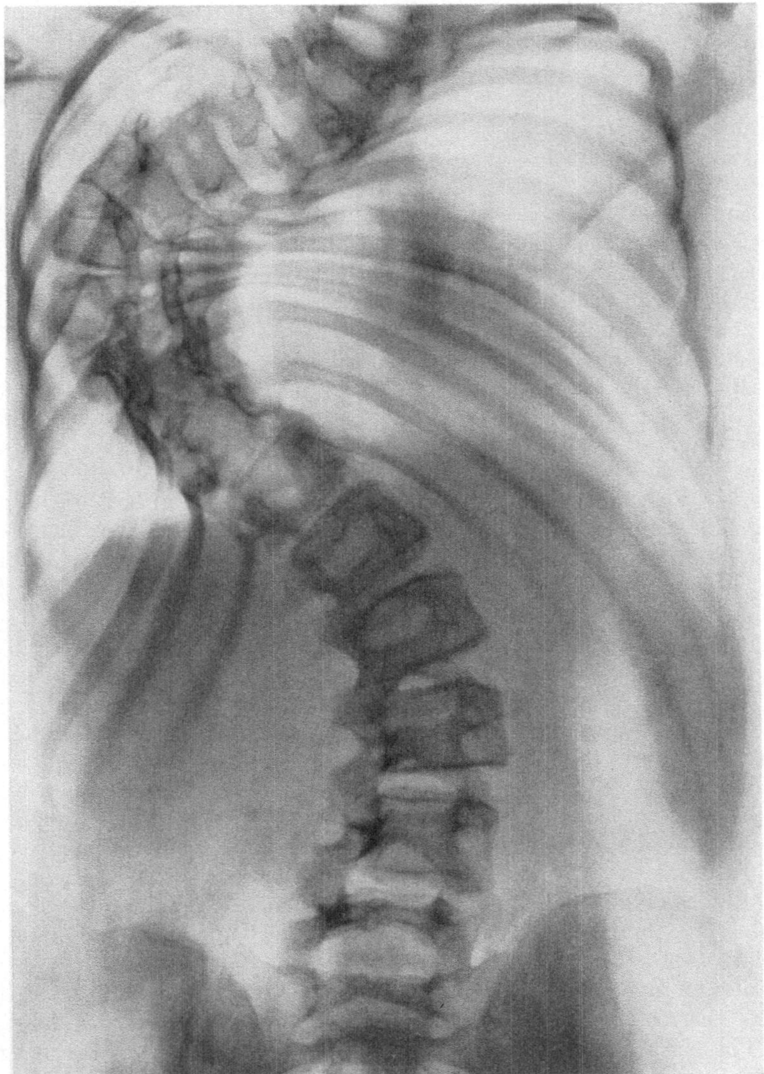

Abb. 55. Schwere fortschreitende *idiopathische Skoliose*, 13jährig, ♀

„Rippenbuckel" und „Lendenwulst" entstehen durch eine Torsion der skoliotischen Wirbelsäule. Die *Torsion* folgt aus der *Rotation* der Einzelwirbel. Jede Seitneigung, also auch die aktive Bewegung des Gesunden, ist mit einer Drehung der Wirbelkörper um ihre Längsachse verbunden, wie Röntgenbilder beweisen. Der Zwang zur Rotation ist im Bogenscheitel am größten. Er nimmt nach den Enden des Bogens hin kontinuierlich ab. Das Ausmaß der möglichen Verdrehung, die beim Gesunden durch die gegenständigen Mm. rotatores unterdrückt werden kann, hängt außer von der Stellung der kleinen Wirbelgelenke und der Form der Gelenkflächen von der Weite der Gelenkkapseln ab. Die Kapseln der kleinen Wirbelgelenke sind in lordotischer Haltung gespannt, in kyphotischer entspannt, also weit. Die kyphotische Haltung begünstigt demnach die Rotation. Der Lendenwulst fällt oft beim stehenden Kind überhaupt nicht auf. Er wird erst deutlich, wenn das Kind sich bückt. Auch der Rippenbuckel tritt beim Bücken stärker in Erscheinung. Während die sagittal stehenden Gelenkflächen der kleinen Wirbelgelenke im Lendenabschnitt sich der Rotation widersetzen, begünstigen die fast frontal angeordneten Gelenke der Brustregion die Verdrehung um so mehr, als ihre Gelenkflächen Ausschnitte eines Zylinders darstellen, dessen Längsachse in der Nähe der Vorderwand der Wirbelkörper verläuft.

Nicht nur echte Skoliosen, auch die (reflektorischen) ischiatischen Fehlhaltungen zeigen großenteils eine Torsion, die in ihrem Ausmaß allerdings nicht immer der Stärke der Seitverbiegung entspricht.

Bei der Rotation wandern die Wirbelkörper gegen die Konvexität, die Dornfortsätze zur Mittellinie hin. Nur im Lendenbereich kann sich ausnahmsweise die Richtung umkehren. Die dorsale Muskulatur liegt vollständig hinter dem Drehmittelpunkt der Wirbel, die ventrale dagegen teils davor (Ileopsoas), teils dahinter (Erector trunci). Die verkürzten Weichteile der Konkavseite ziehen die Dornfortsätze der Brustwirbelsäule zu sich herüber. Im Lendenbereich fragt es sich, welche Muskelgruppe am stärksten verkürzt ist. Ist es der Ileopsoas, so wird er die Wirbelkörper an sich heranziehen und sie zu einer Rotation gegen die Konkavität zwingen. Im allgemeinen überwiegt aber auch hier der Erector trunci. Die „klinische Skoliose", bei der die Schwere der Verbiegung an der Dornfortsatzreihe gemessen wird, bleibt immer gegenüber der wirklichen, durch das Röntgenbild nachweisbaren Verkrümmung zurück.

Die nach der Konvexseite hin rotierenden Brustwirbel nehmen die Rippen mit. Sie erheben sich rückwärts zum *Rippenbuckel*. In der Lendenwirbelsäule entsteht durch das „Aufwerfen" des Streckmuskels ein *Lendenwulst*. Dem dorsalen Rippenbuckel entspricht auf der Gegenseite eine ventrale Abflachung des Brustkorbs. Der größte Thoraxdurchmesser ist nicht mehr der quere, sondern der diagonale. Die Rippen sind konvexseitig fächerartig gespreizt, auf der Konkavseite eng zusammengeschlossen. Schwere Skoliosen haben eine Verkürzung des Rumpfes zur Folge. Bei ihnen dient von einem bestimmten Zeitpunkt ab nahezu das gesamte Längenwachstum der Wirbelsäule lediglich einer Zunahme der Skoliose. Der Brustkorb sinkt allmählich immer tiefer in das Becken hinab. Schmerzen durch Knochenreibung (Rippen-Beckenkamm) sind jedoch relativ selten.

Skoliosierung und Rotation bleiben nicht ohne Einfluß auf das Wirbelwachstum. Die unterschiedliche Größe des Drehmomentes am kranialen und caudalen Pol eines Wirbelkörpers bedingt eine eigentümliche Verzerrung der knöchernen Strukturen, die äußerlich als Verwindung um seine Längsachse in Erscheinung tritt. Der unterschiedliche Belastungsdruck hemmt das konkavseitige Längenwachstum und fördert es an der Konvexseite. Die Wirbelkörper sind daher an der Innenseite des Bogens niedriger als an der Außenseite. Die Deformierung ist um so ausgesprochener, je früher die Skoliosierung einsetzt, je stärker die Verkrümmung ist, und je näher der betreffende Wirbel dem Bogenscheitel liegt. Während der Wachstumsperiode entstandene Skoliosen sind darum unschwer von später erworbenen zu unterscheiden. Die konkavseitige Erniedrigung und die Verwindung verleihen den skoliotischen Wirbeln ein charakteristisches Gepräge.

Die Zwischenwirbelscheiben erleiden durch die asymmetrische Belastung ebenfalls typische Veränderungen. An der Konkavseite kommt es infolge des gesteigerten Druckes frühzeitig zu regressiven Veränderungen des Faserringes mit spondylotischen Randwülsten, die im späteren Alter zu knöchernen Brücken werden können. Die gleichen unphysiologischen Belastungen sind die Ursache der skoliotischen Spondylarthrose der kleinen Wirbelgelenke. Beginnende spondylotische und spondylarthrotische Randexostosen sind manchmal schon bei älteren Kindern zu sehen.

Die *Bandscheibenveränderungen* (Osteochondrose) begünstigen das Auftreten von Discushernien. Große mediane und paramediane Prolapse können bei jüngeren Erwachsenen in seltenen Fällen zu Lähmungen führen. Auch im späteren Kindesalter sind wiederholt *skoliotische Paralysen und Paresen* beschrieben worden. Die Ursache liegt hier allerdings nicht in der Bandscheibe, sondern in der Einengung des Wirbelkanals und der Verziehung der Rückenmarkshäute durch die radspeichenartig auseinanderweichenden, unter starkem Zug stehenden Nervenwurzeln. Das Mark wird dadurch im Scheitel des skoliotischen Bogens scharf gegen die gespannte Dura gedrängt und geschädigt. Lähmungen dieser Art entstehen vorwiegend bei Skoliosen durch angeborene Wirbelmißbildungen.

Beschwerden sind im Kindesalter selten. Rücken- und Kreuzschmerzen entstehen durch die Insuffizienz der überbeanspruchten Muskulatur. Sie lassen sich durch den Nachweis von Myogelosen objektivieren. Man findet sie vor allem in den Randgebieten des Erector trunci als fingerlange, bleistiftdicke, druckempfindliche Härten. Spondylarthrotische Beschwerden spielen erst im späteren Erwachsenenalter eine Rolle. „Intercostalneuralgien" sind entweder durch Myogelosen der Zwischenrippenmuskeln oder durch mechanische Reizung von Intercostalnerven, durch die konkavseitig dicht aneinanderliegenden Rippen bedingt.

Stärkere *Thoraxdeformierungen* sind immer mit einer Einengung des Lungenraumes verbunden, wobei die Verhältnisse sich häufig von Etage zu Etage ändern. Sowohl die konvexseitige Rippenspreizung als auch ihr konkavseitiges Aneinanderschließen behindern die Entfaltung einzelner Lungenabschnitte, da beide Rippenverläufe Endstellungen der Atmung darstellen. Unter dem Scheitel des Rippenbuckels und im Sinus phrenicocostalis bilden sich lungenfreie Recessus. Ernsthafte Beeinträchtigungen der Atmung kommen im Kindesalter kaum vor. Die respiratorische Insuffizienz wird gewöhnlich erst im Alter nach Erstarrung des Brustkorbes manifest, wenn Atelektasen und Emphysem zu einer weiteren Verkleinerung des Lungenraumes beigetragen haben. Die Vitalkapazität ist jedoch schon beim Kind herabgesetzt; die Residualluft nimmt zu. Dadurch wird der Sauerstoff weniger gut ausgenützt. Das Herz erfährt oft eine Verlagerung und Achsendrehung.

Die Skoliose ist ein häufiges Leiden. Schwere fortschreitende Verkrümmungen finden sich in etwa 1—2% des Obduktionsmaterials. Während in Europa das weibliche Geschlecht überwiegt, verzeichnen nordamerikanische Statistiken mehr männliche Fälle.

Geringe Torsionen lassen sich am besten feststellen, wenn sich das Kind mit gestreckten Knien hängendem Kopf und locker herabfallenden Armen tief nach vorn bückt. Der Arzt visiert über die Schultern des Patienten, wobei sich seine Augen in Rückenhöhe des Kindes befinden sollen. Durch leichtes Erheben oder Senken des Rumpfes sind selbst Andeutungen einer Torsion erkennbar. Ein geringfügiger Lendenwulst tritt oft auf diese Weise überhaupt erst in Erscheinung. Mit Ausnahme der reflektorischen Schiefhaltung bei akuter Lumbago und Wurzelkompressionen sind alle seitlichen Verbiegungen mit Torsion echte Skoliosen. Umgekehrt gibt es jedoch gelegentlich echte Skoliosen, die eine Torsion vermissen lassen, z. B. bei der Adoleszentenkyphose.

Richtet sich die Dornfortsatzreihe durch das Gewicht des hängenden Kopfes und der Arme vollkommen gerade, so fehlt die Versteifung, und es lag lediglich eine skoliotische Einstellung vor. Die seitliche Beweglichkeit der Wirbelsäule ist bei echter Skoliose nach der Seite der Konvexität eingeschränkt, im Sinne einer Vermehrung der Konkavität hingegen frei. Kurze, enge Bögen sind stärker fixiert als flache.

Die *Haltung* läßt bei vielen Skoliotikern zu wünschen übrig. Die Schultern hängen nach vorn. Die Scapulae stehen flügelförmig vom Thorax ab. Die Luftfigur zwischen Flanke und Arm ist auf der Konkavseite vertieft. Der Beckenkamm springt hier dementsprechend stärker vor.

In schweren Fällen weist der Rumpf oft einen *Überhang* nach hinten oder hinten-seitlich auf.

Für die *röntgenologische Darstellung* eignen sich am besten Wirbelsäulenganzaufnahmen mit einem Focus–Filmabstand von 2—3 m. Säuglinge und kleine Kinder werden auf dem Bucky-Tisch geröntgt. Die Beurteilung der Bilder darf nur in Zusammenhang mit dem klinischen Befund geschehen. Asymmetrische Lagerung kann unter Umständen eine Skoliose vortäuschen. Der Torsionsgrad läßt sich an den Querfortsätzen und Bogenwurzelovalen abschätzen. Von der Diskrepanz zwischen „klinischer" und „röntgenologischer" Skoliose wurde schon gesprochen. Die klinische Beobachtung allein täuscht über die Schwere der Veränderungen. Das ist der eine Grund, weshalb wir nicht auf ein Röntgenbild verzichten dürfen; der andere hängt mit der häufigen Verschlimmerung der Skoliosen zusammen. Ob eine Rückgratverkrümmung zugenommen hat, läßt sich freilich nur beurteilen, wenn wir die Kontrollaufnahmen in der gleichen Weise „schießen" (stehend oder liegend bei identischem Focus–Filmabstand) wie das erste Bild. Durch Übereinanderlegen der Filme sind auch geringe Abweichungen sofort erkennbar.

Ätiologisch unterscheidet man folgende *Skoliose-Formen:*

a) die sog. idiopathische Skoliose,

b) die Säuglingsskoliose,

c) die Skoliose infolge Wirbelfehlbildungen,

d) die Lähmungsskoliose,

e) Skoliosen nach Wirbelkrankheiten und -verletzungen,

f) die Narbenskoliose,

g) die statische „Skoliose",

h) die ischiatische „Skoliose",

i) die spondylolisthetische Skoliose.

a) Der mit Abstand häufigste Typ ist die sog. **idiopathische Skoliose.** Erbbiologische Untersuchungen (FABER) ergaben bei über einem Viertel der Probanden Familien mit mehreren Merkmalsträgern. Wahrscheinlich liegt ein unregelmäßig dominanter Erbgang vor. Die Penetranz ist unvollständig, die Expressivität variabel. Verschiedentlich wurden konkordante eineiige Zwillinge, teils mit seitengleicher, teils mit spiegelbildlicher Verkrümmung beobachtet. FABER nahm damals (1936) eine rachitische Genese an. Dagegen sind jedoch gewichtige Einwände zu erheben: 1. hat die Zahl der Skoliosen trotz des Rückgangs der Rachitis nicht abgenommen. 2. Viele Kinder mit erheblichen Verbiegungen der Wirbelsäule weisen keinerlei rachitische Zeichen auf. 3. Das Geschlechtsverhältnis ist bei der Rachitis annähernd 1 ♀: 1 ♂, während es bei der Skoliose 2,3 ♀: 1 ♂ beträgt; 4. zeigt sich beim Studium der geographischen Verbreitung, daß Gegenden mit gehäuften rachitischen Deformitäten nicht mit den Skoliose-Gebieten übereinstimmen. Ein gehäuftes Auftreten von Skoliosen ist vielmehr besonders in solchen Kreisen zu finden, in denen die klassischen angeborenen Mißbildungen der Orthopädie: Klumpfuß und

Hüftverrenkung heimisch sind. 5. Auch die pathologisch-anatomischen Befunde sprechen gegen eine wesentliche Beteiligung der Rachitis als Ursache schwerer Skoliosen (SULSER). Die Rachitis ist eine Erkrankung des ganzen Skelets. Man sollte die Diagnose „rachitische Skoliose" daher nur stellen, wenn noch anderweitige ausgeprägte rachitische Zeichen nachweisbar sind.

Vergleiche aus der domestizierten Tierwelt — so bei Vitamin D-arm ernährten Hühnern und Karpfen in vernachlässigten Teichen — beweisen freilich, daß die Rachitis sehr wohl schwere und schwerste Skoliosen hervorrufen *kann*. Für das Gros der idiopathischen Verbiegungen müssen wir jedoch nach anderen Ursachen suchen. Die einleuchtendste Erklärung scheint die einer *erblichen muskulär oder neural bedingten Symmetriestörung* zu sein. Der Beweis für die Richtigkeit dieser Hypothese steht allerdings noch aus.

Das *Manifestationsalter* ist uneinheitlich. In einer kleineren Gruppe tritt die Verbiegung bereits im Säuglingsalter auf. Die meisten Skoliosen werden zwischen dem 5. und 8. Lebensjahr entdeckt, eine dritte Gruppe zu Beginn der Pubertät. Letztere, früher als „spätrachitisch" bezeichnete Kategorie ist zahlenmäßig nicht groß.

b) **Säuglingsskoliosen** sind im Gegensatz zu früheren Schätzungen recht häufig. Auch hier gilt, daß lediglich *fixierte* Seitverbiegungen als Skoliose bezeichnet werden dürfen. Bloße *Schiefhaltungen*, die zahlenmäßig überwiegen, müssen schon wegen ihrer wesentlich besseren Prognose sorgfältig von der echten Skoliose getrennt werden.

Bei der *klinischen Untersuchung* in Bauchlage fällt der Rippenbuckel gewöhnlich mehr auf als die Abweichung der Dornfortsatzreihe. Die Skoliose ist so gut wie immer einbogig. Die Hauptkrümmung liegt meist zwischen D_6 und D_{10}. Die Konvexseite des Thorax ist stärker gewölbt; die Konkavseite ist flacher und breiter. Die Kinder bevorzugen diese Seite deshalb als Ruhelage. Da die Skoliose sich bis in die Halswirbelsäule fortsetzt, besteht in der Regel auch eine *Schiefhaltung des Kopfes*, die ihrerseits zu einer *Schädelasymmetrie* führt. Im allgemeinen ist die der Konkavität des skoliotischen Bogens entsprechende Schädelhälfte die größere.

Die sichere Unterscheidung zwischen Skoliose und Schiefhaltung ist nur *röntgenologisch* möglich. Zu diesem Zwecke macht man zwei a.p.-Aufnahmen: die erste in Normallage, die zweite bei gehaltener Überkorrektur. Ist eine Fixierung vorhanden, so widerstehen die in Scheitelnähe gelegenen Wirbel dem Korrekturversuch, während bei einer bloßen Schiefhaltung das harmonische Spiegelbild der ursprünglichen Krümmung entsteht.

Nach Untersuchungen JENTSCHURAS sind anfangs lediglich die Bandscheiben konkavseitig geringgradig erniedrigt. Wachstumsveränderungen der Wirbelkörper werden erst nach dem ersten Lebensjahr sichtbar. Die Feststellung JENTSCHURAS ist auch in ätiologischer Hinsicht interessant, da sie entschieden *gegen* eine rachitische Genese der Säuglingsskoliose spricht.

Die Rotation ist mit einer leichten Transversalverschiebung der verdrehten Wirbel im Discus-Bereich verbunden (LINDEMANN), die sich schon sehr frühzeitig als angedeutete Stufenbildung zwischen den im Skolioseescheitel gelegenen Wirbelkörpern nachweisen läßt. Auch die unterschiedliche Projektion der rechts- und linksseitigen Rippenköpfchen und Querfortsätze sowie die Thoraxasymmetrie geben Hinweise auf die Torsion (JENTSCHURA).

Mit fortschreitender sinnesmäßiger Orientierung im Raum wandelt sich die Totalskoliose allmählich in eine S-förmige um.

Wahrscheinlich sind viele der vom Schularzt entdeckten Skoliosen in Wirklichkeit persistierende Säuglingsskoliosen. Andererseits gibt es sicher Verbiegungen, die sich erst zur Zeit der 1. oder 2. Streckung manifestieren. Für eine Persistenz spricht die Lokalisation D_6—D_{10}, wenn auch damit kein sicherer Beweis möglich ist. Totalskoliosen bei Kindern zwischen 5 und 8 Jahren deuten dagegen auf ein noch nicht allzu langes Bestehen hin. Die frühere Annahme, daß der eigentlichen Skoliose immer ein Stadium der *skoliotischen Einstellung*

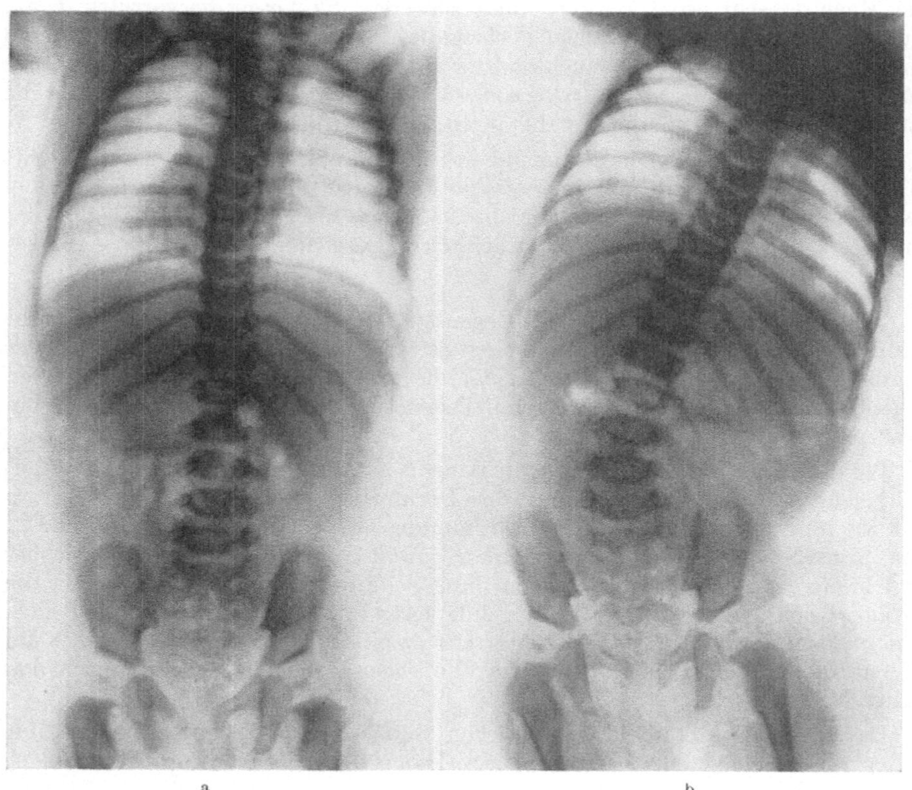

a   b

Abb. 56a u. b. Linkskonvexe *Säuglingsskoliose*, $^1/_2$ Jahre altes ♀. a Skoliotischer Hauptbogen in der mittleren Brustwirbelsäule. Geringe Verkleinerung der rechten Thoraxhälfte. b Passive Umkrümmung. Die mittlere Brustwirbelsäule nimmt an der Korrektur nicht teil

ohne Fixierung vorausgehe, ist durch die Untersuchungen JENTSCHURAs ins Wanken geraten, wenn auch nicht gänzlich widerlegt, da die skoliotische Phase bei der Säuglingsskoliose möglicherweise in die Fetalperiode fällt. Tatsächlich wird der Übergang einer skoliotischen Einstellung in eine fortschreitende Skoliose kaum je beobachtet. Nur bei der statischen Skoliose ist uns die allmähliche Fixierung einer lange Zeit beweglichen, seitkonstanten seitlichen Verbiegung der Wirbelsäule geläufig.

Ob eine Skoliose zur Verschlimmerung neigt, läßt sich im Anfang weder aus dem klinischen noch aus dem röntgenologischen Bild ablesen. Nur durch regelmäßige Kontrolluntersuchungen sind dafür Anhaltspunkte zu gewinnen. Da die Möglichkeit im Kindesalter niemals auszuschließen ist, sollte man sich gleich bei der ersten Vorstellung des Kindes durch a. p.-Aufnahmen der Brust- und Lendenwirbelsäule Unterlagen für spätere Vergleiche verschaffen. Die Hauptgefährdungsperioden sind, wie bereits erwähnt, die Phasen gesteigerten Längenwachstums. Bei manchen Kindern tritt die Verschlimmerung in überraschend kurzer Zeit ein. Man muß daher besonders in den Jahren der 1. und 2. Streckung in relativ kurzen Abständen ($^1/_2$ Jahr) Nachuntersuchungen veranlassen, um rechtzeitig eingreifen zu können.

Bei den erst im Schulalter manifest werdenden Skoliosen liegt der Hauptbogen in der Regel in der unteren Brust- und oberen Lendenwirbelsäule.

Kurze Primärkrümmungen an dieser Stelle führen zu einer langbogigen dorso-cervicalen und zu einer kurzen tief-lumbalen Gegenkrümmung. Hauptbögen, die sich über eine größere Strecke ausdehnen, haben eine flache Nebenkrümmung, die sich nicht selten schon in der oberen Brustwirbelsäule verliert.

c) Die **angeborenen, durch Fehlbildungen der Wirbelkörper bedingten Skoliosen** stehen zwar zahlenmäßig an zweiter Stelle; ihre Häufigkeit bleibt jedoch mit einem Verhältnis von 1:5 weit hinter den sog. idiopathischen Verkrümmungen zurück. Die Ursachen der angeborenen Skoliose sind erst in jüngster Zeit durch experimentelle Untersuchungen von THEILER und TÖNDURY geklärt worden. Die Autoren haben gezeigt, daß die der Skoliose zugrunde liegenden *Halbwirbel* und *asymmetrischen Wirbelblocks* durch eine *Entwicklungsstörung der Chorda dorsalis* entstehen.

Die Chorda-Mesodermplatte spielt eine bedeutsame Rolle als Induktor der Medullaranlage. Defekte der Prächordalplatte oder des Chorda-Mesoderms führen zu schweren Kopf- und insbesondere Gehirnmißbildungen. Darüber hinaus bestimmt die Chorda die Gliederung der Somiten und die Verteilung der Wirbelsäulenblasteme.

Nach ihrer Differenzierung aus der Chorda-Mesodermplatte bildet sie zunächst einen ungegliederten Zellstrang inmitten des Zellmaterials der späteren Wirbelsäule. Der zunehmende Wachstumsdruck des (hyalinen) Wirbelkörperknorpels

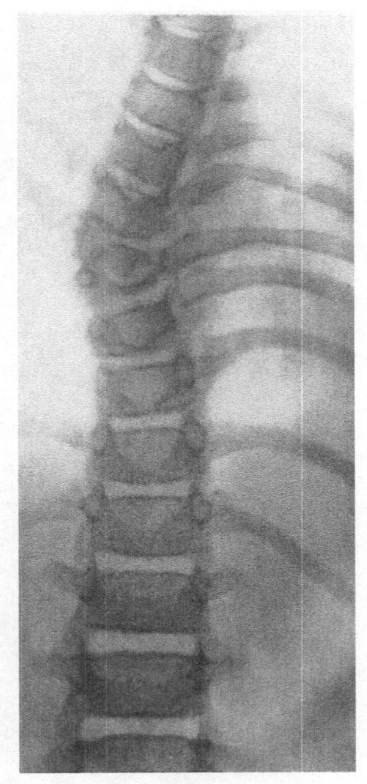

Abb. 57. Rechtsseitiger *Halbwirbel* D$_7$. Rhachischisis posterior der unteren Brust- und Lendenwirbelsäule, 9jährig, ♂

läßt die Chorda bis auf einen kleinen zentralen Rest verschwinden, während im Bereich der Bandscheibenanlagen größere Chordazellager erhalten bleiben. Wenig später schon ist hier das Chordasegment von Faserknorpel umgeben, dem sich nach außen der aus Zellen und Fasern aufgebaute Annulus fibrosus anschließt.

Kommt es aus irgendwelchen Gründen zu einer *sekundären (Teil-)Reduktion des Chordasegmentes*, so unterbleibt im Bereich des Defektes die Ausbildung des spezifischen Bandscheibengewebes. An seiner Stelle findet sich Hyalinknorpel, der später verknöchert. Das Ergebnis ist ein *asymmetrischer Wirbelblock*. Durch Verlagerung von Chordamaterial oder durch das Aussprossen von Fortsätzen entstehen regelwidrige Bandscheibenanlagen, die zu Halbwirbeln und bei schweren Störungen manchmal zu röntgenologisch und selbst pathologisch-anatomisch nicht mehr analysierbaren Fehlbildungen führen.

Züchtungsversuche an Mäusen haben gezeigt, daß die Entwicklungsstörungen der Chorda *mutativ* bedingt sind. Wahrscheinlich liegen beim Menschen ähnliche Verhältnisse vor.

Im Tierexperiment lassen sich 2 Phasen erkennen, die von verschiedenen Erbfaktoren gesteuert werden: Die 1. Phase umfaßt die Bereitstellung des Baumaterials für Wirbel und Bandscheiben, die 2. die Ausdifferenzierung zu funktionstüchtigen Bewegungssegmenten.

Die Entwicklungsstörungen umfassen in vielen Fällen auch die Wirbelbögen, Fortsätze und Rippen, die dann zusammen mit den Wirbelkörpern eine ungenügend gegliederte Knochenmasse bilden. Auf der anderen Seite können ganze Segmente unverknöchert bleiben.

Die bevorzugte Region derartiger Wirbelmißbildungen ist die obere Brustwirbelsäule; doch kommen sie auch in allen anderen Abschnitten vor. Wiederholt sind Familien mit mehreren Merkmalsträgern beschrieben worden. Die Verkrümmungen nehmen im Laufe des Wachstums zu. Sie sind jedoch nicht so unberechenbar wie die idiopathischen Skoliosen. Immerhin gibt es auch unter ihnen zahlreiche schwere und schwerste Formen.

Eine Reihe von leichten (stationären) Skoliosen läßt sich auf geringfügige *angeborene Asymmetrien eines Wirbelkörpers* zurückführen. In der Regel handelt es sich um lumbo-sacrale Übergangswirbel.

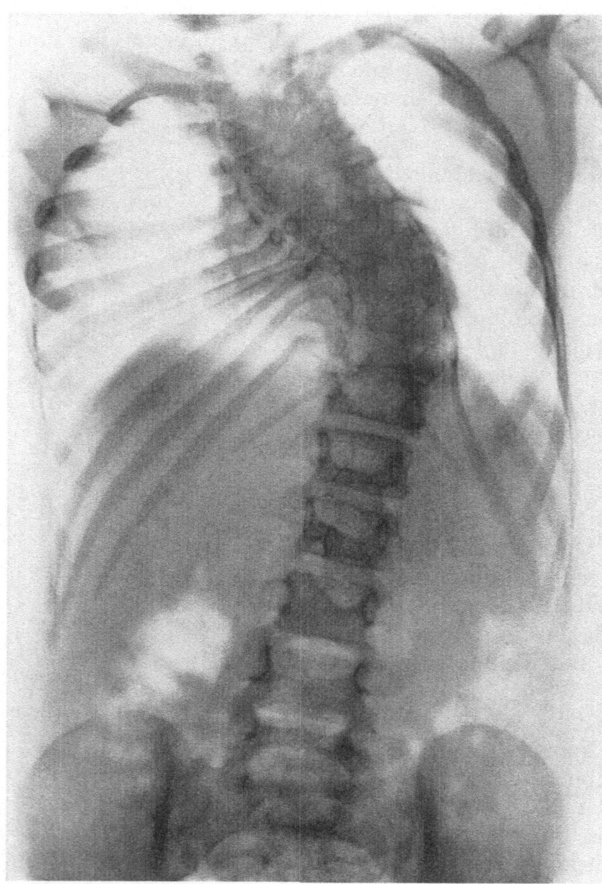

Abb. 58. *Multiple Mißbildungen der Hals-, Brust- und Lendenwirbelsäule,* 8jährig, ♀

Die angeborenen Skoliosen stellen den relativ höchsten Prozentsatz an *skoliotischen Lähmungen.* Gefährdet sind in erster Linie Verkrümmungen mit kurzem scharfem Knick. Der bevorzugten thorakalen Lokalisation entsprechend, handelt es sich meistens um spastische Paresen und Paralysen, die von Blasen-Mastdarmstörungen begleitet sein können. Gemessen an der Häufigkeit angeborener Skoliosen, sind neurologische Komplikationen jedoch selten.

d) **Lähmungsskoliosen** werden vor allem nach *Poliomyelitis,* seltener bei *maligner Rachendiphtherie,* beobachtet, wenn die Rücken- oder Bauchmuskulatur einseitig geschwächt oder gelähmt ist. Innerhalb eines halben Jahres können sich schwerste Verbiegungen mit Überhang des Rumpfes entwickeln. Anders als bei den idiopathischen und angeborenen Skoliosen, die im allgemeinen mit Abschluß des Wachstums stationär bleiben, treten Lähmungsskoliosen auch noch im Erwachsenenalter auf. Ihre Konvexität ist überwiegend nach der gesunden bzw. weniger geschwächten Seite gerichtet, weil der besser erhaltene Erector trunci die Wirbelsäule zu sich herüberzieht. In schweren Fällen kann der Rumpf ganz in sich zusammenfallen, so daß die Kinder weder zu stehen noch zu sitzen vermögen.

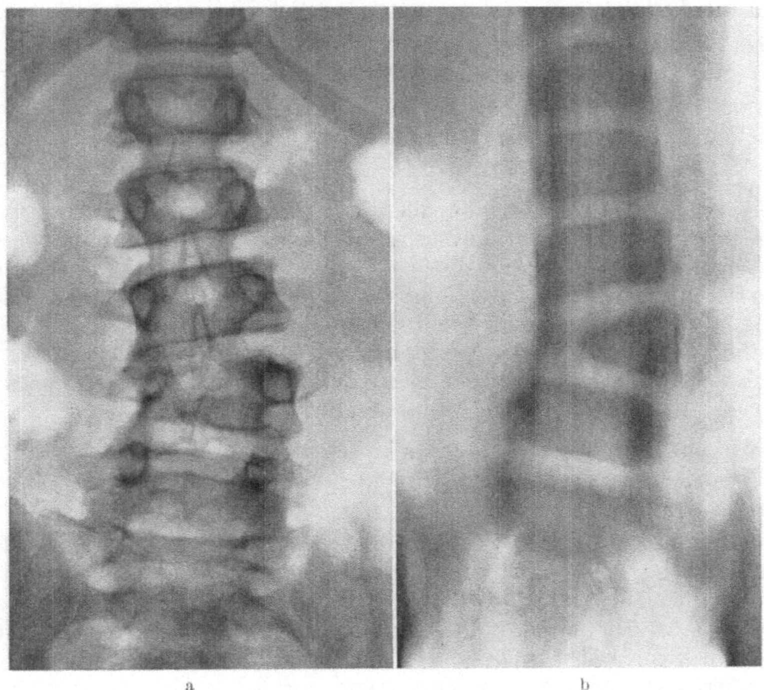

Abb. 59a u. b. *Skoliose infolge Fehlbildung des 4. Lendenwirbels*, 12jährig, ♂. a a.p.-Aufnahme der Lendenwirbelsäule. b Derselbe Patient. a.p.-Schichtbild: vom 4. Lendenwirbelkörper ist nur die linke Hälfte ausgebildet

Spastische Halbseitenlähmungen führen regelmäßig zu Skoliosen, die jedoch kein starkes Ausmaß erreichen. Die Konvexität liegt auf der kranken Seite, wenn die Spastizität überwiegt. Dominiert die Lähmung, so ist das Bild das gleiche wie bei der Poliomyelitis.

e) **Skoliosen nach Krankheiten und Verletzungen der Wirbelsäule.** Krankheiten und Verletzungen der Wirbelsäule haben oft eine Skoliose zur Folge, wenn die Ausheilung eine Asymmetrie hinterläßt. Das gilt sowohl für die Spondylitis, als auch für traumatische und pathologische Wirbelfrakturen. Die Mehrzahl dieser Skoliosen ist mit einem Gibbus verbunden. Eine Torsion fehlt häufig.

f) **Narbenskoliosen** nach eitriger Pleuritis und verstümmelnden intrathorakalen Eingriffen (Lob- und Pneumektomien) wenden ihre Konvexität dem schrumpfenden Prozeß zu. Auch ausgedehnte Hautverbrennungen führen mitunter zu Skoliosen.

g) **Statische „Skoliosen"** treten nach reellen und scheinbaren Beinverkürzungen (und Verlängerungen) auf. Bei reellen Verkürzungen und Verlängerungen

(z. B. nach Frakturen, eitrigen und tuberkulösen Knochenentzündungen) bleibt es lange Zeit bei einer skoliotischen Einstellung. Scheinbare Asymmetrien der Beinlänge durch Ad- oder Abduktionskontrakturen der Hüfte (Coxitis) lassen dagegen schon frühzeitig eine Fixierung der Wirbelsäulenverkrümmung erkennen. Der Grund für diese Verschiedenheit ist darin zu suchen, daß echte Beinverkürzungen im Sitzen oder Liegen ihren Einfluß auf die Wirbelsäule verlieren, während scheinbare ihn behalten. Einseitige Hüftverrenkungen verhalten sich wie reelle Beinverkürzungen, doppelseitige bleiben überhaupt verschont, da die skoliotische Einstellung mit jedem Schritt ihre Konvexität wechselt.

Mäßige Skoliosen finden sich ferner bei *Verlust eines Armes oder Beines.* Die kräftigere Muskulatur der unversehrten Seite zieht die Wirbelsäule zu sich herüber.

Auch der *muskuläre Schiefhals* bedingt eine skoliotische Einstellung, die, falls die Schiefhaltung des Kopfes nicht rechtzeitig behoben wird, sich allmählich fixiert.

h) Die **sog. Ischiasskoliose,** die allerdings im Kindesalter noch kaum eine Rolle spielt, ist reversibel, also keine echte Skoliose. Man sollte sie daher besser als reflektorische Schiefhaltung bezeichnen. Sie begleitet nicht nur Wurzelsyndrome, sondern oft genug auch die akute Lumbago (bei einseitigen intradiscalen Massenverschiebungen). Eine Torsion fehlt mitunter. Heterologe Skoliosen (mit Konvexität nach der gesunden Seite) überwiegen. In Ausnahmefällen findet sich der Lendenwulst auf der Konkavseite der Skoliose, wenn der reflektorische Spasmus des Iliopsoas den des Erector trunci übertrifft.

i) Die **spondylolisthetische Skoliose** ist eine häufige Begleiterscheinung des echten Wirbelgleitens, das — auch bei doppelseitigem Spalt — nur selten streng symmetrisch erfolgt. Die Skoliose geht mit einer Torsion einher.

Prognostisch ist vor allem bei der idiopathischen Skoliose jüngerer Kinder Vorsicht geboten. Namentlich das Pubertätswachstum führt nicht selten zu einer überraschenden Verschlechterung. Ob eine solche Skoliose gutartig oder bösartig ist, läßt sich nur aus dem Verlauf ablesen. Skoliosen durch Wirbelfehlbildungen können sich, solange das Wachstum andauert, ebenfalls erheblich verschlimmern; wir kennen hier jedoch von vornherein die Schwere der Veränderungen. Auch poliomyelitische Skoliosen müssen während des Reparationsstadiums mit Zurückhaltung beurteilt werden.

Die *Behandlung* ist am dankbarsten bei der Säuglingsskoliose. Nur hier gibt es Heilungen und wesentliche Besserungen. Im allgemeinen müssen wir zufrieden sein, wenn wir eine Verschlechterung aufzuhalten vermögen. Bei der malignen idiopathischen Skoliose sind wir nicht einmal dazu imstande.

Unsere therapeutischen Mittel sind: *Übungsbehandlung, Umkrümmungsgipsverband, Liegeschale, Korsett* und *Operation.*

Die *Säuglingsskoliose* behandeln wir zunächst im Umkrümmungsgips. Die Liegeschale bietet mehr Ausweichmöglichkeiten als der genauer anmodellierte Gipsverband. Außerdem besteht bei Schalen immer die Möglichkeit, daß die Eltern das Kind herausnehmen.

Wir lagern das Kind zur Anlegung des Gipsverbandes auf einen im *Lange*tisch ausgespannten Längsgurt. Der Gurt wird mit eingegipst und nach Hartwerden des Verbandes herausgezogen. Die Überkorrektur der Skoliose erreichen wir mit einer breiten Mullbinde, die über einen Seitenholm des Tisches geknotet und nach Vollendung des Verbandes abgeschnitten wird. Helfer besorgen den Gegenzug an Armen und Beinen. Oberarm und Oberschenkel der ursprünglichen Konkavseite werden mit eingegipst. Die Polsterung soll so dünn wie möglich sein. Stellen, die dem Druck besonders ausgesetzt sind (Thorax, Becken, Schultern) sind durch Filzstreifen zu schützen.

Eine Röntgenaufnahme orientiert über das Ausmaß der erzielten Korrektur. Der Verband wird nach 3—5 Wochen — je nach dem Alter des Kindes — zur dorsalen Schale geschnitten. Eine Röntgenkontrolle, zu der man das Kind aus dem Gips herausnimmt, ergibt meistens kein ideales Spiegelbild der ursprünglichen Krümmung, sondern eine Geradehaltung des scheitelnahen Wirbelsäulenabschnittes, die um so ausgeprägter ist, je älter das Kind bei Behandlungsbeginn war.

Weitere Umkrümmungsgipse müssen das Resultat nach und nach vervollkommnen. Bei sorgfältigem und konsequentem Vorgehen gelingt es in ungefähr der Hälfte der Fälle, das Wachstum der Wirbelsäule in normale Bahnen zu lenken. Die Möglichkeit zur Beeinflussung des Wachstums ist um so größer, je jünger die Kinder sind. Der nachlassenden Wachstumsgeschwindigkeit können wird lediglich mit einer Verlängerung der Behandlungsdauer begegnen. Die Verhältnisse sind bei der Säuglingsskoliose auch insofern günstig, als wir es nur mit der Verkürzung der Weichteile zu tun haben. Sobald die Kinder zu stehen beginnen, tritt die Wirkung der Schwerkraft hinzu, die ähnlich wie die respiratorischen Kräfte mit zu den Ursachen für eine Verschlechterung der Skoliose zählt.

Eine wesentliche Besserung ist fast immer erzielbar. Damit ist freilich nicht gesagt, daß sich nicht auch unter diesen Kindern einige befinden, die später — etwa im Beginn der Pubertät — ein Rezidiv erleiden. Jenseits des Säuglingsalters ziehen wir die *Umkrümmungsliegeschale* dem geschlossenen Gipsverband vor. Bei dem zunehmenden Bewegungsdrang bedeutet er eine zu große Belästigung. Die Kinder sollen täglich mehrere Stunden zum Strampeln und Kriechen aus der Schale herausgenommen werden, damit sich die Muskulatur kräftigen kann. Für die Ertüchtigung der Rückenmuskeln ist die *Bauchlage* besonders wertvoll. Sobald eine Überkorrektur sichtbar wird, geben wir eine dorsale Gipsschale in Mittelstellung. Der weitere Verlauf muß durch regelmäßige Kontrollen überwacht werden.

Bloße *Schiefhaltungen* bedürfen keiner so eingreifenden Therapie. Sie heilen von selbst. Bauchlage begünstigt hier die allein notwendige Stärkung und Harmonisierung der Muskelkräfte.

Idiopathische Skoliosen des Schulalters erfordern eine intensive *Übungsbehandlung*. Mit einer Heilung kann man im allgemeinen nicht rechnen. Auffällige klinische Besserungen werden meist durch eine schöner und sicherer gewordene Haltung vorgetäuscht, die bei Skoliotikern fast immer zu wünschen übrigläßt. Die Verbesserung der Haltung trägt auch bei älteren Kindern mit mittelschweren Verkrümmungen wesentlich dazu bei, die Deformierung nach außen hin weniger in Erscheinung treten zu lassen. Die meisten Skoliosen sind erfreulicherweise „von Haus aus" gutartig und bleiben von einem bestimmten Zeitpunkt an stationär. Die Übungsbehandlung hat nur dann einen Sinn, wenn sie regelmäßig und über viele Jahre durchgeführt wird. Eine Stunde am Tage ist dafür das mindeste, was wir verlangen müssen. Am besten verteilt man die Zeit auf den Vor- und Nachmittag.

Man hat früher versucht, die Fixierung durch passive Lockerung (Hängen an der Sprossenwand und in den Ringen) zu lösen. Das Ergebnis war jedoch keine Besserung, sondern im Gegenteil oft eine Verschlechterung der Skoliose — auch bei gleichzeitiger Übungsbehandlung — weil die insuffiziente Muskulatur nicht in der Lage ist, die Lockerung aufzufangen. Man darf daher nur so viel lockern, als die Muskulatur „verkraften" kann. Das geschieht heute in erster Linie durch Übungen, die den skoliotischen Hauptbogen *aktiv* abzuflachen versuchen. In diesem Sinne sind die *Niederhöffer*-Übungen zu verstehen. Das

Kind muß lernen, die horizontal verlaufenden Muskeln der Konkavseite isoliert zu innervieren. Das *Klapp*sche Tiefkriechen versucht das gleiche durch aktive Umkrümmung mit Hilfe der längsgerichteten Muskeln. Röntgenologische Untersuchungen HARFFs (1957) haben freilich gezeigt, daß mit keiner Methode eine wirkliche Abflachung des versteiften Hauptbogens erreichbar ist. Beide „Systeme" sind nebeneinander brauchbar. Für das häusliche Training sind die *Niederhöffer*-Übungen allerdings weniger geeignet, da sie einer sachverständigen Überwachung und Hilfe bedürfen. Die „isometrischen Widerstandsspannungen" werden langsam anschwellend, festhaltend und abschwellend ausgeführt, wobei der Muskel isometrisch, d. h. vom Ursprung zum Ansatz hin, gespannt wird. Nach jeder Übung schaltet man eine kurze Entspannungspause ein. KLAPPs Gedanke war, die Wirbelsäule bis zur Erholung der Muskulatur zu entlasten. Darum durften sich die Kinder seiner Skoliose-Schule lange Zeit nur kriechend fortbewegen. Auch die Atemgymnastik sollte nicht vernachlässigt werden.

Für die Liegeschalenbehandlung stehen im Kleinkindes- und Schulalter mehrere Typen zur Auswahl. Die bei der Therapie der Säuglingsskoliose beschriebene Umkrümmungsschale kommt nur bei Totalverbiegungen in Frage. GÜNTZ empfiehlt die auch bei großbogigen S-Skoliosen verwendbare *Seitliegeschale*, bei der der Einfluß der Schwerkraft ausgenutzt wird. Da der Druck in erster Linie die in Inspirationsstellung stehenden Rippen der Konvexseite trifft, schaltet diese Schalenform gleichzeitig die skoliosevermehrende Wirkung der Atmung aus. Gleichzeitig begünstigt sie die in Expirationsstellung befindliche konkavseitige Thoraxhälfte. Die früher fast ausschließlich benutzte *Rückenliegeschale* tritt heute hinter die von BOHNE angegebene *Schrägschale* zurück. Sie eignet sich vor allem für Verbiegungen mit stärkerem Rippenbuckel. Der Leitgedanke war hierbei, über eine mit Hilfe der Schwerkraft vorgenommene Detorsion die Rückgratverkrümmung abzuflachen. Der Rippenbuckel nimmt in dieser Schale die tiefste Stelle ein. Sie nähert sich in ihrer Form daher um so mehr der Seitliegeschale, je weiter der Kamm des Rippenbuckels von der Dornfortsatzreihe weg nach lateral rückt.

Alle Schalen dienen der Wachstumslenkung. Die Entwicklungsgeschwindigkeit des Schulkindes bleibt aber hinter der des Säuglings weit zurück. Dementsprechend müssen wir uns auf wesentlich längere Behandlungszeiten einstellen. Die Schwierigkeiten sind um so größer, als wir ja nicht an der Wirbelsäule, die versteckt im Innern des Körpers liegt, unmittelbar angreifen können, sondern unseren therapeutischen Einfluß aus einiger Entfernung und auf Umwegen ausüben.

Die Zahl der Fälle, in denen sich die Skoliose mehr und mehr verschlechtert, ist leider auch heute noch nicht fühlbar kleiner als früher. Es wäre ungerecht, die röntgenologisch verfolgbare Verschlimmerung ausschließlich einer nachlässigen Behandlung zur Last zu legen, vielmehr tragen die schweren Skoliosen den Keim zur Progressivität gewöhnlich in sich selbst. Sie sind darin den sog. „rebellischen" Klumpfüßen vergleichbar, deren Rezidivfreudigkeit sich allen therapeutischen Bemühungen zum Trotz durchsetzt.

Skoliosen mit einer Neigung zur unaufhaltsamen Verschlechterung und zum Überhang müssen frühzeitig erkannt und *operiert* werden, ehe es zu spät ist. Da das Wachstum der Wirbelsäule größtenteils nur der Verstärkung der skoliotischen Bögen dient, braucht man mit der Operation nicht allzu lange zu warten. Die untere Grenze liegt bei etwa 12 Jahren. Nach dem 17. Lebensjahr kommt es — abgesehen von der Kinderlähmung — kaum noch zu einer nennenswerten Veränderung, so daß sich der Eingriff erübrigt, falls er nicht aus anderer Indikation (Schmerzen, Lähmung) erfolgt. Versuche, durch Drahtumschlingungen der konvexseitigen Rippen die Wirbelsäule aufzurichten oder das gestörte Muskelgleichgewicht operativ wiederherzustellen, blieben ohne Erfolg.

Die beste Methode ist die *Versteifung* der skoliotischen Hauptkrümmung im Anschluß an die passive Aufrichtung der Skoliose im Quengel-Gipsverband.

Der Gips, der den ganzen Rumpf und, wenn notwendig, auch den konvexseitigen Oberschenkel umschließt, wird in Höhe des Skolioseescheitels quer durchtrennt. Benutzt man ein konkavseitig eingelassenes Schraubengewinde, so muß an der Konvexseite ein keilförmiges Gipsstück entfernt werden, um die Aufrichtung zu ermöglichen. Man kann jedoch ebensogut mit einem konvexseitig angebrachten starken Federzug arbeiten. Größenzunahmen von 5 cm und mehr sind keine Seltenheit. Nach vollendeter Korrektur wird dorsal ein dem Umfang des Operationsfeldes entsprechendes Fenster geschnitten, das man nach dem Eingriff wieder einfügt.

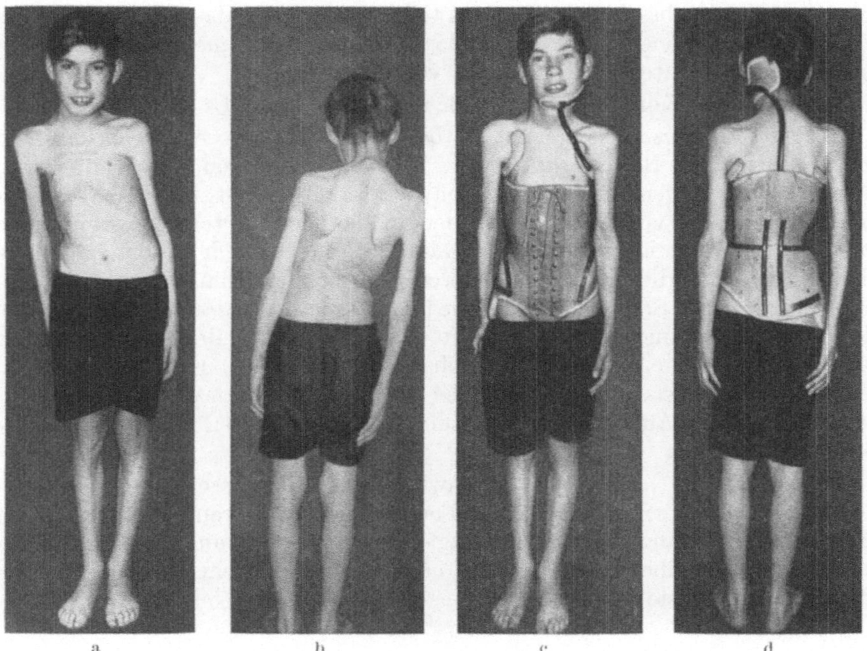

Abb. 60 a—d. *Schwere poliomyelitische Skoliose*, 13jährig, ♂, mit Überhang des Rumpfes nach rechts-hinten und Fehlhaltung des Kopfes (a u. b), durch ein Extensionskorsett korrigiert (c u. d)

Während die amerikanischen Orthopäden die kleinen Wirbelgelenke entknorpeln und mit Hilfe von Knochenchips arthrodesieren, bevorzugen wir in Deutschland die Fusion durch Anlagerung eines kräftigen autoplastischen oder der Knochenbank entnommenen (homoioplastischen) Spanes an die konkavseitigen Dorne und hinteren Bogenabschnitte der Wirbel. Die Zwischenräume werden mit Spongiosa ausgefüllt. Voraussetzung für den Erfolg ist die *Stabilisierung des gesamten skoliotischen Hauptbogens.* Ein Zuviel ist ebenso schlecht wie ein Zuwenig. Der Rippenbuckel bleibt unverändert. Darauf muß man Eltern, die in erster Linie eine ästhetische Korrektur erstreben, hinweisen. Eine Verkleinerung des Rippenbuckels ist nur durch eine ausgedehnte Resektion möglich, die jedoch die an und für sich schon verringerte Vitalkapazität der Lungen noch mehr beeinträchtigt.

Schmerzen, die durch Reibung der untersten Rippen mit dem Beckenkamm entstehen, erfordern die Wegnahme der schuldigen Rippen. Intercostalneuralgien sind gewöhnlich durch Druck des Nerven zwischen den eng aneinanderliegenden Rippen der Konkavseite bedingt. Auch hier schafft eine Resektion Besserung. Nicht selten wird jedoch eine Intercostalneuralgie durch Überdehnungen und Überanstrengungen der Zwischenrippenmuskeln vorgetäuscht. Das Fehlen neurologischer Veränderungen und die diffuse Druckempfindlichkeit der Muskulatur sprechen für eine Pseudoneuralgie.

Spastische Paresen und Lähmungen verlangen eine baldige Entlastung durch Laminektomie. Dabei muß auch die Dura unter sorgfältiger Schonung der Arachnoidea längsgespalten werden.

Die Indikationen für die Verordnung eines *Korsetts* sind dieselben wie für die Operation: rasche Verschlechterung, Überhang des Rumpfes und Schmerzen. Wo immer es geht, bevorzugen wird die Operation. Das Korsett bleibt auf diejenigen Kinder beschränkt, die entweder noch nicht das erforderliche Alter haben, oder bei denen andere Gründe (schlechter Allgemeinzustand, fehlende Einwilligung der Eltern) den Eingriff verbieten.

Die Form des Korsetts richtet sich nach dem Befund.

Das *Hessing-Korsett* ist namentlich bei Lähmungsskoliosen, wenn der Rumpf seinen muskulären Halt verloren hat, nicht zu entbehren. Liegt die Hauptkrümmung vorwiegend in der Lendenwirbelsäule, so ist manchmal das sog. Blumentopfkorsett vorzuziehen, das den in das Becken teleskopierten Thorax von unten her faßt und aufrichtet. Dadurch können auch Reibungsschmerzen behoben werden. Idiopathische Skoliosen mit dorsaler Primärkrümmung eignen sich oft für das von SCHEDE angegebene *aktive oder halbaktive Korsett*. Es umfaßt das Becken und drängt die untere Hälfte des skoliotischen Bogens bis in Scheitelhöhe stark nach der Konkavseite, wobei die (muskuläre) Korrektur dem Aufrichtungszwang des Kindes überlassen bleibt. Das *Extensionskorsett* (HEPP) benutzen wir zur Aufrichtung des Rumpfes bei schweren idiopathischen und Lähmungsskoliosen.

Die ischiatische „Skoliose" verschwindet mit der Beseitigung des Grundleidens von selbst. Statische „Skoliosen" lassen sich, wenn die Ursache eine reelle Beinverkürzung ist, durch Ausgleich der Verkürzung (Absatzerhöhung, orthopädische Schuhe) beheben. Ab- oder Adduktionskontrakturen der Hüfte erfordern eine Umstell-Osteotomie.

4. Die Spondylolisthese (das Wirbelgleiten)

Der Gynäkologe KILIAN hat 1853 die Spondylolisthesis als erster beschrieben. Ihre Vorstufe, die *Spondylolyse*, wurde schon bei einem 10 Monate alten Kind, das ausgeprägte Krankheitsbild bei einem 3jährigen beobachtet. Beide Geschlechter erkranken nach Beobachtungen von pathologisch-anatomischer Seite etwa gleich oft. Die durchschnittliche Häufigkeit der Spondyolyse beträgt bei Europäern 5—7%, bei farbigen Völkern teilweise weniger, die der Spondylolisthesis 2—4%. Die höchsten Werte (für Spondylolysen) fanden sich bei Eskimos nördlich des Yukon, nämlich 40,6% im männlichen und 37,4% im weiblichen Geschlecht (STEWART). Die Spondylolisthesis betrifft in 80% den 5. Lendenwirbel, in 20% den 4., nur selten einmal den 3. oder mehrere Lumbalwirbel gleichzeitig. Auch cervicale Spondylolisthesen, meist in Höhe von C_6/C_7 wurden verschiedentlich beschrieben.

Voraussetzungen für das Wirbelgleiten ist im allgemeinen eine Spondylolyse, d. h. ein Spalt in der Interarticularportion des Wirbels. Er liegt gewöhnlich dicht unterhalb der Basis des oberen Gelenkfortsatzes, zuweilen in der Mitte oder am dorsalen Ende der schmalsten Stelle des Zwischengelenkstückes

(Isthmus), selten retroisthmisch oder in der Bogenwurzel. Der Spalt ist teils glatt, teils unregelmäßig begrenzt. Er enthält straffes Bindegewebe, das jedoch zu mucoider Degeneration neigt und dann über die Knochenränder hinauswuchert. Die Spaltbildung ist in der Mehrzahl der Fälle doppelseitig. Sie entspricht sowohl pathologisch-anatomisch als auch funktionell einer Pseudarthrose und vermindert die Stabilität der Wirbelsäule. Die abnorme Beweglichkeit führt zu vorzeitigen regressiven Veränderungen (Osteochondrose) in der dem spondylolytischen Wirbel unterlegenen Bandscheibe. Erst nach ihrer Zermürbung, d. h. nach Unterbrechung der den äußeren Faserring mit den knöchernen Rand-leisten der beiden benachbarten Wirbelkörper verbindenden kräftigen *Sharpey*schen Fasern, ist eine Olisthese (Wirbelgleiten) möglich. In selteneren Fällen — und wohl nur bei Erwachsenen — geht dem Gleitvorgang statt einer Spaltbildung eine Elongation des Zwischengelenkstückes voraus.

Die vielfältigen Hypothesen über die *Entstehung der Spondylolisthesis* sind durch neuere Beobachtungen überholt. FRIBERG entdeckte 1939 in einer 61 Personen umfassenden Familie 16 Fälle von Wirbelgleiten. An der Erblichkeit der Spondylolisthese ist danach nicht mehr zu zweifeln. Sie erklärt auch die ungewöhnliche Häufigkeit bei einigen Eskimostämmen. Der Erbgang ist unregelmäßig dominant. Die ungleichmäßige Geschlechtsverteilung entspricht einer geschlechtsbegrenzten Vererbung. BROCHER hat von einer angeborenen Bogendysplasie ge-

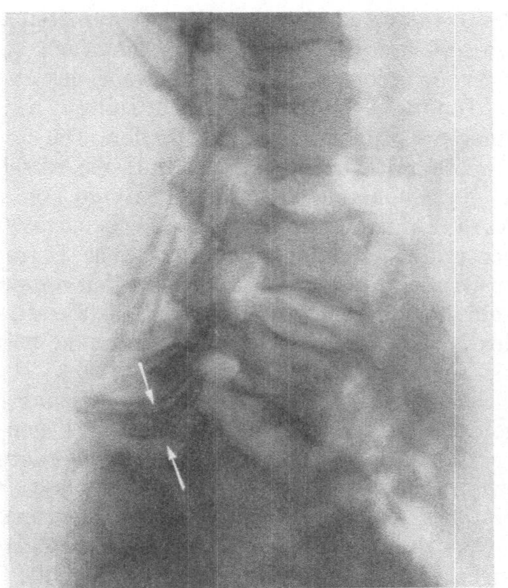

Abb. 61. *Spondylolisthesis* des 5. Lendenwirbels (nach Albeescher Operation), 22jährig, ♀. Stärkere Erniedrigung der hinteren Hälfte des 5. Lendenwirbels. Basis des Kreuzbeines abgerundet. (Die Pfeile bezeichnen den Spalt im Zwischengelenkstück)

sprochen und versteht darunter eine erbliche Minderwertigkeit des Bogens, insbesondere des Isthmus. Die phänische Manifestierung bedarf äußerer statischer und funktionell-mechanischer Einflüsse. (Die Flexion der Lendenwirbelsäule begünstigt ein L_4-Gleiten, die Extension ein L_5-Gleiten.) Der aufrechte Gang des Menschen spielt offenbar eine entscheidende Rolle, denn sowohl beim Tier als auch bei Neugeborenen und noch nicht gehfähigen Kindern ist die Spondylolisthesis unbekannt.

Das Manifestationsalter liegt zwischen dem 12. Lebensjahr und dem Ende des Wachstums. Zwischen dem 20. und 60. Lebensjahr bleibt die Zahl der Spondylolisthesen annähernd gleich. Der Beginn des Gleitens ist deshalb so schwer zu ermitteln, weil Schmerzen im Anfangsstadium fast durchweg fehlen. Im Material FRIBERGs klagten von 61 Merkmalsträgern nur 3 über Beschwerden. Der Gleitvorgang dauert 2—3, gelegentlich auch 5 Jahre. Die Instabilität der Wirbelsäule nimmt nach dem 30. Lebensjahr ab. Das Ausmaß des Gleitens entspricht nicht der Spaltbreite, sondern der Verlängerung des Bogens. Ein Abrutsch des 5. Lendenwirbels über das Promontorium ins kleine Becken (Spondyloptose) ist selten. Die Entscheidung, ob in einem solchen Falle ein

Geburtshindernis vorliegt, kann nicht durch das Röntgenbild, sondern allein durch die Beckenmessung getroffen werden.

Wenn auch die Mehrzahl aller Spondylolisthesen klinisch stumm verläuft, so kann doch gelegentlich schon die Spondylolyse Beschwerden verursachen. *Rücken- und Kreuzschmerzen* sind Ausdruck der Instabilität, die muskulär kompensiert werden muß. Die den Rückenstreckern zusätzlich abverlangten Leistungen führen bei stärkerer Inanspruchnahme zu ihrer frühzeitigen Erschöpfung. *Wurzelreizsyndrome* beschränken sich im wesentlichen auf die olisthetische Periode. In Einzelfällen kann allerdings das gewucherte und degenerierte Bindegewebe im Spalt zusammen mit der pathologischen Beweglichkeit der Interarticularportion die in unmittelbarer Nähe gelegene Wurzel irritieren. ADKINS fand bei Operationen mehrfach ausgedehnte Verwachsungen zwischen Nervenwurzel und dem Füllgewebe des Pseudarthrosenspaltes.

Lumbale Wurzelneuralgien sollten bei Kindern immer Anlaß sein, nach einer Spondylolisthesis zu fahnden. Die Schmerzen treten fast immer nur nach längerem Stehen oder Gehen auf. Sie verschwinden bei Bettruhe. Discushernien in einer höheren oder tieferen Etage kommen nach den Untersuchungen von ADKINS nur ausnahmsweise als Ursache in Frage. Die mit dem Gleitwirbel caudal verbundene Bandscheibe kann außer Betracht bleiben, weil in der zermürbten, ausgetrockneten und durch den Gleitvorgang verzerrten Zwischenwirbelscheibe keine Prolapse mehr entstehen. Selbst kräftige dorsale Randexostosen sind infolge des großen Reserveraumes im Foramen intervertebrale allein kaum in der Lage, die Nervenwurzel zu bedrängen. PIA hat bei über 1000 Bandscheibenoperationen nicht einen Fall von radikulärer Reizung durch spondylotische Veränderungen gefunden. Bei der Spondylolisthesis liegen aber insofern besondere Verhältnisse vor, als der Vertebralkanal in ausgeprägten Fällen eine S-förmige Knickung erfährt, der sich der Duralsack anpassen muß. Wie Luft- oder Abrodilmyelographien beweisen, beginnt die Verlagerung und Einengung des Caudasackes — nicht durch Kompression sondern durch Zug — bereits weit oberhalb des Gleitwirbels. Die Überdehnung betrifft auch die Caudafasern und die in den Zwischenwirbellöchern durch ihre Durascheiden fixierten Nervenwurzeln. Besonders ungünstig ist die Lage der Wurzeln auf der Höhe des Gleitwirbels und in der nächst tieferen Etage. Man kann sich davon bioptisch leicht überzeugen. Die aus dem Rückenmark entlang der Hinterfläche des Gleitwirbels herabsteigende Nervenwurzel wird dabei entweder durch die spondylotische Leiste an seiner Unterkante oder durch die scharf nach dorsal vorspringende Kante des nächstfolgenden Wirbels bedroht. Letztere gefährdet unter Umständen auch noch die caudale Nachbarwurzel.

Die anatomischen und topographischen Abweichungen sind jedoch nur eine statisch-mechanische Teilursache in der Kausalkette. Sie führen allein in den wenigsten Fällen zum Symptom. Die ausgezogene Wurzel, der eingeengte Caudasack stellen lediglich einen *potentiellen Schmerzfaktor* dar. Radikuläre Reizungen treten erst auf, wenn weitere funktionell-dynamische Momente: Belastung, Bewegungen, Instabilität hinzukommen.

Die *klinische Untersuchung* ergibt im Beginn des Wirbelgleitens lediglich einen knopfförmig vorspringenden, zuweilen etwas druck- und rüttelempfindlichen Dornfortsatz, der dem Gleitwirbel angehört. Bei sorgfältigem Vergleich hat man oft den Eindruck einer gewissen „Lockerheit" des Dorns. Bei fortgeschrittener Spondylolisthesis erscheint der Rumpf auffällig verkürzt. Der Thorax rückt teleskopartig in das Becken hinein. Der Processus xyphoideus nähert sich der Symphyse. Die Beckenkämme treten ungewöhnlich stark in Erscheinung. Bei fettreichen Personen finden sich eine oder mehrere

Flankenfalten. Mäßige Olisthesen führen zu einer Beckenkippung nach vorn, schwere mit Abrutsch des präsacralen Gleitwirbels über die Vorderkante des Kreuzbeines zu einer Rückwärtsdrehung des Beckens um seine Querachse. Die Lendenlordose ist oberhalb des knopfartig erhabenen Dornfortsatzes mitunter zu einer kurzen, tiefen Rinne zwischen den contracten Wülsten der Erectores trunci umgewandelt. Die Sagittalbeweglichkeit der Lendenwirbelsäule ist eingeschränkt. Die Lordose verschwindet auch bei stärkster Flexion nicht vollständig. Die Seitbeweglichkeit kann dabei annähernd normal sein. Die Michaelissche Raute, dargestellt durch die Verbindungslinie zwischen dem Dornfortsatz des 5. Lendenwirbels, den hinteren oberen Darmbeinstacheln und dem Kreuz-Steißbein-Übergang, wird durch das meist nicht ganz seitengleich erfolgende Wirbelgleiten etwas asymmetrisch. Oft ist eine Skoliose nachweisbar.

Als *objektive Zeichen der Wurzelirritation* sehen wir neben Hyperalgesien und Hyperpathien, ein- und doppelseitige Reflexabschwächungen bis zum Verlust. Wurzelkompressionen mit massiveren neurologischen Symptomen sind selten. Caudaläsionen werden nur in extremen Fällen des Wirbelgleitens beobachtet. Fast immer besteht eine auffällige Inkongruenz zwischen der erheblichen Verlagerung und Deformierung des Caudarohres und dem geringen klinischen Befund.

Das a. p.-*Röntgenbild* kann zwar eine Spondylolisthesis vermuten lassen, über die Diagnose entscheidet jedoch in erster Linie das Profilbild. Bei stärkerer Kippung des ins Gleiten geratenen Wirbels bildet sich im a. p.-Strahlengang nur der Bogen mit dem Dornfortsatz ab. Durch teilweise Überlagerung entsteht bei einer Spondylolisthesis des 5. Lendenwirbels das bekannte Bild des „umgekehrten Gendarmenhutes". Bei bloßer Spondylolyse oder beginnender Olisthese ist die Pseudarthrose bei günstiger Projektion als horizontale oder leicht schräge, von medial-oben nach lateral-unten verlaufende Aufhellung dicht unterhalb der Bogenwurzelovale sichtbar. Der „Gendarmenhut" fehlt in diesen Fällen.

Das Profilbild zeigt sowohl das Ausmaß des Gleitens als (zumeist) auch den Spalt in der Interartikularportion. Man findet ihn in Verlängerung des caudalen Zwischenwirbelraumes. Er ist fast immer schmäler als die Distanz der hinteren Wirbelkörperkanten. Diese Ungleichheit beruht auf einer Verlängerung der hinteren Isthmuspartie. Bestehen Zweifel, ob die Spondylolyse doppelseitig ist, so sind Schrägaufnahmen (45°) anzufertigen. Gelegentlich ist der Spalt erst durch die Tomographie nachweisbar.

Nur der rückwärtige Bogenanteil mit dem Dorn und den unteren Gelenkfortsätzen bleibt bei der Spondylolisthesis am Ort. Da letztere zugleich die hintere Begrenzung der Zwischenwirbellöcher bilden, so kommt es mit zunehmendem Gleiten zu einer dorso-ventralen Erweiterung (und Verzerrung) der Foramina. Anfangs kann die Höhe des Zwischenwirbelraumes unverändert sein; später kommt es zu einer Erniedrigung. An der vorderen oberen Kante des 1. Sacralwirbels sieht man häufig konsolenartige spondylotische Randexostosen, die bei fortschreitender Verschiebung jedoch wieder abgebaut werden. Auch die hintere untere Kante des Gleitwirbels und die dorsale Oberkante des daruntergelegenen Wirbelkörpers zeigen oft kräftige spondylotische Randerhebungen, die als scharfe, bisweilen aufwärs gebogene Leisten in das Foramen intervertebrale hineinragen. Ein Sacrum mit abgerundeter Basis und ein Lumbalindex des 5. Lendenwirbels von weniger als 0,78 (berechnet aus dem Verhältnis der hinteren Höhe des Wirbelkörpers zur vorderen) bedeuten nach TAILLARD eine Neigung zur Spondyloptose. Das Vorhandensein nur eines der beiden Faktoren ist ohne prognostische Bedeutung.

Differentialdiagnostisch kommen in erster Linie Discushernien in Frage. Die Entscheidung ist nur durch eine Myelographie möglich. Der röntgenologische

Nachweis einer Spondylolisthesis gibt allein keine absolute Gewähr dafür, daß die Beschwerden durch das Wirbelgleiten verursacht werden. Entzündungen, insbesondere Spondylitiden und Tumoren, sind sorgfältig auszuschließen, ehe man eine Therapie einleitet.

Die *Prognose* ist günstig. Es dürfte praktisch immer gelingen, die Schmerzen zu beseitigen. Den Gleitvorgang aufzuhalten, ist dagegen selbst durch eine dorsale Spanversteifung nicht immer möglich (FRANCILLON).

Therapie. Spondylolisthesen und Spondylolysen ohne Beschwerden bedürfen keiner Behandlung. Am besten verschweigt man den Eltern die als Nebenbefund beobachteten Veränderungen. Insuffizienzerscheinungen der Rückenmuskulatur bei der *Spondylolyse* lassen sich meist durch einige Tage Bettruhe, Massagen, Aufschwemmungen der Myogelosen mit reichlichen Mengen einer $1/_2$%igen Novocain- oder 5%igen Traubenzuckerlösung sowie dosierten Übungen zur Kräftigung der überbeanspruchten Muskeln beheben. Wurzelreizsymptome erfordern längere Bettruhe auf harter Unterlage (Brett unter die Matratze). Lokale Wärmeapplikation wird angenehm empfunden.

Die Kreuz- und Rückenschmerzen beim *Wirbelgleiten* erfahren die gleiche Behandlung wie bei der osteochondrotischen Bandscheibenlockerung. Auch Wurzelirritationen werden zunächst *konservativ* behandelt. Außer Bettruhe und Wärme haben sich kyphosierende Übungen (bei einer Spondylolisthesis L_5) bzw. lordosierende Übungen (bei einer Spondylolisthesis L_4 und L_3) bewährt.

Chiropraktische Manöver sind nicht nur unwirksam, sondern verschlimmern den Zustand oft. Die beste Massageform ist die Unterwassermassage. Vermehrt eine Maßnahme die Schmerzen, so wird sie entweder gemildert oder zeitweilig, mitunter auch ganz abgesetzt. Ein Überbrückungsmieder nach HOHMANN oder ein Jungmann-*Gürtel* leisten besonders bei hartnäckigen Kreuzschmerzen gute Dienste. Da das Mieder einen Teil der Stützfunktion der Muskulatur übernimmt, darf es nur verordnet werden, wenn man überzeugt ist, daß die Patienten die ihnen empfohlene Übungstherapie auch wirklich durchführen. Wir lassen es im ersten Vierteljahr ganztätig tragen, später nur bei einem drohenden Rückfall der Beschwerden. Am besten ist es, sich zuvor durch ein für 8 Tage angelegtes, wenig gepolstertes *Gipsmieder* von der Wirkung der teilweisen Ruhigstellung der Lendenwirbelsäule zu überzeugen. Genügt der Effekt, so kann der Gips nach der Abnahme als Negativmodell für das Überbrückungsmieder gebraucht werden. Man verordnet es zweckmäßig erst dann, wenn die ausstrahlenden Schmerzen verschwunden sind. Wurzelreizsyndrome sind nach unserer Erfahrung für die Miederbehandlung weniger geeignet.

Die *Operation* ist bei der Spondylolisthesis aus 3 Gründen angezeigt: 1. bei schweren chronischen Kreuzschmerzen und chronischen Wurzelreizungen, die auf keine andere Therapie ansprechen, 2. bei radikulären Kompressionen mit motorischen Ausfallserscheinungen und 3. bei jeder Caudaschädigung.

Das Wirbelgleiten als solches ist im allgemeinen — im Gegensatz zu früheren Auffassungen — keine Indikation zu operativem Eingreifen. Die Fusionsoperation nach ALBEE, HIBBS oder eine der von diesen Methoden abgeleiteten Modifikationen (BOTHWORTH) ist in erster Linie zur Beseitigung schwerer chronischer Kreuzschmerzen geeignet. In den meisten Fällen verschwinden zwar auch die radikulären Erscheinungen, doch haftet der Methode hier ein Unsicherheitsfaktor an. Ähnliches gilt für die ventrale Spanverriegelung (MERCER u. a.), bei der entweder eine Osteosynthese durch eingelegte Späne in den Zwischenwirbelraum oder eine Bolzung des präsacralen Gleitwirbels durch einen bis in das Kreuzbein vorgetriebenen Corticalisspan vorgenommen wird. Diese großen Eingriffe sind allerdings nur bei besonderen Verhältnissen, z. B. wenn durch eine

Laminektomie die Voraussetzungen für eine dorsale Fusion fehlen, gerechtfertigt. Übrigens sind weder die dorsale noch die ventrale Spanverriegelung immer in der Lage, den Gleitvorgang aufzuhalten. Die Reduktion der Spondylolisthesis (durch Lagerung und Extension) ist mehrfach gelungen; sie läßt sich aber nur selten aufrechterhalten.

Bei Wurzelkompressionen und Caudaschädigungen kommt allein ein auf die Beseitigung der Ursache ausgerichtetes Vorgehen in Frage. Dazu ist freilich eine möglichst genaue Lokalisation der Störquelle notwendig. Die neurologische Untersuchung reicht dazu oft nicht aus. Es empfiehlt sich, in jedem Falle vor der Operation eine Luft- oder Abrodilmyelographie durchzuführen. Profilaufnahmen in Flexion und Extension sind zum Nachweis einer Instabilität routinemäßig erforderlich.

Bandscheibenprolapse lassen sich allenfalls durch eine Fensterung des gelben Bandes entfernen. Alle übrigen ursächlichen Faktoren verlangen bei einseitiger Symptomatik die Hemilaminektomie, bei doppelseitiger die Laminektomie mit vollständiger Freilegung und Entlastung der Wurzeln. Für *Caudasyndrome* genügt die Laminektomie. Der enge Eingang des Canalis sacralis bedarf dabei besonderer Aufmerksamkeit. Bei sicheren morphologischen Veränderungen der Wurzeln sollte man die hinteren Wurzelanteile resezieren. Im Zweifelsfalle werden sie dagegen besser geschont. Die Kontrolle der nächsthöheren und -tieferen Wurzel ist nicht nur bei Verdacht auf einen Bandscheibenvorfall, sondern bei radikulären Syndromen durchweg zu empfehlen. Die knöcherne Entlastung sollte man regelmäßig auf die beiden benachbarten Wirbelbögen ausdehnen, wobei die Freilegung des caudalen Abschnittes wegen der Einengung des Wirbelkanals am wichtigsten ist. Besteht eine Instabilität — was in exakter Weise nicht durch Bewegungsversuche an der freigelegten Wirbelsäule, sondern nur röntgenologisch ermittelt werden kann —, wird man eine Fusion mit einem kräftigen Tibiaspan anschließen. Da der Span an den Stümpfen der Dornfortsätze kaum zu befestigen ist, bleibt nichts anderes übrig, als die Arthrodese entweder ventral oder nach ADKINS intertransversal bzw. ala-transversal vorzunehmen. Um wirkungsvoll zu sein, muß die Fusion allerdings auf beiden Seiten ausgeführt werden.

5. Die Osteochondrose der Bandscheiben

Die Bandscheibenosteochondrose spielt auch im Kindesalter eine gewisse Rolle, und zwar sowohl lumbal als auch cervical.

Die normale Zwischenwirbelscheibe besteht aus dem *Nucleus pulposus*, dem Annulus fibrosus und den *hyalin-knorpeligen* Deckplatten.

Der Nucleus pulposus stellt einen Rest der Chorda dorsalis dar. Ein histologischer Schnitt zeigt neben großen, blasigen Chordazellen ein zahlreiche Kerne enthaltendes Chordareticulum, dessen Maschenräume Schleim enthalten. Die Zahl der Chordazellen nimmt im Laufe des Lebens stetig ab. Gleichzeitig verflüssigen sich unmittelbar an den Gallertkern angrenzende Teile des Annulus fibrosus. Erhaltene Faserzüge werden zu größeren und kleineren Zotten, die zusammen mit dem Nucleus pulposus den Inhalt der Gallertkernhöhle bilden. Der etwa exzentrisch (dorsal) liegende Nucleus pulposus ist unbelastet ein annähernd kugelförmiges Gebilde, das sich unter Druck abflacht. Der Wassergehalt beträgt beim Neugeborenen 88%, beim 12jährigen noch etwa 80%.

Der Annulus fibrosus setzt sich aus 10—12 konzentrisch angeordneten, faserknorpeligen Lamellen zusammen. Die einzelnen Lamellen sind durch Spannfasern verbunden. Risse von Spannfasern rufen Verwerfungen der Lamellen hervor. Eine Lamelle besteht aus eng nebeneinander liegenden, derben, kollagenen Fasern, die jedoch nicht senkrecht von Deckplatte zu Deckplatte, sondern in flachen Spiralen verlaufen. Die Faserzüge benachbarter Lamellen überkreuzen sich. Sie sind in den knorpeligen Deckplatten und den (später verknöchernden) Randleisten verankert. Gegen das Zentrum zu wird der Verlauf durch den

Nucleus pulposus bestimmt. Zwischen den Lamellen sind vereinzelt elastische Fasern nachgewiesen worden. Durch die exzentrische Lage des Gallertkernes ist der Annulus fibrosus dorsal schmäler und durch dünnere Lamellen weniger widerstandsfähig als ventral. Der Wassergehalt beträgt etwa 70%.

Die hyalinknorpeligen Schlußplatten gehören funktionell zur Bandscheibe; sie bilden die Widerlager für das Lamellensystem. Sie sind jedoch zugleich die Wachstumszone des Wirbelkörpers und den dünnen knöchernen Deckplatten mit einer Kalkschicht „aufgekittet". Betrachtet man den macerierten Wirbelkörper eines etwa 5jährigen Kindes, so bemerkt man an Stelle der späteren glatten Kanten oben und unten je eine ringsum laufende Rinne, die im Sagittalschnitt als stufenförmige Aussparung erscheint. Sie ist ventral etwas breiter als dorsal. Die knorpeligen Schlußplatten sind in ihrem Bereich entsprechend verdickt (knorpelige Randleiste). Besonders kräftige Faserzüge der Randlamellen (Sharpeysche Fasern) nehmen hier ihren Ausgang. Im Alter von 7—9 Jahren treten in den Randknorpeln, zunächst unzusammenhängend, kleine Kalkherde auf, die allmählich verknöchern. Bei 12jährigen Kindern ist im allgemeinen schon ein schmaler, aber kontinuierlicher Knochenring vorhanden, der im seitlichen Röntgenbild als strichförmiger (kranialer und caudaler) Begleitschatten des Wirbelkörpers auffällt. Die knorpeligen Randleisten werden auf diese Weise im Laufe der Zeit zu knöchernen Randleisten. Dieser Vorgang ist erst mit dem Ende des Längenwachstums abgeschlossen. Die hyalin-knorpeligen Schlußplatten sind daher beim Erwachsenen durch die Breite der knöchernen Randleisten von den Wirbelkörperkanten getrennt. Die Bezeichnung „Epiphyse" für die knorpelige Randleiste, die auch heute noch hie und da benutzt wird, ist irreführend. Sie ist lediglich *ein Teil* der Epiphyse, und zwar der bei weitem kleinere. Alle Bewegungen zweier benachbarter Wirbel erfolgen um den Nucleus pulposus als funktionelles Zentrum, das jedoch selbst eine allerdings begrenzte Exkursionsfähigkeit besitzt. Durch Auffüllung mit wasserlöslichen Kontrastmitteln (Nucleographie) läßt sich zeigen, daß der Gallertkern immer nach der Gegenseite ausweicht, bei Flexion nach hinten, bei Rechtsneigung nach links usw. Druck flacht ihn bis zu einem gewissen Grade ab. Da Flüssigkeit inkompressibel ist, setzt die seitlich ausweichende Masse den Faserring unter Spannung, der sie — vor allem dank der kräftigen Konstruktion der peripheren Lamellen im sog. Randleistenannulus — elastisch auffängt.

Die Bandscheibe vereinigt demnach in sich die Eigenschaften eines (Halb-) Gelenkes mit denen eines Stoßdämpfers. Die mechanische Festigkeit einer gesunden Bandscheibe beträgt ein Mehrfaches von der des Wirbelkörpers. Mangelhafte Qualität des Knorpels kann jedoch schon bei älteren Kindern zu Ermüdungserscheinungen des Gewebes führen, deren Folgen auch klinisch in Erscheinung treten. Besonders gefährdet sind die Bandscheiben der unteren Hals- und der unteren Lendenwirbelsäule. An beiden Stellen artikuliert ein sehr beweglicher Wirbelsäulenabschnitt mit einem (relativ) starren. Die Abnutzung wird dadurch beträchtlich erhöht.

Weitgehende Zermürbungen des Bandscheibengewebes mit Austrocknung des Nucleus pulposus, wie wir sie bei älteren Erwachsenen häufig sehen, kommen im Kindesalter nicht vor. Die regressiven Veränderungen beginnen mit einer Vergrößerung des Gallertkernes durch Metaplasie und Gewebsneubildung (FRYKHOLM). Gleichzeitig treten in der mechanisch weniger gesicherten dorsalen Faserringzone der lumbalen Disci radiäre Fissuren auf.

Möglicherweise spielen bei ihrer Entstehung bereits im Kindesalter zurückgebildete Gefäße eine Rolle, die in der Fetalzeit die oberflächlichen dorsolateralen Bezirke vascularisieren. Die nach ihrem Verschwinden hinterlassenen Narben sind als Loci minoris resistentiae vielleicht nicht ganz bedeutungslos. Sobald die Fissuren mit der Gallertkernhöhle kommunizieren, kann der Belastungsdruck Teile des Nucleus pulposus in sie hineintreiben. Derartige *Massenverschiebungen* beschränken sich, solange der Randleistenannulus intakt bleibt, auf den Bandscheibenbereich. Wird er jedoch durchbrochen, so dringt der Prolaps, nur vom hinteren Längsband bedeckt, je nach Lage der Fissur, entweder in den Wirbelkanal oder in das Zwischenwirbelloch vor. Das eng mit dem Discus verwobene Ligamentum longitudinale posterius ist nur in seiner mittleren Partie kräftig genug, um als wirksame Verstärkung des Randleistenannulus gelten zu können. Laterale Hernien sind deshalb ungleich häufiger als mediale oder paramediale.

Die Bandscheibe wurde lange Zeit für nervenfrei gehalten. Erst in den letzten Jahren sind — und zwar ausschließlich im dorsalen Annulus fibrosus — sensible Nervenfasern nachgewiesen worden, die aus den Rami meningei der Spinalnerven stammen. Das gewaltsam in die Radiärfissuren vorgepreßte Gallertkerngewebe setzt sie unter unphysiologischen Druck. Nach allem, was wir heute wissen, *wird der Hexenschuß ausschließlich durch solche intradiscalen Massenverschiebungen verursacht.*[1] Die Anfallsbereitschaft und der mitunter rasche Wechsel der klinischen Symptome dürfte durch den schwankenden Quellungsdruck des Nucleus pulposus wesentlich mitbestimmt werden. Darüber ist jedoch noch wenig bekannt. Es ließ sich bisher lediglich feststellen, daß der Quellungsdruck einem Tagesrhythmus folgt: Er ist morgens nach dem Aufstehen am größten, abends am geringsten. Die Körpergröße des Erwachsenen erfährt dadurch Unterschiede von mehreren Zentimetern.

Ist der Randleistenannulus rupturiert, so können Hexenschuß- und *Ischiasanfall* unmittelbar ineinander übergehen. Meistens wird der erste Ischiasanfall durch eine Serie von akuten Lumbagoanfällen vorbereitet. Die Intervalle betragen oft viele Jahre.

Weit lateral gelegene Hernien bedrängen die Nervenwurzel im Foramen intervertebrale. Die Ausweichmöglichkeiten für die Wurzel sind an dieser Stelle gering. Kleine Hernien, die innerhalb des Vertebralkanals wahrscheinlich klinisch stumm blieben, rufen hier nicht selten Kompressionserscheinungen hervor. Weniger weit lateral sitzende, aber größere Vorfälle irritieren gelegentlich gleich 2 Wurzeln: die auf der Höhe des Prolapses austretende extrathecal und die nächst tiefere intrathecal. Große mediane Prolapse führen zu Caudasyndromen. Zuweilen finden sich gleichzeitig Hernien, die zwei übereinanderliegenden Bandscheiben angehören. Auch die sorgfältigste neurologische Untersuchung kann lokalisatorisch versagen. Das gilt selbst bei monoradikulärer Symptomatik. Je nachdem, ob der Prolaps etwas mehr medial oder lateral austritt, kann dieselbe Wurzel von zwei verschiedenen (benachbarten) Disci aus unter Druck gesetzt werden. Vor einer Operation führt man daher besser noch eine Luft- oder Abrodil-Myelographie durch. Die Luftfüllung ist ungefährlicher, aber sie gibt nicht so klare Bilder wie das Abrodil. Manche Operateure verzichten auf eine Kontrastdarstellung und kontrollieren grundsätzlich zwei, notfalls sogar drei Zwischenwirbelräume. 95% aller Prolapse gehören der 4. und 5. Lendenbandscheibe an. In einigen Statistiken überwiegen die des 4., in anderen die des präsacralen Discus. Auf die Hernien der 3. Lumbalscheibe entfallen etwas über 4% der Fälle. Höhere Lokalisationen sind Seltenheiten. Diese Verteilung ist in den topographischen Beziehungen zwischen den Nervenwurzeln und Bandscheiben begründet. Sie sind am engsten im Bereich des 4. und 5. Zwischenknorpels. Die häufigen lateralen Prolapse des präsacralen Discus treffen gewöhnlich auf die 1. Sacralwurzel beim Eintritt oder — öfter noch — beim Verlassen des Foramen intervertebrale. Entsprechendes gilt für die 4. und 3. Lendenbandscheibe.

Wenn auch die besonderen mechanischen Verhältnisse in der caudalen Lendenwirbelsäule (und unteren Halswirbelsäule) der Entwicklung einer Osteochondrose Vorschub leisten, so sind doch die konstitutionellen Voraussetzungen dazu in allen Bandscheiben vorhanden. Regressive Veränderungen der thorakalen Disci kommen bei Erwachsenen häufig vor. Hernien sind in diesem Bereich allerdings relativ selten. Sie sind fast immer klinisch stumm, weil die Nervenwurzeln in Höhe der Wirbelkörper austreten. Außerdem haben die dorsalen Radices größere Ausweichmöglichkeiten, da sie nicht wie im Lumbal- und Cervicalbereich

---

[1] ZUKSCHWERDT erklärt die akute Lumbago durch Einklemmung eines Meniscus in einem Wirbelgelenk.

durch Verwachsungen ihrer Durascheiden mit den Foramina intervertebralia fixiert sind. Dorsale Hernien kommen deshalb nur selten oder gar nicht als Ursache einer Intercostalneuralgie[1] in Betracht (KUNERT). Gallertkern-Verkalkungen als Ausdruck einer degenerativen Schädigung werden auch im Kindesalter beobachtet. Cervicalsyndrome sind bei älteren Kindern keine Seltenheit.

Brachialgien (die „Ischias des Armes") entwickeln sich etwa vom 12. Lebensjahr ab. Mädchen erkranken nach unseren Erfahrungen häufiger als Knaben.

Die Halswirbelsäule weist einige anatomische Besonderheiten auf. Die oberen Deckplatten der Halswirbel 3—7 laufen seitlich in schaufelförmige Erhebungen aus. Die als Processus uncinati bezeichneten Leisten stammen vom Wirbelbogen ab. Sie besitzen eigene Knochenkerne, die erst gegen Ende des Wachstums mit den Wirbelkörpern verschmelzen. Durch die Processus uncinati wird der Zwischenwirbelraum lateral um über die Hälfte niedriger als medial. Merkwürdig sind die schon bei 9jährigen auftretenden horizontalen Spalten in den Cervicalbandscheiben. Sie beginnen in den lateralen Bezirken mit Rissen der randständigen Lamellen, schreiten im Laufe der Jahre medialwärts fort und teilen beim Erwachsenen schließlich den Knorpel bis auf den Nucleus pulposus in eine kraniale und caudale Hälfte. Diese früher fälschlich als Unco-vertebral-Gelenke beschriebenen flächenhaften Spalten sind offenbar physiologisch, denn sie finden sich nahezu regelmäßig. Es erscheint daher auch fraglich, ob man sie als Locus minoris resistentiae betrachten darf. Radiäre Fissuren kommen in den Cervicaldisci nicht vor.

Die bei Erwachsenen so häufigen cervicalen Wurzelirritationen sind weit weniger durch Nucleus pulposus-Hernien als durch Discusprotrusionen verursacht. Die Hernie setzt einen funktionell intakten Gallertkern voraus. Er ist zugleich Motor und Material für die Massenverschiebungen, mögen sie sich auf den Zwischenwirbelraum beschränken oder darüber hinausgehen. Mit dem Austrocknen des Nucleus pulposus kollabiert die Bandscheibe, wobei sich der Faserring allseitig vorbuchtet. Die unregelmäßigen, oft höckerigen Protrusionen werden vascularisiert und durch Bindegewebe ersetzt, das verkalken und verknöchern kann.

Diese späten Stadien der Osteochondrose sind im Kindesalter nicht zu erwarten. Es handelt sich im wesentlichen um Frühveränderungen, also um *Bandscheibenlockerungen* und den daraus folgenden Verschiebungsmöglichkeiten der Wirbel. In vielen Fällen werden die Beschwerden durch Zug am Kopf augenblicklich gebessert (positiver *Glisson*-Test).

Die radikulären Syndrome beschränken sich wie im Lendenabschnitt praktisch auf 3 Etagen, nämlich auf die Wurzeln C_6, C_7 und C_8. Im Gegensatz zu den lumbalen verlaufen die cervicalen Wurzeln nahezu horizontal. Das mechanische Hindernis muß daher auf gleicher Höhe liegen, z. B. für C_8 zwischen dem 7. Hals- und 1. Brustwirbel. Während jedoch die lumbalen Zwischenwirbellöcher relativ weit bemessen sind, so daß der Wurzel bei Einengungen durch einen Prolaps, Randwülste oder Verschiebungen von Wirbeln gewisse Ausweichmöglichkeiten zur Verfügung stehen, ist der Reserveraum in den Foramina intervertebralia der Halswirbelsäule gering. Beide Radices sind von Ausstülpungen der Arachnoidea und Dura umgeben, die kurz vor den Spinalganglien enden. Die Wurzeln sind in der Jugend beweglich, später nicht mehr. Längere mechanische Behinderung führt (nach FRYKHOLM) zu einer Wurzelscheiden-Fibrosis. Die Dura- und Arachnoidea-Überzüge verkleben unter Auspressen des Liquors. Umschriebene Arachnitiden und trophische Störungen der Nervenkabel schließen sich an. Dadurch wird die Reizbarkeit der Wurzel zusätzlich gesteigert. Sie spricht auf thermische, fokal-toxische und andere Einwirkungen in verstärktem Maße an. Mit dem vegetativen wird auch das Gefäßsystem beeinflußt, wobei Stauungen der venösen Plexus im Vertebralkanal entstehen, die bei der Operation unangenehme Blutungen veranlassen können.

---

[1] Auch die Intercostalneuralgie ist nach ZUKSCHWERDT meist durch eine Arretierung eines Wirbelgelenkes (infolge Meniscus-Einklemmung) bedingt.

Für das Verständnis der Cervicalsyndrome ist die unmittelbare räumliche Nähe zwischen Bandscheibe und A., bzw. N. vertebralis von großer Bedeutung. Die A. vertebralis tritt auf der Höhe des 6. Halswirbels in die Foramina costo-transversaria 6—1 ein, die die Querfortsätze durchsetzen. Der N. vertebralis entspringt wie das periarterielle sympathische Geflecht der A. vertebralis aus dem Ganglion stellatum. Dorso-laterale Hernien schädigen nicht nur die Nervenwurzeln, sondern oft auch den N. vertebralis, bzw. den periarteriellen Plexus der gleichnamigen Arterie. Das erklärt die häufige Beteiligung des Sympathicus, die im Lumbalbereich fehlt. Sie drückt sich vor allem in begleitenden vasculären Störungen aus, die in Ausnahmefällen auch bei Kindern vorkommen und unter Umständen das Krankheitsbild weitgehend beherrschen.

Die klinischen Bilder

Die *akute Lumbago*. Der Hexenschußanfall, bei Erwachsenen meist nach einem „Verheben" beobachtet, tritt im Kindesalter vielfach ohne erkennbar. Ursache ein. Die Kinder klagen über Kreuzschmerzen und Lendensteifigkeit Die Beschwerden können so stark sein, daß sie sofort bettlägerig werden. Husten und Niesen wirken schmerzverstärkend.

Akute Syndrome sind immer von einem *Lumbalspasmus* begleitet. Die muskuläre Fixierung der Lenden-, manchmal auch noch der unteren Brustwirbelsäule ist meist auf den ersten Blick zu erkennen In leichteren Fällen wird sie erst beim Aufrichten aus der Rumpfbeuge vorwärts sichtbar. Das Bewegungsausmaß ist begrenzt, weil die Rückenstrecker sich (reflektorisch) bretthart anspannen. Die Seitbeweglichkeit kann dabei nahezu frei sein. Ist der Lumbalspasmus auf einer Seite stärker als auf der anderen, so entwickelt sich eine „Scoliosis ischiatica". Die Bezeichnung ist in mehr als einer Hinsicht unrichtig. Denn unter einer Skoliose verstehen wir eine dauernde seitliche Verbiegung der Wirbelsäule; die „Ischiasskoliose" aber ist reversibel. Wir finden sie außerdem ebenso häufig beim Hexenschußanfall wie bei Wurzelkompressionen. Sie ist meist heterolog, d. h. ihre Konvexität richtet sich gegen die gesunde Seite. Genau genommen, handelt es sich um eine Kombination von seitlicher Verbiegung der Wirbelsäule und seitlicher Rumpfverschiebung, die sie in der Regel sofort von der echten Skoliose zu unterscheiden erlaubt, obwohl sie nicht ganz selten mit einer Torsion verbunden ist. Der Lumbalspasmus entsteht über einen viscero-motorischen (Schutz-) Reflex, ähnlich der Bauchdecken-Abwehrspannung bei peritonitischer Reizung. Laterale Massenverschiebungen im Zwischenwirbelraum (mit und ohne Prolaps) führen zur skoliotischen Fehlhaltung, mediale zur symmetrischen Fixierung. Die Skoliosierung und Fixierung ist offenbar ein zweckmäßiger Vorgang, der den Sinn hat, die kranke Seite des Discus zu entlasten und die Wirbelsäule vor schmerzhaften Bewegungen zu schützen. Der Lumbalspasmus verschwindet meist, sobald das Kind die Wirbelsäule im Liegen entlastet; in Ausnahmefällen kann er die Schmerzattacke überdauern.

Man unterscheidet zwischen *Wurzelreiz- und Wurzelkompressionssyndromen*. Bei bloßen Irritationen fehlt der Lumbalspasmus oder ist höchstens angedeutet vorhanden. Gleiches gilt für die neurologische Symptomatik. Bei voll entwickelten L_5-Syndromen strahlt der Schmerz über die Außenseite des Oberschenkels, die Vorderaußenseite des Unterschenkels in den Fuß- und Großzehenrücken aus, bei S_1-Syndromen über die Hinterseite des Beines und die Außenseite des Fußes (und der Sohle) in die Kleinzehe. Schmerzen an der Vorderaußenseite des proximalen Oberschenkels, die auf die Innenseite des Knies und die Vorderinnenseite des Unterschenkels übergreifen, entsprechen einem L_4-Syndrom. Die hyperalgetischen und hypaesthetischen Felder — wie auch die Parästhesien — liegen innerhalb dieser Schmerzzonen. L_5-Syndrome weisen nur in einem kleineren Teil der Fälle eine (leichte) Abschwächung des Patellarsehnenreflexes auf, weil dessen efferente Bahnen im wesentlichen die Wurzeln L_{2-4} benutzen. Dagegen kann bei Kompression der 4. Lumbalwurzel der Patellarsehnenreflex fehlen. Massiver Druck auf die 1. Sacralwurzel führt meist zum Erlöschen des Achillessehnenreflexes. Motorische Ausfälle sind nicht so ganz selten. Sie betreffen bei Schädigung der 5. Lumbalwurzel die Strecker des Fußes und der Großzehe, bei solchen der 1. Sacralwurzel die entsprechenden Beuger.

Die leichteste Form des *Nackenschusses* ist der „steife Hals", früher meist auf Zugluft oder „Verliegen" während des Schlafes zurückgeführt. Der sog. „rheumatische" Schiefhals entspricht der akuten Lumbago mit skoliotischer Fehlhaltung. Die Schmerzen nehmen beim Versuch, den Schiefhals passiv auszugleichen, zu. Zug am Kopf wird vielfach als schmerzlindernd empfunden. Der 5., 6. oder 7. Halswirbel ist oft druckempfindlich. Die Nackenmuskulatur ist auf der kranken Seite gespannt und druckschmerzhaft. Der akute Nackenschuß wird wie der Hexenschußanfall durch intradiscale Massenverschiebungen verursacht[1]. Wurzelsyndrome sind häufig, aber längst nicht in allen Fällen bandscheibenbedingt. Ein tuberkulöser Absceß oder ein Tumor kann klinisch identische Bilder hervorrufen.

Während die Schmerzareale am Bein exakt die radikuläre Versorgung widerspiegeln, besteht an der Schulter und am Oberarm, unabhängig davon welche Wurzel betroffen ist, eine einheitliche dorso-laterale Schmerzzone. Sie beginnt meist schon im Nacken und strahlt über das Schulterblatt, die Deltoideusgegend in die Außenseite des Oberarmes aus. Tiefendruckschmerz und Störungen der Quadranten-Sensibilität deuten auf eine sympathicogene Entstehung hin. Erst wenn sich das Schmerzfeld auf Unterarm und Hand ausdehnt, wird die radikuläre Symptomatik deutlich. Das Dermatom C_6 (entsprechend dem Zwischenwirbelraum $C_{5/6}$) umfaßt die Radialseite des Vorderarmes einschließlich der Dorsal- und Volarseite des Daumens (oder von Daumen und Zeigefinger). Die Wurzel C_7 versorgt die Streckseite des Unterarmes sowie die Finger II und III, C_8 die Ulnarseite des Vorderarmes und den Ring- und Kleinfinger. Die Dermatome überschneiden sich häufig.

Störungen der Armeigenreflexe sind diagnostisch von geringerer Bedeutung als an den unteren Extremitäten. Nur Unterschiede zwischen rechts und links sind verwertbar. Motorische Schädigungen von C_7 betreffen die Muskulatur des Daumenballens, C_8 den Ballen des Kleinfingers sowie die Interossei und Lumbricales.

Die Schmerzen beschränken sich manchmal ausschließlich auf die Gegend des Epicondylus humeri lat. („Epicondylitis") oder auf den Umkreis des Proc. styloideus radii bzw. ulnae („Styloiditis"). Da diese Beschwerden nicht selten auf lokale Einspritzungen von Glucocorticoiden günstig reagieren, ist man nur allzu leicht geneigt, sie für selbständige, freilich ätiologisch ungeklärte Erkrankungen zu halten. Wir haben mit REISCHAUER jedoch nur allzu oft die Erfahrung gemacht, daß sie der segmentären Symptomatik lediglich vorausgehen.

Rückenmarkskompressionen — durch große mediale oder paramediale Hernien — dürften im Kindesalter kaum vorkommen. Dagegen haben wir *neurovasculäre Störungen* in Form von Schwellungen und lividen Verfärbungen der Hand mehrfach beobachtet.

Die Frage, ob es ein Scalenus-Syndrom (WANKE) gibt, kann an dieser Stelle nicht erörtert werden. Die Diskussion ist darüber noch allzusehr im Fluß. Man sprach zunächst von einem „Halsrippen-Syndrom", wobei man annahm, daß die Vasa subclavia durch ein größeres Halsrippenrudiment eine mechanische Beeinträchtigung erführen, allerdings unter der Voraussetzung einer zusätzlichen „Senkung des Schultergürtels". Da aber längst nicht in allen Fällen mit einschlägiger Symptomatik Halsrippen vorhanden waren, schloß man auf einen Spasmus der Scalenusmuskulatur (mit Hebung der 1. Rippe). Beide Hypothesen

---

[1] ZUKSCHWERDT denkt auch hier wieder an eine Arretierung eines Wirbelgelenkes durch eine Meniscuseinklemmung.

stützen sich im wesentlichen auf die Erfolge der operativen Therapie, d. h. der Resektion der Halsrippen bzw. der Scalenotomie. Den Erfolgen stehen jedoch fast ebenso viele Mißerfolge gegenüber. Die Beteiligung des Sympathicus bei cervicalen Wurzelsyndromen ist jedenfalls außer Frage. Die vasomotorischen Störungen würden sich hier zwanglos einordnen.

Der *Röntgenbefund* ist sowohl bei lumbalen als auch cervicalen Osteochondrosen im Kindesalter ausgesprochen dürftig. Erniedrigungen von Zwischenwirbelräumen mit spondylotischen Randzacken, Deckplattensklerosen und Ventral- oder Dorsaldislokationen von Wirbeln fehlen praktisch immer. Die Geradehaltung der Lendenwirbelsäule im Profilbild entspricht klinisch dem Lumbalspasmus. Sitzt der Prolaps in der präsacralen Bandscheibe, so ist gewöhnlich auch das Kreuzbein steil aufgerichtet. Die a. p.-Aufnahme kann ebenfalls bis zu einem gewissen Grade zur Höhendiagnose beitragen. Häufig beginnt die skoliotische Fehlhaltung auf der Höhe desjenigen Discus, in dem sich die Massenverschiebungen abspielen.

Auch die untere Halswirbelsäule zeigt bisweilen eine Geradehaltung. Der Hauptwert der Röntgenaufnahme liegt beim Kind — mehr noch als beim Erwachsenen — im Ausschluß anderer, ernster Wirbelsäulenkrankheiten, unter denen die Spondylitis an erster Stelle steht.

Die *Differentialdiagnose* muß vor allem entzündliche Erkrankungen abgrenzen. Lenden- und Nackenschüsse *ohne* Wurzelerscheinungen sind wohl immer Ausdruck einer Bandscheibenermüdung (REISCHAUER). Eine sorgfältig erhobene Vorgeschichte ist hier von besonderer Bedeutung. Lumbale radikuläre Symptome kommen im Kindesalter vor allem im Zusammenhang mit einer *Spondylolisthesis* vor. Chronische Wurzelirritationen oder Kompressionen erwecken den dringenden Verdacht auf eine *Spondylitis* oder einen *Tumor*, namentlich wenn die Anamnese eine langsame, aber stetige Steigerung der Schmerzen aufweist. *Hernien* zeichnen sich durch einen intermittierenden Verlauf aus. BKS, Blutbild, WELTMANN-Band, die Tuberkulinreaktion nach MENDEL-MANTOU werden Entzündungen aufdecken. Aus der Reihe der Tumoren spielen vornehmlich die

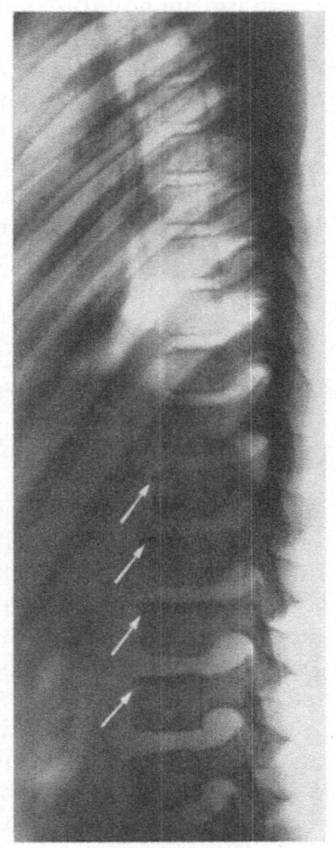

Abb. 62. *Spondylotische Randexostosen* an den vorderen Kanten fast aller Lendenwirbel (als Ausdruck regressiver Veränderungen der Bandscheiben), 7½jährig, ♀

sog. Sanduhrgeschwülste eine Rolle (Fibrome, Neurinome, Sarkome). Sie entwickeln sich primär teils im Wirbelkanal, teils außerhalb. In beiden Fällen dringen sie in das Zwischenwirbelloch ein, wo sie die Nervenwurzel bedrängen. Sarkome geben sich am ehesten im a.p.-Röntgenbild zu erkennen: Die Distanz zwischen den beiden Bogenwurzelovalen eines Wirbel nimmt zu. Gleichzeitig wird die Kontur und Struktur der Ovale unscharf. Im Zweifelsfalle sollte man eine Luft- oder Abrodilmyelographie durchführen.

Die *Prognose* ist bei der discalen Osteochondrose und ihren Folgezuständen gut. Mit Rezidiven muß man freilich rechnen.

Die beste *Therapie der akuten Lumbago* ist die richtig ausgeführte Chiropraxis, die man im Bedarfsfalle mehrfach wiederholt. Auch das Hängen im *Perl*schen Gerät kann nützlich sein. Bettruhe ist eher schädlich, da das

Umhergehen den Rückgang der Massenverschiebungen begünstigt. Die chronische Lumbago kommt im Kindesalter kaum vor. Chiropraktische Manöver sind dabei meist zwecklos.

Kinder mit *lumbalen Wurzelsyndromen* gehören ins Bett. Ein Brett unter der Matratze verhindert das oft die Schmerzen unterhaltende weiche Einsinken des Körpers. Chiropraktische Manöver vermögen in akuten Fällen die Krankheitsdauer wesentlich abzukürzen. Sie sollen zügig, aber nicht brüsk ausgeführt werden. Unbedingte Voraussetzung ist eine einwandfreie Diagnose. Eine unerkannte Spondylitis kann durch die Chiropraxis eine wesentliche Verschlimmerung erfahren (Einbruch von Wirbelkörpern). Sehr schmerzhafte Kompressionssyndrome werden in den ersten 2—3 Tagen nur mit Bettruhe behandelt. Lokale Wärmeapplikation, am besten in Form der über viele Stunden Wärme spendenden Turbathermpackung, wirkt schmerzlindernd. Die kranke Extremität ist häufig kalt. Selbst ein elektrisches Heizkissen genügt oft nicht, um die kalten Füße zu erwärmen. Wir ziehen auch hier das Turbatherm oder protrahierte heiße Bäder vor. Weitere therapeutische Möglichkeiten stehen in der Extension und in der Unterwassermassage zur Verfügung. Erweist es sich, daß diese oder jene Maßnahme die Beschwerden verstärkt, statt sie zu bessern, so wird sie sofort abgesetzt. Gelingt es mit dieser Behandlung nicht, binnen 3 Wochen eine nennenswerte Besserung zu erzielen, so bleibt der *Durchhang in tiefer Narkose* das Mittel der Wahl. Beginnende Paresen und Cauda-Schädigungen sind absolute Gegenindikationen. Sie erfordern fast immer die Operation. Derartige Vorkommnisse sind im Kindesalter freilich äußerst selten.

Akute Nackenschüsse vergehen meist auch ohne Behandlung in wenigen Tagen. Die Dauer-Extension in der *Glisson*-Schwebe auf dem Schrägbrett bringt augenblickliche Linderung. Auch die *Schanz*sche Krawatte — am besten in Form der von der Firma Lohmann gefertigten gesteppten Binde — ist wirksam. Wärme ist nicht immer angenehm. Chiropraktische Handgriffe dürfen nur angewandt werden, wenn angeborene Mißbildungen der Kopfgelenke fehlen. Der Satz: „Keine Chiropraktik ohne Röntgenbild" hat durchaus seine Berechtigung.

Akute Schulter-Armschmerzsyndrome mit positivem Glisson-Test behandelt man in leichten Fällen mit der Hakskrawatte, in schwereren entweder mit dem *Kuhlmann*schen Gerät, bei dem der Patient selbst die Stärke der Extension regelt, oder mit der *Glisson*-Schwebe auf dem Schrägbrett. Hydergin und Causat sind bei neuro-vasculären Störungen ein wertvolles Adjuvans. Stellatum-Anaesthesien kommen nur bei schweren Zirkulationsstörungen in Frage. Um die Gefahr eines Pneumothorax zu vermeiden, sollte man die 5—6 cm lange, dünne, kurz angeschliffene Kanüle (bei Punktion von vorn) nur bei Exspiration vorschieben. Die Stellatum-Anaesthesie darf nur von Ärzten, die mit dieser Methode vertraut sind, vorgenommen werden. Unterwassermassagen und Übungen aus den Schultern heraus (sobald die Schmerzen nachlassen) beschließen das Programm.

XIV. Thorax

1. Die Trichterbrust

Die Trichterbrust ist nicht, wie früher angenommen wurde, eine rachitische, sondern eine angeborene erbliche Deformität. Der Erbgang ist unregelmäßig dominant (wie eine Eigenbeobachtung zeigt) mit großer inter- und intrafamiliärer Variabilität. Die Fehlbildung kommt auch als Teilerscheinung systematisierter Entwicklungsstörungen vor, z. B. beim Marfan-Syndrom. Bei der Geburt findet sich lediglich eine flache Einsenkung des Brustbeins und der angrenzenden Rippen. Im Verlaufe der Jahre nimmt die trichterförmige Vertiefung zu. Der tiefste Punkt ist meist die Gegend des Proc. xyphoideus. In schweren Fällen sind nicht nur die knorpeligen, sondern auch die benachbarten knöchernen Rippenanteile eingezogen. Die Distanz zwischen Sternum und Wirbelsäule beträgt mitunter nur wenige Zentimeter. In anderen Fällen beschränkt sich die Anomalie zeitlebens auf eine seichte Eindellung.

Als Ursache der Einziehung nahm BROWN (1939) eine ungenügende Differenzierung der Pars sternalis des Zwerchfells an. Wegen ihres sehnenartigen Gewebes wurde sie von BROWN als Lig. retrosternale bezeichnet. Dieser Ansicht

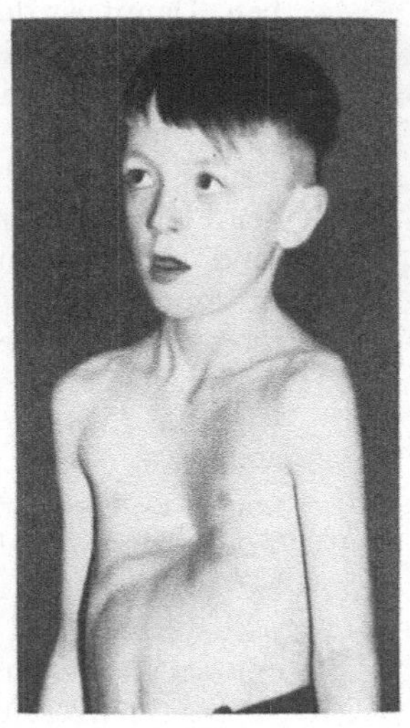
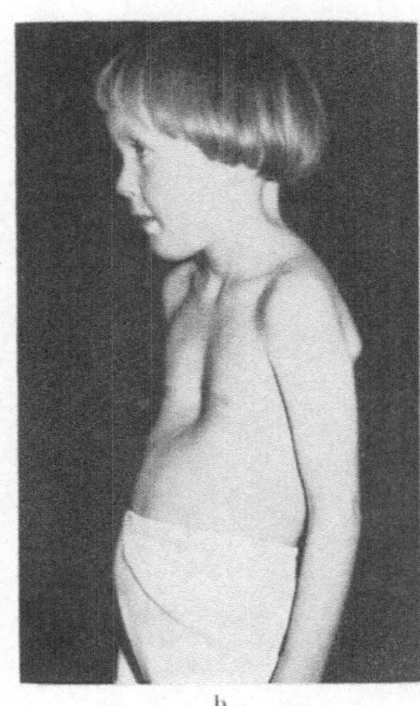

Abb. 63 a u. b. *Trichterbrust* bei Geschwistern. a 8jährig, b 4jährig

wird jedoch von HEGEMANN und SCHOBERTH (1958) widersprochen. Nach ihrer Beobachtung ist das derbe Bindegewebe, das den Boden des Trichters fixiert, ein Teil der hinteren Brustwand.

In den meisten Fällen sind die Kinder, abgesehen von einer gewissen Leistungsschwäche, beschwerdefrei. In einem der von uns beobachteten Fälle litt ein 7jähriger Junge an Ohnmachtsanfällen, die nach der Operation verschwanden. Klagen über Herzklopfen, Kurzatmigkeit nach geringen Anstrengungen, Neigung zu Infektionen der Luftwege spielen erst im Pubertätsalter eine Rolle.

Die Kinder weisen durchweg einen asthenischen Habitus auf. Die Brustwirbelsäule ist vermehrt kyphosiert, die Haltung schlecht. Die Thoraxatmung ist häufig abgeschwächt, die Ausdehnung der beiden Brustkorbhälften ungleichmäßig. Die trichterförmige Einsenkung nimmt infolge ihrer Fesselung an das Zwerchfell bei Inspiration zu (,,paradoxe Atmung").

Die Durchleuchtung des Brustkorbes zeigt bei schwereren Deformierungen regelmäßig ein nach hinten-links verlagertes, oft steilgestelltes und torquiertes Herz. Torsionsabhängige Einflußstauungen und Rhythmusstörungen sind keine Seltenheit. Mehrfach wurden plötzliche Todesfälle wegen akuten Rechtsversagens beschrieben. Die Vitalkapazität leidet trotz Verdrängung der Lunge im allgemeinen nur unwesentlich.

Die *Operation* bleibt auf schwere Deformierungen beschränkt. Wenn möglich, sollte man zwischen dem 5. und 7. Lebensjahr operieren, solange die zum Trichterbereich gehörenden Rippen noch weitgehend knorpelig sind. Um diese Zeit kann sich auch die verstärkte Kyphose der Brustwirbelsäule noch ausgleichen.

Wir gehen folgendermaßen vor: Intubationsnarkose, Längsschnitt vom Manubrium sterni bis zur Spitze des Proc. xyphoideus. Die Muskulatur wird nach beiden Seiten bis über den Rand der Einsenkung hinaus stumpf zurückpräpariert. Desgleichen löst man den Ursprung des M. rectus abdom. von den unteren Rippen ab. Die Gelenkverbindung zwischen Corpus sterni und Proc. xyphoideus wird eingeschnitten und der Schwertfortsatz vorsichtig mit dem Raspatorium abgeschoben. Damit ist der erste Akt der Operation beendet. Der zweite beginnt mit dem behutsamen Beiseitedrängen der Pleura. Schon während ein Assistent das Sternum mit einem kurzen *Langenbeck*schen Haken nach vorn zieht, wird die Atmung freier. Nachdem man auch noch das Zwerchfell im Trichterbereich abgelöst hat, werden die Rippen parasternal und längs der seitlichen Trichtergrenze eingeschnitten. In der Regel muß man 4—5 Rippenpaare durchtrennen. Es folgt die quere Osteotomie des Brustbeines an der oberen Trichtergrenze. Nunmehr läßt sich der

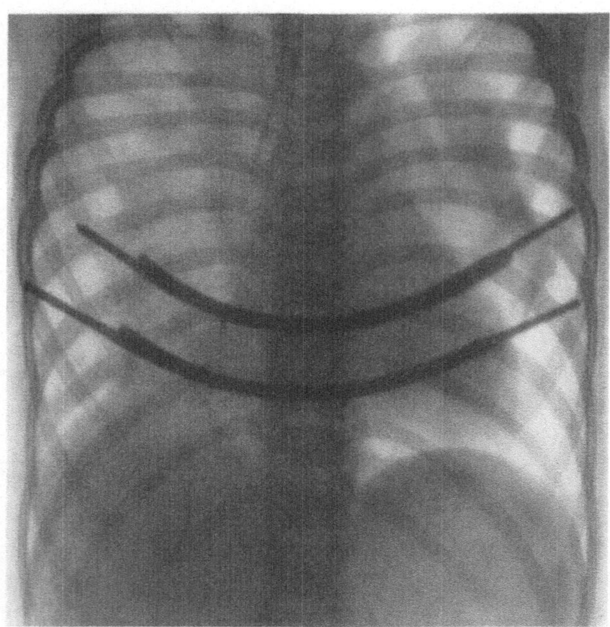

Abb. 64. *Operation der Trichterbrust*, 10jährig, ♂. Man sieht die Metallblätter, deren verjüngte Enden in den knöchernen Rippenstümpfen stecken. Linksseitiger Pneumothorax.

ganze eingesunkene Abschnitt heben. Überschüssige Teile der Rippenknorpel, die das glatte Aneinanderlegen der Fragmente verhindern, werden mit dem Lüer entfernt. Spannende Weichteilbrücken schneidet man ein.

Die Hauptschwierigkeit liegt in der Sicherung des Ergebnisses. Die Brüder JUDET haben vorgeschlagen, den mobilisierten Bezirk der vorderen Brustwand vollends zu lösen, ihn (um seine Längsachse) um 180⁰ zu drehen und wieder einzufügen. In Deutschland ist es bisher bei den älteren Verfahren geblieben. Das eine benutzt die Dauerextension: Ein um das Corpus stermi geschlungener Draht wird durch die Haut nach außen geführt und durch ein am Bettgalgen befestigtes Gegengewicht in Spannung gehalten. Bei dem anderen fixiert man das Brustbein durch 2 percutan (in der Längsrichtung) eingestochene *Kirschner*-Drähte in seiner neuen Lage. Beide Methoden kranken daran, daß die Retention wegen der Infektionsgefahr schon nach 4—5 Wochen aufgegeben werden muß. In dieser verhältnismäßig kurzen Zeit ist der Thorax — wie die häufigen Rezidive zeigen — aber noch nicht genügend stabilisiert. REHBEIN und WERNICKE (1958) verwenden schmale Metallblätter, von denen je zwei zusammengehören. Die

Planchetten werden mit dem verjüngten Ende tief im Markraum der stehengebliebenen lateralen Rippenstümpfe verankert. Die Blätter sind so lang bemessen, daß die zwei korrespondierende Rippen miteinander verbindenden freien Teile sich auf größerer Strecke überlagern. An dieser Leitschiene werden die Rippenknorpel und das Corpus sterni durch einige Draht- oder Nylonnähte befestigt. In den meisten Fällen kommt man mit 2 Blätterpaaren aus. Man entfernt sie, sobald die Brustwand fest geworden ist — etwa nach einem halben Jahr — durch einen kleinen Schnitt im Bereich der Narbe.

Die Blutung ist gering. Pleuraverletzungen sind nicht ganz vermeidbar, namentlich nicht bei Rezidivoperationen. Ein am Schluß des Eingriffs angefertigtes Röntgenbild zeigt, ob ein Pneumothorax entstanden ist. Er wird gegebenenfalls sofort abpunktiert. Um ein Serom zu verhüten, empfehlen REHBEIN und WERNICKE für 48 Std eine Saugdrainage der seitlichen Wundtaschen anzulegen.

Die Kinder erholen sich meist schnell. Schon wenige Tage p.op. kann man mit Atemgymnastik beginnen, der sich nach dem Aufstehen eine Haltungsschulung anschließen sollte.

2. Die Kielbrust (Pectus carinatum)

Auch die Kielbrust ist offenbar nicht so ausschließlich rachitischen Ursprungs wie bisher angenommen wurde. Wir beobachteten kürzlich ein konkordantes eineiiges Zwillingspaar. Auch der Vater der Kinder und ein Bruder des Vaters hatten eine Kielbrust. Ein rachitischer Ursprung sollte nur angenommen werden, wenn noch andere rachitische Veränderungen (besonders des Thorax) vorhanden sind und eine familiäre Belastung fehlt. Das Sternum und die angrenzenden Rippenabschnitte sind „bombiert", nach vorn gewölbt. Der manchmal asymmetrische Thoraxbuckel verstärkt sich oft im Laufe des Wachstums; aber auch das Gegenteil kommt vor. Schwere Veränderungen sind selten.

Die *Behandlung* besteht bei kleinen Kindern in der Anfertigung eines Leibchens, in das vorn eine gepolsterte Druckpelotte eingearbeitet wird, und in Atemgymnastik. Ältere Kinder erhalten eine einfache Federpelotte, die vom Rücken aus den „Kiel" abzuflachen versucht. Da es sich lediglich um einen Schönheitsfehler handelt, ist ein operativer Eingriff nicht indiziert.

XV. Arm

Allgemeines

Von den verschiedenen Einteilungsversuchen hat bisher keiner voll befriedigt. Schuld daran ist die außerordentliche Vielfalt der Extremitätenmißbildungen, die sich keinem Schema restlos einfügt. In einem Teil der Fälle handelt es sich um *Defekte*. Ihre Aufgliederung in *Segmentdefekte, Längs-* und *ringförmige Defekte* hat den Vorteil der Einfachheit. Beispiele von Segmentdefekten sind: Verschmelzung oder Fehlen von Phalangen, Fehlen des Vorderarmes oder Unterschenkels bei vorhandener Hand oder Fuß, angeborene Ankylose des Ellbogengelenkes oder angeborene Ellbogenluxation, Fehlen von Ober- und Unterarm, Ober- und Unterschenkel, wobei die Hand bzw. der Fuß unmittelbar am Rumpf entspringt. Längsdefekte liegen vor bei ausgebliebener Differenzierung eines Knochens eines zweiknochigen Gliedabschnittes, einschließlich der entsprechenden Hand- bzw. Fußstrahlen oder — in leichteren Fällen — der Hand- und Fußstrahlen allein. Ringförmige Defekte schließlich umfassen alle Stufen zwischen leichten „Schnürfurchen" bis zu kongenitalen Amputationen. In einer zweiten

Gruppe handelt es sich um eine Vermehrung oder Verminderung der Zahl, eine Verlängerung oder Verkürzung, eine Verdickung oder Verschmächtigung von Gliedabschnitten. Eine dritte Gruppe umfaßt Achsabweichungen (aus verschiedenen Gründen).

Die *Ursachen* wurden im einleitenden Kapitel besprochen.

Im folgenden besprechen wir nur diejenigen Mißbildungen ausführlicher, die häufiger vorkommen und (oder) bei denen eine Therapie möglich ist.

1. Der angeborene Schulterblatthochstand (Sprengelsche Deformität)

Der angeborene Schulterblatthochstand ist eine seltene, meist einseitige Anomalie. Die Mißbildung ist erblich, der Erbgang wahrscheinlich recessiv. Beide Geschlechter sind gleich häufig betroffen. Nahezu regelmäßig finden sich Begleitanomalien der Hals- und oberen Brustwirbelsäule und der Rippen (Halsrippen, Rippensynostosen, Spina bifida, Block- und Keilwirbel-Skoliose), mitunter auch Entwicklungsstörungen anderer Organe.

Pathogenetisch handelt es sich um ein Ausbleiben der physiologischen Descensus scapulae, der in der 7. Embryonalwoche beginnt.

In der 4. Woche findet sich die Schulterblattanlage in Höhe des Myotoms IV und V; in der 5. steht der Scapularknorpel zwischen C_4 und C_7. Erst im 3. Monat erreicht die Scapula ihre endgültige Stellung, wobei ihr oberer Rand mit D_2 abschneidet. Bei den Fischen ist das Schulterblatt durch das Os omovertebrale mit dem Occiput unmittelbar verbunden. (Eine besonders gegliederte Halswirbelsäule fehlt hier.) Auch beim Schulterblatthochstand des Menschen läßt sich manchmal ein Omovertebrale röntgenologisch nachweisen, das den Angulus med. scapulae mit dem 5. Halswirbel verbindet. In anderen Fällen ist die Verbindung knorpelig oder fibrös. Zuweilen besteht lediglich eine Fehlinsertion der das Schulterblatt hebenden Muskeln. Die Auffassung der *Sprengel*schen Deformität als Atavismus hat daher einige Berechtigung.

Ein doppelseitiger Schulterblatthochstand läßt den Hals verkürzt erscheinen. Bei Einseitigkeit steht die kranke Schulter höher. In beiden Fällen ist die Halskulisse verbreitert. Die Scapula ist kleiner, als sie sein sollte; ihr supraspinaler Teil ist, einschließlich des Proc. coracoideus, nach vorn gebogen. Der Angulus inf. steht weiter von der Dornfortsatzreihe entfernt als sonst. Die Beweglichkeit des Schultergelenkes ist nur bei schweren Veränderungen fühlbar behindert. Begleitende Muskelanomalien wie die Aplasie des unteren Trapeziusdrittels und des Serratus post. kommen relativ oft vor.

Ein *Klippel-Feil-Syndrom* kann eine doppelseitige Sprengelsche Deformität vortäuschen. Gelegentlich besteht eine Kombination beider Mißbildungen. Lähmungen der Schulterblattmuskeln und Skoliosen erzeugen mitunter den Eindruck eines (einseitigen) Schulterblatthochstandes; andererseits wird durch eine hohe Dorsal-Skoliose unter Umständen ein vorhandener Hochstand verdeckt.

Die *Therapie* ist in allen schwereren Fällen operativ.

Das von KÖNIG angegebene Verfahren besteht in einer Osteotomie des Schulterblattes in der Längsrichtung, fingerbreit lateral des Margo vertebralis scapulae. Das größere äußere Fragment wird nach abwärts gezogen und in der richtigen Höhe mit dem stehengebliebenen medialen durch Nähte wiedervereinigt. Schwierigkeiten ergeben sich nur bei stärkerer Vorwärtskrümmung des supraspinalen Teiles. Sie erfordert eine zweite Osteotomie entlang dem oberen Rand der Spina scapulae. Schulter und Arm werden für 4 Wochen bei seitlicher Elevation des Armes von 70°, Vorhaltung von 40° und mittlerer Rotation im Gipsverband ruhiggestellt. Anschließend wird geübt. Die Beweglichkeit des Schultergelenkes läßt sich gewöhnlich weitgehend normalisieren. Das Ergebnis befriedigt auch in kosmetischer Hinsicht.

2. Die habituelle Schulterluxation

Die habituelle Schulterluxation findet sich hauptsächlich im Erwachsenenalter, kommt aber gelegentlich schon bei älteren Kindern vor. Meist besteht eine *angeborene Dysplasie der Pfanne*, die zu klein und zu seicht ist. Die auf diese Weise gegebene Neigung zur Ausrenkung wird durch eine schlaffe Kapsel begünstigt.

Im Erwachsenenalter schließt sich die habituelle Luxation an eine traumatische an, wenn die Verrenkung durch einen Teilabriß des knöchernen Pfannenrandes oder des Limbus cartilagineus kompliziert war.

Die Kinder klagen darüber, daß der Humeruskopf bei bestimmten Bewegungen, etwa beim Anziehen der Jacke, aus der Pfanne springt. Luxation und Selbstreposition, die manche rasch erlernen, sind schmerzhaft.

Der Humeruskopf verläßt die Pfanne nahezu regelmäßig nach *vorn-unten*, selten nach hinten. Die Feststellung ist für die Therapie von großer Bedeutung. Unter Umständen muß die Richtung im Narkoseversuch geklärt werden.

Differentialdiagnostisch sind besonders bei der Schulterluxation Verrenkungen anderer Genese (durch einen unter der Geburt entstandenen großen Hämarthros oder infolge einer nichterkannten Kinderlähmung) auszuschließen. Die *Therapie* ist die unblutige Einrenkung. Das Ergebnis wird für 6 Wochen im Gipsverband festgehalten, um eine zuverlässige Verkürzung von Kapseln und Verstärkungsbändern zu erzielen.

Die beste *Behandlung* der habituellen Verrenkung ist ein tischlermäßig fest in den Pfannenrand eingefügter *(Eden-)* Span, der jedoch nur dann wirksam eine Reluxation verhütet, wenn er an richtiger Stelle eingeschlagen wurde. Nach der Operation ist eine Ruhigstellung im Schulterarmgips über 4 Wochen erforderlich. Der Eingriff kann mit einer Kapselraffung verbunden werden. In diesem Sinne wirkt auch die von HOHMANN empfohlene Versetzung des Subscapularis-Ansatzes nach lateral.

3. Die angeborenen Verrenkungen im Ellbogen- und Handgelenk

Es handelt sich durchweg um seltene Anomalien. Relativ am häufigsten ist die *angeborene Luxation des Radiusköpfchens*, meistens allerdings in Verbindung mit einem *Radiusdefekt*. Subluxationen des Handgelenkes kommen bei der *Madelungschen Deformität* vor. Die *angeborene Verrenkung der Finger* stellt gewöhnlich eine Teilerscheinung anderer Deformitäten dar.

4. Der angeborene Defekt des Radius und der Ulna

1. Der *Radiusdefekt* ist eine erbliche, in ungefähr der Hälfte der Fälle doppelseitige Mißbildung. Nicht wenige Kinder weisen gleichzeitig noch andere angeborene Körperfehler auf. Meistens fehlt die Speiche vollkommen. Partialdefekte betreffen meist das distale Ende und sind gewöhnlich mit einem Fehlen des Naviculare, Multangulum maj., des Metacarpale I und des Daumens verbunden. Mitunter bleiben auch das Lunatum und der 2. Strahl aus. Ebenso häufig wie das Fehlen ist eine Verschmelzung der radialen Carpalia. Das erhaltene obere Radiusende geht nicht selten gelenklos in den Humerus über. Zuweilen besteht eine radio-ulnare Synostose. Begleitende Muskeldefekte erstrecken sich auf den Pectoralis, Deltoideus und Biceps-Brachialis.

Die Ulna, als der in solchen Fällen einzige Verbindungsknochen zwischen Hand- und Oberarm, hypertrophiert. Sie ist kurz, plump und radialwärts gekrümmt. Der Vorderarm zeigt eine dementsprechende Verkürzung.

Die Hand gerät mit fortschreitendem Wachstum immer mehr in eine radio-volare Winkelstellung *(sekundäre Klumphand)* zum Vorderarm. Die Finger sind durch Weichteilschrumpfung gebeugt und in ihrer Funktion behindert.

Die *Behandlung* sollte so früh wie möglich einsetzen, um die Entstehung einer Manus vara zu verhüten. Man gibt eine dorsale Gipsschiene für Hand und Arm oder — bei größeren Kindern — eine Lederhülse. Beide müssen bis zur Achselhöhle hinaufreichen, da sie sonst verrutschen. Hat sich bereits eine Klumphand entwickelt, so muß sie schonend redressiert werden.

Die *Operation* kann vom 3. Lebensjahr an durchgeführt werden. Die Kontraktur erweist sich zu diesem Zeitpunkt bisweilen schon als so hart, daß ein Redressement nicht mehr ausreicht, zumal oft auch die Haut stark verkürzt ist. Falls ihre Z-förmige Verlängerung nicht genügt, muß man eine freie Hauttransplantation vornehmen. Die tiefe Fascie und die Flexoren des Handgelenkes werden durchtrennt. Häufig ist man gezwungen, auch die Gelenkkapsel radial einzuschneiden. Um die Hand in Mittelstellung zu halten, führt man von der Innenseite einen Kirschner-Draht durch die Karpalknochen in die Ulna, falls man die Arthrodese nicht gleich anschließen kann. Eine Arthrodese mit einem an beiden Enden zugeschärften Tibiaspan kommt erst von der Pubertät an in Frage. Nach gelungener Osteosynthese wird die Ulna durch eine Osteotomie geradegerichtet. Dabei müssen zuweilen nochmals einige Sehnen verlängert werden. Die Gipsverbände umfassen den ganzen Arm, lassen die Finger aber frei.

2. *Der Ulnadefekt* kommt erheblich seltener vor als der Defekt des Radius. Die erbliche Anomalie wird häufig von anderweitigen Mißbildungen begleitet. In der Hälfte der Fälle ist der Defekt doppelseitig. Pisiforme, Triquetrum, Hamatum und Capitatum sowie die beiden ulnaren Strahlen fehlen meist, mitunter auch der 3., in wenigen Fällen auch der 2. Strahl. Gewöhnlich liegt eine Totalaplasie der Ulna vor. Bei Partialdefekten fehlt überwiegend das distale Ende. Das Radiusköpfchen ist oft nach vorn luxiert oder mit dem Humerus verschmolzen. Die Trochlea humeri kann fehlen. Auch radio-ulnare Synostosen werden beobachtet. Bei Partialdefekten besteht manchmal eine knöcherne Verbindung zwischen Humerus und Ulnarest. Der Vorderarm ist infolge der ulnaren Verkrümmung des Radius verkürzt. Die Hand weicht im Laufe der Zeit zunehmend nach ulnar und volar ab *(sekundäre manus valga)*.

Die *Behandlung* entspricht der des Radiusdefektes. Die distale Epiphyse der Speiche muß sorgfältig geschont werden, da sie für das Wachstum des Unterarmes unentbehrlich ist. In manchen Fällen wird man (später) ohne eine Arthrodese des Ellbogengelenkes nicht auskommen.

Ein vollständiger *Defekt beider Vorderarmknochen* ist sehr selten. Die Hand artikuliert dann direkt mit dem Humerus. Ebenso selten ist der *Humerusdefekt*. Fehlt auch der Vorderarm, so entspringt die Hand unmittelbar aus der Schulter *(Phokomelie)*, falls nicht eine *Amelie* vorliegt.

5. Die radio-ulnare Synostose

Die radio-ulnare Synostose begleitet meistens einen Radius- oder Ulnadefekt. Sie kommt jedoch auch als selbständige erbliche Mißbildung vor, in der Mehrzahl der Fälle doppelseitig. Gewöhnlich betrifft die Verschmelzung das obere, seltener das untere Ende. Wenn gleichzeitig das Radiusköpfchen luxiert ist, entsteht ein *Cubitus valgus.*

Klinisch erkennt man die Synostose an der aufgehobenen Wendelbewegung. Die Hand ist proniert.

Die *Therapie* ist schwierig, weil (bei der oberen Synostose) der M. supinator sehr häufig fehlt. Am besten ist es, den Radius distal der Synostose zu osteotomieren, Weichteile zu interponieren und den Vorderarm in Supination zu fixieren.

Die *Synostose des Ellbogengelenkes* (in Streck- oder Beugestellung) neigt bei operativer Behandlung in der Kindheit zum Rezidiv. Man beschränkt sich daher zunächst darauf, die störende Streckstellung zu beseitigen. Die Ankylose wird durchmeißelt und der Vorderarm in Gebrauchsstellung überführt (Beugung von 90⁰ bei mittlerer Rotation). Später kann man dann eine Arthroplastik versuchen.

6. Cubitus valgus und varus

Unter Cubitus valgus versteht man eine radiale, unter Cubitus varus eine ulnare Abduktion des Vorderarmes im Ellbogengelenk. Ein mäßiger Cubitus valgus, bis zu 160⁰, ist bei Mädchen physiologisch. Man mißt in Streckstellung und maximaler Supination. Ein stärkerer Valgus

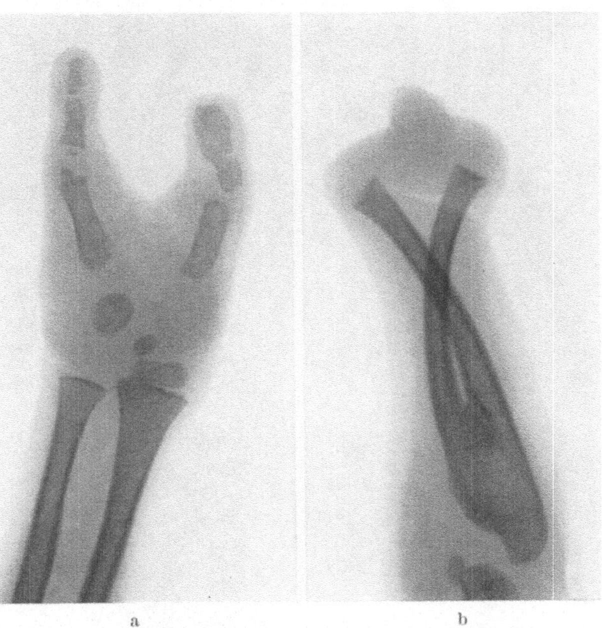

Abb. 65. a *Ektrodaktylie* der linken Hand, 6jährig, ♂. b angeborenes Fehlen der rechten Hand. Proximale radio-ulnare Synostose und angeborene Luxation des Ellbogengelenkes

entsteht bisweilen bei *radioulnaren Synostosen mit Luxation des Radiusköpfchens.* Auch ungenügend reponierte *Frakturen des Condylus radialis* führen nicht selten zum Cubitus valgus. In schweren Fällen kann sich durch Überdehnung des n. ulnaris eine Lähmung entwickeln. *Frakturen des ulnaren Condylus* können einen *Cubitus varus* nach sich ziehen.

Die *Therapie* besteht in einer suprakondylären Humerusosteotomie.

7. Die Madelungsche Handgelenks-Deformität (Gabelhand)

Die 1878 von MADELUNG beschriebene, später auch nach ihm benannte Veränderung ist ein seltenes Erbleiden. Der Erbgang ist (unregelmäßig) dominant, geschlechtsbegrenzt. Mädchen sind 4mal so oft betroffen wie Knaben. Die Deformität ist meist doppelseitig. Sie wurde zwar gelegentlich schon bei Neugeborenen beobachtet, tritt jedoch im allgemeinen erst zwischen dem 13. und 15. Lebensjahr in Erscheinung. Wahrscheinlich bestehen die ersten Veränderungen auch in diesen Fällen schon bei der Geburt, werden aber erst mit fortschreitendem Wachstum klinisch manifest.

Manche Kinder klagen bei Aufnahme einer handwerklichen Berufsarbeit über zeitweilige Schmerzen im Handgelenk sowie über eine Einschränkung der Gelenkbeweglichkeit.

Der auffälligste *Befund* bietet sich bei Betrachtung von der ulnaren Seite her. Der Processus styloideus ulnae springt dorsal kräftig vor. Die Hand erscheint volarwärts subluxiert. Das charakteristische Bild wird als bajonettförmige Verschiebung beschrieben. Von dorsal her gesehen, weicht die Längs-

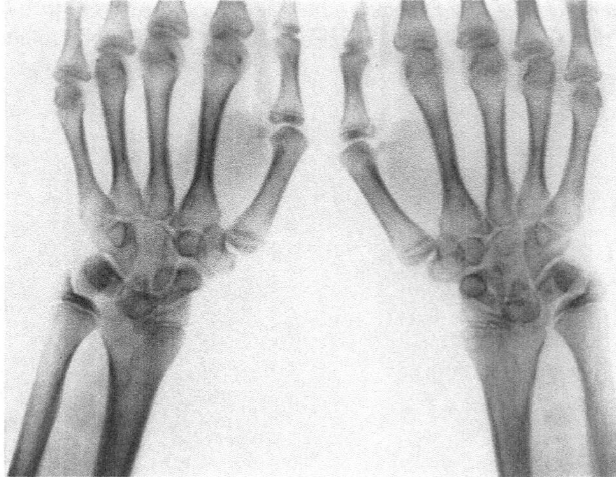

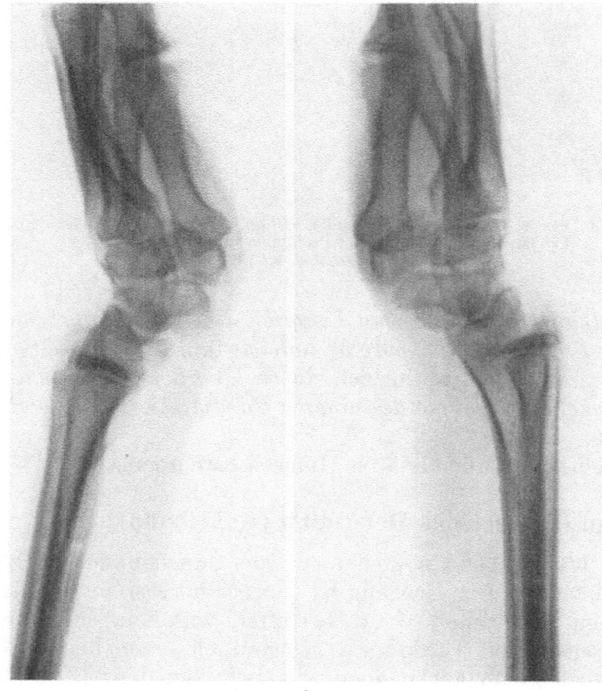

Abb. 66a u. b. Doppelseitige *Madelungsche Deformität.* 12jährig, ♀. a (Im
dorso-volaren Strahlengang.) Speiche radialwärts leicht konvex verbogen
und etwas verkürzt. Steiler Radio-carpal-Winkel. b Derselbe Patient.
Profilbild. Volare Krümmung des distalen Radiusendes,
„Bajonettstellung“

achse der Hand ein wenig ulnarwärts ab. Die Radialabduktion der Hand ist immer erheblich eingeschränkt, zuweilen aufgehoben; auch die Dorsalflexion pflegt etwas gehemmt zu sein.

Das *Röntgenbild* zeigt einen verkrümmten und torquierten Radius, dessen Konvexität nach radial und dorsal gerichtet ist. Seine mit der proximalen Reihe der Handwurzelknochen artikulierende Gelenkfläche fällt infolgedessen steil zum distalen Ende der Elle hin ab und verhindert die Radialabduktion der Hand. Die Ulna verliert auf diese Weise ihre Gelenkbeziehung zum Carpus, den sie dorsal überragt. Der zentralwärts konvexe Bogen der proximalen Handwurzelknochen wird in einen Winkel umgewandelt, dessen Scheitel das Lunatum bildet.

Es handelt sich um eine Wachstumshemmung der ulnaren Hälfte der distalen Radiusepiphyse. Möglicherweise bestehen fließende Übergänge zum Radiusdefekt mit (sekundärer) Klumphand. H. Mau rechnet die *Madelung*sche Deformität zu den enchondralen Dysostosen.

Neben den ausgesprochenen Krankheitsbildern gibt es auch *Abortivformen.* Sie äußern sich z. T. lediglich in einer geringen Verkürzung des distalen Radiusendes gegenüber der Ulna (Minusvariante). Sie kann klinisch als angedeutete Subluxation der Hand in Erscheinung treten. In ausgeprägteren Fällen besteht (gleichzeitig oder allein) eine Vergrößerung des Radiocarpalwinkels. Das distale Radiusende ist, wie die Profilaufnahme ausweist, häufig etwas volarwärts verbogen, was klinisch zu einer leichten Bajonettstellung führen kann, besonders in Verbindung mit einer (dorsalen) Subluxation des peripheren Ulnaendes. Die volare Kante der carpalen Radiusgelenkfläche zeigt dabei oft eine konsolenartige Verbreiterung. Die Veränderungen sind gewöhnlich auf beiden Seiten, allerdings nur selten in gleichem Ausprägungsgrad, vorhanden. Der Bandapparat des Handgelenkes kann dabei auffällig locker sein, ein Symptom, das von HOHMANN als *„federnde Elle"* beschrieben wurde.

Klinische Zeichen fehlen in einem Teil der Fälle ganz, in anderen wird über ein Schwächegefühl der Hand oder über Schmerzen an der Streckseite des Unterarmes geklagt.

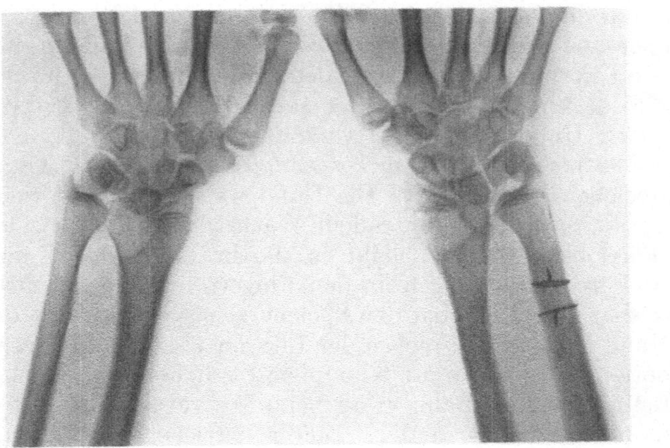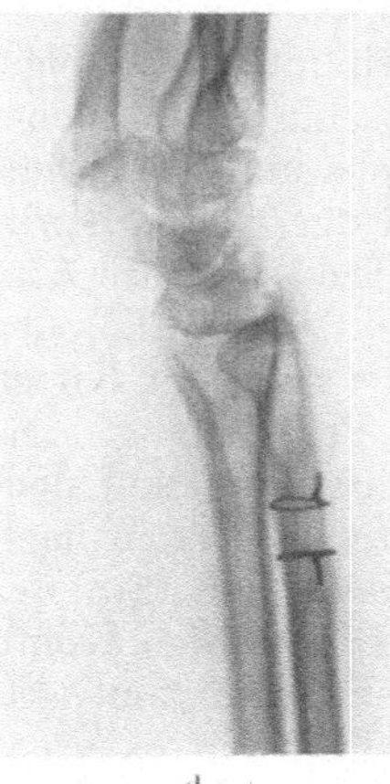

Abb. 66 c u. d. Derselbe Patient nach der rechtsseitigen Operation. (Stellungskorrektur des Radius und Verkürzung der Elle durch treppenförmige Osteotomie)

Madelung-ähnliche Bilder können durch eine Osteochondritis luica der distalen Radiusepiphyse verursacht werden (ERLACHER).

Die *Therapie* der *Madelung*schen Deformität besteht in einer keilförmigen Osteotomie (Basis des Keiles radialwärts) aus der Speiche oberhalb der Wachstumsfuge (in Scheitelnähe des Bogens), verbunden mit einer Z-förmigen Verkürzungsosteotomie der Elle.

Die *angeborene Schlaffheit des Handgelenkes* kommt auch als selbständiges Krankheitsbild vor, bzw. als Teilerscheinung einer allgemeinen Bindegewebsschwäche. Das Röntgenbild ist unauffällig. Die Beschwerden sind die gleichen wie bei der „federnden Elle". Die klinische Untersuchung zeigt eine mehr oder minder starke Lockerung des Kapsel-Bandapparates, und zwar immer beiderseits, auch wenn die Beschwerden nur einseitig sind. Die Schmerzen verschwinden in Ruhe. Es handelt sich vorwiegend um junge Mädchen in der Pubertät.

Die *Behandlung* besteht wie bei der „federnden Elle" in der Verordnung einer Lederspange für das Handgelenk. Gelegentlich verschwinden die Schmerzen erst, wenn man für einige Zeit eine geschnürte Unterarmhülse aus dünnem Blankleder, die durch drei flache Stahlschienen verstärkt wird, tragen läßt. Eine operative Raffung des Bandapparates ist nur ausnahmsweise notwendig. Sie wird mit einer Verstärkung des für die Festigkeit des Handgelenkes besonders wichtigen ulnaren Kollateralbandes durch kräftige Nylonfäden verbunden.

12*

8. Die angeborene Klumphand (Manus vara)

Die angeborene Klumphand ist in erster Linie eine Flexionskontraktur der
Hand, in Ausnahmefällen eine Extensionskontraktur. Hinzu kommt eine radiale
oder ulnare Abduktionskontraktur. Strenggenommen dürfte man nur die
radiale Abweichung hierher rechnen; gewohnheitsmäßig bezeichnet man aber
auch die ulnare Form *(manus valga)* als Klumphand. Auch die Fingergrund-
gelenke weisen oft eine Beugekontraktur auf, während Mittel- und Endgelenke
zu Streckkontrakturen neigen. Die Hand bleibt meist etwas im Wachstum
zurück. Begleitkontrakturen der Ellbogen- und Schultergelenke sind häufig.

Man unterscheidet eine *primäre* und eine *sekundäre* Klumphand. Die primäre
ist ein Erbleiden mit unregelmäßig dominantem Erbgang. Pathologisch-anatomisch handelt es sich um eine mangelhafte Differenzierung und Verkürzung
bestimmter Muskelgruppen sowie der zugehörigen Bänder, Fascien und Gelenkkapseln. Die Knochen sind normal. Bei der radialen Form sind vor allem der
Biceps und die radialen Vorderarmmuskeln, bei der ulnaren der Triceps und die
von der Elle entspringenden Unterarmmuskeln verändert.

Die *sekundäre Klumphand* beruht auf einem *kongenitalen* Radius- bzw. Ulnadefekt, d. h. Elle oder Speiche sind verkürzt. Die Hand weicht nach der Seite
des verkürzten Knochens ab. Mit fortschreitendem Wachstum vergröbert sich
die Fehlstellung. Die Flexionskontraktur bleibt in diesen Fällen meist aus.
Nicht selten sind noch weitere Mißbildungen an den Fingern oder den benachbarten Gelenken nachweisbar. Bei Defekten der Speiche zeigt vorzugsweise der
radiale Randstrahl der Hand Mängel, bei solchen der Elle der ulnare Randstrahl.

Die häufige Kombination der (primären) Klumphand mit anderen angeborenen Gelenkkontrakturen ist um so auffälliger, als beim Pes varus cong. anderweitige Kontrakturen kaum beobachtet werden. Eine genetische Identität von
Klumphand und Klumpfuß ist nicht zuletzt aus diesem Grunde unwahrscheinlich. Villeicht ist die Klumphand nur eine manifestatio minima der Arthro-
gryposis cong.

Die Mißbildung schränkt häufig die Gebrauchsfähigkeit der Hand erheblich ein.

Die *Therapie* ist weniger dankbar als beim angeborenen Klumpfuß. Die
Fehlstellung wird manuell, im Etappen- oder Quengelgips beseitigt und die
Hand in leichter Überkorrektur durch ein Gipsschienchen fixiert. Wenn die
Kinder älter geworden sind, gibt man eine Führungsschiene und für die Nacht
eine Schale aus Gips oder Panplast. *Knochenoperationen* (Resektion aus der
Handwurzel oder bei Defekten der Vorderarmknochen Spaltung des erhaltenen
Knochens und Implantation der Hand in den Spalt) kommen nur bei älteren
Kindern in Betracht. Verlängerungen des in der Entwicklung zurückgebliebenen
Knochens durch einen Schienbeinspan sind erst gegen Ende der Wachstums-
periode indiziert.

9. Spalthand und Spaltfuß (Ektrodaktylie)

Die Mißbildung ist dominant erblich bei hoher Penetranz, aber stark variabler
inter- und intrafamiliärer Expressivität. Gewöhnlich sind beide Hände, nicht
selten sogar alle 4 Extremitäten betroffen. Es handelt sich um keilförmige Defekte, wobei die Randstrahlen erhalten bleiben. Die Ähnlichkeit der Hand mit
einer Krebsschere hat zu der Bezeichnung Ektrodaktylie geführt. Die Fehlbildung
ist außerordentlich vielgestaltig. Verlagerungen einzelner Knochen sind häufig.
Meist sind es einzelne Grundphalangen, die den Raum zwischen den auseinanderweichenden „Scheren" quer überbrücken. Sie können mit den Nachbarknochen
gelenkig verbunden sein oder mit ihnen verschmelzen.

Die *Behandlung* besteht darin, die funktionell unbrauchbaren zentralen Metacarpalia und
„Triangelbildungen"
(JOACHIMSTHAL) zu entfernen und die „Scheren" zu vereinigen. Ist
kein brauchbarer Daumen vorhanden, wird
man versuchen, durch
Osteotomie des Mittelhandknochens den radialen Randstrahl in Opposition zu stellen. Aktive
Beweglichkeit erhält
man, falls keine entsprechenden Muskeln zur
Verfügung stehen, durch
eine T-förmige Sehnenplastik nach BUNNELL.

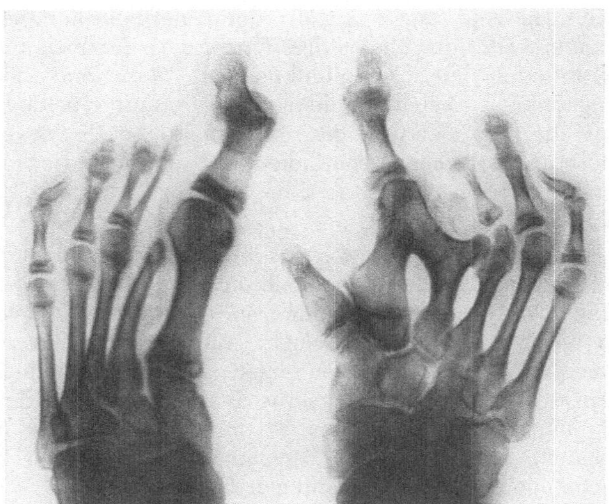

Abb. 67. *Ektrodaktylie* des rechten Fußes mit Triangelbildung, 20jährig, ♂. Überzähliger Mittelfußknochen (Plusvariante). Links: Hypoplasie
des 2. Strahles (Minusvariante)

Man bedient sich dazu einer freien Sehnentransplantation. Die Palmaris long.-
Sehne etwa wird abgetrennt und hinter den Beugersehnen quer durch die Hohlhand gespannt. Man vernäht das Transplantat einerseits mit der Basis der
„Daumen"-Grundphalanx, andererseits mit dem Hals des 5. Mittelhandknochens.
Ein Sehnenzügel des Flexor digit. long.,
der um die Mitte des Transplantates
geschlungen und vernäht wird, setzt die
quere Sehnenverbindung zwischen den
beiden Randstrahlen in Spannung und
ermöglicht eine aktive Opposition.

10. Die Poly- und Oligodaktylie

Die Polydaktylie ist eine der häufigsten angeborenen Fehlbildungen von Hand
und Fuß. Der Erbgang ist dominant.
Penetranz und Expressivität sind interund intrafamiliär stark variabel. Einzelne
Familien zeigen eine deutliche Geschlechtsbegrenzung mit Bevorzugung der männlichen Mitglieder. Die Oligodaktylie, die
sich gelegentlich mit der Polydaktylie
(bei demselben Individuum oder in derselben Familie) kombiniert, vererbt sich
dagegen recessiv. Sie ist dementsprechend
wesentlich seltener und tritt meist solitär auf.

Die Polydaktylie ist oft von anderen
Anomalien (*Syn- und Brachydaktylien,
Hyper- und Brachyphalangien* u. a.) begleitet. Meist sind die Randstrahlen verdoppelt, vor allem der ulnare. Verdop

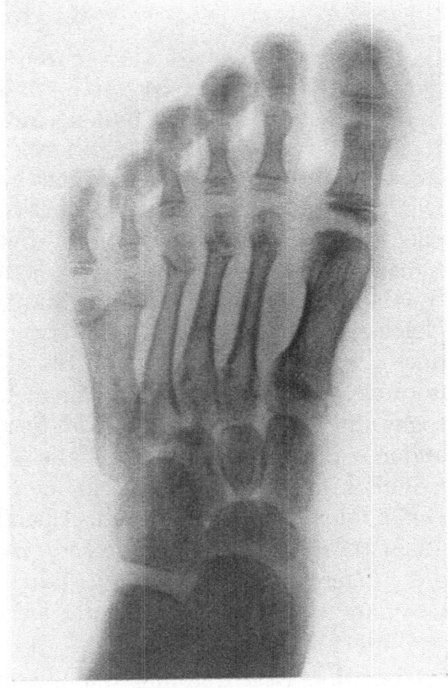

Abb. 68. *Polydaktylie*, 4¹/₂ Jahre altes ♀. Verbreiterung des 5. Mittelfußknochens, Verdoppelung
des Epiphysenkernes und Verdoppelung der
5. Zehe. (Auch der Kleinfinger ist beiderseits
verdoppelt)

pelungen von Zeige-, Mittel- oder Ringfinger kommen relativ selten vor. Nicht immer besitzt der überzählige Finger oder die überzählige Zehe einen zugehörigen Mittelhand- oder Mittelfußknochen. Manchmal besteht lediglich ein kleines fingerartiges Weichteilanhängsel. Die Verdoppelung eines Strahles kann sich auf die Verdickung eines oder mehrerer Phalangeal- und Metacarpal-, bzw. Metatarsalknochen beschränken. Als manifestatio minima sieht man manchmal einen 3gliedrigen Daumen oder eine Spaltung des Endgliedes von Daumen oder Großzehe.

Spiegelbildliche Handverdoppelungen haben mit der Polydaktylie nichts zu tun. Es sind echte Doppelbildungen. Fast immer sind die radialen Seiten der Hände miteinander verschmolzen, so daß die Daumen fehlen. Der Zeigefinger ist meist nur einfach angelegt. Auch Verdoppelungen der Handwurzelknochen kommen vor. Die Speichen fehlen; an ihrer Stelle finden sich gewöhnlich 2 Ellen. Ein auffallend dicker Humerus deutet auf die Verdoppelung auch dieses Glied-abschnittes hin. Zuweilen ist nur eine doppelte Humeruskopfepiphyse vor-handen. Unterbleibt die Verschmelzung, so entsteht eine Extremität mit zwei mehr oder minder vollständigen Händen.

Die *Behandlung* richtet sich nach dem klinischen und röntgenologischen Bild. Finger, die erhalten werden sollen, müssen Muskeln und Sehnen haben. Unter Umständen kann es nützlich sein, die Sehne eines amputierten Fingers zum Ersatz eines sehnenlosen Fingers zu benutzen. Ergibt sich die Notwendigkeit, zentrale Finger zu entfernen, so nimmt man auch die entsprechenden Mittelhand-knochen mit fort, um der Hand ein annähernd normales Aussehen zu geben. Ein gespaltener Daumen läßt sich durch Herausnahme eines schmalen, zentralen Keiles korrigieren.

11. Die Syndaktylie

Die Syndaktylie ist die verbreitetste Fingermißbildung. Sie folgt dem domi-nanten Erbgang und ist im männlichen Geschlecht doppelt so häufig wie im weiblichen. In leichten Fällen sind nur 2 Finger miteinander verbunden, vor-zugsweise Mittel- und Ringfinger, selten Daumen- und Zeigefinger. Mitunter stecken sämtliche Finger in einem einheitlichen, ungegliederten Weichteilmantel. Die Mißbildung ist in der Mehrzahl der Fälle bilateral-symmetrisch. Oft sind alle 4 Extremitäten betroffen. Begleitanomalien sind häufig, meist an der-selben Hand, aber auch an entfernteren Orten. Der geringste Grad von Syndaktylie besteht in einer Hautbrücke zwischen den Grundphalangen, die gleichsam nur eine Verlängerung der Interdigitalfalte darstellt. Oft reicht sie je-doch bis zu den Fingerspitzen. Sie ist zuweilen äußerst schmal, so daß die Knochen unmittelbar nebeneinander liegen. Schließlich können auch die Phalangen, evtl. sogar die Metacarpalia (bzw. Metatarsalia) und Carpalia (bzw. Tarsalia) mitein-ander verschmelzen. Solche Fälle geben sich klinisch oft nur durch einen unge-wöhnlich breiten Nagel zu erkennen. Meistens sind auch die Sehnen, Nerven und Gefäße der Finger einheitlich. Ausnahmsweise beschränkt sich die Verschmelzung allein auf die Fingerspitzen *(Acrosyndaktylie)*. Falls bei vollständiger Syndaktylie die Finger gleich lang sind, kann die Beweglichkeit nahezu normal sein. Die Gelenke liegen jedoch oftmals auf verschiedener Höhe, so daß die Beugung behindert ist.

Bei der Beschreibung der *Therapie* können wir uns auf wenige Angaben beschränken, da sie im chirurgischen Teil dieses Lehrbuches ausführlich behandelt wird. Die beste Methode ist die von PANTALOON angegebene. Sie vermeidet gradlinige Durchtrennungen, die späterhin zu Verkrümmungen der Finger nach der Seite der Narbe führen, und ersetzt sie durch eine wellenförmige Schnittführung, wobei die dorsalen und volaren Bogen sich jeweils ergänzen. Volar wird als Commissur wie üblich ein keilförmiges *Zeller*-Läppchen gebildet; dorsal umschneidet man einen größeren, proximal gestielten Lappen, der bis in Höhe des Mittelgelenkes reicht. Die nach dem Einschlagen der Läppchen und der Vernähung der Hautränder verbleibenden Lücken werden mit kleinen Transplantaten aus der Bauchhaut (in voller Dicke) ausgefüllt. Wenn nur 2 Finger miteinander verwachsen sind, kann man die entstehenden Defekte auch durch eine Lappenverschiebung aus dem Dorsum der Hand decken. Wesentlich für das Ergebnis ist eine gute Handschiene, die die Finger einige Monate, bis die Gefahr

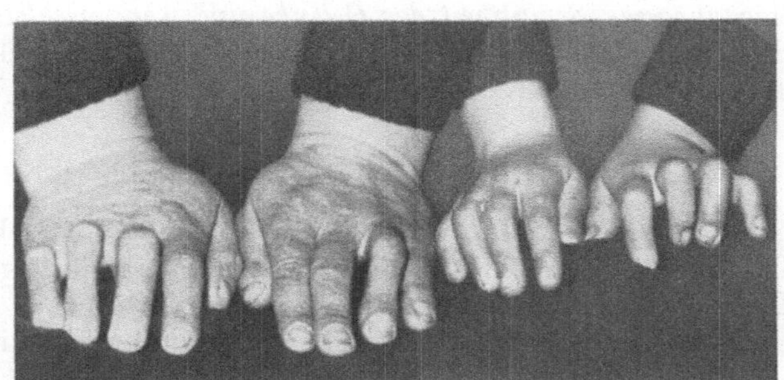

Abb. 69. *Syndaktylie bei* Mutter und 6jähriger Tochter (Mutter: 2. und 3. Finger links, Tochter: 3. und 4. Finger beiderseits)

der Schrumpfung vorüber ist, gespreizt erhält. Die Hauttransplantate werden mit Vaselinstreifen bedeckt und durch Schwammgummi unter leichten Druck gesetzt. Arm und Schiene werden bis zur Achselfalte bei rechtwinklig gebeugten Ellbogen eingegipst.

Bei guter Fingerfunktion sollte man mit der Operation warten, bis die Kinder etwa 5 Jahre alt sind, bei schlechter muß man früher operieren, weil sonst eine Wachstumsverkürzung des Armes eintritt.

12. Die Brachyphalangie

Die Brachyphalangie kommt besonders häufig am Fuß vor. Die Reduktion betrifft hauptsächlich das mittlere Glied der 2.—5. Zehe *(Brachymesophalangie)*. Die Tendenz zur Unterdrückung der Mittelphalanx nimmt von medial nach lateral zu. Die Brachyphalangie findet sich bei 80% aller Japaner, bei uns in etwa 30%. An der Hand kommt die Anomalie nur in bestimmten Familien vor. Der 2. und 5. Strahl sind auffällig bevorzugt. Die leichteste Form der Phalangenreduktion besteht in einer Verkürzung des Mittelgliedes der 5. Zehe, seltener des 5. Fingers mit Abschrägung der distalen Gelenkfläche nach medial. Die Endphalanx wird dadurch nach dem 4. Strahl hin adduziert. Das Bild wird als *Klinodaktylie* bezeichnet.

Die Brachymesophalangie ist zuweilen mit einer Verkürzung des Metacarpale I vergesellschaftet, mitunter auch mit einer Hyperphalangie des Zeige- und Mittelfingers. Die Verdoppelung der Grundphalanx entspricht aber nur einer Zweiteilung. Die starke Verkürzung des Mittelgliedes zeigt, daß die Hyperphalangie eine scheinbare ist. In Wirklichkeit handelt es sich auch hier um Reduktionsformen.

Brachymesophalangie, „Hyperphalangie" und Verkürzung des Metacarpale I bilden die *Symptomtrias der Brachydaktylie*. Die Anomalie folgt dem dominanten Erbgang. Die Penetranz ist vollständig, die Expressivität variabel. Die von FARABEL 1905 veröffentlichte Sippschaftstafel war der erste Beweis für das Vorkommen des dominanten Vererbungsmodus beim Menschen.

13. Die Spinnenfingrigkeit (Arachnodaktylie, Marfan-Syndrom)

Das Krankheitsbild wurde 1896 von MARFAN erstmals beschrieben. Kennzeichnend für diese nicht ganz seltene Anomalie sind dünne, überlange Finger und Zehen, die in leichter Beugestellung stehen. Fast immer handelt es sich um asthenische Kinder mit langen, überschlanken Gliedmaßen. Die Arachnodaktylie ist Teilerscheinung des sog. Marfan-Syndroms, das sich außerdem durch eine *abnorme Schlaffheit der Gelenke* und *Linsenschlottern* auszeichnet. Häufige Begleitanomalien sind: geschlechtliche Unterentwicklung, kongenitale Herzfehler, Skoliosen, Kyphosen und Trichterbrust.

14. Die Kamptodaktylie

Unter Kamptodaktylie versteht man eine angeborene Beugestellung des 4. und 5. Fingers im Mittelgelenk. Die Veränderung wird manchmal mit der *Dupuytren*schen Kontraktur verwechselt, mit der sie jedoch nichts zu tun hat. Die Anomalie ist bei Neugeborenen nur angedeutet. Mit dem Pubertätswachstum erreicht sie manchmal (ästhetisch) störende Grade. Die Verkürzung betrifft alle Gewebe. Bei einer *operativen Behandlung* müssen sowohl die Haut als auch die Beugesehnen Z-förmig verlängert werden. Die Gelenk-Kapsel wird von ihrem proximalen Ansatz gelöst. Bei stärkerer Beugestellung eines Fingers kann eine freie Hauttransplantation notwendig sein.

15. „Schnürfurchen" und kongenitale Amputationen

Schnürfurchen durch Amnionstränge oder durch die Nabelschnur sind ausgesprochen selten: Meistens handelt es sich um mehr oder weniger tiefe *ringförmige Defekte*. Sie kommen in der Ein- und Mehrzahl vor. Ihre Lokalisation folgt keiner Regel. Man findet sie sowohl an den Fingern und Zehen als auch am Ober- und Unterarm, Ober- und Unterschenkel. Tiefe Ringfurchen erzeugen ein Ödem des distalen Gliedabschnittes, das unter Umständen schon in utero nektrotisch wird. Wiederholt sind bei der Geburt frisch granulierende Amputationswunden gefunden worden. In Einzelfällen wurde Erblichkeit festgestellt.

Therapie. Die Excision der Ringfurche erzeugt eine Narbe, die nach ihrer Schrumpfung die Zirkulation noch mehr beengt als vorher. BUNNELL empfiehlt statt dessen alternierende Schrägincisionen der beiden Hautränder bis auf die tiefe Fascie. Nach Mobilisation der Gewebe zwischen oberflächlicher und tiefer Fascie werden die Schnittlinien zu einer nicht schnürenden Zick-zack-Naht zusammengefaßt.

XVI. Bein

1. Seltenere Mißbildungen

a) Der Femurdefekt

Die *Ätiologie* ist unbekannt. Erblichkeit wurde bisher anscheinend noch nie beobachtet. Bei einigen Fällen litten Geschwister an einer Coxa vara cong. oder an einer Hüftluxation. FEUTELAIS fand auf der kontralateralen Seite eine angeborene Coxa vara. Möglicherweise werden beide Merkmale durch dieselbe Mutation erzeugt, das eine Mal in heterocygoter Form (Coxa vara), das andere Mal in homocygoter (Femurdefekt).

Die Mißbildung ist im männlichen und weiblichen Geschlecht gleich häufig. Auch die Verteilung auf die rechte und linke Körperhälfte erfolgt annähernd paritätisch. Doppelseitigkeit wurde nur in $^1/_6$ der Fälle festgestellt. $^2/_3$ der Kinder haben noch anderweitige angeborene Körperfehler. Fibuladefekte und Entwicklungsstörungen der Patella stehen dabei an erster Stelle.

Eine vollständige Aplasie des Femurs ist äußerst selten. Der Defekt betrifft bald die Diaphyse, bald die coxale Metaepiphyse, mitunter auch beide Femurenden. Am häufigsten ist jener Typus, bei dem das Mittelstück fehlt. Oberes und unteres Femurende sind durch einen bindegewebigen Strang verbunden. Eine endgültige Zuordnung ist bei der Geburt oft noch nicht möglich, weil scheinbar mangelnde, aber knorpelig angelegte Knochenabschnitte nachträglich noch ossifizieren können.

Die *Behandlung* beschränkt sich in schwereren Fällen auf einen Ausgleich der Verkürzung durch einen Apparat. In leichteren Fällen mag der (meist schon vorhandene) Spitzfuß als Verkürzungsausgleich genügen, so daß man mit orthopädischen Schuhen auskommt.

b) Der Tibiadefekt

Im Gegensatz zum Femurdefekt ist die seltenere Aplasie der Tibia meistens total. Einseitigkeit überwiegt. Bei par-

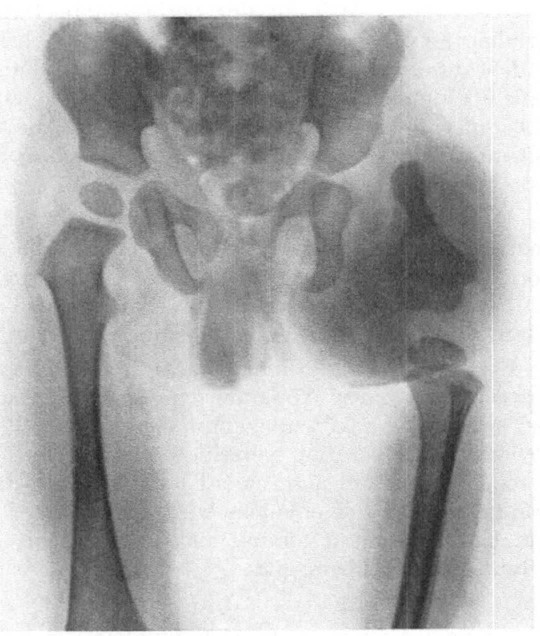

Abb. 70. Linksseitiger *Femurdefekt*, 1jährig, ♂.

tiellen Defekten sind in der Regel die fußnahen Abschnitte nicht angelegt. Teildefekte der oberen Tibiahälfte gehen vielfach mit einer Hypoplasie der Femur-Kondylen einher. Die Kreuzbänder fehlen dabei gewöhnlich, manchmal auch die Kniescheibe. Begleitende Strahlendefekte sind weniger regelmäßig als beim Fibuladefekt. Sie erstrecken sich auf Talus, Naviculare, sämtliche Cuneiformia sowie die Metatarsalia I—III und die zugehörigen Zehen. Eine der häufigsten Kombinationsanomalien ist die *Polydaktylie*. Überschuß- und rückläufige Bildungen kommen ja auch sonst nicht so selten nebeneinander vor. Im ganzen finden sich in etwa der Hälfte der Fälle noch anderweitige Entwicklungsstörungen. Erblichkeit wurde nur vereinzelt beobachtet. RABAUD und HOVELAQUE züchteten einen Mäusestamm, in dem sich der Tibiadefekt recessiv vererbte.

Das *klinische* Bild ist charakteristisch. Der verkürzte Unterschenkel ist gebeugt, der Fuß wegen des fehlenden inneren Knöchels stark supiniert. Der Malleolus ext. springt kräftig nach außen vor. Eine stärkere Verkürzung hat einen Spitzfuß zur Folge. Bei Totaldefekten luxiert die Fibula nach hinten-außen und oben.

Das *Röntgenbild* zeigt, außer bei Totalaplasien, ein hypertrophiertes Wadenbein.

Beim totalen Tibiadefekt ist ein Verkürzungsausgleich durch einen Apparat die einzig mögliche *Therapie*; beim partiellen (distalen) muß man, solange die Kinder klein sind, durch Gipsverbände — später durch einen Apparat — die drohende Deformierung des Fußes verhüten. Wenn die Kinder etwa 12 Jahre alt sind, kann man durch Anlagerung eines Knochenspanes an Fibula und Rückfuß in Verbindung mit einer Arthrodese der Sprunggelenke operativ Halt schaffen.

c) Der Fibuladefekt

Die Fibulaaplasie ist der verbreitetste Defekt der langen Röhrenknochen. In über der Hälfte der Fälle fehlt das Wadenbein ganz. Einseitiges Vorkommen ist fast doppelt so häufig wie beiderseitiges. Familiäres Auftreten wurde in nicht ganz 6% der Beobachtungen festgestellt. Begleitende Strahlendefekte erstrecken sich auf Cuboid, Cuneiforme III sowie auf die Metatarsalia und Zehen III—V. Mitunter findet sich eine *Coalitio talo-calcanea* oder eine *Volkmannsche Sprunggelenksdeformität* (angeborene Talusluxation).

Das *klinische* Bild zeigt bei Totaldefekt einen verkürzten, in X-Stellung gedrängten Unterschenkel. Die kurze, plumpe Tibia ist säbelscheidenartig nach vorn verkrümmt. Beim Partialdefekt, der gewöhnlich das distale Ende betrifft, bleibt die Verkrümmung und X-Beinstellung aus. In beiden Fällen entsteht durch das Fehlen des äußeren Knöchels ein *schwerer Knickfuß*.

Solange die Kinder klein sind, begnügt man sich damit, durch Gipsverbände, später durch einen Apparat, den drohenden schweren Knickfuß zu verhüten. Bei stärkerer Verkürzung kann man den Fuß von vornherein in Equinus einstellen. Die Operation verschiebt man bis nach dem 12. Lebensjahr. Zur gegebenen Zeit führt man eine Totalarthrodese der Sprunggelenke aus. Die Verkrümmung des Schienbeines wird durch eine Stellungsosteotomie beseitigt, die man der Arthrodese vorausschickt, damit man das Ausmaß der bleibenden Verkürzung besser übersieht.

d) Fehlbildungen am Kniegelenk

Es handelt sich durchweg um seltene Entwicklungsstörungen wie *Streck- und Beugekontrakturen*, die *Aplasie der Patella* und die *angeborene Verrenkung der Kniescheibe*.

Die Extensionskontraktur muß möglichst schon in den ersten Lebenstagen behandelt werden. Manchmal gelingt es, durch manuelle Beugung das muskuläre oder ligamentäre Hindernis zu überwinden und das Kniegelenk wenigstens teilbeweglich zu machen. Gelingt dies nicht, legt man einen Beckenbeingips an und stellt das Gelenk in Etappen um.

Die *Flexionskontraktur* wird in entsprechender Weise behandelt.

Die angeborenen Kontrakturen des Kniegelenkes sind in einem Teil der Fälle mit einer *Patellaaplasie* verbunden. Oft aber erfolgt die Ossifikation nur verspätet. Der isolierte angeborene Defekt ist meist doppelseitig und total. Das Merkmal ist dominant erblich. Der Patellarmangel wird häufig als Begleiterscheinung eines Femur- oder Tibiadefektes gefunden.

Die *angeborene Kniescheibenverrenkung* ist eine Frühform der habituellen (s. S. 210). Häufige begleitende Anomalien sind: Hüftluxationen, allgemeine Schlaffheit des Bandapparates, Verrenkung des Radiusköpfchens, habituelle Schulterluxation, Subluxation der Clavicula, Gelenkkontrakturen, Cubitus valgus sowie Klump- und Plattfuß. BAUER und GÖTTIG berichteten über 18 Familien, in denen die angeborene Luxation der Patella gehäuft vorkam. Die Anomalie ist meistens doppelseitig. Die Manifestation scheint im weiblichen Geschlecht wegen der physiologischen X-Beinstellung erleichtert zu sein.

e) Die Aclasis tarso-epiphysalis

MOUCHET und BELOT beschrieben das seltene Leiden 1926 als *„Talomegalie"*. Der im angloamerikanischen Schrifttum gebräuchliche Name „Aclasis" stammt von TREVOR.

Es handelt sich um eine angeborene Entwicklungsstörung der knorpeligen Epiphysen. Fast immer ist nur ein Bein betroffen. Der exzentrischen Größenzunahme der Knorpelepiphysen folgt eine asymmetrische Verbreiterung der Knochenkerne. Sind mehrere Wachstumszentren beteiligt, so beschränken sich die Veränderungen durchweg streng auf die mediale oder laterale Seite. Bevorzugte Lokalisationen sind: das distale Femurende, die kraniale und caudale Tibiaepiphyse und der Talus. Das Leiden, das von H. MAU zu den enchondralen Dysostosen gerechnet wird, findet sich so gut wie ausschließlich bei Knaben.

Die Ursache ist vielleicht eine Hyperämie durch eine örtlich begrenzte arterielle Gefäßvermehrung.

Die Veränderungen beginnen im *Röntgenbild* mit amorphen Kalkeinlagerungen in dem exzentrisch vergrößerten Teil der Knorpel-Epiphyse. Die Ossifikation ist unregelmäßig. Der epiphysäre Knochen ragt oft etwas nach vorn oder hinten vor. Die Knochenkerne erscheinen manchmal vorzeitig, ohne daß sie deshalb an der Entwicklungsstörung beteiligt zu sein brauchen.

Histologisch findet sich ein hypertrophiertes Knorpelgewebe ohne neoplasmatische Tendenzen, mit Verkalkungs- und Verknöcherungsherden.

Differentialdiagnostisch sind zu erwägen: die Chondrodystrophie, die Olliersche Wachstumsstörung, Kretinismus und aseptische Epiphyseonekrosen.

Therapeutisch kommt die Excision des überschüssigen Knorpels sowie am Kniegelenk die temporäre Epiphysiodese nach BLOUNT in Betracht, um das gelegentlich vermehrte Extremitätenwachstum zu bremsen.

2. Die Coxa vara congenita

Sie ist ein seltenes Leiden. Nicht ganz die Hälfte der Veränderungen ist angeboren; die Mehrzahl der Schenkelhalsverbiegungen entsteht zwischen dem 3. und 4. Lebensjahr, selten später. Man spricht daher besser von einer Coxa vara infantum. Das weibliche Geschlecht ist bei der *kindlichen Form* ungefähr 3mal so häufig betroffen wie das männliche. Bei der *angeborenen Form* halten sich die beiden Geschlechter in etwa die Waage. Die rechte Seite ist bevorzugt. Doppelseitigkeit scheint beim infantilen Typus häufiger zu sein als beim kongenitalen; im ganzen sind in etwa einem Viertel der Fälle beide Hüften krank. Die angeborene Form ist oft mit anderen kongenitalen Anomalien vergesellschaftet. Pfannendysplasien und (gleichseitige) Femurdefekte spielen dabei die Hauptrolle.

Die Entdeckung einer Coxa vara cong. erfolgt im Säuglingsalter nicht selten über ihre Begleitmißbildungen. Bei der infantilen Form denkt man zunächst an eine Luxation, denn die Kinder hinken oder watscheln (bei Doppelseitigkeit). Allerdings fehlt bei ihnen das durch die Beckenkippung nach vorn verursachte starke Hohlkreuz der Kinder mit Luxatio coxae duplex. Schmerzen beim Gehen sind nicht eben häufig.

Klinisch findet man neben dem hinkenden Gang einen Trochanterhochstand, Einschränkungen der Abduktion und Rotation, eine geringe Beinverkürzung sowie, infolge der relativen Insuffizienz der pelvitrochanteren Muskeln, ein

positives *Trendelenburg*sches Phänomen. Der Schenkelkopf ist in der Pfanne
unter der pulsierenden A. femoralis tastbar.

Die *Röntgenuntersuchung* (Beckenübersichtsaufnahme) ergibt eine schwere
Coxa vara mit einem Schenkelhalswinkel von 90⁰ und weniger. Die coxale Epiphysenfuge verläuft vertikal statt horizontal, parallel zum Femurschaft. Die
proximale Metaphyse ist unregelmäßig gestaltet, zuweilen fragmentiert. Ein
in die Wachstumsfuge eingeschaltetes Knochenstück (mit unterer Basis) verleiht ihr in der Röntgenprojektion die Form eines auf dem Kopf stehenden Y.
Der knöcherne Schenkelhals ist kurz, oft retrotorquiert, der Schenkelkopf etwas

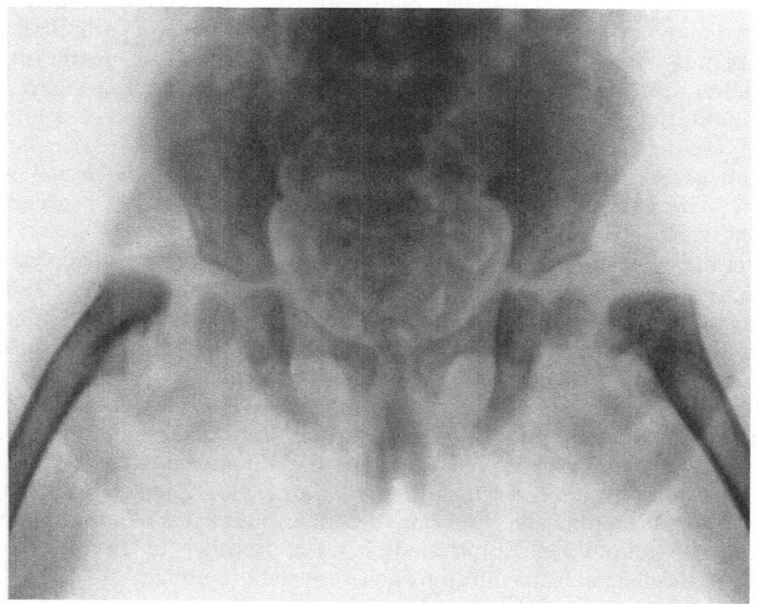

Abb. 71. *Angeborene Coxa vara,* 9 Monate altes ♀. Schenkelhalswinkel stark verkleinert. Verbreiterung der
Epiphysenfuge. Unregelmäßige, aufgelockerte Struktur des linken Schenkelhalses. Kleines dreieckiges
Knochenstück nahe der medialen Begrenzung der rechten Femurmetaphyse

hypoplastisch, mitunter leicht entrundet. Das Pfannendach flacht sich im Laufe
der Jahre allmählich ab.

Die Einschränkung der Beweglichkeit ergibt sich aus dem Hochstand des
großen Rollhügels und der Retrotorsion des Schenkelhalses.

Die Ursache dürfte, auch wenn es sich vorwiegend um Solitärfälle handelt,
in einer *erblichen Ossifikationshemmung des Schenkelhalses* zu suchen sein. (In
einer eigenen Beobachtung war, außer dem Probanden, eine Nichte betroffen.)
Es ist anzunehmen, daß dabei Störungen der Vascularisation von entscheidender
Bedeutung sind. Die ungenügende Festigkeit führt unter der Belastung — in
schweren Fällen allein durch den Muskeltonus — zur Varisierung und weiterhin,
unter dem Einfluß der an der Hüfte besonders starken Scherkräfte zur Pseudarthrose analog der Entstehung von Falschgelenken nach Schenkelhalsfrakturen.

In unbehandelten Fällen verknöchert die Pseudarthrose gleichzeitig mit der
Epiphysenfuge. Seltener kommt es zu einer Zusammenhangstrennung, wobei
der Kopf in der Pfanne bleibt und der Schenkelhals nach oben und hinten auf
die Darmbeinschaufel luxiert. Im ersteren Falle resultiert eine schwere Coxa
vara in „Hirtenstabform", die noch in späteren Jahren eine Diagnose auf den
ersten Blick erlaubt. Abortivfälle heilen gelegentlich ohne Behandlung.

Die *Therapie* besteht im Säuglingsalter in Extension bei Abduktions- und Innenrotationsstellung des Beines. Da die Extension im Bett über lange Zeit kaum möglich ist, ersetzen wir den Zug nach einigen Wochen durch einen Gipsverband. Eine Heilung ist auf diese Weise jedoch nur bei leichten Veränderungen zu erwarten. Im allgemeinen muß man operieren. Die Insuffizienz des Knochens bedeutet eine erhebliche Rezidivgefahr. Bei der kongenitalen Coxa vara kann man warten, bis das Kind etwa 2 Jahre alt ist; bei der infantilen Form hat es keinen Sinn, den Eingriff aufzuschieben. Ziel der Operation ist die Aufrichtung des Schenkelhalswinkels und die Normalisierung der Torsion. Nur wenn es gelingt, die Epiphysenfuge senkrecht zur Druckrichtung einzustellen, heilt die Pseudarthrose, und zwar meist in kurzer Zeit.

Dem Vorschlag von PAUWELS folgend, wird zunächst eine quere intertrochantere Osteotomie ausgeführt und ein kleiner Knochenkeil (mit lateraler Basis) entnommen. Nach Ausgleich der Retrotorsion verschiebt man den Schaft etwas nach medial. Die Fixation erfolgt mittels *Schanz*scher Schrauben. Durch die von M. E. MÜLLER angegebene Druckosteosynthese läßt sich die Heilung beträchtlich abkürzen.

3. Die Coxa vara rachitica

Sie ist bei uns selten geworden. Die Veränderungen sind immer doppelseitig und gewöhnlich mit einer O-Verbiegung der Oberschenkelknochen verbunden. Die

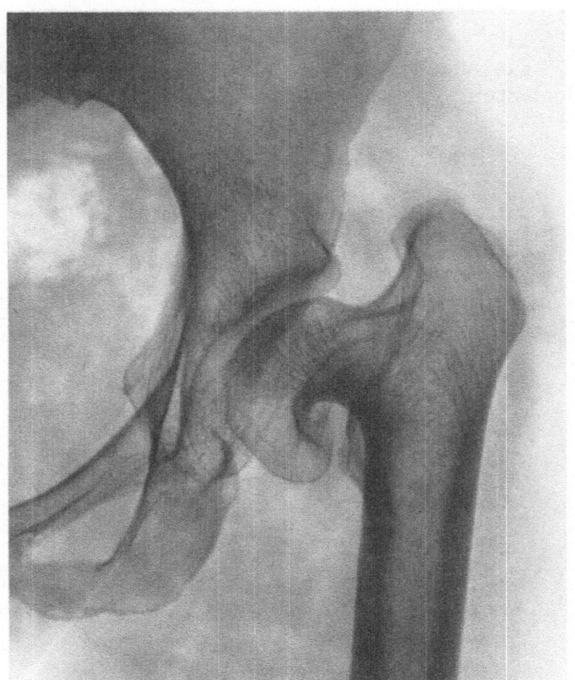

Abb. 72. *Endzustand einer angeborenen Coxa vara*, 48jährige ♀. „Hirtenstabform" des linken coxalen Femurendes. Schwere Coxa vara, sekundäre Veränderungen der Pfanne

Wachstumsfuge ist verbreitert und ein wenig schräggestellt statt horizontal. Die Schenkelhalsspitzen treten stärker hervor. Die Knochenstruktur ist sowohl im Schenkelkopf als auch im Metaphysenbereich zuweilen etwas aufgelockert.

Die Kinder fallen durch ihren leicht watschelnden Gang auf. Schmerzen fehlen meist. Die großen Rollhügel wölben sich mehr vor als gewöhnlich. Ihre Spitzen nähern sich dem Beckenkamm. Abduktion und Innenrollung sind vermindert; die Außenrotation ist dagegen etwas vermehrt. Das *Trendelenburg*sche Zeichen kann positiv sein. Schädel, besonders die Tubera frontalia, Gebiß, Thorax („Rosenkranz") weisen typische rachitische Veränderungen auf. Meistens bestehen auch Crura vara und Knicksenkfüße.

Differentialdiagnostisch kommen vor allem *enchondrale Dysostosen* in Frage. Verwechslungen sind häufig. Wesentlich für die Diagnose „Rachitis" ist der Nachweis anderweitiger rachitischer Zeichen.

Therapie. Die rachitische Coxa vara zeigt eine bemerkenswerte Tendenz zur Spontanaufrichtung, die therapeutisch ausgenutzt werden muß. Ein vollständiger Ausgleich ist allerdings nicht zu erwarten. Mäßige Extension mit Gewichten bei gleichzeitiger Abduktion und Innenrollung kann die Selbstheilung unterstützen. Einige Monate Bettruhe müssen dabei in Kauf genommen werden. Erst wenn die Aufrichtung vollzogen ist, darf man die übliche antirachitische Behandlung (mit Vigantol oder Lebertran und Sonnenbestrahlung) einleiten. Bleibt, was selten ist, eine nennenswerte Varität zurück, so wird wie bei der sog. angeborenen Coxa vara eine subtrochantere Abduktionsosteotomie ausgeführt. Die immer vorhandenen Plattfüße erfordern Einlagenversorgung und Fußübungen.

4. Die angeborene Coxa valga

Die angeborene Coxa valga ist eine selbständige, erbliche, praktisch wenig bedeutungsvolle Anomalie. Ihr Charakteristikum ist eine doppelseitige Vergrößerung des Schenkelhalswinkels ohne dysplastische Gelenkveränderungen. Bei der Beurteilung muß man berücksichtigen, daß der Schenkelhalswinkel sich beim Kind ständig verändert. Er beträgt beim Neugeborenen im Durchschnitt 150°, beim 2jährigen 140°, in der Pubertät 133°. Erst mit dem Ende des Wachstums erreicht er die für den Erwachsenen gültige Größe von 126°.

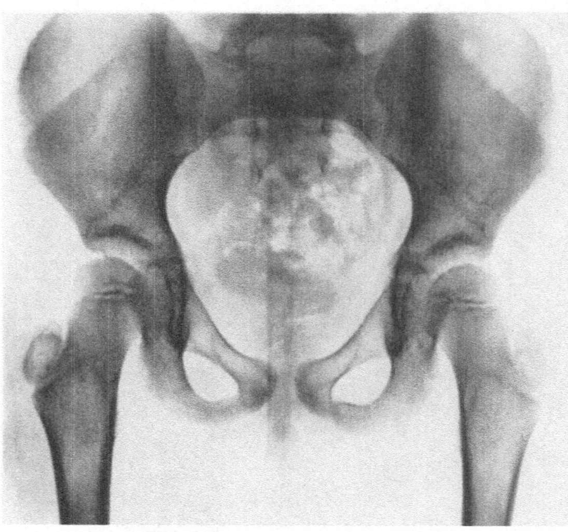

Abb. 73. *Coxa valga* beiderseits, 6jährig, ♀

Vergrößerungen des Collodiaphysenwinkels finden sich ferner regelmäßig bei der sog. kongenitalen Hüftluxation und bei der *Coxa valga subluxans*, die zum Formenkreis der angeborenen Dysplasie des Hüftgelenkes gehört. Auch bei Lähmungen der Hüftmuskulatur und bei Oberschenkelamputationen nimmt der Schenkelhalswinkel zu.

Die Kinder werden gewöhnlich wegen eines gegen Abend stärker werdenden eigentümlich schaukelnden Ganges vorgestellt. Beschwerden fehlen; doch ermüden die Kinder rasch.

Die Distanz zwischen Darmbeinkamm und Trochanterspitzen ist auffallend groß. Meist stehen die großen Rollhügel auch weiter rückwärts als sonst. Flexion und Innenrotation sind mitunter leicht eingeschränkt, die Außenrotation ist dagegen vermehrt. Das *Trendelenburg*sche Phänomen kann, namentlich bei ermüdeten Kindern, angedeutet positiv werden.

Die *Beckenübersichtsaufnahme* zeigt beiderseits einen vergrößerten Collodiaphysenwinkel. Der Schenkelhals ist überlang.

Die *Therapie* besteht in einer Kräftigung der übermäßig gespannten und daher zur Insuffizienz neigenden Hüftmuskeln (Glutaeus med. et min.) durch aktive und Widerstandsübungen. Eine varisierende Operation kommt kaum je in Frage. Die die Coxa valga häufig begleitenden Senkfüße werden mit Einlagen und Fußübungen behandelt.

5. Die sog. angeborene Hüftverrenkung

Die Hüftluxation ist nach dem Hackenfuß die häufigste angeborene Mißbildung. Sie findet sich durchschnittlich einmal unter 1000 Neugeborenen, in
manchen Gegenden jedoch weit öfter, so in der Oberpfalz, in Sachsen, Thüringen
und im Sudetenland. Dönges fand in einem Dorf in der Nähe von Gießen die
ungewöhnlich hohe Zahl von 17 Hüftverrenkungen auf 1000 Einwohner. Ähnliche Verhältnisse gibt es in anderen Ländern. Die französischen Zentren liegen
im Süden der Bretagne, in der Vendée, im Zentralmassiv, in den Vogesen und
Cevennen, die italienischen in der
Lombardei, die amerikanischen in den
Nordstaaten der USA. Während die
Luxation bei Negern selten vorkommt,
ist sie bei der gelben Rasse, besonders
bei Japanern, anscheinend kaum weniger häufig als bei uns. Sie tritt auch
bei Haustieren auf, namentlich bei
Schäferhunden und Boxern.

Das Geschlechtsverhältnis ist auffällig nach der weiblichen Seite verschoben. Aus einer eigenen Zusammen-
stellung des Weltschrifttums von über
45000 Fällen ergibt sich eine Relation
von $5,4\,\female : 1\,\male$.

Etwa 60% der Luxationen sind
einseitig. Die linke Hüfte erkrankt
etwas öfter als die rechte. Doppelseitigkeit wird beim weiblichen Geschlecht
etwas häufiger beobachtet als beim
männlichen.

Die Mißbildung ist erblich; sie folgt
einem unregelmäßig-dominanten Erbgang. Röntgenologische Zwillings-Un-
tersuchungen (Idelberger) zeigen,
daß sich die Ähnlichkeit der Verhältnisse an den kranken Hüftgelenken
bei Eineiigen bis auf Details erstrecken
kann. Das nicht ganz seltene Vorkommen von Solitärfällen hängt mit der

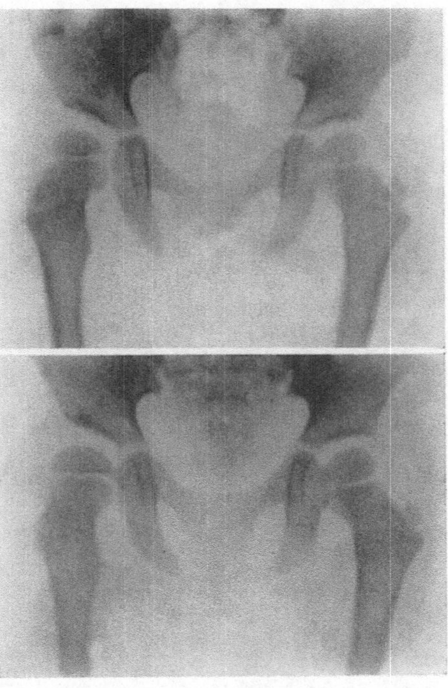

Abb. 74 Linksseitige *angeborene Hüftgelenksdysplasie.*
Konkordantes Verhalten bei eineiigen Zwillingen.
Oben: Paarling I, unten: Paarling II. (Aus K. Idel-
berger, Die Erbpathologie der sogenannten ange-
borenen Hüftverrenkung. Urban & Schwarzenberg,
München u. Berlin 1937)

relativ geringen Penetranz zusammen, die bei etwa 5% liegt. Eine Manifestierung
der kranken Anlage bedarf daher besonders günstiger Umstände, die hauptsächlich in fördernden Einflüssen der restlichen Erbmasse zu suchen sein dürften.
Die atypische Sexualproportion ist durch eine geschlechtsbegrenzte (nicht
geschlechtsgebundene) Vererbung bedingt. Das pathogene Hauptgen liegt
demnach in einem Autosom und ist auf beide Geschlechter paritätisch verteilt.
Lediglich die Manifestierung erfolgt geschlechtsverschieden. Für eine Letalwir-
kung besteht kein Anhalt. Die starken regionalen Häufigkeitsschwankungen
sind vom Erbgut der verschiedenen Bevölkerungsgruppen abhängig. In diesem
Sinne sprechen auch die Beobachtungen an Hunden.

Etwa 3% der Luxationskinder weisen noch anderweitige Mißbildungen auf.
Die häufigste Begleitanomalie ist der angeborene Klumpfuß. Es folgen Schädel-
und Gesichtsmißbildungen, Skoliosen und der muskuläre Schiefhals.

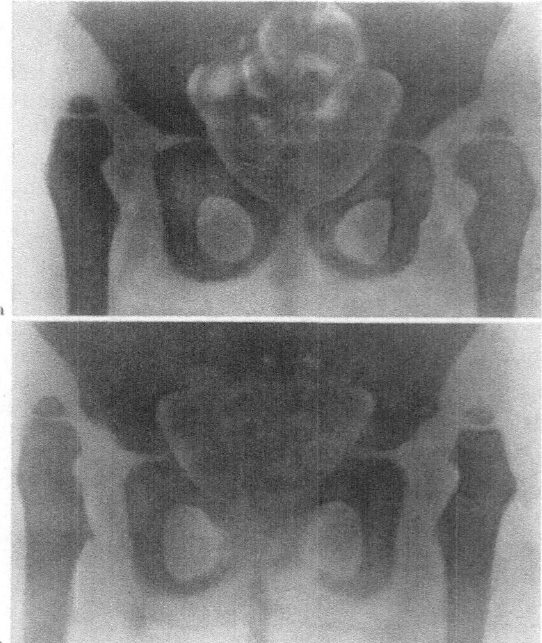

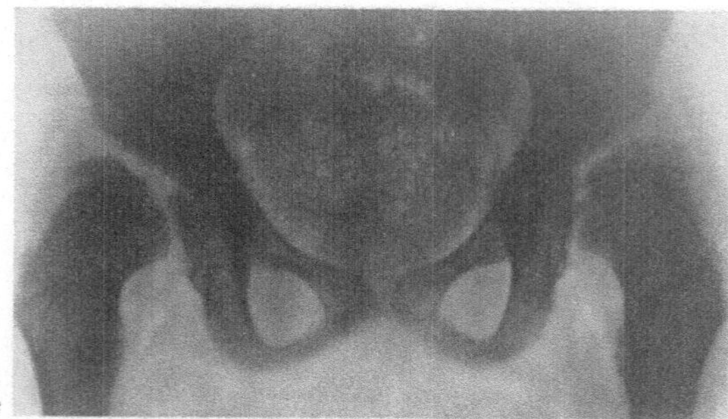

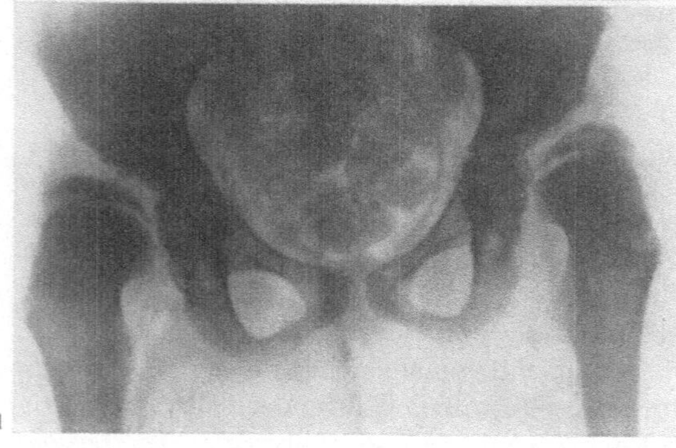

Abb. 75 a—d. *Doppelseitige angeborene Hüftverrenkung*, 4jährig, ♀. a u. b Konkordantes Verhalten bei eineiigen Zwillingen. c u. d Nach Reposition. Bei beiden Kindern ist es zu einer beiderseitigen Osteochondropathie der Schenkelköpfe gekommen. (Aus K. IDELBERGER. Die Erbpathologie der sogenannten angeborenen Hüftverrenkung. Urban & Schwarzenberg: München u. Berlin 1937)

Rund 10% der Luxationskinder werden in Beckenendlage geboren (gegenüber 4% der Durchschnittsbevölkerung). Die Ursache liegt offenbar in der — auch nach der Geburt oft auffälligen — Bewegungsarmut der krankseitigen Extremität. Eigenbewegungen der Kinder und längsgerichtete Uteruskontraktionen bringen die Frucht gegen Ende der Schwangerschaft in die normale Geburtslage. Bei den Rotationen des Kindes wird der Schädel vom mütterlichen Becken „eingefangen". Sind die bewegenden Kräfte zu schwach, so unterbleibt die Umwandlung in die physiologische Schädellage. Die Beckenendlage ist also nicht, wie gelegentlich angenommen wurde, die Ursache der Verrenkung, sondern umgekehrt: die Luxation ist die Ursache der anormalen Geburtslage.

Haben wir bisher von der Hüftverrenkung schlechthin gesprochen, so müssen wir uns nun korrigieren; denn nicht die Luxation steht am Anfang der Veränderungen, sondern die *Dysplasie* des Hüftgelenkes. Die Verrenkung ist lediglich eine Komplikation der dysplastischen Entwicklungsstörung; aber nicht jede Dysplasie hat zwangsläufig eine Luxation zur Folge. Manche Autoren nehmen die Dysplasie als Ausgangspunkt der verschiedenartigsten Anomalien der Articulatio coxae in Anspruch, so der *Perthes*schen Krankheit, der angeborenen Coxa vara, des Femurdefektes und der Protrusio acetabuli. Man sollte jedoch den Begriff um seiner Klarheit willen auf diejenigen Krankheiten beschränken, die genetisch zum *Formenkreis* der Hüftluxation gehören.

Ätiologisch handelt es sich bei der Dysplasie um ein unregelmäßig-dominantes Erbleiden mit geschlechtsbegrenzter Manifestierung, unvollständiger Penetranz und variabler Expressivität, *pathogenetisch* um eine Ossifikationsstörung von Pfanne und Kopf. Die knorpelige Pfanne ist — wie Kontrastbilder von Neugeborenen zeigen — annähernd normal. Das knöcherne Pfannendach erscheint dagegen auffallend steil. Der Pfannendachwinkel, d. h. der Winkel zwischen der Horizontalen durch die Y-Fugen und der Verbindungslinie zwischen dem tiefsten und höchsten Punkt des Pfannendaches, überschreitet den Maximalwert. Pfannendachwinkel von mehr als 24⁰ beim Säugling, 25⁰ nach dem 1. Le-

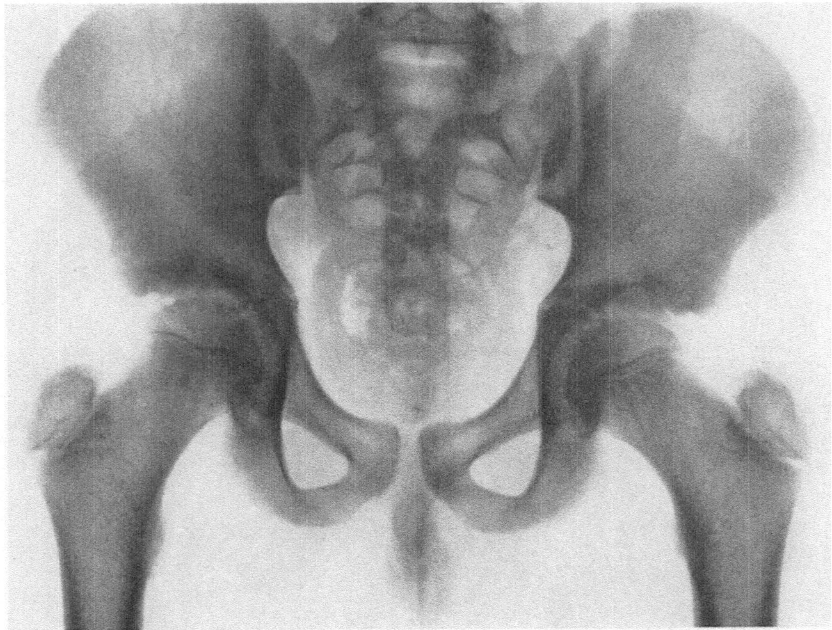

Abb. 76. Beginnende *Protrusio acetabuli* beiderseits. 12jährig, ♂. Überschüssiges Wachstum im Bereich beider Pfannenerker bei Dystrophia adiposogenitalis

bensjahr und 23⁰ bei älteren Kindern sind nach FABER pathologisch. Die Messung ergibt allerdings nur bei exakter Lagerung der Kinder brauchbare Ergebnisse, da sowohl die Kippung des Beckens um seine Quer-, als auch um seine Längsachse die Winkelgröße verändert (PITZEN). Das dysplastische Pfannendach ist außerdem verkürzt und besitzt nicht die gehörige Rundung.

Die Ossifikationsstörung des Schenkelkopfes fällt besonders bei einseitiger Dysplasie auf. Der Knochenkern erscheint viel später als auf der gesunden Seite und entwickelt sich langsamer. Die Verkalkung beginnt normalerweise bei Mädchen zwischen dem 5. und 8., bei Knaben zwischen dem 7. und 8. Lebensmonat, manchmal aber auch schon erheblich früher. Eine pathologische Verzögerung liegt mit Sicherheit nur dann vor, wenn der Kern nach dem 10. Lebensmonat noch fehlt.

Ob eine Luxation entsteht, hängt im wesentlichen von der Steilheit des knöchernen Pfannendaches ab. In den schwersten Fällen genügt unter Umständen der Muskeltonus, um den Schenkelkopf schon intraurin teilweise „entgleisen" zu lassen (Subluxation). Die vollständige Verrenkung tritt gewöhnlich erst bei Gehbeginn ein. Da der Kopf kein festes Widerlager findet, gleitet er unter der

Belastung am Pfannendach entlang schräg nach lateral oben. Der Limbus cartilagineus wird nach außen gekrempelt und platt gewalzt. Das anatomische Präparat zeigt an dieser Stelle oft schwere Druckschäden mit faseriger Degeneration des Knorpels, umschriebenen Nekrosen und sekundären Verknöcherungsstörungen. Der am weitesten nach lateral vorspringende Punkt des Daches, der

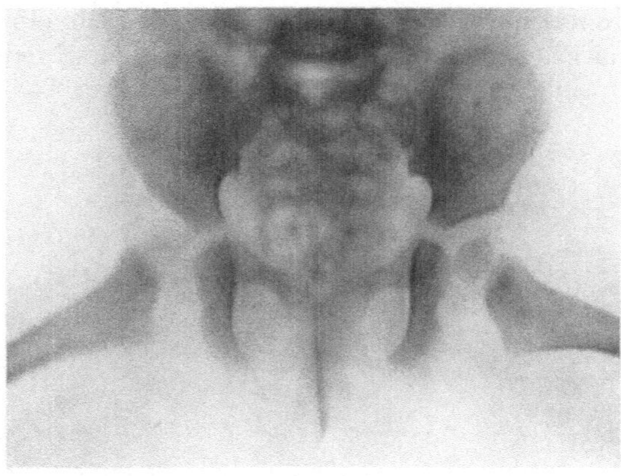

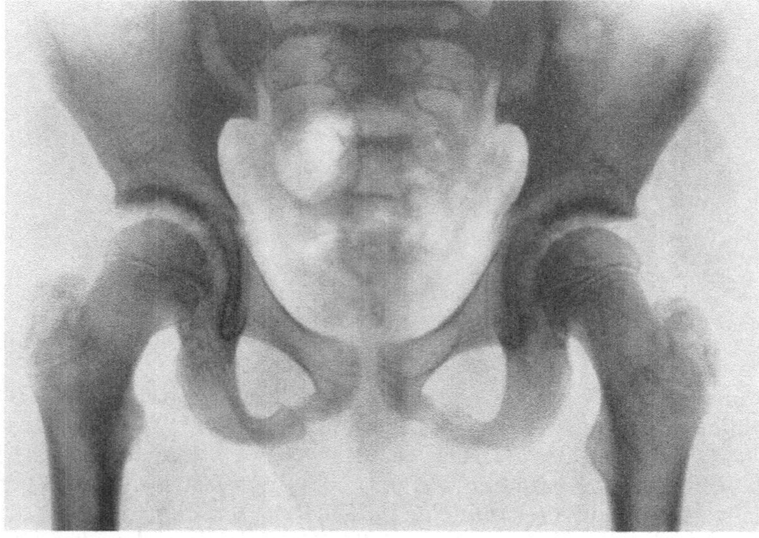

Abb. 77a u. b. *Angeborene Dysplasie des rechten Hüftgelenkes*, 1jährig, ♀. a Steiles Pfannendach. Der rechte Kopfkern ist nur halb so groß wie der linke. b Zustand 9½ Jahre später. Ideales Ausheilungsergebnis

Pfannenerker, wird abgebaut und macht einer, später auch röntgenologisch sichtbaren Gleitfurche Platz, durch die der Kopf schließlich das Acetabulum verläßt. Die Kapsel weitet sich zu einem schlauchförmigen Gebilde aus. Sie erfährt an der Kreuzung mit der Ileopsoassehne eine Verengung (Isthmus). Durch die Reibungen der Sehne kommt es an dieser Stelle mitunter zu einer aseptischen Entzündung, die das Lumen veröden läßt (Isthmusstenose). Sobald der Kopf die Pfanne endgültig verlassen hat, wird seine Auswanderung kranialwärts nur noch durch die verdickte Kapsel und die sie bedeckenden kleinen Glutäen begrenzt. Im Laufe vieler Jahre entwickelt sich am Darmbein meist eine mehr oder minder vollkommene Neoarthrose, die die abnorme Beweglichkeit des Femurs beendet. Auch das runde Band verlängert sich. Es ist häufig zu einem platten, hypertrophischen, aufgefaserten Strang umgewandelt. Seine Gefäße, die beim Menschen ohnehin keine große Rolle für die Ernährung des Schenkelkopfes spielen, obliterieren unter der Dehnung frühzeitig. In selteneren Fällen reißt das Band ab. Während der Kopf nach lateral-oben wandert, füllt sich das Acetabulum mit wucherndem Fett-Bindegewebe aus dem Pulvinar. Die Pfanne wird flacher, das Pfannendach steiler. Ihr köcherner Boden, vom Druck des Schenkelkopfes entlastet, verdickt sich.

Alles das sind sekundäre Veränderungen, die z. T. schon vor der Geburt beginnen. Auch die pathologische *Antetorsion* gehört vermutlich hierher. Die Schenkelhalsachse verläuft schon normalerweise nicht parallel zur queren Knieachse, sondern bildet mit ihr einen nach ventral offenen Winkel. Meist betrifft die Drehung das ganze coxale Femurende. Die im 3. Embryonalmonat physiologische Retrotorsion von —2⁰ geht bald in eine Antetorsion über und steigt bis zu Werten von +31⁰ beim 10 Monate alten Fet an. Nach dem 3. Lebensjahr nimmt der Winkel langsam wieder ab. Er beträgt beim 10jährigen noch etwa 20⁰. Seine Endgröße (+12⁰) erreicht er erst mit dem Abschluß des Wachstums. Vor allem die behandelte Hüftverrenkung geht häufig mit einer stark vermehrten Antetorsion einher. Schon normalerweise bleibt ein kleiner ventraler Kopfsektor bei Mittelstellung von der Pfanne unbedeckt. (Nur bei Abduktion und rechtwinkliger Flexion liegt das Caput femoris voll im Acetabulum.) Jede Steigerung der Antetorsion vergrößert den außerhalb der Pfanne stehenden Kopfanteil und erschwert die Retention bei der Einrenkung. Die unzulänglichen Pfannenverhältnisse der dysplastischen Hüfte wirken sich dabei besonders ungünstig aus. Die pathologische Antetorsion geht nach Untersuchungen BERNBECKs teilweise auf die Wirkung des Iliopsoas zurück, der bei der flachen Luxationspfanne seine Funktion ändert und von einem innen- zu einem außenrotierenden Muskel wird; z. T. ist die Ursache in der langen Fixierung der Extremität bei extremer Einwärtsdrehung (Lange-Stellung) zu suchen. Ob damit alle Ursachen erfaßt sind, bleibt fraglich. Eine Retrotorsion ist selten. Sie wird durch die starke Außendrehung der Lorenzschen Primärstellung gefördert. Zuweilen resultiert statt der Verwindung der gesamten kranialen Epi-Meta-Diaphyse nur eine Ante- (oder Retro-) Version, d. h. der Schenkelkopf ist allein nach ventral (oder dorsal) verdreht. Da in den ersten beiden Lebensjahren ohnehin ein relativ großer Antetorsionswinkel besteht, ist eine iatrogene Steigerung auf jeden Fall unerwünscht.

Die pathologische Antetorsion ist fast immer mit einer Zunahme des Schenkelhalswinkels verbunden. Der Collodiaphysenwinkel durchläuft eine ähnliche „umwegige Entwicklung" wie die Torsion des coxalen Femurendes. Seine Größe sinkt von 137⁰ zu Anfang des 5. Embryonalmonats auf 128⁰ im 9. Embryonalmonat, um von da ab erneut bis auf 142⁰ im 2. Lebensjahr anzusteigen. Da der Durchschnittswert des Erwachsenen bei 128⁰ liegt, findet also eine nochmalige Verkleinerung statt. Die starke Valgität im Verein mit der zur Zeit der Geburt den Schenkelkopf nur zu ²/₅ — später bis zur Hälfte — deckenden Pfanne bietet in den ersten beiden Lebensjahren schon physiologischerweise ungünstige mechanische Gelenkverhältnisse (v. LANZ). Der Schenkelhalswinkel unterliegt ferner, abgesehen von individuellen Schwankungen, den Einflüssen der *Belastung* und des *Muskelzugs*. Wie wichtig die Belastung ist, wird am Beispiel der Coxa vara rachitica deutlich, wenn der erweichte Schenkelhals unter dem Körpergewicht nachgibt. Das Umgekehrte geschieht bei der Entlastungs-Coxa valga, etwa nach einer Oberschenkelamputation.

13*

Der normale Collodiaphysenwinkel setzt ein Gleichgewicht der valgisierenden und varisierenden Kräfte voraus. Alle in der Längsrichtung des Oberschenkels verlaufenden Muskeln wirken im Sinne einer Verkleinerung, alle quergerichteten, Becken und Femur verbindenden Züge dagegen im Sinne einer Vergrößerung, freilich nur so lange, wie der Schenkelkopf in der Pfanne einen festen Halt findet. Mit der beginnenden Luxation dominieren die valgisierenden Kräfte. Ein übertrieben großer Schenkelhalswinkel erschwert die Retention bei der Einrenkung kaum weniger als eine vermehrte Antetorsion. Da beide Abweichungen gewöhnlich miteinander gekoppelt sind, ist der Behandlungserfolg nur allzu oft von vornherein in Frage gestellt, falls nicht rechtzeitig eine operative Korrektur erfolgt.

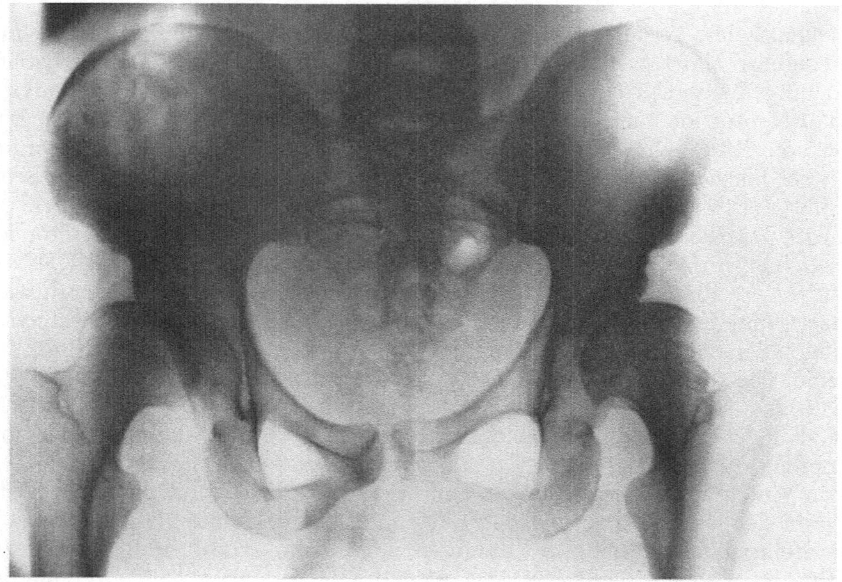

Abb. 78. *Coxa valga subluxans* beiderseits, 19jährig, ♂

Die unblutige Reposition führt, wie wir wissen, in den meisten Fällen zu einer *„nachholenden Entwicklung"* des knöchernen Pfannendaches, wenn sie früh genug vorgenommen wird. Die potentielle Wachstumsenergie reicht allerdings nur in den ersten beiden Lebensjahren aus, die Verzögerung der Ossifikation einigermaßen zu kompensieren und allein unter der Voraussetzung, daß der Schenkelkopf gehörig in die Pfanne eingestellt und in dieser Stellung dauernd festgehalten wird. Aber auch das ist noch nicht genug. Während der Fixationsperiode bildet das dysplastische Pfannendach kaum neuen Knochen. Erst unter der Funktion geschieht das „Wunder", das alle auf das stärkste erregte und begeisterte, die damals (1895) mit ADOLF LORENZ in Wien die Erfolge der ersten Einrenkungen bei Kindern miterlebten. Schließlich spielt dabei auch die Schwere der genetischen Störung eine — freilich kaum abschätzbare — Rolle.

Nicht jede Dysplasie endet mit einer Luxation — im Gegenteil: wahrscheinlich heilen die meisten Dysplasien von selbst. Ein Teil dieser Fälle, bei denen die spontane Reparation des Pfannendaches unvollständig erfolgt, bietet später das Bild einer *Coxa valga subluxans*. Möglicherweise kommt es auch hier wie bei mancher eingerenkten Luxation während der Pubertät zu einer neuerlichen Verschlechterung. Die Verrenkung ist sozusagen nur der ungünstigste

Ausgang einer Dysplasie. Der Dysplasie eines Neugeborenen ist es noch nicht anzusehen, welches Schicksal sie haben wird.

Die *formalen* Abweichungen sind indessen nur eine Seite der dysplastischen Entwicklungsstörung; die andere Seite betrifft die *qualitativen* Veränderungen. Sie treten zum ersten Male bei der sog. *Osteochondritis* des Kopfkernes in Erscheinung. Die Bezeichnung stammt aus der älteren Nomenklatur. Sie ist, genau genommen, falsch, weil es sich nicht um eine Entzündung, sondern um eine *Spontannekrose* ähnlich der *Perthes*schen Krankheit handelt. Man spricht daher auch von einem „Luxationsperthes", richtiger von einer Osteochondrose.

Wenn man die häufigen, zu einer Verbreiterung und Abflachung des Knochenkernes führenden Veränderungen früher ausschließlich als Folge brüsker Einrenkungsmanöver betrachtete, so hat die Erfahrung inzwischen gelehrt, daß sie auch bei schonender Reposition vorkommen, gelegentlich sogar ohne Einrenkung, und selbst an der scheinbar gesunden Hüfte (bei einseitiger Luxation). Wir sahen sie bei einem eineiigen konkordanten Zwillingspaar mit doppelseitiger Verrenkung auf beiden Seiten in auffallend ähnlichem Ausprägungsgrad. Die Häufigkeit der Osteochondrose scheint erheblichen regionalen Schwankungen zu unterliegen. Für die *angeborene qualitative Minderwertigkeit*, die nicht immer mit der formalen Störung parallel zu gehen braucht, spricht ferner die fast in allen Fällen auftretende verfrühte deformierende Arthrose, die die Arthrosis simplex des normalen alternden Hüftgelenkes hinsichtlich ihrer Schwere weit übertrifft. Selbst ein anatomisch und funktionell

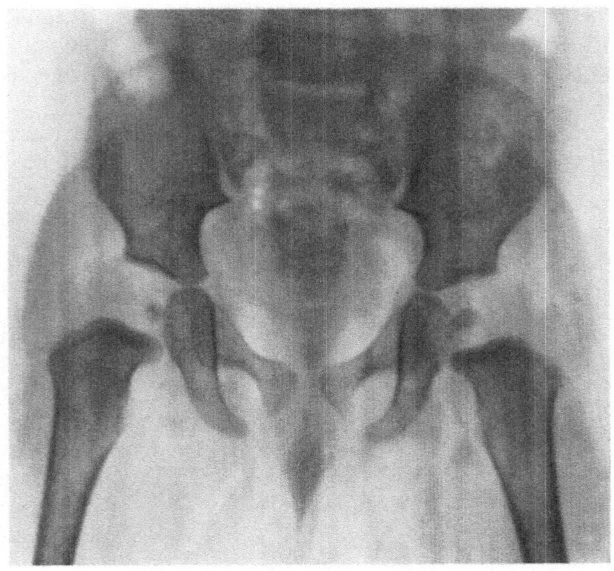

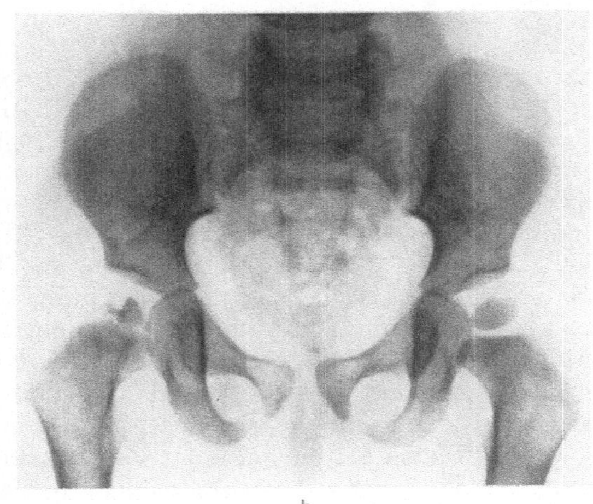

Abb. 79 a u. b.   Leichte *rechtsseitige Hüftgelenksdysplasie*, ³/₄jährig, ♂. a Das rechtsseitige Pfannendach ist eine Spur steiler als das linke, der Kopfkern nur etwa halb so groß wie der der Gegenseite. b Dasselbe Kind 14 Monate später. Das Pfannendach ist immer noch eine Spur steiler als das linke; der Kopfkern ist fragmentiert (keine Behandlung)

ideales Frühergebnis bietet keine ausreichende Sicherung vor einer vorzeitigen Arthropathie.

Das *pathologisch-anatomische Bild der Osteochondrose* stimmt mit dem des Morbus *Perthes* weitgehend überein. Der initialen Total- oder Partialnekrose folgt die Impressionsfraktur des toten, statisch-minderwertigen Knochens (durch den Muskeltonus). Die Reparation geschieht teils von den Basiswinkeln der Epiphyse, teils vom Mark aus unter Durchbrechung der Wachstumsfuge. Das aktive Mesenchym metaplasiert zu Osteoid, das durch Kalkeinlagerung schließlich zu neuem Knochen wird.

Auch die Ursache der Osteochondrose dürfte mit der des echten *Perthes* übereinstimmen. Es handelt sich wahrscheinlich in beiden Fällen um eine primäre Störung der Vascularisation. Der Unterschied zwischen der angeborenen Dysplasie des Hüftgelenkes und den spontanen Osteonekrosen liegt wohl hauptsächlich im Zeitpunkt, in dem die Entwicklungshemmung manifest wird. Die ungenügende Ausbildung des Blutgefäßnetzes führt während der Organogenese zu quantitativen *und* qualitativen Anomalien (Dysplasie), später nur noch zu qualitativen Einbußen (Morbus *Perthes*).

BERNBECK weist darauf hin, daß die Fixierung in *Lorenz*-Stellung allein bereits genügt, um die epiphysäre Blutversorgung kritisch zu gestalten, weil in dieser Stellung die beiden

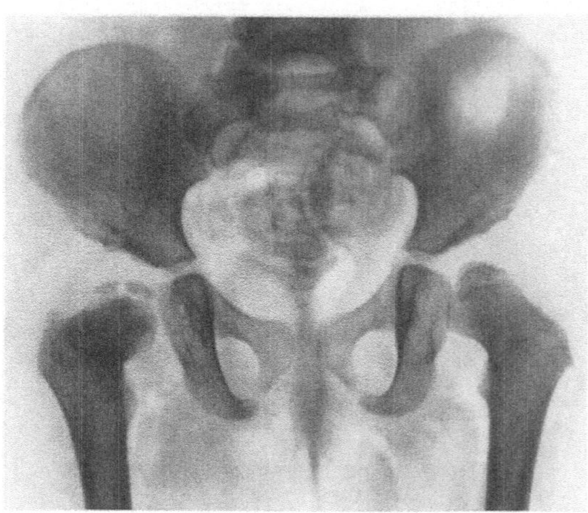

Abb. 80. *Osteochondrosis beider Schenkelköpfe nach doppelseitiger eingerenkter Hüftluxation*, 3¹/₂jährig, ♀. Rechts scholliger Zerfall des Kopfkernes. Auflockerungserscheinungen im angrenzenden Abschnitt des Schenkelhalses. Leichte Antetorsion

Hauptversorgungsgefäße mechanisch behindert werden. Wir sehen jedoch die Osteochondrose ebenso auftreten, wenn die Retention von vornherein ausschließlich in *Lange*-Stellung erfolgte. Ohne die Befunde BERNBECKs in Frage stellen zu wollen, scheint es uns, daß die durch die monatelange Ruhigstellung gedrosselte Blutzufuhr durchaus ausreicht, um an einer Stelle, wo die Ernährungslage „von Haus aus" prekär ist, zur Nekrose zu führen. Die rotatorische Aufwicklung der Kapsel setzt sowohl in Lorenz- als auch Lange-Stellung den Schenkelkopf ständig unter erheblichen Druck und benachteiligt die arterielle Versorgung. Davon zeugen die von ROHLEDERER beschriebenen Impressionen, die auch bei sonst nicht malacisch veränderten Kernen vorkommen.

Das klinische Bild. Aufmerksamen Eltern fällt (bei einseitigen Luxationen) oft schon in den ersten Wochen die relative Bewegungsarmut des krankseitigen Beines auf. Die meisten noch nicht gehfähigen Kinder werden dem Arzt wegen Asymmetrien der Oberschenkelfalten vorgestellt, namentlich in Luxationsgegenden. Ein kleinerer Teil hat tatsächlich eine Dysplasie. Im ganzen gesehen, ist das Zeichen jedoch recht unzuverlässig. Auf dem Lande, namentlich in kinderreichen Familien, entsteht der Verdacht eines Hüftleidens gewöhnlich erst, wenn die Kinder zu gehen beginnen. Trotz aller Aufklärungsarbeit kommt es leider auch heute noch vor, daß der Hausarzt das leichte Hinken oder Watscheln als belanglose „Unart" erklärt, eine Röntgenkontrolle unterläßt und die Eltern vertröstet. Dadurch geht wertvolle Zeit unwiederbringlich verloren.

Es gibt nur ein *sicheres* Luxationszeichen: die leere Pfanne. Wenn man richtig untersucht, kann man auch bei fetten Kindern meist entscheiden, ob sich der Kopf in der Pfanne befindet oder nicht. Anfänger begehen gewöhnlich den Fehler, bei der Palpation von vorn den Oberschenkel zu beugen. Dadurch aber entzieht sich der Kopf den tastenden Fingern. Man muß im Gegenteil die Hüfte strecken, ja überstrecken. Steht der Kopf lateral der pulsierenden A. femoralis, so liegt eine Subluxation bzw. Luxation vor. Bei mageren Kindern sinkt die Haut über der leeren Pfanne oft deutlich ein. Der luxierte Schenkelkopf läßt sich passiv am Becken auf und ab bewegen (Glissement). Die angeborene Steilheit des knöchernen Pfannendaches ermöglich es, schon bei Säuglingen in den ersten 3 Lebenswochen (manchmal auch länger), durch einen Ausrenkungsversuch die Luxationsbereitschaft nachzuweisen (KLOPFER).

Ist die Pfanne leer, so erübrigen sich eigentlich alle weiteren Untersuchungen. Bei unsicherem Tastbefund entscheidet in erster Linie das Glissement. Trotzdem werden immer neue Zeichen entdeckt und liebevoll geprüft. Der Bewegungsarmut entsprechend, ist das krankseitige Bein etwas magerer als das gesunde und bei manifesten Luxationen auch kürzer. Außerdem liegt es in Außenrotation. Durch genaues Nebeneinanderstellen der Füße bei gebeugten Hüft- und Kniegelenken kann man sich überzeugen, daß die Verkürzung den Oberschenkel betrifft. Die Abduktion und Innenrollung ist eingeschränkt, die Adduktion und Außendrehung vermehrt. Nicht zu adipöse Kinder weisen eine sicht- und tastbare Eindellung zwischen Tuber ischii und Trochanter major auf (LINDEMANN). Das Zeichen ist am deutlichsten, wenn man die Kinder auf den Bauch legt und den Oberschenkel spitzwinklig beugt. Sobald das Kind zu stehen vermag, läßt sich auch das *Duchenne-Trendelenburg*sche Phänomen prüfen. Infolge der (relativen) Insuffizienz der kleinen Glutäen sinkt das Becken, wenn das Kind allein auf dem krankseitigen Bein steht, nach der gesunden Seite ab, während der Rumpf nach der Seite des Standbeines verlegt wird. Das geschieht zwar in erster Linie zur Erhaltung des Gleichgewichts, die Verlegung des Rumpfes unterstützt aber zugleich die Fähigkeit des kontralateralen Erector trunci, das Becken zu heben. Um Fehlergebnisse zu vermeiden, muß daher der Arzt die Rumpfneigung nach der kranken Seite auf ein Minimum beschränken.

Einseitig Hüftluxierte hinken, doppelseitige watscheln. Der Gang ist charakteristisch und nach einiger Übung mit keiner anderen Art des Hinkens zu verwechseln. Es ist eine Sonderform des *Trendelenburg*-Hinkens. Wie beim *Trendelenburg*schen Phänomen kippt das Becken bei Belastung des krankseitigen Beines nach der anderen Seite hin ab. Gleichzeitig wandert der luxierte Schenkelkopf am Darmbein nach oben, bis die passiv gespannten Weichteile die Bewegung beenden. Während der Schwungphase sinkt der Schenkelkopf, der Schwere folgend, wieder in die Ausgangslage zurück. Die einseitige „Beinverkürzung" bedingt bei gehfähigen Kindern eine seitliche Wirbelsäulenverkrümmung, die jedoch viele Jahre korrigierbar bleibt und zumindest für diesen Zeitraum nicht als echte Skoliose gewertet werden kann. Bei bilateraler Luxation rotiert das Becken um seine dorsalwärts verlagerte Querachse nach vorn. Es entsteht eine übermäßig tiefe Lendenlordose, die zusammen mit der Beinverkürzung, der scheinbaren Verlängerung des Rumpfes und dem stärkeren Hervortreten der großen Rollhügel ein kennzeichnendes Bild ergibt.

Bei der Subluxation sind alle Symptome weniger eindrucksvoll. Die Dysplasie ohne Ausrenkung ist nur röntgenologisch diagnostizierbar.

Das Röntgenbild. Diagnostische Schwierigkeiten bestehen nur in den ersten
Lebensmonaten vor dem Erscheinen des Schenkelkopfkernes. Das dysplastische Pfannendach ist verkürzt. Das „steile Pfannendach" gehört beim Neugeborenen nicht zu den unbedingt verläßlichen Zeichen, da es unter Umständen
durch unrichtige Lagerung des Kindes während der Aufnahme (Kippung des
Beckens um seine Längs- oder Querachse) vorgetäuscht werden kann. Man ist
daher in erster Linie auf die Lagebeziehung der coxalen Femurmetaphyse zur
Pfanne angewiesen.

Sie wird durch die *Hilgenreiner*schen Hilfslinien verdeutlicht. Die Waage-
rechte verbindet die beiderseitigen Fußpunkte des Pfannendaches. Da sie durch
die Y-Fugen geht, bezeichnet man sie auch als „Horizontale durch die Y-Fugen".
Die Senkrechte entspricht dem Lot, das vom oberen äußeren Pfannendachrand,
dem Pfannenerker, auf die Horizontale gefällt wird. Beim hüftgesunden Neugeborenen steht das obere Schaftende *mindestens* $^1/_2$ cm unterhalb der Horizontalen, während die Entfernung der medialen Schenkelhalsspitze vom knöchernen Pfannenboden *höchstens* $^1/_2$ cm betragen darf. Die *Hilgenreiner*sche
Vertikale schneidet die Femurmetaphyse lateral von der Schenkelhalsspitze.
Nach PUTTI halbiert die im Endpunkt der Metaphyse auf die Verbindungslinie
beider oberen Schaftenden errichtete Senkrechte das Pfannendach. Das *Putti*-
sche Zeichen ist etwa vom 2. Lebensmonat an brauchbar. FRANCHI verbindet
den oberen Symphysenrand mit dem Fußpunkt des Pfannendaches. Bei un-
physiologisch steilem Pfannendach verläuft diese nach lateral verlängerte Quasi-
Tangente an dem oberen Schambeinast unterhalb des Pfannendaches oder
berührt es eben.

Das normale kindliche Becken hat im 1. Lebensjahr, schematisch verein-
facht, die Gestalt eines auf der Spitze stehenden gleichschenkligen Dreiecks.
Mit Gehbeginn verbreitert sich die obere Grundlinie; die Seiten werden in Höhe
der Pfanne medialwärts eingedrückt. Einseitige Luxationen zeigen eine Asymmetrie der Dreiecksfigur. Sowohl die Basisverbreiterung als auch die mediale
Impression (LEDOUX-LEBARD) fehlen auf der kranken Seite.

Im Zweifelsfalle entscheidet im Säuglingsalter das in Narkose durchgeführte
Kontraströntgenogramm, ob eine Subluxation vorliegt. Wir benutzen 40%iges
Perabrodil als Kontrastmittel in Verbindung mit einigen Kubikzentimetern Luft
zur Aufhellung des Bildes. Der günstigste Zugang zum Hüftgelenk ist der von
vorn (1 Querfinger unterhalb des Leistenbandes und 1 Querfinger lateral der
A. femoralis).

Die *Hilgenreiner*schen Hilfslinien behalten auch nach dem Erscheinen des
Schenkelkopfkernes ihre Bedeutung. Der Kern liegt (nach OMBRÉDANNE)
normalerweise im unteren inneren Quadranten. Die Horizontale durch die
Fußpunkte des Pfannendaches bildet zugleich die Tangente an beide Kopfkerne
(bei richtiger Einstellung des Zentralstrahles auf die Symphyse). Nach dem
Schluß der Y-Fuge im 7./8. Lebensjahr kann die pathologische Stellung des
Schenkelkopfes durch den von WIBERG angegebenen *C–E*-Winkel objektiviert
werden. Man verbindet dazu den Mittelpunkt des Schenkelkopfes (*C*) mit dem
Pfannenerker (*E*); den anderen Schenkel des Winkels bildet eine durch *C* gelegte
Parallele zur Körperlängsachse. Der *C–E*-Winkel beträgt bei 6—13jährigen im
Durchschnitt 20°, bei älteren Kindern und Jugendlichen über 25°. WIBERG
hat zur rascheren Durchführung seines Verfahrens eine einfach herzustellende
Meßplatte angegeben.

Auch die Linien nach SHENTON-MÉNARD und CALVÉ sind nützlich. Die
Shentonsche Linie ist die Fortsetzung der caudalen Begrenzung des oberen
Schambeinastes auf den medialen Rand des Schenkelhalses. Ihre stufenförmige

Unterbrechung fällt leichter auf als bei der Calvéschen Linie. Diese beginnt unterhalb der Spina iliaca anterior superior, folgt abwärts dem Beckenrand und setzt sich in der äußeren Begrenzung des Schenkelhalses fort.

Eine vermehrte Antetorsion liegt vor, wenn der Schenkelhals bei exakter Lagerung der Kinder — beide Kniescheiben genau nach vorn gerichtet — im Röntgenbild auffällig verkürzt erscheint. Der Trochanter minor tritt eher etwas stärker hervor als sonst. Eine zweite Aufnahme bei maximaler Einwärtsrollung des Oberschenkels zeigt den Schenkelhals in ganzer Ausdehnung. Der Grad der Antetorsion kann daher durch den Drehungswinkel bestimmt werden, der notwendig ist, um eine normale Abbildung des Collum zu erzielen.

Eine exakte Bestimmung ist durch das von DUNLAP, SHANDS u. a., bzw. RYDER und CRANE angegebene Verfahren möglich, das von RIPPSTEIN modifiziert wurde. RIPPSTEIN benutzt dazu außer der gewöhnlichen Beckenübersichtsaufnahme im a. p.-Strahlengang (bei gestreckten Hüftgelenken und paralleler Beinhaltung; die sich berührenden Unterschenkel hängen über die Tischkante herab) eine sog. Torsionsaufnahme, bei der die

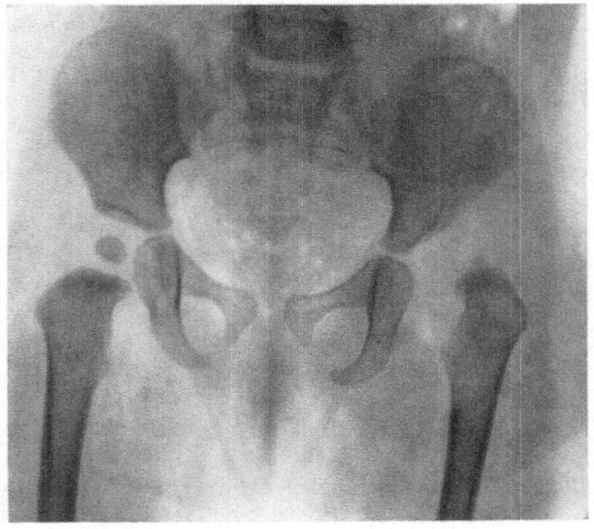

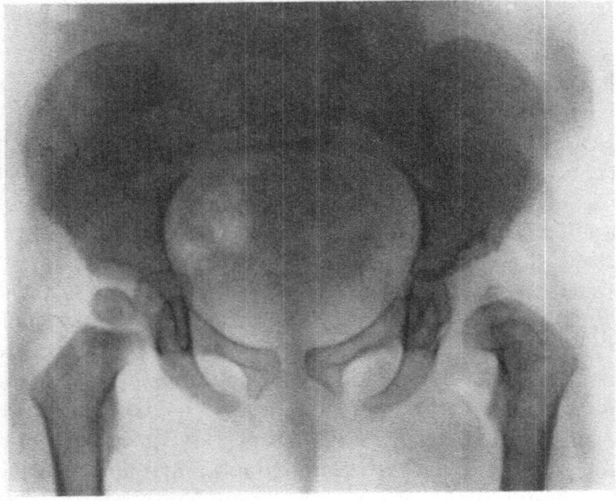

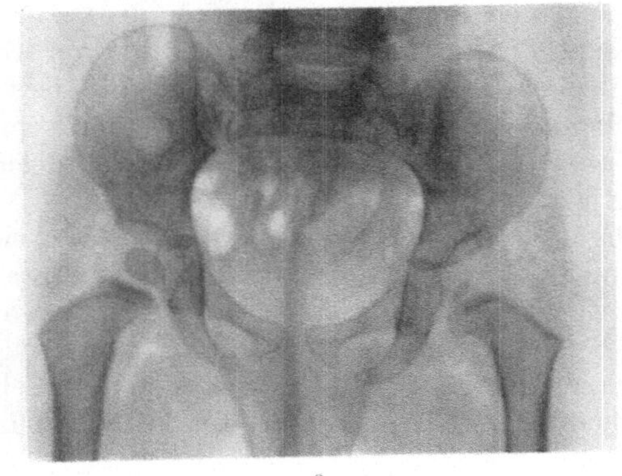

Abb. 81 a—c. *Linksseitige Hüftluxation,* 1jährig, ♀. a Flache Pfanne, steiles Pfannendach, dysplastischer Kopfkern. b Zustand 1 Jahr später. (Genaue Mittelstellung der Beine.) Das Pfannendach ist weniger steil. Der hypoplastische Kopfkern zeigt osteochondropathische Auflockerungserscheinungen. Der Schenkelhals erscheint verkürzt. c (Aufnahme bei starker Einwärtsrotation der Beine.) Der Schenkelhals zeigt seine wahre Länge

Unterschenkel auf Beinhaltern ruhen. Die leicht gespreizten (20°) Oberschenkel werden rechtwinklig gebeugt. Auch bei dieser (a. p.) Aufnahme ist der Zentralstrahl auf den oberen Symphysenrand gerichtet. Der quere Verbindungsstab für die Beinschienen bildet sich mit ab. Er entspricht der Kniekondylenachse. Mit Hilfe eines von MÜLLER entwickelten Röntgen-Ischiometers läßt sich außer der Größe des projizierten Schenkelhals- und Antetorsionswinkels eine ganze Reihe anderer, für die Operationen am coxalen Femurende wichtiger Werte bestimmen. Die reellen Größen sind aus Kurven und Diagrammen ablesbar. Auch die Methode von BILLING erlaubt eine bequeme Bestimmung des Antetorsionswinkels[1].

Auch die Retrotorsion sowie die Ante- und Retroversion gehen mit einer scheinbaren Verkürzung des Schenkelhalses einher. Bei der Retrotorsion verschwindet der kleine Rollhügel im Schatten des Femurschaftes. Der Schenkelhalswinkel ist bei einer Ante- und Retrotorsion fast immer vergrößert, während er bei der Anteversion verkleinert, bei der Retroversion normal erscheint. Der „Knick" im Schenkelhals bei der Ante- und Retroversion ist im Röntgenbild oft als senkrechte Verdichtungslinie erkennbar. Große praktische Bedeutung kommt nur der Antetorsion zu.

Die Sekundär-Veränderungen erstrecken sich bei der manifesten Verrenkung auch auf die nähere und weitere Umgebung des Hüftgelenkes. Die krankseitige Beckenhälfte ist schmäler als die gesunde; die Synchondrosis ischio-pubica ist weiter und schließt sich später. Das Femur erscheint graziler.

Die Prognose. Der Übergang vom Gesunden ins Pathologische ist fließend. Nirgends in der Orthopädie wird das vielleicht so deutlich wie hier. Wir sind bei Säuglingen oft gar nicht in der Lage zu sagen, ob diese oder jene Abweichung noch in den Variationsbereich der Norm gehört oder bereits als dysplastisch-krank gewertet werden muß. Daran kann auch der Nachweis familiärer Hüftverrenkungen nichts ändern. Erst der weitere Verlauf entscheidet darüber. Leider ist einer Dysplasie nicht von Anfang an anzusehen, ob sie gutartig ist, d. h. zur Spontanheilung neigt oder ob sie unbehandelt zur Luxation führt.

Verrenkungen liefern bei frühzeitiger Reposition in 5—7% der Fälle ideale anatomische und funktionelle Ergebnisse. Das gute oder schlechte Behandlungsresultat wird nur teilweise vom Zeitpunkt der Einrenkung bestimmt. Zwar sinkt die Erfolgskurve um so mehr und um so rascher, je später man reponiert: aber auch bei gleichzeitig und unter annähernd gleichen Bedingungen eingerenkten Luxationen sind die Spätergebnisse recht unterschiedlich. Das Ausmaß der möglichen nachholenden Entwicklung ist erst relativ spät erkennbar. Solange im Bereich des Pfannendaches noch Ossifikationsknospen in den Knorpel vordringen, geht der Anbau weiter. Das Ende der Reparation wird durch einen Verdichtungsstreifen im Pfannendach angezeigt. Der Grad der erreichbaren Korrektur hängt nicht nur von äußeren Einflüssen ab, sondern auch von der Anlage. Je stärker die genetische Schädigung ist, um so schwächer sind die nachholenden Potenzen und umgekehrt. So fand FABER in seinem Leipziger Untersuchungsgut eine überraschend große Anzahl von Dysplasien, die überwiegend dem männlichen Geschlecht angehörten. Die Gesamtauszählung (Luxationen und Dysplasien) ergab eine Sexualproportion von annähernd 1,5 ♀:1 ♂. Die Entwicklungsstörungen des männlichen Hüftgelenkes sind demnach anscheinend gutartiger als die des weiblichen.

Die Schwere der Veränderungen läßt sich erst im Laufe großer Zeitabschnitte übersehen. Man muß dabei zwischen *Früh-* und *Spätergebnissen* unterscheiden. Das Frühresultat liegt etwa 3—5 Jahre nach der Einrenkung vor. Es umfaßt im wesentlichen die Besserung der formalen Abweichung. Das Spätergebnis ist dagegen kaum vor dem 30. Lebensjahr abzuschätzen. Der Grad der qualitativen Dysplasie zeigt sich erst in der *Bewährung der kranken Hüfte*

---

[1] Siehe Schrifttumsverzeichnis: BILLING (1954) und BILLING und SEVERIN (1959).

über lange Zeiträume im Vergleich mit gesunden Gelenken, die annähernd gleichen Beanspruchungen unterworfen waren. Diese Gesichtspunkte haben sich in den letzten Jahren überall durchgesetzt und waren Anlaß zu einer erheblich zurückhaltenderen, um nicht zu sagen pessimistischen Beurteilung der Prognose. Die Spätergebnisse sind freilich um so schlechter, je dürftiger der Anfangserfolg war. Grobe Inkongruenzen von Kopf und Pfanne, exzentrische Belastungen usw. verursachen vorzeitige schwere Knorpelschäden, Knochenschliffe und plastische Deformierungen. Die Pubertät stellt oft eine ernste *Krise* für das dysplastische Hüftgelenk dar. Manche unerwartete Verschlechterung eines bis dahin günstigen Verlaufs kommt in diesen Jahren zustande.

PLATON fand bei 400 Luxationen des orthopädischen Hospitals in Oslo 91% gute und 9% schlechte Frühergebnisse. Die Hauptursache der mangelhaften Erfolge waren: die Antetorsion des Schenkelhalses und ein Einrenkungsalter über 2 Jahre. Die röntgen-anatomische Wiederherstellung ließ bei doppelseitiger Verrenkung häufiger zu wünschen übrig als bei einseitiger. Klinisch war der Unterschied dagegen gering. Kontrolluntersuchungen 10 Jahre später zeigten eine Abnahme der guten Ergebnisse in der Gruppe der über 14jährigen auf 58%. Mit zunehmendem Alter läßt die funktionelle Tüchtigkeit mehr und mehr nach, während sich der röntgenologische Befund besser hält. Die Epiphysenveränderungen sind für die Frühergebnisse von relativ geringer Bedeutung im Gegensatz zu den Spätresultaten, bei denen der Zustand des Schenkelkopfes meist entscheidend ist. 16 Jahre nach der Reposition waren nur noch in 30% der Fälle normale Schenkelköpfe vorhanden. Der Pfannendachwinkel hat keinen bestimmenden Einfluß auf die Prognose. In 15% bestand eine Antetorsion von mehr als 30°. Nur 8 dieser 60 Hüften wurden befriedigend. Unter den restlichen 52 kam es 30mal zu Subluxationen und 22mal zur Reluxation.

Die bei Kindern und Jugendlichen oft zu beobachtende Diskrepanz zwischen der guten Leistungsfähigkeit und der mäßigen röntgenologischen Korrektur wird durch den Zustand des Knorpels, insbesondere die Knorpeldicke bedingt. Schon bevor der Knorpel abgerieben ist, beginnen die Schmerzen.

Die Therapie. Die Hüftluxation war schon HIPPOKRATES (466—377 v. Chr.) bekannt. Es hat jedoch über 2000 Jahre gedauert, bis es gelang, eine wirkungsvolle und ungefährliche Behandlungsmethode zu finden. An Versuchen, die Luxation unblutig einzurenken, hat es nicht gefehlt. HUMBERT, JACQUIER, PRAVAZ (1847) und besonders PACI (1887) haben sich lange mit dem Problem beschäftigt. Ob ihnen echte Repositionen gelungen sind, bleibt ungewiß, denn die Röntgenstrahlen wurden erst 1895 entdeckt, im gleichen Jahre, in dem auch ADOLF LORENZ in Wien die erste gesicherte unblutige Einrenkung ausführte. Vorher hatte schon HOFFA einen chirurgischen Weg gewiesen, der jedoch in der damaligen Zeit mit einem hohen Risiko belastet war. DEUTSCHLÄNDER und später LEVEUF haben die Methode verbessert, der wir uns auch heute noch bedienen, wenn sich die unblutige Einrenkung als unmöglich erweist. Die Vorgänger von LORENZ hatten geglaubt, die Reposition bei älteren Kindern und Jugendlichen erzwingen zu können. In diesem Alter sind die das Gelenk umgebenden Weichteile aber schon so erheblich verkürzt, daß eine unblutige Einrenkung selbst unter stärkstem Zug nicht mehr gelingt. LORENZ erkannte die Notwendigkeit, die Luxation so früh wie möglich, d. h. im Kleinkindesalter, einzurenken. Auch die schwierige Frage der Retention der reponierten Hüfte wurde von ihm gelöst.

Die *Reposition* bedarf bei Kindern bis zu 2 Jahren meist keiner vorbereitenden Extension. Die Erschlaffung der Muskulatur in Narkose genügt, um den Schenkelkopf durch manuellen Zug bis an den Pfannenrand zu bringen. Größere Widerstände werden durch Extension in einigen Tagen überwunden. Am besten eignet sich dazu ein Unterschenkelzinkleimverband, in den 2 Filzstreifen mit aufgenähten Leinenbändern eingeschlossen sind. Sobald der Schenkelkopf in Höhe des oberen Pfannenrandes steht, sollte man die Einrenkung versuchen.

Technik. Das Kind liegt bei der Reposition mit dem Rücken auf einem nur durch eine dünne Schaumgummiauflage gepolsterten Tisch. Ein Assistent fixiert das Becken durch maximale Beugung des kontralateralen Beines in Hüft- und Kniegelenk. Der die Einrenkung vornehmende Arzt steht zu Füßen des Kindes. Eine Hand umfaßt den im Hüftgelenk rechtwinklig gebeugten Oberschenkel, während die andere vom Damm her den Trochanter umgreift. Der Zug erfolgt in Richtung der Körperachse. Im Augenblick, wo der Schenkelkopf seinen tiefsten Punkt erreicht, überführt die operierende Hand unter Benutzung der anderen als Hypomochlion den Oberschenkel in rasche Abduktion und Außenrotation. Dadurch springt der Kopf, häufig mit hörbarem Anschlag, in die Pfanne. Je kräftiger der Pfannenrand ausgebildet war, um so lauter ist das Einrenkungsgeräusch. Eine nochmalige kurze Ausrenkung durch allmähliche Verminderung der Abduktion und neuerliche Reposition orientiert über die gute oder schlechte *primäre Stabilität* (in Abhängigkeit von der Tiefe der Pfanne). Gewöhnlich verhindert die starke Spannung der verkürzten Adductoren eine frontale Abduktion der Oberschenkel. Bei guter Stabilität kann man den Gipsverband in der zwanglos erreichbaren Abduktion anlegen. Erscheint die Retention jedoch weniger gesichert, so empfiehlt sich eine schonende Massage der widerstrebenden Adductoren mit den Fingerknöcheln, um dem Oberschenkel eine möglichst frontale Stellung zu geben. Der krankseitige Unterschenkel ist rechtwinklig gebeugt. Bei einseitiger Luxation und guter Stabilität bleibt das gesunde Bein frei. Auch den krankseitigen Fuß braucht man nicht mit einzugipsen. Der Verband muß besonders über dem großen Rollhügel sorgfältig anmodelliert werden.

Erscheint die Einrenkung gesichert, so kann man mit der Röntgenkontrolle warten, bis die Polsterung mit Zellstoff- und Papierbinden vollendet ist. Der Kopf soll möglichst tief stehen, dem knöchernen Pfannenboden genau gegenüber. Eine 2. Aufnahme erfolgt nach Fertigstellung des Gipsverbandes. Etwaige Zweifel, ob der Kopf sich noch in der Pfanne befindet, lassen sich durch eine Axialaufnahme beheben (am besten erst, nachdem der Gips trocken geworden ist; unter Umständen muß man ein kleines Fenster in den Verband schneiden, damit der Kopfkern erkennbar wird).

Die obere Altersgrenze für eine mögliche Reposition wird bei bilateralen Luxationen gewöhnlich mit 10 Jahren, bei der unilateralen mit 14 Jahren angegeben. Der Widerstand der Weichteile ist aber um diese Zeit meist schon so groß, daß er sich nur durch eine längere Draht-Extension mit großen Gewichten überwinden läßt. Selbst wenn die Einrenkung gelingt, bleiben die Behandlungserfolge gering. Die Leistungsfähigkeit ist bei unbehandelten Luxationen im allgemeinen wesentlich besser als nach Spätrepositionen. Wir verzichten daher bei älteren Kindern lieber auf die Einrenkung. Wenn auch der unschöne hinkende oder watschelnde Gang bestehenbleibt, so ist doch das ästhetische Übel sicher das kleinere. Im übrigen spielt die Zahl der nach dem 5. Lebensjahr erstmalig zur Behandlung kommenden Fälle heute keine Rolle mehr.

Wir belassen die Lorenzsche Primärstellung im allgemeinen nicht länger als 5 Wochen, nur bei schlechter Stabilität mitunter einmal 6—8 Wochen. Die Zeit genügt durchaus, um eine hinlängliche Verkürzung des oberen Kapselabschnittes zu erreichen. Wenn auch eine vermehrte Antetorsion im Lorenz-Gips vielleicht etwas verringert werden kann, so stehen dem doch gewichtige Nachteile gegenüber. Der Schenkelkopf wird in Lorenz-Stellung bei normaler Torsion gegen den vorderen Pfannenrand gepreßt, bei Antetorsion gegen den Erker. Es kommt dadurch zu einer typischen medio-caudalen Drucknekrose des Kopfkernes (ROHLEDERER). Bei Antetorsion zeigt auch der Erker

Abbauveränderungen, die eine Normalisierung des Pfannendaches verhindern. Je länger die Lorenz-Stellung beibehalten wird, um so ausgesprochener ist der Befund. Der Kopf wird etwas trochanterwärts verschoben („Kopf im Nacken") und weist in seinem medialen Drittel eine mehr oder minder tiefe Abplattung auf, die oft mit einer steilen Stufe in den unversehrt gebliebenen Teil des Kernes übergeht.

Die Überführung aus der Lorenzschen Primär- in die Lange I-Stellung muß wegen der Schmerzen in Narkose erfolgen. Die Lange I-Stellung entspricht einer Abduktion von etwa 120⁰ bei maximaler Innenrotation. Sie begünstigt die Antetorsion wegen der starken Einwärtsdrehung des Kopfes mit Zentrierung gegen den hinteren Pfannenrand. Man tut daher gut daran, die Einwärtsrollung, die der Verkürzung der vorderen Kapselpartie dient, nicht zu übertreiben. Die weite Abspreizung unterstützt gleichzeitig die varisierenden Kräfte.

Der 2. Gipsverband wird nach 6—8 Wochen durch einen dritten in Lange II-Stellung ersetzt. Eine Narkose ist dazu nicht erforderlich. Die Lange II-Stellung verringert lediglich die Abduktion von 120⁰ auf etwa 140⁰ bei gleichbleibender Innenrotation. Auch dieser Verband bleibt 6—8 Wochen liegen. Nach jedem Gipswechsel erfolgt eine Röntgenkontrolle.

Im Anschluß an den letzten Verband erhält das Kind eine *Liegeschale* aus Panplast oder ähnlichem Material. Die Schale entspricht der Lange II-Stellung bei gemilderter Einwärtsdrehung. Eine Belastung kommt noch für mindestens 1 Jahr —

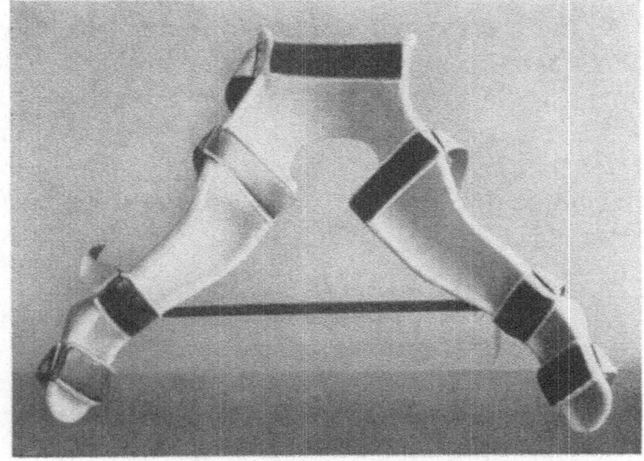

Abb. 82. Liegeschale zur Nachbehandlung der sog. angeborenen Hüftverrenkung

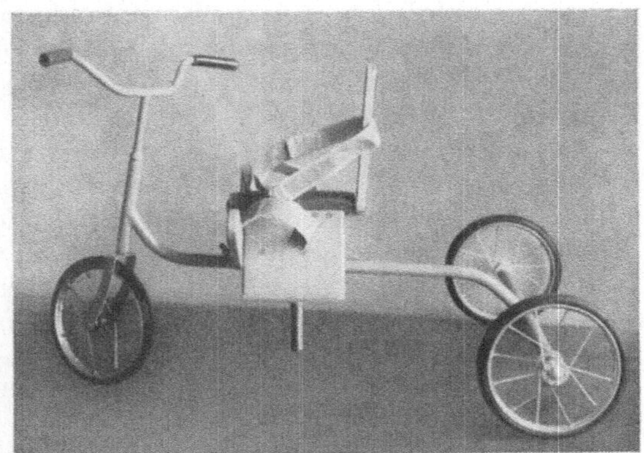

Abb. 83. Laufrad nach SCHEDE zur Nachbehandlung der sog. angeborenen Hüftverrenkung

bei Osteochondrosen der Epiphyse evtl. auch länger — nicht in Frage. Um dem Bewegungsdrang der Kinder entgegenzukommen und die Funktion zu fördern, geben wir ihnen ein *Schede-Laufrad*. Das nützliche Dreirad besitzt unterhalb des Sattels Spreizbrettchen, die eine mäßige Abduktion gewährleisten. Der Sitz muß so hoch gestellt werden, daß die Kinder nur mit den Fußspitzen eben den Boden erreichen.

Einer der wichtigsten Punkte der Nachbehandlung ist die *Pflege der Muskulatur*. 2—3mal täglich eine Viertelstunde lang durchgeführte aktive Übungen genügen, um eine allmähliche Kräftigung herbeizuführen. Dabei ist besonders auf die gute Funktion der Glutäen, namentlich des Glutaeus medius und minimus zu achten, die für die Balancierung des Beckens während des Gehaktes von ausschlaggebender Bedeutung sind. Adduzierende Übungen sind, namentlich im Anfang, verboten.

Die nachholende Entwicklung, d. h. das Wiedereinsetzen der Ossifikation am Pfannendach hängt ja nicht nur von der Herstellung normaler Gelenkbeziehungen ab, sondern vor allem von der Aufnahme der normalen Funktion. Sie erfolgt daher während der Gipsperiode nur zögernd und angedeutet. Erst mit Beginn der Nachbehandlung setzt eine kräftige Apposition ein. Sie endet mit dem Erscheinen eines Sklerosestreifens im Pfannendach.

Bei *Subluxationen* erübrigt sich die Einrenkung. In schwereren Fällen geben wir für jeweils 5—6 Wochen einen Lange-Gips (I und II), bei leichteren begnügen wir uns mit der Schienenlagerung in einer mitigierten Lange-Stellung. Auch hier muß man sich durch ein Röntgenbild von der richtigen Zentrierung des Schenkelkopfes im Verband oder in der Schale überzeugen. Die Weiterbehandlung ist die gleiche wie bei der Luxation.

Wenn die sorgfältig vorbereitete Einrenkung trotz mehrfacher Repositionsversuche in Narkose nicht gelingt, sollte man eine Kontrastdarstellung des Gelenkes durchführen, um das *Repositionshindernis* festzustellen. In Frage kommen:

1. eine Kapselinterposition,
2. ein hypertrophisches Ligamentum teres,
3. die Isthmusstenose,
4. die Einkrempelung des Limbus cartilagineus,
5. die bindegewebige Pfannenverödung.

Repositionshindernisse sind relativ selten. Am häufigsten kommt eine Interposition der schlauchförmig ausgedehnten Kapsel vor, hauptsächlich dann, wenn die Kapsel sehr nahe der Kopf-Halsgrenze ansetzt. Die Einklemmung findet gewöhnlich am oberen Pfannenrand statt. Sie ist operativ leicht zu beheben. — Auch ein hypertrophisches Ligamentum teres kann gelegentlich einmal die Einrenkung unmöglich machen. Die Resektion des Bandes führt nie zu Zirkulationsstörungen des Schenkelkopfes.

Die langausgezogene Kapsel wird regelmäßig durch die überkreuzende Sehne des Iliopsoas verengt (Isthmus). Die Friktionen der Sehne verursachen mitunter entzündliche Reizungen und durch Verklebungen der Synovialis, eine Stenose. Der Schenkelkopf muß bei der Einrenkung den ganzen Kapselschlauch passieren, um in das Acetabulum zu gelangen. Lassen sich die Verklebungen nicht durch das Repositionsmanöver sprengen, so muß man operieren, da der von einer Kapselduplikatur bedeckte Kopf in der seichten Pfanne keinen Halt findet. Bei der Operation wird die Kapsel eröffnet und der Isthmus instrumentell gedehnt.

Auch der pfannenwärts eingekrempelte Limbus cartilagineus kann die Einrenkung verhindern. Gelegentlich besteht ein Mißverhältnis zwischen Limbus und Kopf. Dann muß der zu enge Ring des Limbus gespalten werden.

Eine Verödung der Pfanne durch gewuchertes Fett-Bindegewebe aus dem Pulvinar kommt schon bei älteren Kleinkindern vor. Das Acetabulum wird dadurch so seicht, daß der Kopf nicht „einrastet". Mäßige Grade der Bindegewebswucherung gehören zum typischen pathologisch-anatomischen Bild der Hüftluxation. Das Füllgewebe verschwindet nach der Reposition, da der Druck des Kopfes es zur Atrophie bringt. Höhere Grade bilden jedoch ein Repositionshindernis, das operativ beseitigt werden muß. Der Vorschlag, die bindegewebig verschlossene Pfanne durch rotierende Bewegungen mit dem Schenkelkopf „aufzubohren", kann nicht gutgeheißen werden.

Die Verkürzung der Weichteile nimmt bei unbehandelten Luxationen im Laufe der Jahre zu. Schließlich folgt das coxale Femurende auch der Extension nicht mehr. Die den Kopf bedeckende Kapsel verfällt der Druckatrophie. Ähnliche Vorgänge spielen sich an der Muskulatur und am Periost des Darmbeins ab. So entsteht allmählich eine Neoarthrose, die bei Erwachsenen manchmal eine erstaunliche Vollkommenheit besitzt.

Die pathologische Antetorsion ist eine der Hauptursachen für eine unzulängliche nachholende Entwicklung der Pfanne und im Verein mit einer Coxa valga der wesentliche Grund für ein Rezidiv.

Die vermehrte Antetorsion ist fast immer mit einer Vergrößerung des Schenkelhalswinkels gekoppelt. Die Methode BERNBECKs, durch eine leicht schräge, pertrochantere Osteotomie (von lateral-unten nach medial-oben) beide Abweichungen gleichzeitig zu korrigieren, hat daher viel für sich. Die Schwierigkeit besteht in der Fixation der Fragmente.

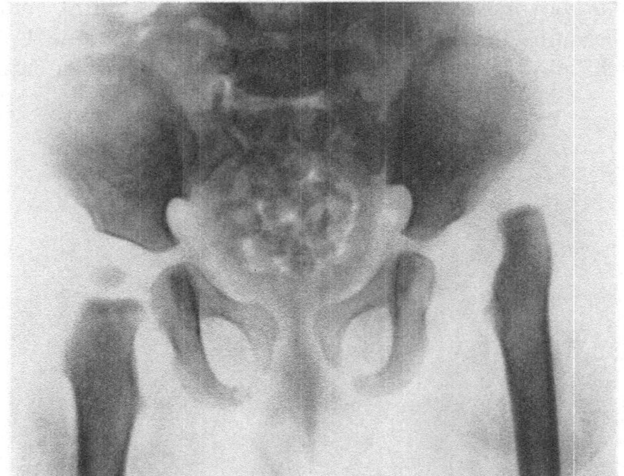

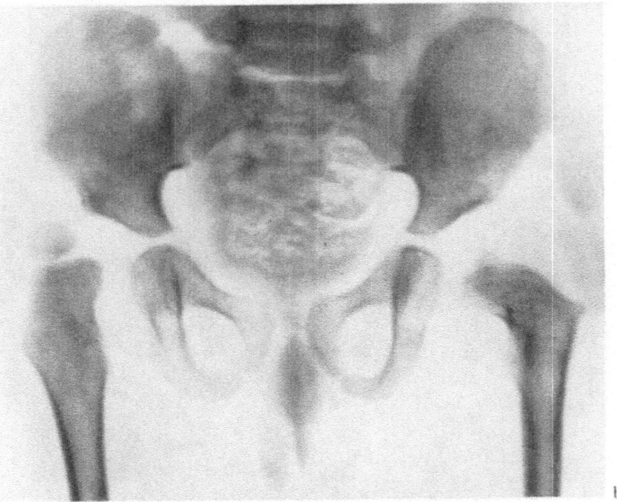

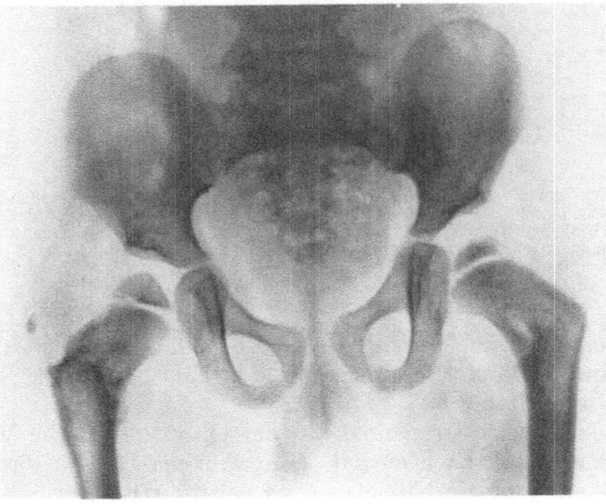

Abb. 84a—c. Linksseitige *Hüftluxation*, 1jährig, ♂. a Der noch nicht knöchern angelegte Kopf artikuliert mit dem Darmbein. Beiderseits extreme Coxa valga. b Nach linksseitiger Adduktionsosteotomie und Detorsion. Der rechte Schenkelkopf ist allein auf Grund der extremen Valgität und gesteigerten Antetorsion trotz eines kaum als pathologisch anzusprechenden Pfannendaches luxiert. Der zeitliche Abstand zu a beträgt 16 Monate. c 17 Monate später als b. Nach Einrenkung der rechtsseitigen Luxation und Adduktionsosteotomie rechts. Rechts angedeutete, links stärkere osteochondrotische Veränderungen des Kopfkernes. Noch ungenügender Anbau des linken Pfannendaches

Wir bevorzugen aus Gründen der Stabilität eine *quere Osteotomie* knapp oberhalb des kleinen Rollhügels. Besteht eine Coxa valga, so wird zusätzlich ein kleiner Knochenkeil mit innerer Basis entnommen. Um Rezidive zu verhüten, erstrebt E. M. MÜLLER bei Kleinkindern bis zu 5 Jahren einen Schenkelhalswinkel von 105—110⁰, bei älteren von 115 bis 120⁰. Dadurch hat man die Gewähr, daß durch eine postoperative Wiederaufrichtung nicht erneut eine Coxa valga entsteht.

Die Osteosynthese erfolgt mittels Schanzscher Schrauben, bei älteren Kindern besser durch eine mit Bohrlöchern versehene gabelförmige Platte. Die abgewinkelte Doppelzinke wird in den Trochanter major eingetrieben, während man das andere Ende mit dem Schaft verschraubt. Benutzt man Schanzsche Schrauben, so durchdringt die distale den Femurschaft etwas unterhalb der Osteotomiestelle, parallel zur queren Kniekondylenachse. Das Bohrloch für die Schraube im oberen Fragment liegt so weit hinter dem Bohrloch für die caudale, als es die Beseitigung der pathologischen Antetorsion erfordert. Sobald die kraniale Schraube zu einem praktikablen Handgriff für das coxale Femurende geworden ist, wird das obere Fragment einwärtsrotiert, bis

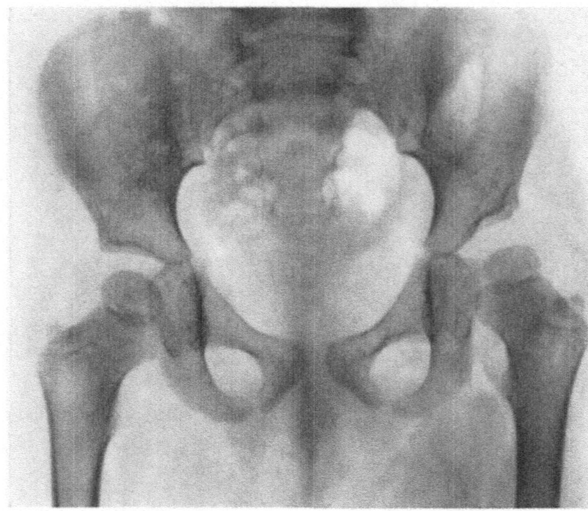

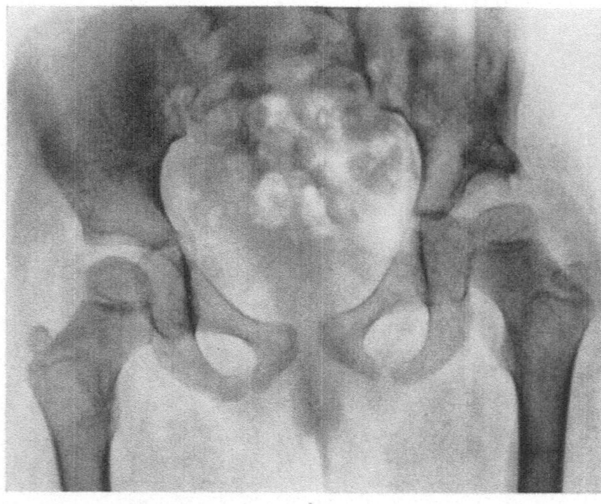

Abb. 85a u. b. a *Eingerenkte Hüftluxation*, 2¹/₂jährig, ♀. Links ohne pathologische Antetorsion und ohne nennenswerte Vermehrung des Schenkelhalswinkels. Steiles, den Schenkelkopf ungenügend deckendes Pfannendach. b Dasselbe Kind 4 Monate nach der linksseitigen Pfannendachplastik. Der Span ist eingeheilt. Die Pfannenverhältnisse sind wesentlich verbessert

beide Schrauben in derselben Ebene liegen. Sie werden in dieser Stellung durch eine Spannvorrichtung, die die Knochen unter Druck setzt, unverrückbar festgehalten.

Ein wichtiger Punkt bei der Operation ist die Verschiebung des peripheren Fragmentes nach medial. Unterläßt man sie, so wird der Gang breitbeinig, und es entsteht ein häßliches Crus varum. Das Ausmaß der durch den Verlauf der

Druckkräfte im Schenkelhals und -schaft erforderlichen Medialverschiebung läßt sich berechnen[1].

Die nach Wundverschluß die Haut überragenden Schrauben werden durch eine Kunststoffkappe geschützt, in den Gipsverband eingeschlossen und nach 4 Wochen entfernt. Längeres Verweilen bringt die Gefahr einer Infektion des Wundkanals mit sich, die sich unter Umständen zu einer Osteomyelitis ausweiten kann. Der Gips wird nach 8—10 Wochen aufgeschnitten.

Die Detorsions- und Varisierungsoperation hat die früher viel geübte *Pfannendachplastik* zwar weitgehend ersetzt, aber keineswegs überflüssig gemacht. Sie ist 1. dort indiziert, wo die Pfanne den Schenkelkopf (nach Auftreten des Verdichtungsstreifens im Pfannendach) ungenügend deckt und weder eine pathologische Antetorsion noch eine Coxa valga besteht, 2. wo trotz der genannten Eingriffe die nachholende Entwicklung des Pfannendaches mangelhaft geblieben ist.

Wir bevorzugen die von SPITZY angegebene Technik mit einem Corticalisspan. Falls erforderlich, treiben wir 2 Späne

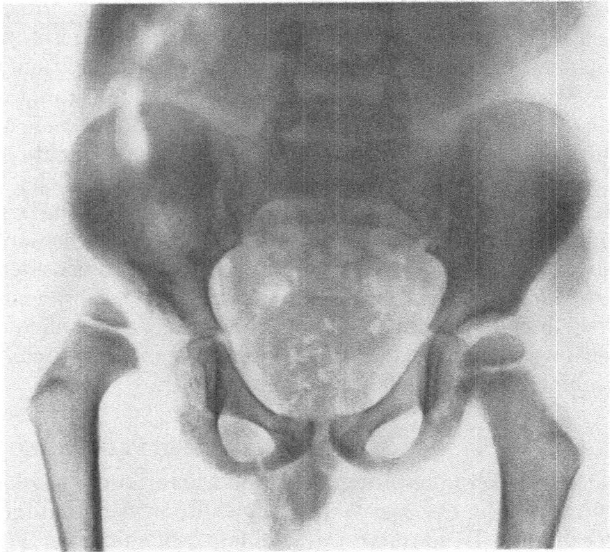

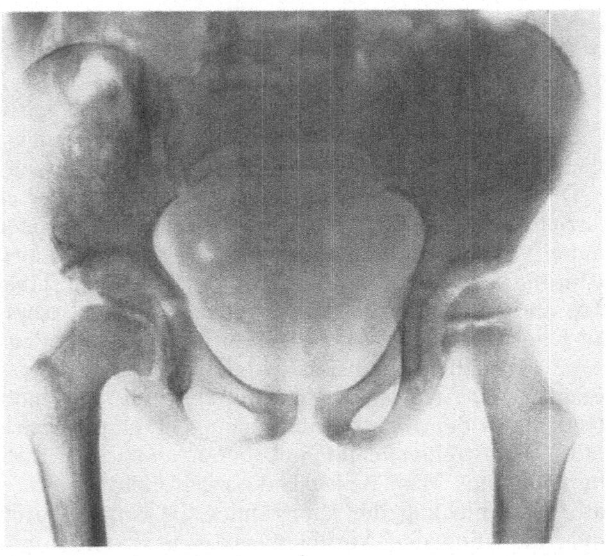

Abb. 86a u. b. Rechtsseitige, *konservativ nicht einrenkbare Hüftluxation* 4½jährig, ♂. a Flache, durch die Gleitfurche nach oben ausgeweitete Pfanne. Unregelmäßiger Knochenanbau im Pfannendach und besonders im Pfannenboden. Das coxale Femurende ist schmächtiger als links. Die rechte Synchondrosis ischiopubica ist noch offen. b Dasselbe Kind. Nach Pauwelsscher Adduktionsosteotomie und Leveufscher Operation. Der Schenkelhalswinkel ist normalisiert. Der Kopf steht in der Tiefe der neugebildeten Pfanne. Der Limbus war verengt, die ursprüngliche Pfanne mit Binde- und Knorpelgewebe zugewuchert

nebeneinander ein. Ob ein gutes Ergebnis erzielt wird, hängt wesentlich davon ab, daß der Span weder zu hoch noch zu tief eingeschlagen wurde. Zu hoch

---

[1] Nähere Angaben bei M. E. MÜLLER: Die hüftnahen Femurosteotomien. Stuttgart: Georg Thieme 1957.

liegende, funktionslose Späne werden abgebaut, intraartikuläre führen zur Versteifung. Die früher nicht ganz seltenen Ankylosen nach Pfannendachplastiken gingen wohl meistens auf eine schleichende Infektion zurück.

Bei der bindegewebig verödeten Pfanne genügt es meist nicht, das Füllgewebe mit dem scharfen Löffel auszuräumen, weil auch das knöcherne Acetabulum zu seicht ist. In solchen Fällen bleibt nichts anderes übrig, als auch die knöcherne Pfanne zu vertiefen. Der Knorpelbelag des Kopfes ist bei allen *blutigen Einrenkungen* sorgfältig zu schonen. Die neue Pfanne muß geräumig genug sein, um dem Kopf ein wenig Spiel zu lassen. Man muß sich indessen hüten, das Acetabulum zu sehr nach oben zu erweitern, weil sonst ein positiver *Trendelenburg* resultiert und das Kind, trotz gelungener Einrenkung weiterhinkt. Der Nachbehandlung kommt bei der *Leveuf*schen Operation besondere Bedeutung zu. Die Gefahr einer Versteifung ist bei nachlässiger oder nicht genügend schonender Übungstherapie recht groß.

6. Die habituelle Patellarluxation

Die meisten habituellen Patellarluxationen werden erst nach der Pubertät manifest. Bei der *angeborenen Form* findet sich häufig ein *Hochstand der Patella*. Der Kapsel-Bandapparat ist schlaff. In manchen Fällen ist der laterale Rand des Kniescheibengleitlagers abnorm niedrig. Tritt noch eine X-Beinstellung hinzu, so kann die Patella bei einer raschen Bewegung nach außen „entgleisen". Nach der Luxation liegt ihre überknorpelte Fläche manchmal dem Condylus lat. femoris an. Der gleiche Zustand kann sich nach einer *Quadricepslähmung* einstellen.

Der Hochstand der Patella wird aus dem seitlichen *Röntgenbild* erkannt. Während der Aufnahme muß der Quadriceps angespannt werden. Das Kniescheibengleitlager läßt sich im axialen Strahlengang darstellen.

Die *Therapie* richtet sich nach der Ursache. Gegebenenfalls genügt die X-Bein-Korrektur, um die sich ständig wiederholende schmerzhafte Luxation zu unterbinden. Ist der äußere Rand des Gleitlagers zu niedrig, muß er durch Unterfütterung mit einem keilförmig zugeschnittenen Tibiaspan gehoben werden. In allen anderen Fällen empfiehlt sich die *Kapselspannung* nach der Methode von ALI KROGIUS. Die Kapsel wird durch einen lateralen *Payr*-Schnitt, der 2 Querfinger oberhalb des oberen Patellarrandes beginnt und nahe der Tuberositas tibiae endet, freigelegt. Man umschneidet und mobilisiert einen fingerbreiten Streifen aus dem Stratum fibrosum der Kapsel entlang dem inneren Patellarrand. Der Streifen bleibt am oberen und unteren Ende mit der Kapsel in Zusammenhang. Das Kniegelenk wird nicht eröffnet. Sodann incidiert man unter Verschiebung der Hautränder die Kapsel entlang dem lateralen Patellarrand und fügt den korbhenkelartigen Streifen in die auseinandergehaltenen Ränder der lateralen Kapselwunde ein. Die mediale Lücke wird durch Knopfnähte geschlossen. Bei Patella-Hochstand umschlingt man die Kniescheibe mit einem kräftigen Nylonfaden und zieht sie abwärts. Man muß sich jedoch zuvor durch eine Beugung des Knies überzeugen, daß die Naht nicht zu eng geknüpft ist. Das Gelenk wird 10 Wochen in einer Kniehülse ruhiggestellt.

7. Das X-Bein (Genu valgum)

Geringe X-Beine sind bei Kindern zwischen 2 und 5 Jahren physiologisch. Der Ausgleich erfolgt spontan. Eine geringe Valgusstellung gehört bei Mädchen zu den geschlechtsspezifischen Merkmalen. Die meisten das physiologische Maß überschreitenden X-Beine sind anlagebedingt. Sie entstehen durch ein vermehrtes Wachstum des Condylus internus femoris. Die X-Stellung ist in diesen Fällen immer symmetrisch. Die *Rachitis* allein führt nur ausnahmsweise zu Genua valga. Der Scheitel der Verbiegung liegt dabei meist im oberen Drittel des Unterschenkels. Sie spielt jedoch als verstärkendes Moment eine gewisse Rolle, weniger durch die Knochenerweichung als infolge der begleitenden Bändererschlaffung. Neben anderen rachitischen Zeichen (Caput quadratum, Schmelzdefekte der Zähne, rosenkranzähnliche Verdickungen am Übergang der knöchernen in die knorpeligen Rippen, *Harrison*sche Furche, „Glockenthorax", becherförmige Auftreibung der Metaphysen der langen Röhrenknochen) finden sich häufig O-Verkrümmungen der Unterschenkel. Nicht selten werden die Kinder wegen ihrer Crura vara dem Arzt vorgestellt. Das wenn auch leichte X-Bein darf nicht übersehen werden, weil sonst nach einem Ausgleich der O-Verkrümmung durch Infraktion oder Osteotomie zum Mißvergnügen der Eltern eine (vorher schon vorhandene) Valgität resultiert.

X-Beine begleiten weiterhin regelmäßig die *sog. angeborene Hüftluxation* und *jugendliche Epiphysenwanderung.* Ein- und doppelseitige Genua valga, gelegentlich schweren Grades, kommen als Folge einer Muskel-Gleichgewichtsstörung bei schlaffen und spastischen *Lähmungen* vor (Poliomyelitis, Little, Halbseitenlähmung, Dystrophia musculorum progressiva). Meta- und epiphysäre *Entzündungsherde* (bei Osteomyelitis, Tuberkulose) können sowohl durch eine asymmetrische Zerstörung des Wachstumsknorpels des distalen Femur-

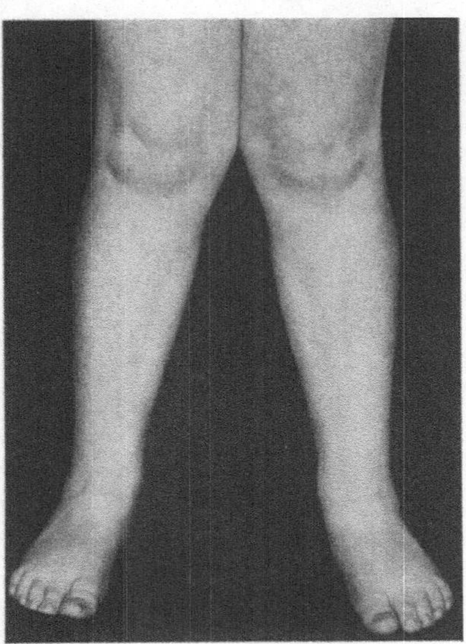

Abb. 87a. Schwere *konstitutionelle X-Beine*, 7jährig, ♀. Außenrotation der Knöchelgabel

oder proximalen Tibiaendes, als auch durch eine asymmetrische Verlängerung — infolge der entzündlichen Hyperämie — ein X-Bein erzeugen.

Das schwerste Genua valgum, das wir beobachteten, entstand iatrogen durch Teilzerstörung der Epiphysenfuge nach auswärts unter der Fehldiagnose „Tuberkulose" vorgenommener Operation eines metaphysären Enchondroms bei einem 3jährigen Knaben.

Schließlich sehen wir X-Beine nach in Fehlstellung verheilten *Frakturen* des Ober- und Unterschenkels, bei seltenen *konstitutionellen Krankheiten des Epiphysenknorpels*, enchondralen Dysostosen sowie *hormonellen Störungen* (bei der Dystrophia adiposo-genitalis und beim eunuchoiden Hochwuchs). Bei einseitigen oder unterschiedlich schweren X-Beinen resultiert eine Beinverkürzung mit Beckenschiefstand und statischer Skoliose.

Die meisten Kinder werden uns aus ästhetischen Gründen gebracht, mitunter — im Kleinkindesalter —, weil sie unsicher laufen. *Beschwerden* sind selten; am ehesten wird über rasche Ermüdung geklagt. Nach Anstrengungen kommt es mitunter zu Kapselschwellungen oder zu einem Reizerguß im Kniegelenk.

Das Kind muß im Liegen, Stehen und Gehen untersucht werden. Bei der Untersuchung auf dem Tisch ist darauf zu achten, daß die Kniescheiben genau nach oben gerichtet sind. Die meisten X-Beine sind mit einer vermehrten Außentorsion des Unterschenkels verbunden. Wir prüfen vor allem die Festigkeit des Bandapparates. Dabei halten wir mit unserer linken Hand die Oberschenkelkondylen fest, während die rechte bei gestrecktem (nicht überstrecktem) Kniegelenk die seitliche Beweglichkeit kontrolliert. Eine geringe Wackelbeweglichkeit ist bei jungen Kindern physiologisch. Häufig besteht eine Überstreckbarkeit. Anschließend

stellen wir das Kind auf ein Bänkchen. Die gestreckten (aber nicht überstreckten)
Kniegelenke sollen einander gerade berühren. Bei parallel gerichteten Füßen ist der Abstand
der inneren Knöchel ein brauchbarer Gradmesser für die Schwere der X-Beine. Zwar verändert sich die Distanz mit zunehmender Beinlänge; sie ist jedoch für das beobachtende Auge,
das Beinlänge und Knöchelabstand von selbst in Relation bringt, das gegebene Orientie-
rungsmittel. Die Beurteilung des Verlaufes geschieht am besten durch eine von Zeit zu Zeit
wiederholte *Umrißzeichnung* der Beine.

Bestimmungen des nach außen offenen stumpfen Winkels zwischen Ober- und Unterschenkel oder des spitzen Winkels zwischen einer an die Innenseite des Oberschenkels an-
gelegten „X-Bein-Stange" und dem nach außen abweichenden Unterschenkel vermitteln wegen der Dicke der Weichteile auch kein wesentlich genaueres Bild. *Exakte Messungen* sind nur auf einem am stehenden Kind gewonnenen Röntgenbild möglich. Der Vergleich (durch Übereinander-legen der Filme) mit der unter gleichen Bedingungen im Liegen geschossenen Aufnahme gibt Auf-schluß über die Lockerung des Kapsel-Bandapparates.

Alle Kinder mit X-Beinen haben gleichzeitig *Knicksenk-füße*, wobei die Valgusstellung von Ferse und Unterschenkel sich gegenseitig ungünstig beeinflussen. Nur bei sehr schweren Verbiegungen steht der Fuß in Varusstellung.

Das konstitutionelle X-Bein verschwindet beim Sitzen mit herabhängenden Unter-schenkeln. Die Ursache dieses Verhaltens liegt im eigenarti-gen Wachstum der unteren Fe-murepiphyse, deren abnorme Größenzunahme ausschließ-lich im vorderen Teil der medi-alen Gelenkrolle erfolgt. Da die hinteren Abschnitte beider Kondylen annähernd über-einstimmen, gleicht sich die Valgität mit zunehmender Beugung aus.

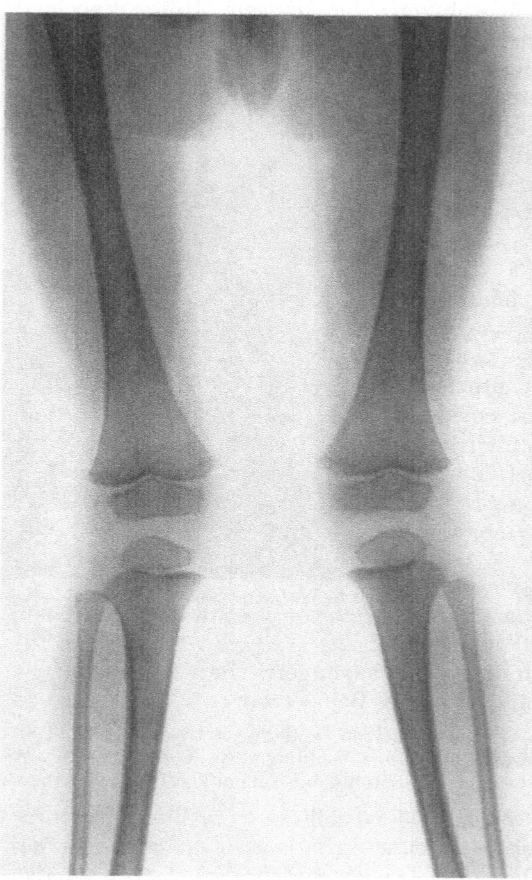

Abb. 87b. Schwere *konstitutionelle X-Beine*, 3jährig, ♂. Angedeutete
S-Form beider Tibiae

Die stärkere *Außenrotation der Knöchelgabel* bringt es mit sich, daß die Mehrzahl der Kinder breitbeinig, mit nach außen gesetzten Füßen geht. Nur bei
einem kleineren Teil tritt eine Selbstkorrektur durch Einwärtsgehen ein. In
schwereren Fällen scheuern die Knie beim Gehen aneinander.

Therapie. Mäßige X-Beine, etwa bis zu 6 cm Knöchelabstand, werden konser-
vativ behandelt. Die Kinder erhalten *Randeinlagen* und werden zu *Fuß- und
X-Beinübungen* angehalten. Auf eine Überkorrektur der Valgusstellung des
Calcaneus ist der größte Wert zu legen, da die Überführung in Varus zwangs-
läufig zu einer Druckzunahme an der Innenseite des Kniegelenkes, bzw. zu einer
Druckentlastung an der Außenseite führt. Nach dem biologischen Grundgesetz

von JANSEN verlangsamt sich das Wachstum auf der Seite der Drucksteigerung, während es auf der Seite der Druckabnahme eine Beschleunigung erfährt. Die Maßnahme genügt unter Umständen, um leichtere X-Beine zu heilen. Die Übungen sollen die Außenbänder des Kniegelenkes dehnen und den Quadriceps kräftigen. Eines der einfachsten passiven Mittel ist der Schneider- oder Türkensitz. Nacht- evtl. auch Tagschienen sind nur bei entzündlich bedingten X-Beinen (zur Wachstumslenkung) erforderlich. Die Hoffnung der Mütter auf eine spontane Geraderichtung der Beine erfüllt sich beim Genu valgum selten oder nie in dem Maße wie beim Crus varum. Fast immer bleibt beim stärkeren X-Bein ein Rest zurück, der infolge der unphysiologischen Belastung der äußeren Gelenkabschnitte zu einer vorzeitigen Arthrosis deformans führt. Die Neigung zur Selbstkorrektur kann durch eine Gewichtsabnahme (bei überschweren Kindern) und — wo notwendig — durch antirachitische Behandlung gefördert werden. Während einer floriden Rachitis ist das Stehen und Gehen zu verbieten. X-Beine über 6 cm Knöchelabstand bedürfen der *operativen Korrektur*. Bei Kindern bis zu 3 Jahren genügt dazu die subcutane Femurosteotomie.

Daumenbreit oberhalb des äußeren Femurkondylus wird ein 2 cm langer Längsschnitt durch die Haut bis auf den Knochen geführt. Dann nehmen wir einen Meißel, dessen Schneide etwas schmäler ist als die Dicke des Oberschenkelknochens, führen ihn in die Wunde

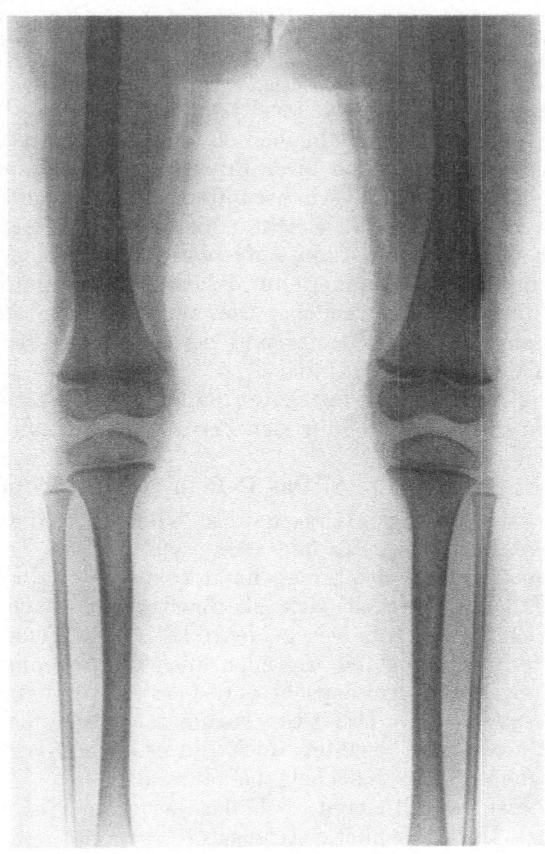

Abb. 87c. Schwere *X-Beine nach der operativen Korrektur.* (Suprakondyläre Femur-Osteotomie beiderseits.) 3jährig, ♀

ein und drehen ihn am Os so, daß seine Schneide nunmehr senkrecht zur Längsachse des Femurs steht. Leichte Hammerschläge treiben den Meißel durch die Metaphyse, bis wir die Schneide an der Innenseite unter der Haut tasten können. Die hintere Corticalis bleibt zunächst stehen. Man infrakturiert sie manuell — oder bei Schwierigkeiten über den Keil. Der wenig gepolsterte Gipsverband wird bei leichter Überkorrektur angelegt. Wir operieren beide Extremitäten in einer Sitzung und vervollständigen den Beingips durch einen Beckenring.

Bei 3—8jährigen Kindern ist die *offene V-förmige Osteotomie* evtl. mit Entnahme eines kleinen Knochenkeiles an der Innenseite die Methode der Wahl.

Der etwa 4 cm lange Hautschnitt liegt an der Vorderaußenseite. Man dringt zwischen Rectus und Vastus lat. unter Vermeidung des oberen Kniegelenkrecessus bis zum Knochen vor. Die Osteotomie erfolgt an der gleichen Stelle wie bei der subcutanen Durchmeißelung.

Verzichtet man auf eine *leichte* Überkorrektur, so muß man unter Umständen auf eine erneute postoperative Verschlechterung gefaßt sein, da die Epiphysenfuge ihre Neigung zu asymmetrischem Wachstum noch eine Zeitlang beibehält.

Die *Rezidivgefahr* ist besonders nach Epiphysenverletzungen sehr groß, und man tut gut daran, die Eltern von vornherein darauf hinzuweisen.

Vom 9.—12. Lebensjahr führen wir bei nicht zu schweren X-Beinen die von BLOUNT angegebene *partielle temporäre Epiphysiodese* aus.

Man dringt von einem 4 cm langen, leicht bogenförmigen Hautschnitt an der Innenseite gegen die distale Wachstumsfuge des Femur vor, ohne das Kniegelenk zu eröffnen. Der Knorpel ist meist leicht zu tasten; notfalls orientiert man sich mit Hilfe einer Nadel. Die Fuge wird durch drei C-förmige, tief in den Knochen eingetriebene Stahlklammern überbrückt. Zwei der Klammern sitzen vorn, bzw. vorn-seitlich, die dritte mehr medial-hinten. Bewegte Weichteile müssen vor dem Einführen der Klammern gespalten werden. Röntgenaufnahmen im a.p.- und seitlichen Strahlengang kontrollieren die richtige Lage. Ein Gipsverband erübrigt sich. Die Kinder stehen nach 14 Tagen auf.

Die Klammern bleiben so lange liegen, bis eine deutliche *Überkorrektur* eingetreten ist. Nach ihrer Entfernung erfolgt im Bereich des vorher zusammengepreßten Epiphysenabschnittes ein kräftiger Wachstumsschub, der die Überkorrektur bald ausgleicht. Mitunter sieht man, daß die Klammern durch die Kraft des Wachstums aufgebogen werden und ihre Wirksamkeit einbüßen. Es empfiehlt sich daher, nur Klammern aus gutem Stahl und von ausreichender Stärke zu verwenden. Die zur Korrektur erforderliche Zeit hängt von der Schwere des X-Beines und dem Alter des Kindes ab. Sie schwankt zwischen 6 Monaten und 1 Jahr.

Auch bei den operierten Fällen ist die Versorgung mit Randeinlagen wichtig, da die Valgusstellung der Ferse einem Rezidiv Vorschub leistet.

8. Das O-Bein (Genu varum, Crus varum)

Die häufigste Ursache des O-Beines ist die Rachitis. Die Verkrümmung ist immer doppelseitig und meist symmetrisch. Der Scheitel liegt beim Crus varum im distalen Drittel, manchmal knapp oberhalb der Knöchelgabel. In schwereren Fällen entwickelt sich gleichzeitig eine nach vorn konvexe Verbiegung des Schienbeins („Säbelscheidentibia"). Die Femura nehmen ebenfalls oft an der Verkrümmung teil, zuweilen auch die Schenkelhälse. Die rachitische Erschlaffung der Gelenkkapseln und Verstärkungsbänder begünstigt die Bildung eines *Genu varum.* Das Crus varum ist gewöhnlich von einer *Einwärtstorsion der Knöchelgabel* begleitet; doch gibt es auch O-Beine, bei denen die normale Außendrehung der Knöchelgabel verstärkt ist. Der Krümmungsscheitel liegt bei diesen — selteneren — Fällen fast immer im oberen Drittel oder in der Mitte des Unterschenkels. HOHMANN vermutet eine Persistenz des physiologischen O-Beines der Neugeborenen, das sich bei gesunden Kindern im Laufe der ersten Lebensmonate verliert.

Die Einwärtsrotation der Knöchelgabel zwingt den Talus in Adduktion und Pronation, während der Calcaneus durch die mediale Verlagerung der Schwerelinie in Valgus umkippt. Mit der Pronation ist ein Tiefertreten des Taluskopfes verbunden. Der Gegendruck des Bodens hebelt den Vorfuß beim Gehen dorsalwärts, abduziert und supiniert ihn. Der innere Gewölbebogen des Fußes wird daher gleichzeitig von hinten und vorn abgeflacht. Der erschlaffte Bandapparat begünstigt die Entwicklung eines *Knickplattfußes.* Säbelscheidentibiae beschleunigen den Prozeß durch die Vorverlagerung der Schwerelinie.

Die Schwere der Verbiegung wird oft erst sichtbar, wenn beide Kniescheiben (beim liegenden Kind) genau nach oben gerichtet sind. In dieser Stellung muß daher auch die *Röntgenaufnahme* erfolgen. Bei Innenrotation der Knöchelgabeln setzen die Kinder ihre Füße nach einwärts, bei vermehrter Außenrotation nach auswärts. Als Maß der Verkrümmung dient beim Genu varum der Knieknorrenabstand, beim Crus varum der Wadenabstand. Die Kinder stehen dabei mit geschlossenen Füßen auf einem Bänkchen. Zum Vergleich mit späteren Messungen eignet sich am besten die *Umrißzeichnung* der Beinchen, wobei die Patellae genau nach oben gerichtet sein müssen.

Prognose. Rachitische O-Beine haben eine bemerkenswerte Tendenz zur *Spontanaufrichtung* nach Ausheilung der Rachitis. Eine Normalisierung wird dabei freilich kaum jemals erreicht. Beinverkrümmungen sind im Erwachsenenalter vielfach Ursache einer Kniearthrose und sollten daher rechtzeitig korrigiert werden.

Differentialdiagnostisch kommt das *Crus varum cong.* in Betracht. Es ist so gut wie immer einseitig. Das Röntgenbild zeigt charakteristische Veränderungen, so daß eine Verwechslung kaum möglich erscheint. Die Infraktion und Osteotomie führen mit Sicherheit zur Pseudarthrose, die vor der Pubertät selbst durch eine Spanplastik nur schwer behoben werden kann. Eine Operation ist daher absolut kontraindiziert. Verwechslungen mit einer Tibia vara (BLOUNT) lassen sich durch das Röntgenbild vermeiden.

Therapie. Bei leichten Verbiegungen kann man zunächst abwarten, sofern keine floride Rachitis mehr besteht. Die Kinder erhalten *Einlagen* nach Gipsabguß mit

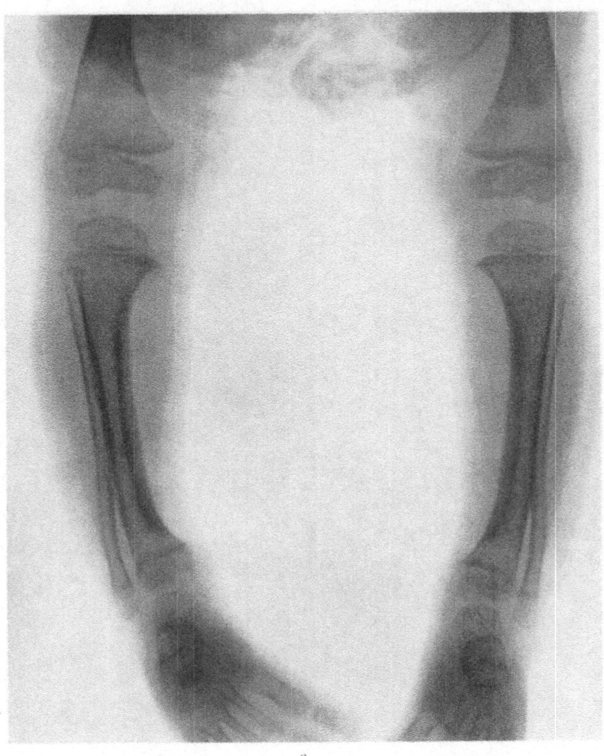

Abb. 88a u. b. *Rachitische O-Beine*, 4jährig, ♀. a Vor der Operation

hohem Innen- und Außenrand. Der Türken- oder Schneidersitz ist zu verbieten. Fußübungen und Barfußlaufen auf gewachsenem Boden kräftigen die Muskulatur. Passive Übungen gegen das O-Bein sind von zweifelhaftem Wert. Auch das Zusammenbinden der Beine während der Nachtruhe (mit einem flachen Kissen zwischen den Knien) ist unseres Erachtens mehr störend als nützlich. Bei florider Rachitis verordnen wir strenge Bettruhe, Vigantol-forte und Höhensonne. Erweichte Knochen können manuell geradegebogen werden. Das Ergebnis wird im Beingips gesichert. Die antirachitische Behandlung beginnt in diesen Fällen erst nach dem Redressement. Im allgemeinen sind die Knochen aber so hart, daß eine Infraktion notwendig ist. Das modellierende Redressement, bzw. die Infraktion erfordert eine leichte Narkose und Blutleere. Wir benutzen dazu den Lange-Tisch.

Die mit breiten Gummilaschen gepolsterte Schraubzwinge umfaßt das Beinchen unmittelbar oberhalb des Krümmungsscheitels. Sie muß fest angezogen werden. Die Kniescheibe soll genau nach oben sehen. Ein dicht unterhalb der Zwinge um das Beinchen geführter gepolsterter Matratzengurt wird durch eine am Seitenholm des Tisches befestigte Handwinde gespannt und zieht den Unterschenkel nach außen. Sobald die deutlich hörbare Infraktion erfolgt ist, werden der Gurt gelöst und die Zwinge geöffnet. Man kann gut beide Beinchen in einer Sitzung geraderichten. Die Korrektur hat neben der O-Krümmung auch die pathologische Torsion zu berücksichtigen. Der Gipsverband darf, vor allem bei fetten Kindern, nur wenig gepolstert werden. Er umfaßt das Becken und beide Beine, die man zur besseren Pflege leicht gespreizt eingipst. Der Verband bleibt 6 Wochen liegen. Anschließend gibt man Randeinlagen. Zeigt die nach der Infraktion vorgenommene Röntgenkontrolle (in zwei Ebenen) noch keine Vollkorrektur, so wird der Verband in Höhe des Krümmungsscheitels an der Innenseite zur Hälfte durchgeschnitten und die Korrektur vervollständigt. Die Stellungsänderung wird durch ein in den Spalt des Verbandes eingelegtes Klötzchen und durch eine Gipsbinde festgehalten. Bei Überkorrektur muß man den Verband entsprechend außen, vorn oder hinten spalten.

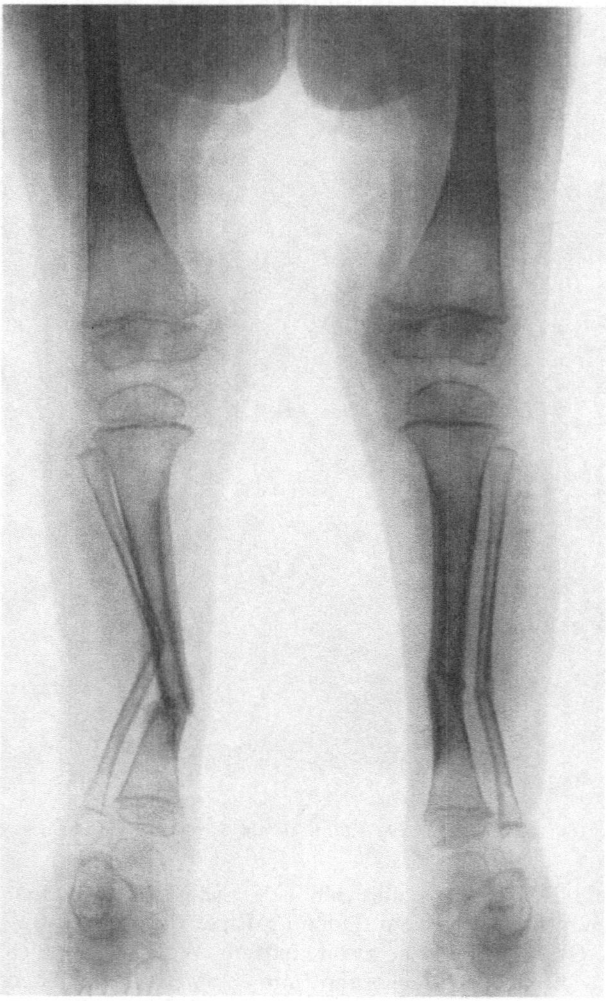

Die Infraktion läßt sich meist bis zu einem Alter von $2^1/_2$ Jahren durchführen. Entscheidend ist die Dicke der Tibia. Nach dem 3. Lebensjahr muß man osteotomieren. Das Wadenbein wird etwas höher als das Schienbein von einem kleinen Schnitt an der Außenseite des Unterschenkels aus schräg von oben außen nach unten innen durchmeißelt. Die Tibia osteotomieren wir im Krümmungsscheitel V-förmig. Bei starken Verbiegungen wird an der Außenseite ein kleiner Knochenkeil entfernt. Man kann beide Beinchen in

Abb. 88b. Nach der Operation. (V-förmige Osteotomie der Tibiae, quere Osteotomie der Fibulae)

einer Sitzung operieren. Der wenig gepolsterte Gipsverband wird sofort über der ganzen Länge des Unterschenkels und Fußes einschließlich der Polsterung gespalten. Wie bei allen gedeckten und offenen Eingriffen an den unteren Extremitäten muß das Fußende des Bettes in den ersten Tagen nach der Operation hochgestellt werden. Röntgenkontrollen sind nach Vollendung und nach der Abnahme des Gipsverbandes 6—8 Wochen später notwendig.

Besteht gleichzeitig eine stärkere O-Verkrümmung im Oberschenkel, muß man auch das Femur osteotomieren.

9. Die Tibia vara (Blount)

Der Name „Tibia vara" stammt von Blount. Synonyme Bezeichnungen sind „Osteochondrosis deformans tibiae" und „Osteochondritis deformans tibiae". Das Krankheitsbild ist nicht so selten. Unter 80 Fällen von O-Beinen aus dem Invalidstiftelsen in Helsingfors fanden sich 23 (29%) mit Tibia vara (Langenskiöld).

Es handelt sich um eine einseitige, streng auf die mediale Seite der proximalen Tibia-Epi-Metaphyse beschränkte enchondrale Wachstumsstörung, die zu einem scharfen Varusknick und bei leichter X-Kompensation der Femurkondylen zu einer charakteristischen Bajonettstellung führt. Der nach innen offene stumpfe Winkel kann bis zu 130° betragen. Die Diaphyse nimmt an der Verbiegung niemals teil.

Man unterscheidet eine *infantile* und eine *juvenile* Form der Tibia vara. Die Erkrankung ist im Kindesalter — in der Hauptsache im 2. und 3. Lebensjahr — etwa 3mal so häufig wie bei Jugendlichen. Nach dem 4. Jahr bleibt die Verbiegung gewöhnlich konstant oder nimmt nur noch wenig zu; doch gibt es auch Fälle, die noch nach dem 9. Lebensjahr fortschreitende und irreparable Deformierungen zeigen. Die juvenilen, meist sehr viel harmloseren Formen gehen zwar immer mit einer geringen Unterschenkelverkürzung einher, haben jedoch eine gewisse Neigung zur Spontanaufrichtung.

Die *röntgenologischen Veränderungen* beginnen mit einer unregelmäßigen Verknöcherung der ganzen Metaphyse, beschränken sich aber bald auf den medialen Abschnitt. Hier entsteht von der Wachstumsfuge aus eine schnabelförmige Einsenkung, in die hinein sich epiphysärer Knochen vorschiebt. Die Wachstumsfuge bildet infolgedessen eine Stufe. Die medial ohnehin dürftig entwickelte Epiphyse erhält schließlich die Form eines unregelmäßigen Dreiecks zwischen der teilweise doppelten Wachstumsfuge. Mit ihrer Verknöcherung ist die Verunstaltung definitiv. Excisionen aus der pathologisch veränderten Epi-Metaphyse ergaben im Knochen: unregelmäßige Ossifikation sowie stellenweise metaphysäre Knorpelinseln und Fasermark, im Knorpel: Areale dichtstehender hypertrophierter Knorpelzellen in Abwechslung mit solchen fast zellfreien Faserknorpels und abnorm großen Gruppen capillärer Gefäße. Kurze Strecken der Epiphysenfuge können zeitweilig der Verknöcherung entgehen.

Die Zurechnung zur Ollierschen Wachstumsstörung (Marquardt) wird von Langenskiöld trotz histologischer Ähnlichkeit wegen der engbegrenzten, immer gleichartigen Lokalisationen der Veränderungen bei Tibia vara abgelehnt. Mit H. Mau rechnen wir die Tibia vara zu den enchondralen Dysostosen.

Die *Differentialdiagnose* macht im Kindesalter keine Schwierigkeiten. Vor späteren Verwechslungen mit rachitischen O-Beinen schützt die Doppelseitigkeit letzterer.

Die konservative *Behandlung* führt zu keiner Besserung. Bei nichtabortiven Formen der Tibia vara ist die V- oder bogenförmige Osteotomie im Scheitel der Krümmung die Methode der Wahl. Eine Ruhigstellung von 2 Monaten im Gipsverband genügt. Man sollte die Kinder möglichst vor dem 6. Jahr operieren. Später vorgenommene Osteotomien bleiben nicht immer rezidivfrei. Bei den juvenilen Formen ist eine Operation meist überflüssig.

10. Die angeborenen Unterschenkel-Verbiegungen und Pseudarthrosen
(Crus varum cong.)

Das Crus varum cong. ist ein seltenes, fast immer einseitiges Leiden. Erblichkeit wurde mehrfach beobachtet. Man muß unterscheiden zwischen wirklich *angeborenen Pseudarthrosen*, die beide Unterschenkelknochen betreffen und mit einem Substanzverlust einhergehen, und *erworbenen, auf der Grundlage einer angeborenen Verbiegung entstehenden Falschgelenken.* Das Manifestationsalter der letzteren liegt zwischen 2 und 4 Jahren. Die Prognose der sekundären Pseudarthrose ist weit günstiger als die der primären. Knöcherne Substanzverluste fehlen. In manchen Statistiken überwiegen die primären, in anderen die sekundären Falschgelenke. Während die sekundäre Pseudarthrose den Charakter einer Umbauzone hat, muß die primäre als intrauterine Fraktur im Bereich einer

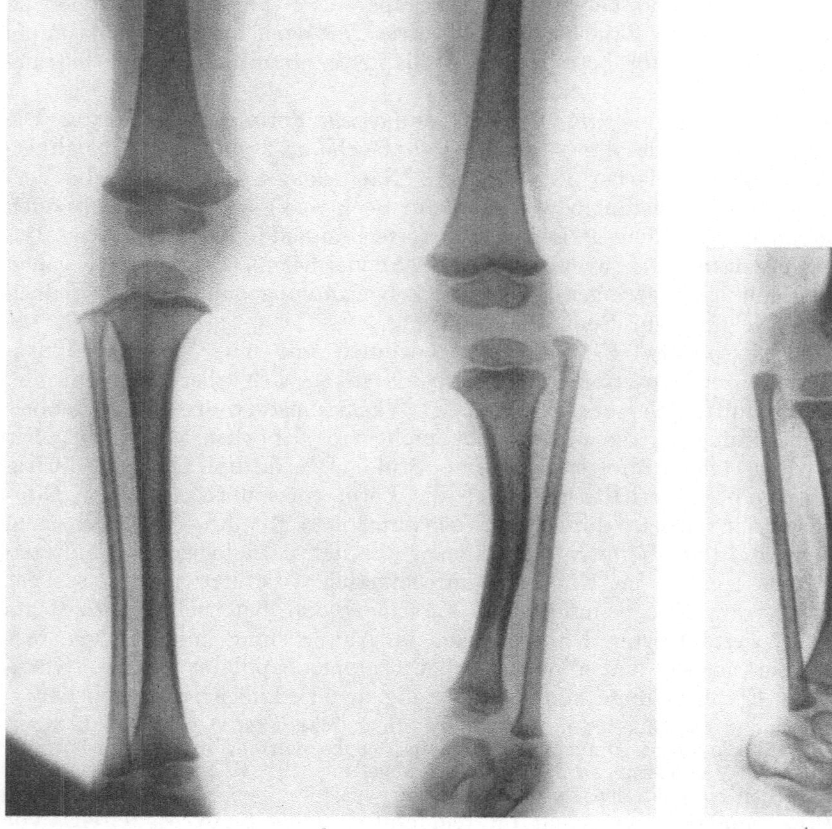

Abb. 89a u. b. *Crus varum congenitum links*, 3jährig, ♂. Die Konvexität der Verbiegung ist nach außen und vorn gerichtet. Starke Sklerosierung der medialen Corticalis im Knickungsbereich

dystrophischen Verbiegung betrachtet werden (Guilleminet und Ricard). Der Krümmungsscheitel liegt in allen Fällen im unteren Drittelpunkt des Unterschenkels.

Die angeborene Verbiegung ist scharf, oft knickartig. Ihre Konvexität ist nach vorn-außen gerichtet, selten nach vorn-innen *(Crus valgum cong.)* oder nach hinten *(Crus recurvatum cong.).* Letzteres hat nur geringe Neigung zur Pseudarthrosenbildung. Ursache der Verbiegung sind nach Guilleminet und Ricard aus der Fetalzeit stammende osteo-dystrophische Veränderungen der Tibia. Sie lassen sich im Röntgenbild des Neugeborenen häufig als kleincystische Strukturunregelmäßigkeiten nachweisen. Einige Monate später sind sie meist verschwunden, können aber nach 4—5 Jahren erneut erscheinen. Die Umbauzone beschränkt sich auf das Schienbein. Das Wadenbein frakturiert gewöhnlich erst, wenn es allein der Belastung ausgesetzt ist. Die Verkürzung des Unterschenkels hält sich in mäßigen Grenzen. *Jeder Versuch einer gewaltsamen Geraderichtung des Crus varum und valgum cong. hat eine Pseudarthrose zur Folge.*

Die beim angeborenen Falschgelenk auftretenden Knochendefekte lassen die Weichteile relativ zu lang werden. Die Insuffizienz des Gastrocnemius kann zu einem schweren Hackenfuß führen. Meist besteht eine beträchtliche Klumpfußneigung, die sich durch die Verkürzung der Muskeln an der Innenseite des O-förmig verbogenen Unterschenkels erklärt. Das Wachstum des kranken Unterschenkels und Fußes leidet teils durch Nichtgebrauch, teils (vermutlich) durch trophische Störungen. Die Verkürzung kann beim größeren Kind 10 cm und mehr betragen.

Über dem Knick des Schienbeins findet sich zuweilen ein Hautgrübchen, dem histologisch eine Epitheleinsenkung entspricht.

Viele Kinder weisen am Rumpf und an den Gliedmaßen milchkaffeefarbene *Pigmentflecken* auf, wie man sie bei der *Recklinghausenschen Neurofibromatose* sieht.

Ein ursächlicher Zusammenhang mit dieser Nervenkrankheit ist nach neueren Untersuchungen sicher. Im Material GUILLEMINETs und RICARDs hatten 7 von 14 Kranken einen Morbus Recklinghausen. 1943 haben die Amerikaner GREEN und RUDO und 1953 G. HERZOG histologisch Neurofibromgewebe in der Pseudarthrose nachgewiesen. BROOKS und LEHMANN beschrieben bereits 1924 bei generalisiertem Morbus Recklinghausen subperiostale cystenartige Neurofibrome. In anderen histologisch kontrollierten Präparaten angeborener Unterschenkelpseudarthrosen fehlte allerdings Neurofibromgewebe. HERZOG fand in seinem Fall auch die Gefäße neurofibromatös verändert. Verbiegung und Pseudarthrose wären demnach vermutlich Folgen einer *umschriebenen Ernährungsstörung* des Knochens. Eine von MATZEN durchgeführte Arteriographie ergab allerdings keine Abweichung gegenüber der gesunden Seite.

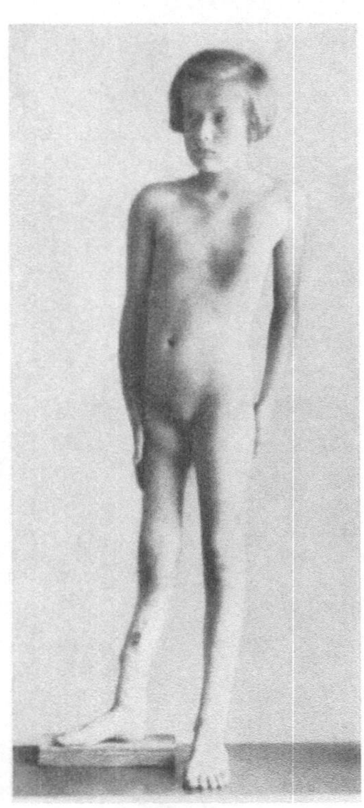

Abb. 90. (Sekundäres) Crus varum cong., 10jährig, ♀. Der rechte Unterschenkel ist stark atrophisch und um 5 cm kürzer als der linke. Erhebliche Antecurvation. Trichterbrust. Pigmentnaevi

Früher wurde das Leiden zu den angeborenen Gliedmaßen-Hypoplasien gerechnet (als manifestatio minima eines kongenitalen Tibia- oder Fibuladefektes). Diese Zuordnung ist aber schon deshalb unwahrscheinlich, weil beim Crus varum cong. die bei jenen Mißbildungen häufig vorkommenden Strahlendefekte (oder Polydaktylien) so gut wie immer fehlen.

Das *Röntgenbild* ist in der Regel charakteristisch, auch wenn noch keine Pseudarthrose besteht. Die verbogenen Knochen verschmächtigen sich meist gegen den Krümmungsscheitel. Ihre Rinde ist über eine größere Strecke verdickt und verdichtet, die Markhöhle eingeengt. Nicht immer ist die Fibula mitbetroffen. In manchen Fällen bleibt sie gerade und entwickelt sich durch Hypertrophie zur Hauptstütze des Unterschenkels. Die Pseudarthrose beginnt als feine quere Aufhellungslinie im Krümmungsscheitel nicht anders als eine Ermüdungsfraktur. Sie muß im allgemeinen wohl rein mechanisch gedeutet werden.

Gelegentlich sieht man in der veränderten Zone wabige oder kleincystische Aufhellungen, die vielleicht einem Neurofibrom des Knochens entsprechen.

Die *Differentialdiagnose* bereitet wegen der *Einseitigkeit* der Verbiegung kaum jemals Schwierigkeiten. Das *physiologische O-Bein der Neugeborenen und jungen Säuglinge* ist wie das *Crus varum rachiticum* immer doppelseitig. Die ebenfalls

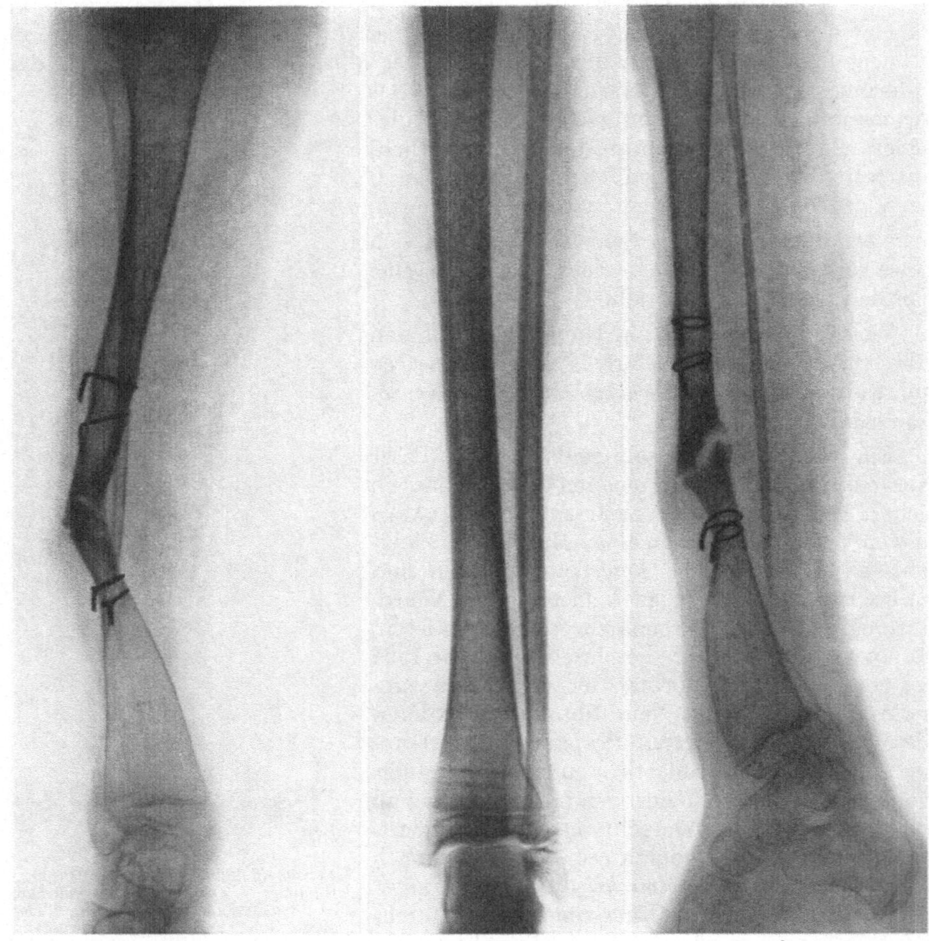

Abb. 91a u. b. Zugehörige Röntgenbilder. a Im a.p.-Strahlengang nach vergeblicher Spanoperation. Die Pseudarthrose hat sich wiederhergestellt; der Span ist resorbiert. Die Fibula ist dünn, aber wohlerhalten. Linker Unterschenkel ohne krankhaften Befund. b Profilbild des rechten Unterschenkels

fast immer einseitige *Tibia vara* (BLOUNT) entsteht erst im 2.—3. Lebensjahr. Der scharfe Varusknick liegt hier dicht unterhalb des Kniegelenkes. Die Diaphyse nimmt an der Verkrümmung nicht teil. Das Röntgenbild zeigt außerdem pathognomonische Veränderungen der proximalen Epi-Metaphyse. Unter Umständen kann es nach einer difform verheilten Unterschenkelfraktur bei *Osteogenesis imperfecta* zu Bildern kommen, die klinisch dem Crus varum cong. gleichen. Der Nachweis anderweitiger Frakturen, namentlich an den Rippen, das eigentümlich glasartige Aussehen der Knochen im Röntgenbild sowie möglicherweise vorhandene blaue Skleren schützen vor Verwechslungen. Am ehesten sind diagnostische Irrtümer bei der *partiellen Fibulaaplasie* möglich. Der Unterschenkel ist dabei regelmäßig verkürzt und häufig auch verbogen. Fast immer besteht eine Tibia valga et antecurvata wie beim Crus valgum cong. Ungewöhnlich für das Crus valgum cong. ist jedoch der mit dem Fehlen des fibularen Knöchels zwangsläufig verbundene schwere Knickfuß. Das *Röntgenbild* zeigt ein kräftiges Schienbein. Vom Wadenbein fehlt entweder das obere oder untere Ende, einschließlich eines Diaphysenabschnittes. Beim Crus varum oder valgum cong. bleiben hingegen immer beide Epiphysen erhalten. Die Fibulaaplasie ist in einem Viertel der Fälle doppelseitig und häufig von anderen Mißbildungen begleitet. Meistens fehlen die äußeren Randstrahlen des Fußes. Auch Koalitionen der Fußwurzelknochen werden oft beobachtet.

Die *Prognose* ist beim Crus var. cong. mit Vorsicht zu stellen. Solange nur eine Verbiegung vorhanden ist, besteht geringe Hoffnung, durch Gipsverbände oder beim größeren Kind durch eine Lederhülse — die freilich über lange Jahre getragen werden müssen — den Bruch zu verhüten. Die Verkrümmung kann sich im Gipsverband spontan geraderichten. Ist bereits eine Pseudarthrose entstanden, so läßt sich mit konservativen Mitteln keine Heilung mehr erzielen.

Die Ergebnisse der Operation haben sich gegenüber früher wesentlich gebessert. Während CAMURATI (1930) nur 30% Heilungen sah, sind es heute nahezu 80% (LINDEMANN u. a.). Voraussetzung für den Erfolg ist die Geraderichtung der Verbiegung und die Verwendung genügend langer und kräftiger homoioplastischer oder, besser, autoplastischer Transplantate (etwa aus dem gesunden Schienbein). Am meisten empfiehlt sich die Methode von BOYD: die Pseudarthrose wird ausgeschnitten und die Tibia durch je einen innen und außen angelegten Knochenspan geschient. Die Befestigung erfolgt durch 4 Schrauben und 2 Cerclagen und zwar ausschließlich im Gesunden. Das Wadenbein muß, falls erforderlich, osteotomiert werden. Der Gipsverband (für das ganze Bein) bleibt 5—6 Monate liegen. Die sekundäre Pseudarthrose kann sofort operiert werden; bei der primären wartet man dagegen besser, bis die Kinder 4 Jahre alt sind. Bis dahin gibt man Gipsverbände. Bei beiden Formen kann es selbst noch 3—4 Jahre nach der Konsolidierung zu *Spätrezidiven* kommen. Eine Zunahme der Verbiegung und dystrophische Prozesse im Bereich der ehemaligen Pseudarthrose lassen ein Rezidiv erwarten.

11. Der angeborene Klumpfuß

Der Pes varus cong. gehört mit 1 Fall auf 2000 Geburten zu den häufigsten angeborenen Mißbildungen. Die Häufigkeit ist freilich nicht überall auf der Erde gleich groß. In den nördlichen Staaten der USA werden mehr Klumpfüße beobachtet als in den südlichen. Aus den meisten europäischen Ländern, aus Japan, Brasilien und Kuba liegen ähnlich hohe Zahlen vor wie bei uns. In China und unter den afrikanischen Eingeborenen ist der Klumpfuß hingegen relativ selten. Die Häufigkeit in der südafrikanischen Union beträgt nur 0,14 $^0/_{00}$. — Doppelseitige Fälle überwiegen mit 55% etwas die einseitigen, während die rechte und linke Extremität annähernd gleich oft betroffen sind.

Die *Ätiologie* dürfte, von wenigen Ausnahmen (Kombinationen mit Spina bif. aperta und anderen schweren Entwicklungsstörungen) abgesehen, einheitlich sein. Die Mißbildung ist erblich. Der Erbgang ist einfach recessiv. Die Manifestierung unterliegt starken Schwankungen. Auch die Expressivität zeigt eine beträchtliche inter- und intrafamiliäre Variabilität. Zwar wurden nur in 20% der Familien weitere Merkmalsträger gefunden; die Ergebnisse der Zwillingsforschung sprechen jedoch mit einer EZ-Konkordanz von 32,5% gegenüber einer ZZ-Konkordanz von nur 3% eindringlich für eine weit größere Bedeutung genetischer Ursachen. Besonders beachtenswert ist in diesem Zusammenhang das eigentümlich konstante $2\,\mathrm{\male}:1\,\mathrm{\female}$-Geschlechtsverhältnis der Klumpfüßigen. Die Abweichung gegenüber der mathematischen Proportion betrug bei 28000 Fällen aus dem Weltschrifttum nur 0,1% (MAU).

Da sich ein geschlechtsgebundener Erbgang anhand der Familientafeln ausschließen läßt und auch eine Letalauslese äußerst unwahrscheinlich ist, muß die abnorme Sexualproportion auf eine geschlechtsverschiedene Genmanifestierung zurückgeführt werden. Eine geschlechtsbegrenzte oder geschlechtskontrollierte Vererbung ist eine weitverbreitete Erscheinung (Beispiele: Hüftverrenkung, Lippen-Kiefer-Gaumenspalten, Morbus Bechterew). Die Anlage ist auf beide

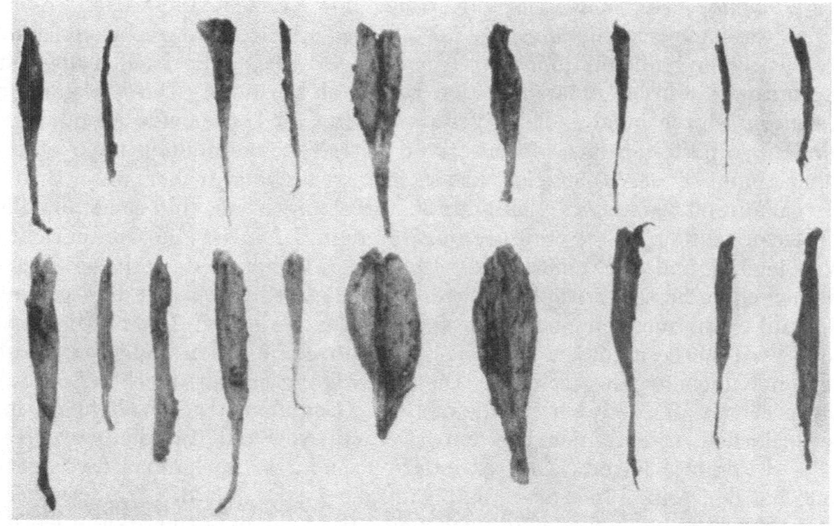

Abb. 92. Rechtsseitiger *Klumpfuß*. Unterschenkelmuskeln einzeln präpariert, oben Klumpfußseite (unten Normalseite. (Aus C. MAU, Verhdlg. d. dtsch. orthop. Ges., 1935, Beilageheft)

Geschlechter paritätisch verteilt. Ursachen, die mit dem Geschlechtscharakter zusammenhängen, führen jedoch zu einer unterschiedlichen Äußerung. Das nahezu mathematische $2\,\mathrm{\male}:1\,\mathrm{\female}$-Verhältnis beim angeborenen Klumpfuß läßt im X-Chromosom lokalisierte dominante Modifikatoren vermuten, die das pathogene Hauptgen steuern. Die Entstehung des Pes varus cong. durch räumliche Enge im Uterus ist durch keinerlei beweisende Befunde belegt. Wir kennen klumpfüßige Feten aus dem 4. Embryonalmonat, aus einer Zeit also, in der Raumbeschränkungen noch gar keine Rolle spielen. Auch die gelegentlichen sog. v. *Volkmann*schen Druckgeschwürnarben auf den Fußrücken sind kein Beweis für die mechanische Genese. Sie entstehen zwar durch den Druck der Uterusmuskulatur, aber am bereits mißbildeten Fuß. DEBRUNNER fand dementsprechend ein noch offenes Decubitalgeschwür bei einem Kind, dessen Vater ebenfalls angeborene Klumpfüße hatte.

Begleitmißbildungen kommen in etwa 4% der Fälle vor. An erster Stelle stehen der angeborene Hackenfuß und die sog. angeborene Hüftverrenkung.

Die *Intelligenz* der Klumpfuß-Kinder ist durchschnittlich etwas schlechter als im Bevölkerungsmittel. Die Zahl der Schwachsinnigen und der „landläufig Dummen" ist größer. Eine Korrelation zwischen Klumpfuß und Schwachsinn liegt indessen nicht vor. Die Ursachen dürften in der allgemeinen Erbstruktur der Familien zu suchen sein, aus der die Klumpfüßigen stammen.

Die *formale Genese* ist in wesentlichen Punkten noch ungeklärt. Die *histologische* Untersuchung ergab, hauptsächlich in der Unterschenkelmuskulatur, und zwar bevorzugt in der Flexoren-Supinatorengruppe, ein charakteristisches Bild ungleich langer und dicker Muskelfaserbündel bei teilweiser fehlender Querstreifung. MAU hat diese Veränderungen als Zeichen einer Entwicklungshemmung aufgefaßt, die zu einer Verkürzung der Flexoren-Supinatoren und damit zur Equino-varus-Kontraktur führt. Die eigentümlichen Torsionsverhältnisse der Klumpfuß-Extremität werden von MAU in Anlehnung an BOEHM gedeutet, der eine „Hemmung der normalen Ausreifung des Fußskeletts und der dabei mit-

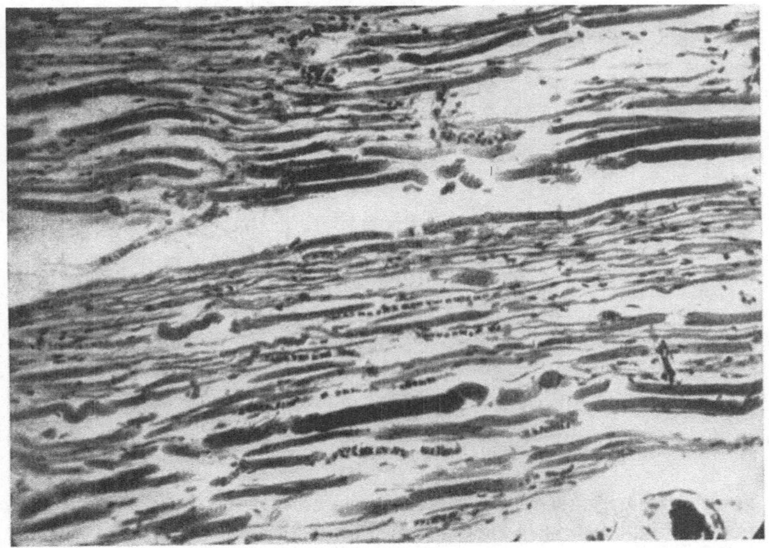

Abb. 93. Mikroskopisches Präparat. Längsschnitt. Gastrocnemius, Klumpfußseite. Ungleiche Kaliberstärke der einzelnen Muskelfasern. (Aus C. MAU, Verhdlg. d. dtsch. orthop. Ges., 1935, Beilageheft)

wirkenden Torsionsvorgänge" annimmt. Amerikanische Autoren halten die Muskelveränderungen für primär; MAU denkt dagegen an eine primäre Myelodysplasie (Entwicklungshemmung des Rückenmarkes) mit sekundären Störungen der Neurotisation und damit des Muskelgleichgewichtes. Mikroskopisch faßbare Rückenmarksveränderungen (ungenügende Gewebsdifferenzierung und sonstige Anlagestörungen der grauen und weißen Substanz sowie Schließungsdefekte mit Spina bifida) finden sich jedoch nur in einem sehr bescheidenen Teil der Fälle. Die relativ häufige Kombination von Klumpfuß mit Spina bifida occulta ist wenig oder gar nicht beweiskräftig, weil ohnehin 95% aller 2jährigen und noch 50% aller 10jährigen einen unvollkomenen knöchernen Bogenschluß am Lenden-Kreuzübergang aufweisen. Die schwersten Rückenmarksveränderungen finden sich bei lebensunfähigen klumpfüßigen Feten und Neugeborenen mit Anencephalie und Rachischisis post. Das Geschlechtsverhältnis dieser Fälle (die einen hohen Prozentsatz des histologisch kontrollierten Materials ausmachen), ist aber eindeutig nach der weiblichen Seite hin verschoben. Wahrscheinlich bilden sie eine eigene ätiologische Gruppe. Der myelodysplastische Charakter dieser Klumpfüße ist damit jedoch keineswegs bewiesen. Am nächsten liegt die Annahme, daß es sich beim Pes varus cong. mit Rhachischisis post. um ein komplizierteres Schädigungsmuster handelt, in dem beide Teile gleichberechtigt sind. Bei nachweisbarer Erblichkeit wird man an Polyphänie denken müssen.

Der typische angeborene Klumpfuß ist keine Lähmungsfolge, sondern eine *embryonale Kontraktur*, die wie die meisten Extremitätenmißbildungen in der frühen Phase der Schlundspaltenbildung entstehen dürfte. Der bisher jüngste menschliche Keim mit Klumpfuß und charakteristischen Muskelfaserveränderungen, aber ohne erkennbare krankhafte Befunde am Nervensystem stammt aus der 16. Woche. Während Defekte des Rückenmarkes nur selten nachweisbar sind, fehlen die Entwicklungshemmungen der Muskulatur höchstens bei leichten Klumpfüßen (MAU). Es fragt sich daher, ob die Annahme einer *primären Entwicklungsstörung der Muskulatur* den Befunden nicht besser gerecht wird als die

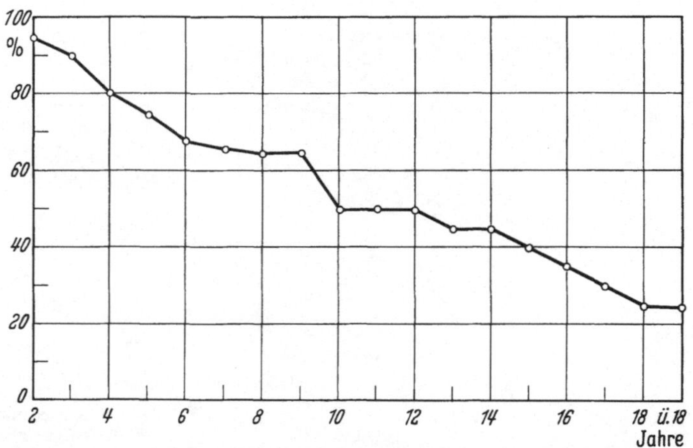

Abb. 94. *Spina bifida occ. und Alter* nach Untersuchungen von W. KAMMEL (aus der Gießener Orthopädischen Univ.-Klinik) an 3000 Röntgenbildern

zur Zeit noch vorherrschende myelodysplastische Hypothese. Die veränderten Torsionsverhältnisse des Unterschenkels könnten sich durch die Störung des Muskelgleichgewichtes erklären lassen.

Die *pathologische Anatomie* hat es beim Neugeborenen noch mit relativ einfachen Lageabweichungen der Knochen zu tun, die allerdings später, falls keine entsprechende Behandlung erfolgt, durch Belastung und Anpassung erhebliche Sekundärveränderungen erfahren. Auch iatrogene Schädigungen durch brüske Redressements können den ursprünglichen Zustand ungünstig beeinflussen.

Das Bild entspricht in etwa dem der traumatischen Verrenkung des Fußes unter dem Sprungbein nach innen. Der Talus sitzt gehörig in der Knöchelgabel. Sein Hals ist leicht nach medial abgewinkelt. Fersen- und Würfelbein sind supiniert, Würfel- und Kahnbein medialwärts verschoben. Das Cuboid springt oft etwas gegen die Sohle vor. Das Naviculare ist auf die mediale Seite des Taluskopfes luxiert. Der Fuß ist plantarflektiert, der Vorfuß im Chopartschen Gelenk adduziert. Die Höhlung der Planta ist vertieft. Das Naviculare zeigt angedeutet keilförmigen Zuschnitt mit medialer Basis. Taluskörper und Cuboid sind abgeflacht. Den Lageabweichungen der Knochen entsprechend, sind die Gelenkflächen gewandert und umgestaltet. An Stellen gesteigerten Druckes treten Degenerationsfelder im Knorpel auf. Die Knochenkerne erscheinen häufig verspätet. Frühzeitige Behandlung führt jedoch zu einer nachholenden Entwicklung. In seltenen Fällen kommen Defekte und Hypoplasien einzelner Knochen vor.

Die krankseitige Gliedmaße zeigt, in Abhängigkeit von der Schwere der Deformität, eine peripherwärts zunehmende leichte Hypoplasie. Die distalen Abschnitte beider Unterschenkelknochen sind bei klumpfüßigen Feten und Neugeborenen einwärtsrotiert. Die Innendrehung geht unter der Belastung im Laufe der Jahre meist in eine Außendrehung über. Bei gutem Behandlungsergebnis schreitet die Verwindung der Malleolengabel nach außen sehr viel rascher voran als beim Gesunden. Zu Rezidiven neigende Klumpfüße lassen dagegen nur eine geringe Außentorsion erkennen.

Wird die Mißbildung nicht bald nach der Geburt redressiert, so wächst der Fuß in die kranke Form hinein. Die Trabekelarchitektur paßt sich den

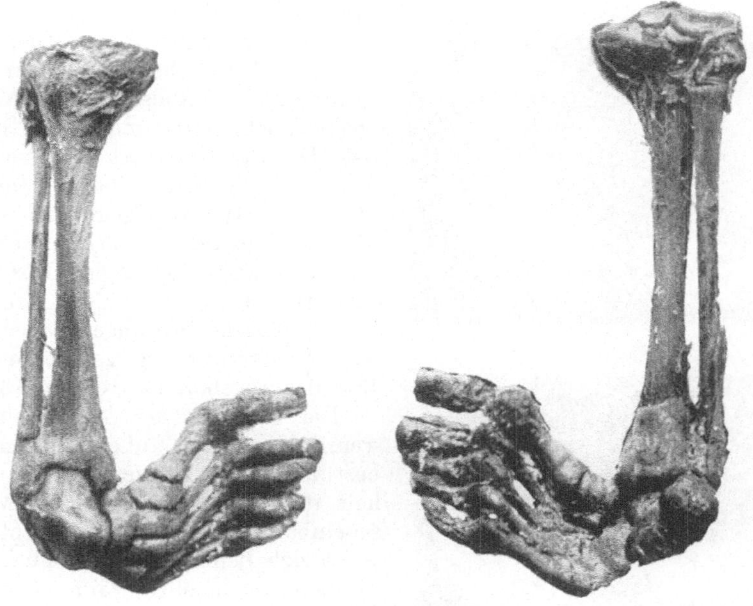

Abb. 95. Rechtsseitiger *Klumpfuß*. Skelet eines 7 Monate alten Fetus. (Aus A. WERTHEMANN 1952)

veränderten Belastungsverhältnissen an. Knorpel- und Knochennekrosen an Orten verstärkten Druckes und Knorpelatrophien an Stellen, die der Funktion entzogen sind, wechseln miteinander ab.

Forcierte Redressements führen nicht selten zu Infraktionen von Tibia- und Fibulaknöchel, zu Kompressionsfrakturen der Fußwurzelknochen, besonders des Talus und zu schweren Druckschäden des vorderen Tibiaepiphysenabschnittes. Die Folge ist oft eine Versteifung der Fußgelenke.

Die auffälligste *Muskelveränderung* bietet der Triceps surae, dessen gedrungener Bauch nahe der Kniekehle sitzt und in eine lange, dünne, zur Innenseite des Tuber calcanei strebende Sehne übergeht. Tibialis post. und Triceps weisen die stärksten Kontrakturen auf. Sie sind die Ursache von Varus und Equinus. Die Flexoren-Supinatorengruppe ist gewöhnlich unterentwickelt, während die zu Plantarflektoren gewordenen Peronaei kräftige Endsehnen besitzen. Bänder und Sehnen zeigen vielfältige, durch funktionelle Anpassung entstandene Abweichungen von der Norm. Ganz allgemein sind die an der Innenseite des Fußes und der Rückseite der Knöchelgelenke gelegenen Kapseln und Bänder gut ausgebildet, während der dorsolaterale Bandapparat schwächlich bleibt.

Gefäße und periphere Nerven sind ohne krankhaften Befund.

Das *klinische Bild* wird durch eine charakteristische *Kontraktur* des Fußes bestimmt. Ihre 4 Komponenten sind: *Varus, Equinus, Adductus* und *Excavatus*.

Die beiden wichtigsten haben der Mißbildung ihren lateinischen Namen gegeben: Pes equino-varus. Wenn wir uns im Deutschen mit der Bezeichnung „Klumpfuß" begnügen, so darf doch nicht vergessen werden, daß der Spitzfuß einen integrierenden Bestandteil des Krankheitsbildes darstellt. Er ist Voraussetzung für die Diagnose.

Unter Varus versteht man eine Supination des Fußes, wobei der Rückfuß nicht selten stärker supiniert ist als der Vorfuß. Der ganze Fuß steht überdies in Plantarflexion (Equinus). Der Vorfuß ist im Chorpartschen Gelenk medialwärts abgewinkelt (Adductus), die Fußwölbung vermehrt (Excavatus).

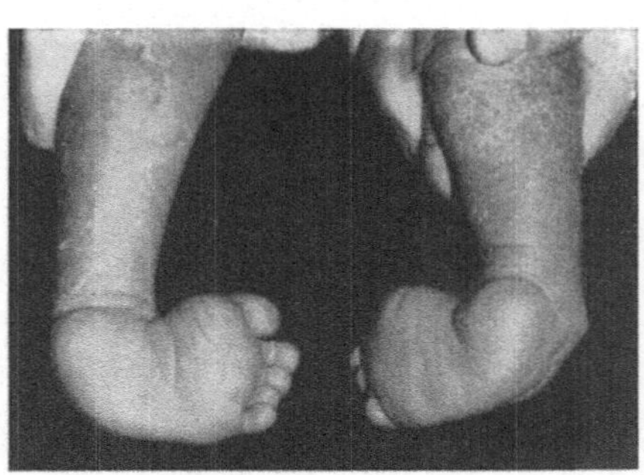

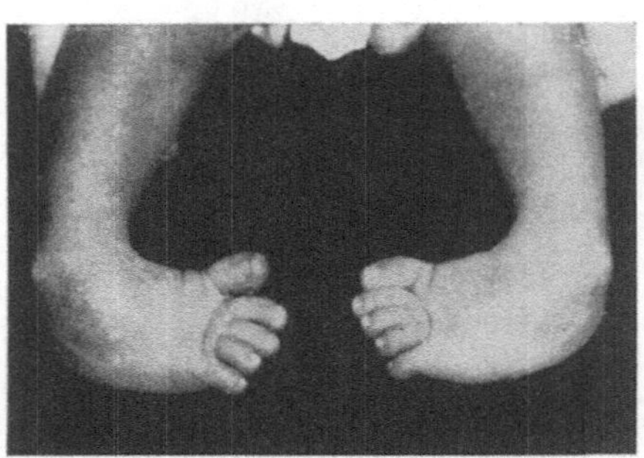

Abb. 96a u. b. *Angeborene Klumpfüße*, 4 Wochen alt, ♂. Von hinten (a) und oben (b) gesehen

Zuweilen beherrschen Varus und Adductus das klinische Bild, so daß die Sohle nach innen und hinten gerichtet ist. Der Spitzfuß tritt in diesen Fällen erst voll in Erscheinung, wenn man den Adductus korrigiert und versucht, den Fuß in der verbesserten Stellung dorsalwärts zu flektieren. Der Hohlfuß hält sich meist in mäßigen Grenzen.

Trophische Störungen fehlen. Auch eine Beinverkürzung gehört nicht zum Bild des angeborenen Klumpfußes.

Die Schwere der Mißbildung wird weniger von der äußeren Erscheinung bestimmt als von der Korrekturfähigkeit der Einzelabweichungen. Mancher scheinbar hochgradige Klumpfuß erweist sich beim Redressement als überraschend nachgiebig, während scheinbar leichtere Deformitäten sich gelegentlich als recht hart und rezidivfreudig herausstellen. Eine wichtige Rolle spielt der Weichteilmantel. Bei fetten Säuglingen mit kurzen dicken Füßen verschwinden die Knochen, namentlich das hochgezogene kurze Fersenbein, das der Hauptangriffspunkt bei unseren therapeutischen Bemühungen ist, im lockeren Fettgewebe. Lange schlanke Füße sind in der Regel leichter umzuformen. Auch werden die Gipsverbände beim Strampeln nicht so rasch abgestreift.

Der Ausprägungsgrad hängt im wesentlichen von der ererbten Anlage ab. Das zeigt sich vor allem bei einer kleineren Gruppe von Mißbildungen, die trotz sorgfältiger Frühbehandlung immer wieder rezidivieren. Sie heißen im orthopädischen Sprachgebrauch „rebellische Klumpfüße". Am anderen Ende der Variationsreihe stehen besonders gutartige Formen, die schon nach wenigen Redressements, oft ohne Fixation im Gipsverband, nur durch einige Bindentouren gehalten, endgültig ausheilen.

Der unbehandelte Fuß wächst mehr und mehr in seine Fehlform hinein, d. h. die Kontraktur wird durch Schrumpfung der Weichteile zunehmend härter. Schon wenige Monate nach der Geburt sind zur Korrektur viel größere Kräfte erforderlich. Die Behandlung dauert länger, und die Prognose wird ungünstiger.

In Fehlstellung belastete Füße zeigen Schwielen über der Auftrittsfläche am äußeren Fußrand und den benachbarten Bezirken des Fußrückens. Über

Knochenvorsprüngen bilden sich schmerzhafte Schleimbeutel. Die nach einer erfolgreichen Behandlung freibeweglichen Fußgelenke versteifen durch Verkürzungen der Ligamente und früh einsetzende arthrotische Veränderungen. Die dünne, dicht unter der Kniekehle sitzende Klumpfußwade tritt immer auffälliger hervor. Der Gang ist unharmonisch, stampfend. Die Kinder ermüden schnell.

Im dorso-plantaren und seitlichen *Röntgenbild* verlaufen die Längsachsen von Talus und Calcaneus annähernd parallel, während sie sich beim Gesunden unter einem spitzen Winkel schneiden. Das Profilbild zeigt die Equinusstellung des Calcaneus. Die Längsachsen von Schien- und Fersenbein bilden einen nach hinten-oben geöffneten spitzen Winkel. Physiologischerweise beträgt

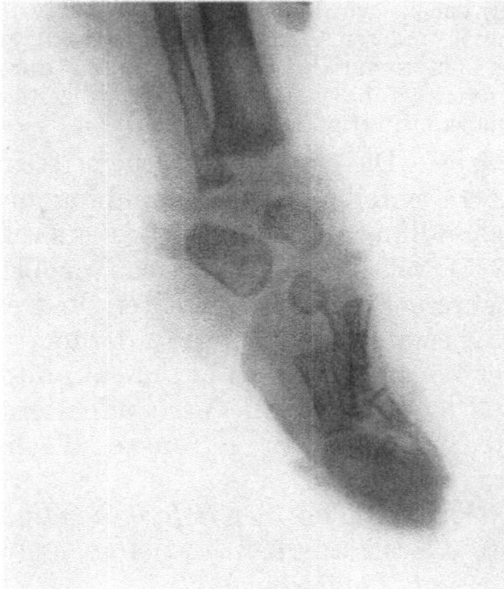
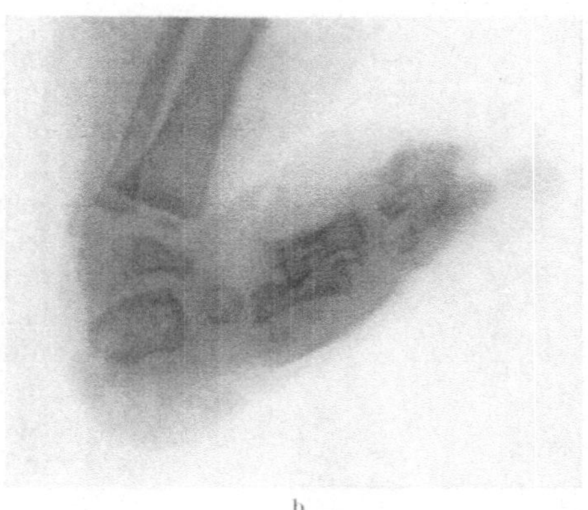

Abb. 97a u. b. Angeborener Klumpfuß. 3¹/₂jährig, ♂. a Starke Spitzfußstellung, b Nach der Achillotenotomie

dieser Winkel in Mittelstellung des Fußes, entsprechend der leichten Aufrichtung des vorderen Calcaneusanteils, mehr als 90°. Das Cuboid hat den tiefsten Punkt des Fußes inne. Die normalerweise zusammenfallenden Längsachsen von Talus und Metatarsale I treffen sich unter einem stumpfen Winkel.

Differentialdiagnose: Die Abgrenzung gegenüber der *physiologischen Supinationshaltung der Füßchen beim Neugeborenen* ist leicht, wenn man sich klarmacht, daß es sich beim Pes varus cong. um eine Kontraktur handelt. Kitzeln der Fußsohle mit einer Nadel genügt, damit das gesunde Kind aktiv dorsalflektiert und proniert.

Beim *Pes adductus* fehlt der Spitzfuß. Die Ferse steht meist in leichter Valgusstellung.

Der seltene *arthrogrypotische Klumpfuß* ist schon beim Neugeborenen von ungewöhnlicher Härte. Die Diagnose ergibt sich aus der begleitenden Gliederstarre, die die Beine zu gelenklosen Stelzen macht.

Beim Klumpfuß infolge eines *angeborenen Tibiadefektes* fehlt der Innenknöchel. Ein a. p.-Röntgenbild gibt Aufschluß.

Der gleichfalls sehr seltene Klumpfuß beim *Nievergeltschen Erbsyndrom* zeichnet sich durch einen hochgradigen Spitzfuß aus, der das Bild bestimmt. Weitere Bestandteile des Syndroms sind: Dysplasien der Ellbogengelenke sowie von Tibia und Fibula, Verschmelzungen von Knochen des Rückfußes und Anomalien der Großzehe.

15*

Diagnostische Irrtümer sind gelegentlich bei Erwachsenen möglich, wenn die Vorgeschichte unklar ist, da *Endzustände poliomyelitischer Lähmungen* unter Umständen genau so aussehen wie unbehandelte angeborene Klumpfüße. Anderweitige motorische Schwächen und trophische Störungen werden aber bei genauer (einschließlich elektrischer) Untersuchung eine Entscheidung zulassen. Eine Entartungsreaktion gibt es beim Pes varus cong. nicht.

Traumatische Klumpfüße nach in Fehlstellung verheilten Schienbeinfrakturen bieten keine differentialdiagnostischen Schwierigkeiten.

Die sich im Gefolge *neurologischer Leiden* (neurale Muskelatrophie, Triorthokresylphosphatvergiftungen usw.) entwickelnden Klumpfüße scheiden schon durch ihre Anamnese aus. In einem Falle sahen wir doppelseitige hysterische Klumpfüße, die durch entsprechende Behandlung geheilt wurden.

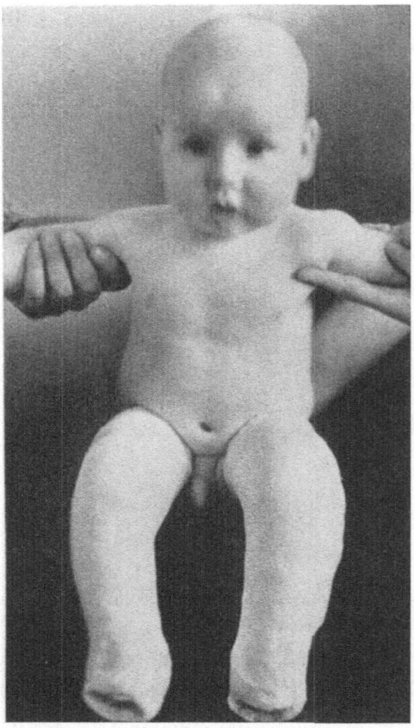

In einer anderen Beobachtung entstand ein schwerer symptomatischer Spitzklumpfuß durch eine Beinverkürzung von 11 cm bei gleichzeitiger Adduktionskontraktur der Hüfte.

Therapie. Die erste uns überlieferte eingehende Beschreibung der Mißbildung und ihrer Behandlung stammt von HIPPOKRATES (466—377). Sein Vorgehen, das in manuellen, über mehrere Sitzungen verteilten Redressements bestand, und seine Forderung, so früh wie möglich damit zu beginnen, muten durchaus modern an. Als Verbandmaterial benutzte er mit Harz getränkte Wachspflaster.

Die Notwendigkeit der *Sofortbehandlung* ist heute überall anerkannt. Sofort heißt: in den ersten Lebenstagen.

Der Icterus neonatorum ist keine Gegenanzeige, wenn es sich um ein gesundes Kind handelt. Bei Frühgeburten und Kümmerlingen wird man warten, bis der Allgemeinzustand sich gebessert hat. Man muß sich allerdings darüber klar sein, daß mit jedem Zuwarten kostbare Zeit verstreicht. Der dem Kind zugemutete Eingriff ist ja nicht schwer, und eine Narkose ist bis zu

Abb. 98. Klumpfüße. Gipsverbände in Überkorrektur. Die Spitzfußkomponente wurde noch nicht angegangen

1 Jahr nicht notwendig. Unsere Behandlungsmethode geht auf Überlegungen von HUBER, JUL. WOLF und ADOLF LORENZ zurück und wurde durch WISBRUN zum Allgemeingut der deutschen Orthopäden.

Das Prinzip besteht darin: 1. durch schonende manuelle Dehnung die verkürzten medialen und plantaren Weichteile zu verlängern, 2. die „Verrenkung unter dem Sprungbein nach innen" durch allmähliche Überführung von Calcaneus, Cuboid und Naviculare in Pronation und Abduktion zu reponieren, 3. die „Wuchslenkung" (BERNBECK) so lange durch Gipsverbände, Nachtschienen, Einlagen und Übungen aufrechtzuerhalten, bis das Muskelgleichgewicht hergestellt ist.

Um nicht durch das Strampeln des Kindes gestört zu werden, bevorzugen wir beim Redressement im allgemeinen Bauchlage. Eine Hilfsperson hält Becken, Oberschenkel und die Knöchelgabel des Fußes. Das Knie wird rechtwinklig gebeugt. Der Arzt steht bei einem linksseitigen Klumpfuß an der linken Seite des Kindes. Der linke Zeigefinger umfaßt die Ferse von der Sohle her, so daß das Endglied knapp oberhalb des Tuber über der Achillessehne liegt. Während der Daumen das häufig wiegenartig in die Planta vorspringende Würfelbein kranialwärts drängt, zieht der Zeigefinger den Fersenbeinhöcker caudalwärts und richtet so den plantarflektierten Calcaneus auf. Beide Finger zusammen wirken außerdem pronierend auf den Rückfuß. Die rechte Hand umgreift den Vorfuß, den Daumen gegen die Sohle gestemmt, die vier übrigen Finger auf dem Dorsum. Unter Vertiefung des lateralen Längsgewölbes wird der Vorfuß abduziert und gleichfalls proniert.

Die Beseitigung des Spitzfußes erfolgt erst in den letzten Etappen, und zwar am besten nach der Methode von KITE. Dazu schneidet man aus dem bis über die Oberschenkelmitte reichenden Gipsverband vorn in der Verbindungslinie der Knöchel einen Keil heraus und überführt den Fuß allmählich in Pronation und Dorsalflexion. Die dabei dorsal zunächst stehenbleibende Gipsbrücke wird quer durchtrennt. Die Umstellung erfolgt unter ständiger Verbreiterung des Keiles 2mal wöchentlich. Den Gipsverband wechselt man nur, wenn er zu eng wird. Das *Kite*sche Verfahren ist allerdings nicht überall erfolgreich. Bei weichteilreichen Füßen mit kurzer Ferse ist die Achillotenotomie meist nicht zu umgehen.

WISBRUN redressiert bei Rückenlage des Kindes. Beide Daumen richten das Fersenbein auf, der eine, indem er das Tuber calcanei abwärtsdrängt, der andere, indem er von der Sohle aus das Cuboid nach oben drückt.

Das Redressement eines Füßchens dauert $^1/_4$ Std und länger. Man polstert den Gipsverband so wenig wie möglich. Nach einer schonenden Umformung gibt es kaum jemals eine nennenswerte Schwellung. Wichtig ist, daß man nur so viel an Korrektur im Gips festhält, als man am Ende einer Sitzung *unschwer* erreichen konnte. Ein Mehr bedeutet Decubitusgefahr und damit Verlust kostbarer Zeit. Das laterale Längsgewölbe wird sorgfältig herausmodelliert. Eine leichte Delle oberhalb des Tuber calc. verhütet das Rutschen des Verbandes. Bei fetten Kindern und stärkerer Einwärtsrotation der Knöchelgabel empfiehlt sich eine Verlängerung bis zur Oberschenkelmitte bei rechtwinkliger Beugung des Unterschenkels, oder man nimmt einen mit Mastisol angeklebten Trikotschlauch als Unterlage. Die Zehen müssen genügend Platz haben. Während der Gipsverband an der Innenseite etwas über die Großzehe hinausragt, bleibt der Rücken aller Zehen frei. Die Kinder dürfen erst das Gipszimmer verlassen, wenn die Zirkulation des Fußes in Ordnung ist, d. h. die Zehen rosig gefärbt und warm sind. Ist das nicht der Fall, wird der Gips in ganzer Länge auf der Vorderseite gespalten.

Die Behandlung mit Redressement und Gipsverband dauert 3—4 Monate, manchmal auch länger. Die ersten 3—4 Verbände läßt man jeweils 8—10 Tage, die späteren 14 Tage bis 3 Wochen liegen. Um sie vor dem Einnässen zu bewahren, wird die Mutter angewiesen, Überzüge aus Kunststoff oder Billrothbatist, die oben mit einem Gummibändchen ans Bein anschließen, zu nähen. Die Gipsbehandlung ist beendet, wenn das Füßchen *von selbst* in leichter Überkorrektur stehenbleibt. Ein Zuviel ist ebenso schädlich wie ein Zuwenig. Das in maximaler Dorsalflexion angefertigte Röntgenbild zeigt, ob die Aufrichtung des Fersenbeines gelungen ist. Ist das nicht der Fall, so wird operiert.

Wir führen ausschließlich die offene (sagittale) *Achillotenotomie* aus. Dadurch ist es möglich, die äußere am Calcaneus ansetzende (valgisierende) Sehnenhälfte stehenzulassen. Genügt das noch nicht, dann muß man zusätzlich die (hintere) Kapsel des oberen Sprunggelenkes einschneiden und den Tuber calcanei mit einem Einzinker herunterholen. Ein durch den hinteren Abschnitt des Knochens geführter Draht hält den Calcaneus in seiner neuen Stellung fest. Steht die Haut unter stärkerer Spannung, so gehe man lieber in der Korrektur ein wenig zurück, knüpfe die Drahtenden zunächst unter dem Gipsverband zusammen und hole das Fehlende in den folgenden Tagen allmählich nach. Ist dies geschehen, so kann man den Draht mit eingipsen.

Nach vollendeter Wundheilung erhält das Kind eine abnehmbare *Gipsaußenschiene* oder eine Spiralschiene nach HOHMANN. Die Mutter wird angehalten, 3mal täglich redressierende *Übungen* auszuführen. Sobald das Kind zu stehen beginnt, gießen wir *Einlagen* ab, deren Innenrand bis zur Großzehenspitze reicht. Ein inneres Längsgewölbe fehlt; das gut ausmodellierte äußere hat seinen höchsten Punkt unter dem Cuboid. Ein 3—4 mm hoher Supinationskeil unter der ganzen Länge der Einlage steigert die Wirkung.

Am Ende der Behandlung soll der Fuß eine schöne gestreckte normale Form aufweisen. Eine mäßige Überkorrektur der Ferse von etwa 10⁰ ist erwünscht; sie hilft ein Rezidiv verhüten. Falsch ist es dagegen, den Klumpfuß in einen schweren Knickplattfuß zu verwandeln. Die Knöchelgabel soll leicht auswärts rotiert sein. Das Kind muß beim Kitzeln der Sohle den Fuß aktiv dorsalflektieren und pronieren.

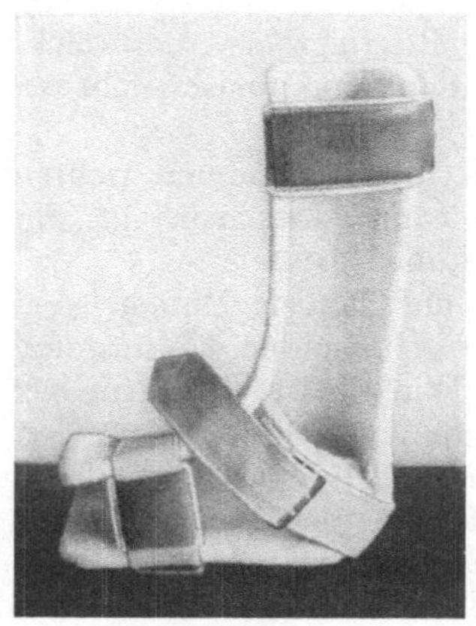

Abb. 99. Klumpfußaußenschiene aus Panplast, gepolstert, mit Fersenpelotte

Die Rezidivfreudigkeit wird oft unterschätzt. Regelmäßige Nachschautermine in nicht zu großen Abständen sind notwendig. Alle halbe Jahre sollte eine *Röntgenkontrolle* stattfinden. Die fachärztliche Überwachung darf erst aufhören, wenn das klinische und röntgenologische Bild mehrere Jahre hindurch konstant geblieben ist. Einwärtsgehen ist oft das erste Zeichen eines beginnenden Rückfalles. Tiefertreten des Würfelbeines und Varusneigung der Ferse beim Gehen zwingen zu neuerlichen Redressements.

Die Behandlung älterer Klumpfüße. Bis zum Alter von 2 Jahren kommt man im allgemeinen mit dem manuellen Redressement aus. Ein filzgepolsterter Holzkeil gestattet die Anwendung größerer Kräfte. Damit wächst aber gleichzeitig die Gefahr iatrogener Schädigungen. Mechanische Redresseure oder Osteoclasten werden von uns beim Klumpfuß nur noch selten verwandt. An ihre Stelle treten kleine operative Eingriffe wie die Z-förmige Verlängerung der Tibialis post.-Sehne oder die „Entfächerung" seiner Insertion (MAU). Fast immer ist daneben die Achillotenotomie, meist in Verbindung mit einer Incision der hinteren Kapsel des Talocrural- und Talo-calcaneal-Gelenkes, notwendig. Die Durchschneidung der Weichteile an der Innenseite des Fußes ist überflüssig; sie wird daher heute kaum noch geübt. Stärkere Hohlfüße erfordern gelegentlich die subcutane Durchtrennung der Plantaraponeurose, wobei man sich zuvor durch passive Beugung und Streckung der Großzehe über die Lage der Flexor hallucis long.-Sehne orientieren muß, die es zu schonen gilt. Besser als die subcutane Durchtrennung ist allerdings die Excision eines mehrere Zentimeter langen Stückes der Aponeurose.

Sehnenverpflanzungen führen wir beim angeborenen Klumpfuß nur selten aus, weil es schwierig ist, die Kraft der neuverteilten Muskeln richtig zu bemessen. Die von manchen geübte Verlagerung des Tibialis post. auf die Außenseite des Fußrückens oder auf die Strecksehnen, hat seine reflektorische Inhibition zur Folge, da der Muskel infolge der Autonomie des Geh-Aktes auch nach der Transplantation sich zusammen mit seinen authochtonen Synergisten kontrahiert (SCHERB). So bleibt allein die Verpflanzung des Tibialis ant. auf die Außenseite des Fußrückens. Voraussetzung für die Transplantation ist eine vorherige Korrektur des Fußes durch Redressement oder ossäre Operationen. Die Nachbehandlung erfordert die aktive Mitarbeit des Kindes. Die Operation sollte daher im allgemeinen nicht vor dem 8. Lebensjahr durchgeführt werden.

Bei älteren Kindern (jenseits des 12. Lebensjahres) kann man den Varus der Ferse durch eine Keilresektion aus dem Calcaneus-Körper nahe dem Talo-calcaenalgelenk (Basis des Keiles: außen) beseitigen. Durch gleichzeitige Entknorpelung der Facies articul. tali post. erzielt man eine solide Arthrodese. Die Supination des übrigen Fußes läßt sich nur durch eine Keilresektion im vorderen Teil des Rückfußes (Basis: lateral und oben) beheben. Man hält sich dabei nich an bestimmte Knochen, sondern führt den Schnitt quer durch den Scheitel der Fußwölbung. Ein starker Adductus erfordert eine Osteotomie der Metatarsalbasen I—IV.

Die eingreifenden Operationen, die wir unseren Patienten zumuten müssen, zeigen, wie schwer es ist, einen veralteten Klumpfuß zu bessern. Von Heilung kann hier keine Rede sein. Das Resultat ist bestenfalls ein verkürzter, starrer, meist nur noch im oberen Sprunggelenk beweglicher, wenig leistungsfähiger Fuß. Abgesehen von der kleinen Gruppe „rebellischer Klumpfüße" ist demgegenüber die *Prognose* der frühzeitig und konsequent behandelten Mißbildung gut.

12. Der angeborene Sichelfuß (Pes adductus, Metatarsus varus)

Der Pes adductus ist, wie Zwillingsuntersuchungen gezeigt haben, trotz oberflächlicher Ähnlichkeit mit dem angeborenen Klumpfuß eine selbständige, ungleich seltenere Entwicklungsstörung. Erblichkeit läßt sich nur in einem Teil der Fälle nachweisen. Der Erbgang scheint rezessiv zu sein. Das männliche Geschlecht überwiegt. Meist sind beide Füße betroffen.

Kennzeichnend für den Sichelfuß ist eine Abknickung des Vorfußes nach innen mit Scheitel in Höhe des Tarso-metatarsal-Gelenkes. Sie nimmt von innen nach außen ab. Der 5. Strahl behält gewöhnlich seine normale Richtung bei. Eine auf dem Röntgenfilm bisweilen sichtbare leichte Verbiegung der Mittelfußknochen (mit lateraler Konvexität) dürfte durch eine Rotation vorgetäuscht sein. Der wichtigste Unterschied gegenüber dem angeborenen Klumpfuß besteht in der immer fehlenden Spitzfußkomponente. Die Ferse steht manchmal achsengerecht, häufiger in leichter Valgusstellung, nie jedoch in Varus wie beim Klumpfuß.

Behandlung. Die Kontraktur in den Tarso-metatarsal-Gelenken muß so früh wie möglich redressiert werden. Die Rezidivgefahr ist um so größer, je älter das Kind ist. Die Überkorrektur wird im Gipsverband festgehalten. Die Nachbehandlung besteht in Nachtschienen, korrigierenden Übungen und Einlagen mit Außen- und Innenrand, der bis zur Großzehenspitze vorgeführt wird. Bei älteren Kindern oder Rezidiven kann man ein Redressement in Narkose über den Keil versuchen. Bei ungenügendem Ergebnis bleibt nichts anderes übrig, als die Mittelfußknochen 1—4 (von 3 dorsalen Längsschnitten in den Intermetatarsalräumen aus) knapp distal ihrer Basen zu osteotomieren und geradezurichten.

13. Der Knicksenkfuß

Die Entstehung des Knicksenkfußes wird nur verständlich, wenn man die Anatomie des Fußes unter funktionellen Gesichtspunkten betrachtet. Der gesunde Fuß berührt lediglich an 3 Stellen den Boden: mit der Ferse, dem Groß- und Kleinzehenballen. Das innere Längsgewölbe flacht sich unter der Belastung ab; der Fuß verlängert sich etwas. Die starke Beweglichkeit des inneren Strahles ermöglicht die Anpassung an die Unebenheiten des Bodens, während der äußere, wesentlich fester gebaute Strahl den Körper trägt. Man bezeichnet deswegen den äußeren Strahl auch als den *Tragstrahl*, den inneren als *Stützstrahl*. Zum Stützstrahl rechnen: Talus, Naviculare, die Cuneiformia sowie die drei medialen

Mittelfußknochen und Zehen, zum Tragstrahl: Calcaneus, Cuboid, die beiden lateralen Metatarsalia und die Zehen IV und V. Die mit der größeren Beweglichkeit notwendig verbundenen lockeren Bandverbindungen des Innenstrahles erklären sich aus der Phylogenese. Sie erinnern daran, daß der Fuß ursprünglich als Greiforgan angelegt war. Erst im Zuge einer sehr langen Entwicklung ist daraus ein Organ zum Gehen und Laufen geworden. Die heutige Lebensweise verlangt vom Fuß Stehleistungen, an die er schlechterdings nicht angepaßt ist. Stütz- und Tragstrahl sind vorn nebeneinander, hinten jedoch übereinander angeordnet. Der Talus liegt nur mit seiner äußeren Hälfte auf dem Rücken des Fersenbeines. Seine mediale Hälfte wird vom Sustentaculum des Calcaneus getragen. Die Längsachsen von Sprung- und Fersenbein divergieren nach vorn unter einem spitzen Winkel. Da jede Belastung des Fußes mit einer leichten Einwärtsrotation des Unterschenkels einhergeht, die sich auf den in der Knöchelgabel sitzenden Talus überträgt, müßte eine Pronation des Rückfußes eintreten, wenn nicht starke Gegenkräfte der Valgisierung widerstreben würden. Diese Kräfte entstammen der Muskulatur. Der Flexor hall. long. und Flexor digit. long. untergürten das balkonartig nach innen vorspringende Sustentaculum tali und verhindern im Verein mit dem Tibialis post. ein Umkippen des Rückfußes im Valgussinne. Da sie hinter dem Innenknöchel verlaufen, begrenzen sie zugleich die Einwärtsrotation der Knöchelgabel. Versagen sie, so ist der Knickfuß unvermeidlich.

Die beiden langen Zehen-Flexoren inserieren an den Basen der Endphalangen. Das Myokinesigramm (SCHERB) zeigt, daß ihre Kontraktion schon im Anfang der Belastungsphase eines Schrittes beginnt, während die Abstoßung des Fußes vom Boden durch die aktive Flexion der Zehen erst am Ende der Phase notwendig wird. Dieser zusätzlichen Aufgabe: das Fußgewölbe elastisch zu spannen und den Rückfuß am Umknicken in Valgusstellung zu verhindern, entspricht das bedeutende Volumen dieser Muskeln. Unterstützt werden sie dabei außer durch den schon genannten Tibialis post., der am 1. Keilbein und den Basen fast aller Mittelfußknochen ansetzt, vom Peronaeus long. Seine fächerförmige Endsehne überkreuzt, von lateral in die Fußsohle einstrahlend, die Endausbreitung des Tibialis post. Die synchrone Kontraktion beider Muskeln führt deshalb zu einer Verschmälerung des Vorfußes, d. h. zur elastischen Spannung des Quergewölbes. Auch der Tibialis ant. ist nicht nur ein Dorsalflektor des Fußes, sondern beteiligt sich an der Hebung des (inneren) Längsgewölbes. Das Zusammenwirken so vieler kräftiger Muskeln zu einem einzigen Zweck zeigt besser als alles andere, welche Bedeutung die elastische Bogenkonstruktion des Fußes für das Gehen hat. Die Muskulatur funktioniert aber auf die Dauer nur dann mit befriedigendem Effekt, wenn sie ständig geübt wird.

Schuluntersuchungen haben gelehrt, daß rund 75% unserer Kinder statische Fußveränderungen aufweisen. Das wird verständlich, wenn man sieht, welchen Wert die Mütter darauf legen, ihre Kinder niemals ohne Schuhe gehen zu lassen. Die harten Schuhsohlen halten der Haut alle Reize fern, die das Muskelspiel auslösen. Die engen Gehäuse unseres modischen Schuhwerkes gönnen den Zehen außerdem nur wenig Bewegungsraum. Selbst der Boden, auf dem wir umhergehen, ist frei von allen Unebenheiten, die die Aktion der den Fuß dirigierenden Muskeln herausfordern könnten. Dieser Mißbrauch rächt sich durch rasche Ermüdbarkeit und durch die Unfähigkeit, Dauerleistungen zu vollbringen. Er rächt sich schließlich darin, daß die Ansprüche des Berufslebens an längeres Stehen schon in einem Alter nicht mehr erfüllt werden, in dem der Mensch normalerweise ein Höchstmaß körperlicher Leistungsfähigkeit besitzt. Denn nur eine trainierte Muskulatur kann fortgesetzt „Luxusarbeit" vollbringen.

Der durch *Zivilisationsschäden* verursachte Knickplattfuß ist aber nur *ein* — freilich weitverbreiterter — Typus. Wir haben dabei zunächst einen von „Haus aus" gesunden Fuß angenommen, eine Voraussetzung, die keineswegs immer zutrifft. Nicht wenige Kinder leiden an einer *konstitutionellen Bindegewebsschwäche*, die sich in schlaffen Gelenkkapseln und insuffizienten Verstärkungsbändern äußert. Andere sind *Muskelschwächlinge*. Ihre Muskeln sind den an sie gestellten Ansprüchen nicht gewachsen, dazu ungenügend trainierbar. Die *Rachitis* spielt ebenfalls eine wichtige Rolle. Sie verändert zwar nicht das Fußskelet, aber sie schwächt den Bandapparat und die Muskulatur. Rachitische O-Beine erzwingen eine Valgusstellung des Calcaneus, weil der Fuß nur bei X-Knickung voll aufgesetzt werden kann. ERLACHER vermutet im nichtbehandelten angeborenen Hackenfuß die Hauptursache des kindlichen Knickplattfußes. SCHERB spricht von einer „großen selbständigen Gruppe des *dystonischen* kindlichen Pes valgus", die von der rachitischen scharf geschieden werden muß.

Der Grad der bei der Belastung auftretenden physiologischen Valgität des Rückfußes hängt von der Kraftentfaltung der das Sustentaculum tali des Calcaneus untergürtenden Supinatoren ab. Der als Gewölbeheber funktionierende Tibialis ant. kontrahiert sich als Muskel der Schwungphase etwas später als der der Standphase angehörende Tibialis post. Ist die Aktion des hinteren Tibialis zu schwach, so überschreitet die Valgität das physiologische Maß. Die reflektorisch ausgelöste Kontraktion des Anticus tritt dadurch verspätet oder gleichzeitig mit der der langen Zehenstrecker ein. Damit wird der Tibialis ant. aus einem Supinator zum Pronator und vermehrt die X-Stellung des Rückfußes noch weiter. Es hängt demnach alles von der zeitgerechten Kraftentfaltung der Supinatoren ab, die allein eine pathologische Steigerung der Valgität verhindern können.

Den so entstehenden, oft recht erheblichen Knickplattfuß bezeichnet SCHERB als „dystonisch". Wahrscheinlich ist diese Gruppe weitgehend identisch mit der ERLACHERS.

Nur ein Teil der Kinder klagt über Fuß-Schmerzen. Selbst erhebliche Knicksenkfüße bleiben nicht selten ohne Beschwerden, solange nicht größere Leistungen verlangt werden. Andere Kinder dagegen sind gehunlustig und ermüden rasch. Die durch die Palpation leicht nachweisbaren *Hauptschmerzpunkte* sind: die Gegend unterhalb des inneren und äußeren Knöchels, das Ficksche Pfannenband, das den Taluskopf trägt, mitunter der Sinus tarsi und auf dem Fußrücken die Gegend des *Lisfranc*schen, manchmal auch des *Chopart*schen Gelenkes. Die Beschwerden am Deltaband und am Lig. calcaneo-naviculare sind Dehnungsschmerzen, bedingt durch die Valgusstellung der Ferse und das Tiefertreten des Taluskopfes, der in schweren Fällen einen zweiten „inneren Knöchel" bilden kann. Der Schmerz am Malleolus ext. ist dagegen ossär verursacht und entsteht dort, wo die Knöchelspitze auf die Oberfläche des Fersenbeines trifft. Der (seltenere) Schmerz auf dem Fußrücken ist ebenfalls ein Knochenschmerz, (ausgelöst durch die dorsale Aufbiegung des Vorfußes beim Gehen).

Sobald die den inneren Längsbogen haltenden Muskelkräfte nachlassen, wird das Fußskelett nur noch von seinen zahlreichen Ligamenten gestützt, die jedoch auf die Dauer dieser Aufgabe nicht gewachsen sind. Das ist freilich ein Prozeß, der jahrelang dauert und über die Kindheit weit hinaus reicht.

Die Pronation des Rückfußes ist von einer Adduktion begleitet, die der Bewegung des Talus beim Herabgleiten vom Rücken des Calcaneus entspricht. Der Gegendruck des Bodens bei der Abrollung führt zu einer supinatorischen Aufbiegung des Vorfußes im *Chopart* oder *Lisfranc*. Die bei einer Adduktion des Rückfußes selten oder nie fehlende Abduktion des Vorfußes dokumentiert die ausgleichende Wirkung des Peronaeus brevis, der an der Tuberositas metatarsalis V inseriert. Zuweilen ist die Fußlängsachse sogar 3fach geknickt.

Sind die muskulären Kräfte erst einmal ernsthaft geschädigt, so ist es nur noch eine Frage der Zeit, bis die Folgen sichtbar werden. Die Tatsache, daß ein straffer Bandapparat den Fuß noch eine Weile „in Form" halten kann, darf nicht über die Natur der Beschwerden hinwegtäuschen; treffen wir doch nicht so ganz selten Kinder, die zwar typische Fußschmerzen beim Stehen und Gehen haben, aber keine nennenswerten anatomischen Veränderungen. Anfangs tritt die Senkung des Innenbogens nur bei Belastung ein, während im unbelasteten Zustand ein leidliches Längsgewölbe wiederkehrt. Erst mit dem Nachlassen der elastischen Kräfte des Bandapparates wird der reversible Senkfuß zum permanenten Plattfuß. Jüngere Kinder weisen meist nur einen Knicksenkfuß auf. Zuweilen, wenn vorher ein hochgesprengtes Längsgewölbe vorhanden war, entsteht ein ungewohnter Gegensatz zwischen der Valgität der Ferse und dem scheinbar wohlerhaltenen Innenbogen. Schließlich gibt auch das Quergewölbe nach, spätestens, wenn die Mädchen beginnen, höhere Absätze zu tragen. Der Vorfuß verbreitert sich. Die Zehen streben auseinander (Spreizfuß). Unter den mittleren Mittelfußköpfchen, die normalerweise den Boden nicht berühren, entstehen in der Sohlenhaut schmerzende Hornschwielen.

Die Schmerzen in der Wade lassen sich oft durch daumengliedgroße, derbe, druckempfindliche Myogelosen objektivieren. Sie sitzen vorwiegend in den Flexoren und im medialen Gastrocnemiusbauch und sind Ausdruck der Bestrebungen dieser Muskel, der Fußsenkung und der Valgusstellung entgegenzuwirken. Der schmerzende Tibialis ant. neigt hingegen eher zum Hartspann.

Bei der *klinischen Untersuchung* stellen wir die Kinder mit dem Rücken gegen uns auf. Die Füße stehen parallel in einem Abstand von 10—15 cm. Ein Blick orientiert über die Beinachse (O- oder X-Beine), ein zweiter über die Fersenstellung. Der Anfänger tut gut daran, den Verlauf der Achillessehne mit dem Fettstift zu markieren. Das Lot aus der Mitte der Kniekehle fällt beim Knickfuß einwärts der Markierungslinie. Der Winkel zwischen beiden gibt den Grad der Valgusabweichung an. Schwellungen des Rückfußes können bei vergleichender Betrachtung nicht übersehen werden. Ferner verdienen die Fußlängsachse, der innere und äußere Längsbogen (die Fuß„gewölbe") und die Gestaltung des inneren Fußrandes Beachtung. Die Senkung ist nicht selten auf der Seite des Standbeines stärker. Der nach innen vorspringende Taluskopf imponiert als „zweiter Innenknöchel". Die Betrachtung von vorn zeigt uns Schwellungen des Fußrückens, die Verbreiterung des Vorfußes, Stellungsabweichungen der Zehen. Die weitere Untersuchung erfolgt am sitzenden Kind: Wärmevermehrung der Haut, Druckpunkte, Schwielen, die Konsistenz einer Schwellung werden notiert, die Gelenkbeweglichkeit: im oberen Sprunggelenk die Dorsal- und Plantarflexion, im unteren Sprunggelenk die Pro- und Supination und im *Chopart* die sog. Maulschellenbewegung. Man sollte nie vergessen, auch die Zehenbeweglichkeit zu prüfen, besonders die im Großzehengrundgelenk. Zum Abschluß der Untersuchung läßt man das Kind ein paarmal auf- und abgehen. Die X-Stellung der Fersen, im Stand aktiv korrigiert, nimmt dabei oft wesentlich zu. Kleine Kinder setzen die Füße häufig einwärts, während ältere mitunter schon wie plattfüßige Erwachsene mit auswärts gedrehten Füßen gehen.

Das Einwärtsgehen geschieht meist zum Leidwesen der Mütter, bedeutet in Wirklichkeit aber einen Versuch der Selbstkorrektur und sollte daher den Kindern nicht verboten werden. Es wird aufgegeben, sobald unsere Therapie Früchte trägt. Das *Röntgenbild* (beider Seiten a. p. und seitlich) des Plattfußes zeigt uns nur wenig auffällige Veränderungen. Der innere Längsbogen ist flach. Da das Naviculare erst im 4. Lebensjahr erscheint, ist die geringe Stufenbildung zwischen dem tiefer getretenen Kahnbein und dem Taluskopf, bzw. den 3 Keilbeinen erst nach dieser Zeit sichtbar. In seltenen Fällen können gegen Ende der Kindheit bereits Andeutungen von Randwülsten an den Oberkanten des

Naviculare und am Sprungbeinkopf auftreten. Der Spalt des unteren Sprunggelenkes verengt sich beim länger bestehenden ligamentär-contracten Plattfuß.

Der Entstehung des kindlichen Knicksenkfußes entsprechend, besteht die *Therapie* im Anfang ausschließlich in einem planmäßigen Muskeltraining. Die einfachste Form ist das *Barfußlaufen auf gewachsenem Boden.* Es ist zugleich eine ausgezeichnete Abhärtungskur, die bei vernünftiger Durchführung die Neigung zu Erkältungen bei verzärtelten Kindern vermindert.

Die Industrie stellt für kleine Kinder seit längerem *Schuhe mit allseitig flexibler Sohle* her, die bei kalter Witterung den Fuß schützen, ihm aber dennoch den innigen Kontakt mit dem Boden gewähren und damit die Muskulatur anregen. Vor allem bei Kindern, die gerade erst laufen gelernt haben, kann man unschwer feststellen, wieviel sicherer und elastischer die Kinder auf biegsamen Sohlen gehen als auf harten Ledersohlen, mit denen sie fortwährend stolpern und fallen. Ältere Kinder sollten wenigstens während der schönen Jahreszeit zehenfreie Sandalen tragen. Die von den Müttern oft gestellte

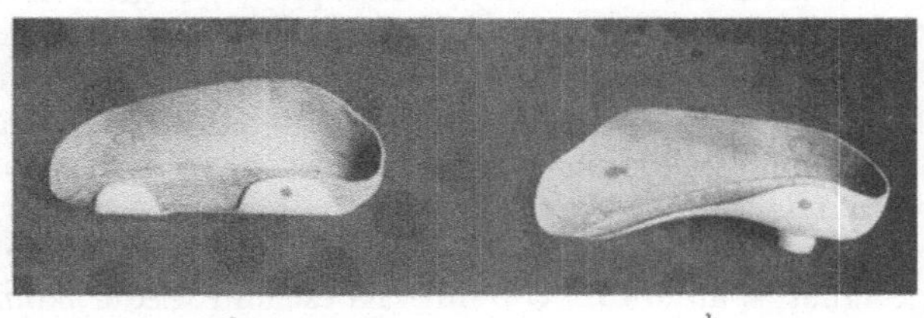

Abb. 100. Einlagen mit Außen- und Innenbacke zur Behandlung kindlicher Knicksenkfüße. a Von außen gesehen. b Von innen gesehen, mit Supinationspflock unter dem Innenteil der Ferse

Frage, ob die Kinder Halbschühchen tragen sollen oder „feste Schuhe", ist unwesentlich, da das Leder den Knicksenkfuß nicht zu verhindern vermag. Wenn nicht eine Neigung zum Umknicken des Fußes vorliegt, die mit „hohen Schuhen" besser bekämpft werden kann, sollte man im Sommer zu Halbschuhen raten. Allzu derbes und schweres Schuhwerk ermüdet die Kinder unnötig.

Wo die Möglichkeiten zum Barfußlaufen fehlen, müssen *Fußübungen* Ersatz bieten, die freilich auch sonst als wertvolle Ergänzung des Trainingsprogramms notwendig sind. Je vielseitiger solche Übungen gestaltet werden, um so besser. Anregungen gibt das kleine Buch von SCHARLL über „Fußturnen mit Kindern". Besonders wichtig ist der hohe Zehenspitzengang mit auswärtsgesetzten Fersen und lockeren Knien. Er tritt an die Stelle des früher üblichen Gehens auf dem äußeren Fußrand, das mehr schadet als nützt, weil die Kinder, anstatt ihre Muskeln zu betätigen, sich lieber in den Gelenken „hängen" lassen. Die Behandlung führt erfahrungsgemäß am sichersten zum Erfolg, wenn die Mutter selbst mitturnt. Als Mindestzeit müssen 3mal täglich 5 min gelten. Schmerzen verschwinden oft schon nach wenigen Tagen. Eine wirkliche Besserung der Fußform ist dagegen erst nach 1—2 Jahren regelmäßiger Übungen zu erwarten.

Einlagen sollten bei Kindern nur verordnet werden, wenn die Fußform so schlecht ist, daß eine passive Stütze und Korrektur unumgänglich erscheint. Schmerzen bilden allein keine Indikation. Einlagen sind jedoch immer erforderlich, wenn das Kind außerdem X-Beine hat. Hier ist unbedingt eine Überkorrektur des Valgus anzustreben. Sog. Schrägeinlagen aus einer Ledersohle mit einem keilförmigen Lederfleck unter der Innenseite des Fersenteils genügen dazu nur, wenn keine nennenswerte X-Stellung des Calcaneus besteht. In solchen Fällen kann man sich aber ebensogut mit einer Innenranderhöhung des Schuhs begnügen.

Ausgesprochene Knickplattfüße bedürfen Einlagen, die die Fußform ausreichend korrigieren, ja in bezug auf die Fersenstellung sogar überkorrigieren.

Das kann aber nur durch Einlagen mit einer Außenbacke für die Ferse geschehen, die ein Abgleiten von der schiefen Ebene verhütet. Weicht der Vorfuß nach lateral ab, so gibt man besser einen durchgehenden Außenrand. Der höchste Punkt des inneren Längsgewölbes der Einlage soll nicht, wie man es oft sieht, unter dem Naviculare liegen, sondern unter dem Sustentaculum tali des Calcaneus. Nur von hier aus läßt sich das pronierte Fersenbein aufrichten. Bei starkem Valgus erhält die Einlage zusätzlich eine Innenbacke, die das Fersenbein seitlich stützt und aufrichtet. Weichteilreiche Füße lassen sich nur durch Einlagen mit hohem Innen- und Außenrand zuverlässig korrigieren.

Ein Metatarsalbuckel ist nur beim älteren Kind erforderlich. Jüngere Kinder haben noch keinen Spreizfuß. Der höchste Punkt des Buckels soll unmittelbar hinter dem mittleren Mittelfußköpfchen liegen. Eine zu breite Unterstützung treibt die Mittelfußköpfchen auseinander und verstärkt den Spreizfuß, statt ihn zu bessern. Bei bänderschwachen älteren Kindern mit Neigung zum supinatorischen Umknicken des Fußes hilft die von HOHMANN angegebene Detorsionseinlage. Sie kommt allerdings nur in Frage, wenn keine stärkere X-Stellung der Ferse vorhanden ist.

Das Material der Einlage spielt nur insoweit eine Rolle, als es zur Korrektur geeignet sein muß. Gummi, Kork und Leder kommen wegen ihrer geringen Festigkeit nicht in Frage. Plexidur wird aus hygienischen Gründen gern gewählt. Randeinlagen aus Plexidur drücken leicht, abgesehen davon, daß der Rand zuweilen abbricht. Wir bevorzugen, vor allem bei Kleinkindern, das Duraluminium, weil es eine exakte Korrektur erlaubt und rasch abgeändert werden kann. Ein dauerhafter Lacküberzug schützt die fertige Einlage gegen den Fußschweiß, unter dessen Einwirkung sich das Metall allmählich in ein graues Pulver verwandelt. Bei älteren Kindern und nicht zu schwerem Knickfuß erfüllt eine aus Matratzengurten und Celluloid-Aceton hergestellte Einlage den Zweck genau so gut.

Alle Einlagen werden nach *Gipsabguß* gefertigt. Wir nehmen den Abguß vom unbelasteten Fuß. Die Ferse wird varisiert, der Vorfuß proniert. Kurz vor dem Erhärten des Gipses stellen wir den Fuß auf ein eingefettetes Brettchen und halten ihn hier unter leichtem Druck so lange fest, bis er vollends hart geworden ist. Das Negativ wird mit Gipsbrei ausgegossen und nach dem Erhärten vom Positiv abgenommen. Letzteres dient nach dem Glätten seiner Oberfläche als Modell für die vom Mechaniker anzufertigende Einlage.

Eine *Operation* kommt nur für die wenigen schweren Fälle in Frage, bei denen sich eine Stabilisierung mit konservativen Mitteln als unmöglich erweist. Wir folgen dabei dem Vorgehen von SCHERB, die Sehne des Tibialis ant. ohne Ablösung ihrer Insertion in eine neu zu schaffende Rinne an der medio-plantaren Fläche des Kahnbeines zu verlagern (einschließlich der Sehnenscheide) und zu fixieren. Damit wird das Naviculare — und indirekt auch der Taluskopf — aktiv gehoben und die supinatorische Wirkung des Muskels verstärkt.

Der **contracte Plattfuß** kommt bei jüngeren Kindern so gut wie nie vor. Die Häufigkeitskurve beginnt erst um das 10. Lebensjahr langsam emporzuklettern; sie steigt nach der Schulentlassung steil an.

Klinisch findet man nicht selten einen Fuß, der unbelastet kaum verändert erscheint. Im belasteten Zustand sinkt der Innenbogen ein. Die Zehen sind leicht dorsalflektiert. Die Streckersehnen treten etwas hervor. Die aktive Beweglichkeit im oberen Sprunggelenk ist frei. Bei genauen Vergleichen ist höchstens die Plantarflexion ein wenig eingeschränkt. Passive Bewegungsversuche im unteren Sprunggelenk sind dagegen schmerzhaft und führen zu einer sofortigen reflektorischen défense musculaire, die das Gelenk fixiert. Die auf dem Fußrücken sichtbaren Extensoren-Sehnen spannen sich plötzlich straff wie Klaviersaiten an. Die Zehen geraten in maximale Dorsal-Flexion. Das Krankheitsbild wird als *musculär-contracter Plattfuß* bezeichnet. Zuweilen findet sich eine mäßige Schwellung im Bereich des Außenknöchels mit einer geringen Wärmevermehrung. Man hat deshalb auch von einem „entzündlichen Plattfuß" gesprochen. Die Bezeichnung ist indessen nicht gerechtfertigt. Es handelt sich nicht um eine Entzündung, sondern um degenerative Knorpelveränderungen, wie wir sie im Beginn einer Arthrosis deformans antreffen. Die Ursache ist in einer rasch einsetzenden Senkung des inneren Längsbogens zu suchen, gefördert durch ungewohnte Belastungen oder langes Stehen, besonders nach dem Übergang ins Berufsleben. Die unphysiologischen Druckbeanspruchungen führen zu Knorpelschäden. Eine Injektion von einigen Kubikzentimetern Novocain in das untere Sprunggelenk oder eine Peridural-Anaesthesie hebt den Spasmus zeitweilig auf. Unterbleibt die Behandlung, so erlischt der Reflex nach Wochen oder Monaten allmählich. Das Gelenk erweist sich aber dennoch als unbeweglich, weil inzwischen die geschrumpften Bänder die Fixierung übernommen haben. Die Schmerzen bestehen in etwas geringerem Grade fort. Der *ligamentär-contracte* Plattfuß geht beim Erwachsenen im Laufe der Jahre in eine *ossäre Kontraktur* über, bei der derbe arthrotische Randwülste die Tarsalia verklammern.

In selteneren Fällen findet sich statt der Kontraktur des hinteren unteren Sprunggelenkes eine *Supinationskontraktur des Chopartschen Gelenkes*. Wir haben nicht den Eindruck, daß diese der reflektorischen Fixierung des Talo-calcaneal-Gelenkes immer vorausgeht, obwohl das gelegentlich vorkommen mag. Der Entstehungsmechanismus dürfte freilich in beiden Fällen der gleiche sein.

Der musculär-contracte Plattfuß kann durch konservative *Behandlung* geheilt werden. Strengste Bettruhe, ständig feuchtwarme Umschläge (am besten durch Turbathermpackungen), protrahierte heiße Fußbäder und 3mal wöchentlich Injektionen von je 2 cm³ Depot-Impletol in das untere Sprunggelenk beseitigen die Kontraktur in etwa 14 Tagen. Anschließend erhält das Kind nach Gipsabguß gefertigte Randeinlagen, die ständig getragen werden müssen. Barfußgehen auf gewachsenem Boden und Fußübungen vervollständigen das Programm.

Beim ligamentär-contracten Plattfuß führt im allgemeinen nur die operative Versteifung des unteren Sprunggelenkes zum Ziel. Durch ein Redressement in Narkose kann man die Kontraktur meist nur vorübergehend lockern. Man entfernt von einem den äußeren Knöchel bogenförmig umgreifenden Hautschnitt aus den Knorpelbelag der Facies post. der Articulatio talo-calcanea. Ein stärkerer Valgus des Fersenbeines muß durch Interposition eines kleinen, keilförmig zugeschnittenen Knochenstückes aus der hinteren Tibiafläche ausgeglichen werden. Die exakte Stellung des Rückfußes ist von größter Wichtigkeit, da man später die Fersenstellung nicht mehr durch eine Einlage korrigieren kann. Der erste unmittelbar nach der Operation angelegte Unterschenkelgips wird nach dem Fädenziehen am 12. Tag post op. durch einen zweiten ungepolsterten ersetzt, in dem sich die Stellung der Ferse besser festhalten läßt. Die Verbandperiode dauert 3 Monate, bzw. 4 Monate, wenn ein Knochenstück interponiert wurde. Zum Abschluß der Behandlung erhält das Kind Randeinlagen nach Gipsabguß.

Der ossär-contracte Plattfuß kommt im Kindesalter nur in seinen ersten Erscheinungen vor. Die Therapie besteht auch hier in einer subtalaren Arthrodese.

Relativ oft ist der contracte Plattfuß von einem **Hallux rigidus** begleitet. Die histologischen Veränderungen entsprechen denen einer beginnenden Arthrosis deformans. Das Leiden ist in einem Teil der Fälle doppelseitig. Das Großzehengrundgelenk beginnt beim Gehen zu schmerzen. Nur selten kommt es zu einer geringen Schwellung. Auch der Druckschmerz bleibt gering oder fehlt ganz.

Am ehesten findet er sich an der plantaren Seite des Gelenkes. Das einzige klinische Zeichen ist meist die Einschränkung der Dorsalflexion, die durch eine vermehrte Beweglichkeit im Endgelenk ausgeglichen wird. Dieser Ersatz kann dazu führen, daß man bei flüchtiger Prüfung die Bewegungsminderung im Grundgelenk übersieht (wenn man die Zehe bei der Untersuchung an der Kuppe festhält).

Der Hallux rigidus muß meistens operiert werden. In beginnenden Fällen kann man versuchen, durch Bettruhe, feuchtwarme Umschläge, evtl. durch ein schonendes Redressement in Narkose mit nachfolgendem Gipsverband für 4 Wochen, in dem die Zehe in Dorsal-Flexion festgehalten wird, Heilung zu erzielen. Man darf sich davon aber nicht zuviel versprechen. Wenn im Röntgenbild eine arthrotische Zacke am Mittelfußköpfchen sichtbar ist, kommt nur die Operation (Zweidrittel-Resektion nach BRANDES) in Frage.

Der **Hallux valgus** findet sich gar nicht so selten schon bei älteren Kindern, und zwar fast ausschließlich bei Mädchen. Er ist immer mit einem Spreizfuß verbunden. Die Tatsache, daß die meist doppelseitige Veränderung in auffallender Weise das weibliche Geschlecht bevorzugt, läßt eine rein exogene Entstehung ausgeschlossen erscheinen. Vielfach leiden auch die Mütter oder andere nahe weibliche Blutsverwandte an Halluces valgi. Eine Mitwirkung genetischer Faktoren ist jedenfalls nicht zu übersehen. Die gewöhnlich genannten Ursachen: zu enges oder spitzes modisches Schuhwerk und Wollstrümpfe, die beim Naßwerden schrumpfen, spielen beim Kind keine nennenswerte Rolle.

Fast immer weichen beide Großzehen, wenn auch oft in verschiedenem Maße, im Grundgelenk nach außen ab. Sie drängen mitunter die Zehen II mit IV etwas lateralwärts. Die Kleinzehen sind dagegen oft ein wenig nach innen gerichtet *(Digitus quintus varus)*. Ein Ballenwinkel, wie wir ihn bei Erwachsenen sehen, fehlt bei Kindern; damit fehlen auch die durch den Schuhdruck bedingten Schmerzen.

Der Hallux valgus ist nur operativ korrigierbar. Spreizfuß- und X-Zehen-Übungen können vielleicht manchmal einer Verschlimmerung vorbeugen; eine Restitutio ad integrum läßt sich konservativ nicht erreichen. Die in Schuhgeschäften feilgebotenen, zwischen 1. und 2. Zehe eingelegten „Geraderichter" aus Gummi führen höchstens zu einer Abduktion der lateralen Zehengruppe. Die beste *Operationsmethode* ist die Zweidrittel-Resektion nach BRANDES.

Das Grundgelenk wird durch einen leicht bogenförmigen Schnitt von dorsal her eröffnet und die Basis des Grundgliedes freipräpariert. Je nach Schwere der Valgität reseziert man die proximale Hälfte (bis Zweidrittel) der Phalanx. Die arthrotische Exostose am Mittelfußköpfchen wird abgeschlagen. Um einer nachträglichen Versteifung des Gelenkes vorzubeugen, empfiehlt es sich, einen zentral gestielten Kapsel-Periostlappen als *Interpositum* zwischen Mittelfußköpfchen und den Rest des Grundgliedes einzuschlagen. Eine sorgfältige Nachbehandlung ist mindestens so wichtig wie die Operation selbst, wenn man ein Rezidiv vermeiden will. Dazu gehören Schuhe mit gerade verlaufendem Innenrand, vorne spitz zulaufende, bis zum Spalt der Grundgelenke II und III reichende Spreizfußeinlagen mit kräftigem, nicht zu breitem Metatarsalbuckel und Nachtschienen für mindestens ein halbes Jahr. Am besten hat sich uns das von THOMSEN angegebene Modell bewährt.

Hammerzehen werden gelegentlich schon bei Kleinkindern vor Gehbeginn beobachtet. Die Veränderung betrifft hauptsächlich die zweite Zehe, gewöhnlich auf beiden Seiten, seltener die dritte oder vierte und nur ausnahmsweise die erste und letzte. Vielfach besteht gleichzeitig ein Hallux valgus. Manifestationsalter und symmetrisches Vorkommen sprechen für eine endogene Entstehung. Diese Anschauung wird durch den häufig möglichen Nachweis von Hammerzehen bei Eltern und Geschwistern unterstützt.

Neben den endogenen gibt es auch exogen, durch Störungen des Muskelgleichgewichtes entstandene Hammerzehen, so bei der Kinderlähmung, bei Di- und Hemiplegien, neurotischen Hohlfüßen und bei der progressiven Muskeldystrophie.

Das Grundglied ist mehr oder minder stark überstreckt, die mittlere Phalanx gebeugt; das Endglied wird am belasteten Fuß ebenfalls leicht überstreckt. Die Zehe läßt sich anfangs passiv noch strecken (Krallenzehe); allmählich stellt sich eine Beugekontraktur des Mittelgelenkes ein. In ausgeprägten Fällen entsteht an der prominentesten Stelle durch den Schuhdruck ein schmerzhaftes Hühnerauge (Clavus).

Hammerzehen lassen sich nur operativ korrigieren. Der von HOHMANN angegebene Eingriff besteht in der Resektion des Köpfchens der Grundphalanx nach Längsspaltung der Dorsalaponeurose. Der Gelenkknorpel an der Basis der mittleren Phalanx wird entfernt, die zu lang gewordene Dorsalaponeurose durch eine Raffnaht verkürzt.

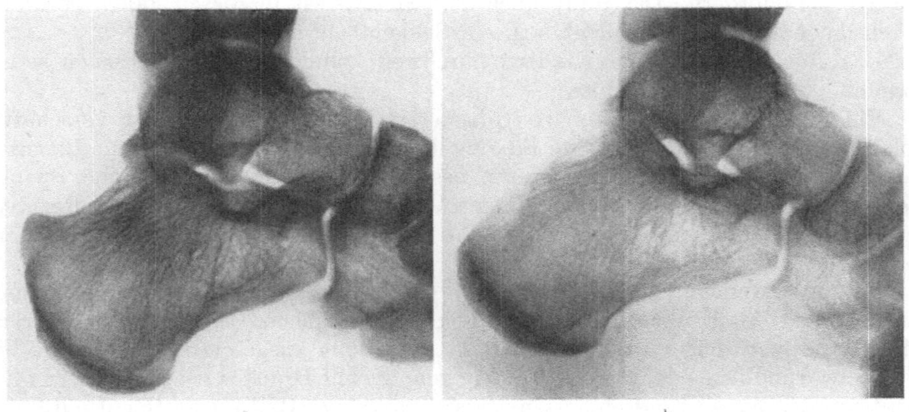

Abb. 101a u. b. „*Haglundferse*“, 17jährig, ♀. a Zustand vor der Operation. b Nach der Abmeißelung der sog. Exostose

Die „hohe Ferse“ (Haglundsche „Exostose“ des Calcaneus). Die Bezeichnung „hohe Ferse“ ist richtiger als „Exostose“. Es handelt sich um eine, besonders im weiblichen Geschlecht häufige Variation des Tuber calcanei, nicht um eine Anomalie. Die obere hintere Ecke ist bei manchen Kindern ungemein kräftig ausgebildet. Sie bildet einen unter der Haut sichtbaren, zunächst knorpeligen, später knöchernen Höcker, über dem sich durch den Schuhdruck ein schmerzhafter Schleimbeutel und Hornschwielen bilden. Die ersten Beschwerden stellen sich gewöhnlich ein, wenn die etwa 8 bis 12jährigen Kinder Halbschuhe mit niedriger, aber fester Hinterkappe tragen.

Das seitliche *Röntgenbild* zeigt bei älteren Kindern einen kräftig entwickelten Tuber calcanei, dessen obere Kante fast rechtwicklig geformt ist.

Man versucht zunächst, durch zwei je 2 cm breite Filzstreifen, die senkrecht rechts und links im Abstand von Fingerbreite von der Kappennaht entfernt in den Schuh eingeklebt werden, die Schmerzen zu beheben. Gelingt das nicht, so wird von einem lateralen Schnitt aus die obere hintere Ecke der Ferse mit dem Meißel abgerundet. Man muß sich jedoch hüten, Knochenstückchen liegenzulassen, weil diese zu neuerlichen Beschwerden führen können.

Das vorspringende Naviculare pedis. Die Kinder klagen über Schuhdruck an der Innenseite des Fußes. Man sieht gewöhnlich beiderseits eine dem Naviculare angehörende Vorwölbung des inneren Fußrandes. Die Haut darüber ist vom Schuhdruck gerötet und druckempfindlich.

Die a. p.-*Röntgenaufnahme* zeigt in einem Teil der Fälle ein vergrößertes, stark nach innen und hinten vorspringendes Naviculare. In einem anderen Teil handelt es sich um ein in die Tibialis post.-Sehne als Sesambein eingefügtes *Os tibiale externum*. Die glatte Begrenzung des Spaltes zwischen Mond- und Sesambein sowie das fast regelmäßige symmetrische Vorkommen schützen vor Verwechslungen mit einer Fraktur. Durch ein halbmondförmig zugeschnittenes Filzstück, das man von hinten um den Knochenvorsprung legt und durch einen Leukoplaststreifen festhält, kann man die Schmerzen sofort beheben. Größere Vorsprünge trägt man von einem kleinen Querschnitt aus ab.

Der dorsale Fußhöcker. Der dorsale Fußhöcker ist eine meist doppelseitige derbe Verdickung über dem 1. Keilbein. Sie tritt meist während des Pubertätswachstums auf und führt zu Beschwerden durch den Schuhdruck. Sicher ist es auch der Druck des Oberleders oder der Schnürung, die die weitere Vergrößerung des Höckers fördern. Die Haut über dem Höcker ist in diesen Fällen gerötet. Nach längerem Bestehen bildet sich ein Schleimbeutel.

Das *Röntgenbild* ist bei Kindern durchweg stumm. Bei Erwachsenen sieht man eine knöcherne „Exostose".

Ein Filzring, der von einem Heftpflasterstreifen festgehalten wird, verschafft sofort Linderung. Man kann den Filzring auch in den Schuh einkleben. Bei größeren Höckern ist es besser zu operieren, besonders wenn ohnehin ein hoher Spann besteht. Die „Exostose" ist bei Kindern noch rein knorpelig. Um ein Rezidiv zu vermeiden, darf man den Höcker nicht nur abtragen, sondern muß an seiner Stelle eine Mulde schaffen.

Fußsohlenwarzen (Verruccae plantares). Warzen in der Fußsohle entstehen durch eine Chlamydozoen-Infektion beim Barfußgehen. Erst nach mehreren Monaten bilden sich, vorzugsweise an der Belastung ausgesetzten Stellen, leicht erhabene, rundliche oder ovale Verdickungen, die auf Druck stark schmerzen. Das Zentrum der Warze trägt einen schwarzen Punkt, der Blutungsreste enthält.

Histologisch handelt es sich um ein reaktives papillomartiges Gebilde. Verlängerte und verdickte Hautpapillen mit zahlreichen Blutgefäßen senken sich in die Tiefe. Das Ganze wird von einer Bindegewebskapsel umschlossen.

Die am raschesten zum Ziel führende *Behandlung* ist die ovaläre Umschneidung. Um ein Rezidiv zu verhüten, muß man die Warze vollständig entfernen. Die kleine Wunde wird durch Naht verschlossen. Nach der bloßen Auskratzung mit dem scharfen Löffel dauert es meist wesentlich länger, bis die Wunde verheilt.

14. Der angeborene Knickplattfuß (Pes plano-valgus cong.)

Der angeborene Plattfuß ist eine endogene Fußkontraktur wie der Pes varus cong. Er ist eine seltene Mißbildung, anscheinend bei Knaben etwas häufiger als bei Mädchen, in über Zweidrittel der Fälle doppelseitig. Kombinationen von Plattfuß auf der einen und Klumpfuß auf der anderen Seite kommen verhältnismäßig oft vor. Vereinzelt wurde Vererbung beobachtet.

Die Veränderungen der Fußform sind sehr auffällig. Der Fußrücken ist konkav, die Sohle konvex gestaltet. Taluskopf und Naviculare bilden einen Buckel in der Planta pedis. Die Bezeichnung „*Schaukelfuß*" trifft das Bild recht gut. Der Fuß ist im ganzen proniert, die Ferse hochgezogen, der Vorfuß abduziert. Der abnorm gesteigerten Dorsalflexion — in manchen Fällen läßt sich der Fußrücken an die Vorderseite des Unterschenkels anlegen — steht eine starke Einschränkung der Plantarflexion gegenüber.

Das seitliche *Röntgenbild* zeigt einen steil nach abwärts gerichteten („auf den Kopf gestellten") Talus. Seine Längsachse bildet manchmal die direkte Verlängerung der Unterschenkelachse. Auch das Fersenbein ist beteiligt. Wie beim angeborenen Klumpfuß besteht ein ausgesprochener Equinus des Calcaneus, wenn auch seine Steilstellung nicht das gleiche Ausmaß erreicht wie die des Talus. Naviculare und Cuboid sind nach oben luxiert. Das Kahnbein tritt röntgenologisch allerdings erst im 4. Lebensjahr in Erscheinung. Ein sicherer Hinweis auf seine Dislokation ist die Dorsalverschiebung der Metatarsalia.

Die *Unterscheidung* gegenüber dem ungleich häufiger vorkommenden *angeborenen Hackenfuß* ist leicht, wenn man auf die Besonderheiten der Fußform beim Pes plano-valgus cong. achtet. Beiden Veränderungen gemeinsam ist lediglich die gesteigerte Dorsal-Flexion.

Die *Prognose* des angeborenen Knickplattfußes ist nur bei Frühbehandlung gut.

Differentialdiagnose. Ähnliche Bilder wie die des angeborenen Knickplattfußes entstehen bei *angeborenem Fibuladefekt* sowie bei der *angeborenen Verschmelzung von Calcaneus und Naviculare* (Coalitio calcaneo-navicularis).

Therapie. Bei leichteren Fällen genügt das *manuelle Redressement* in Verbindung mit einer Achillessehnenverlängerung. Der im Chopartschen Gelenk nach dorsal verschobene Vorfuß wird stark plantarflektiert und adduziert. Die Aufrichtung des Fersenbeines setzt die Verlängerung der Achillessehne voraus. Durch Zug von oben (am Tuber calcanei) und Druck gegen den Taluskopf von unten her versucht man, den Rückfuß zu korrigieren. Das Ergebnis wird im

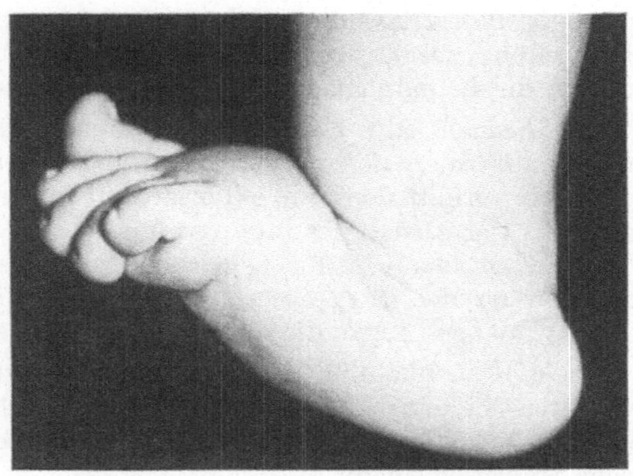

Abb. 102. *Angeborener Knickplattfuß* (Schaukelfuß), 12jährig, ♂

Gipsverband festgehalten. Das röntgenologische Kriterium für einen Erfolg ist die achsengerechte Stellung von Taluskopf und Mittelfußknochen. Gelingt die Reposition des Naviculare nicht, so muß man *operieren.* Das Kahnbein wird nach Abschieben der Tibialis ant.-Insertion nach rückwärts freipräpariert und reponiert. Einige Nähte halten es in seiner Lage fest. Veraltete Fälle lassen sich nur durch eine Keilresektion bessern.

15. Der Hohlfuß

Wir unterscheiden *Füße mit hochgesprengtem Längsgewölbe* und Hohlfüße im engeren Sinne. Die Grenze ist fließend. Der Fuß mit hochgesprengtem Längsgewölbe ist eine erbliche Variante der Norm. Er verursacht wie der Knickplattfuß Schmerzen, wenn das Längsgewölbe einsinkt. Er kann dabei durchaus eine gewisse Überhöhung beibehalten. Die Behandlung ist die gleiche wie beim Pes plano-valgus. Sie besteht in Fußübungen, Barfußlaufen und — falls dadurch allein keine Besserung zu erzielen ist — in Randeinlagen nach Gipsabguß.

Der **erbliche, fortschreitende Klauenhohlfuß (Pes excavatus)** früher als *neurotischer Hohlfuß* bezeichnet, entwickelt sich aus einem Fuß mit überhöhtem Längsgewölbe. Er stellt eine Kontraktur dar wie der angeborene Klumpfuß, mit dem er gelegentlich zusammen auftritt. Die Verschlimmerung beginnt gewöhnlich zwischen dem 5. und 9. Lebensjahr. Sie führt unbehandelt oft in wenigen Jahren zu einer schweren Deformität. Meist sind beide Füße betroffen. Das männliche Geschlecht überwiegt. Das Leiden ist erblich, der Erbgang unregelmäßig dominant.

Die unmittelbare Ursache des Hohlfußes ist eine *Störung des Muskelgleichgewichtes.* Ob die mittelbare Ursache in einer Differenzierungsanomalie des Rückenmarkes (Myelodysplasie) oder in der Muskulatur selbst gesucht werden muß, konnte mangels beweiskräftiger anatomischer Befunde noch nicht geklärt werden. Die zahlreichen Hinweise auf eine Spina bifida occulta bei Kranken mit progressiven Hohlfüßen berücksichtigen nicht, daß der unvollkommene knöcherne Bogenschluß bei Kindern schon physiologischerweise außerordentlich häufig ist (s. S. 224).

Der Fuß wirkt kurz und gedrungen. Die Fußgewölbe, und zwar sowohl das innere als auch das äußere, sind in ausgeprägten Fällen stark überhöht. Die Excavation ist medial tiefer als lateral. Der Rist springt kräftig nach oben vor. Bei der Betastung fällt die Spannung der Plantaraponeurose sowie die dicke, fleischige Sohlenmuskulatur auf. Die Ferse steht meist in leichter Varusstellung, seltener in Valgus- oder Mittelstellung. Die Zehen, insbesondere die Großzehe, sind in den Grundgelenken überstreckt und in den Mittel- und Endgelenken gebeugt. Passiv lassen sie sich wohl geraderichten, kehren aber sogleich in ihre Fehlstellung zurück, die sich bei Belastung u. U. verstärkt. Im Extremfalle können die Grundphalangen auf die Dorsalseite der Mittelfußköpfchen luxieren.

Die *Krallen-* oder *Klauenzehen* entstehen durch eine Schwäche der Interossei und Lumbricales, denen die Plantarflexion der Grundglieder obliegt. Ihre Insuffizienz verhilft den Mm. extensor und flexor digitorum long. zu einem Übergewicht. Der Ausfall der Interossei macht sich auch bei der Abrollung des Fußes vom Boden unangenehm bemerkbar, da diesen Muskeln durch ihre Nebeninsertion an den Ligg. accessoria plantaria die wichtige Aufgabe zufällt, die Grundphalangen gegen die Mittelfußköpfchen zu fixieren.

Viele Klauenhohlfüße sind auffällig unelastisch; sie flachen sich unter der Körperlast in keiner Weise ab. Ein kleinerer Teil zeichnet sich dagegen umgekehrt durch ungewöhnlich nachgiebige Bänder und Kapseln aus, so daß die Gewölbe beim Stehen einsinken.

Die seitliche *Röntgenaufnahme* zeigt ein charakteristisches Bild: Das Sprungbein liegt flach auf dem steil aufgerichteten Fersenbein. Die außentorquierte Knöchelgabel erscheint in schweren Fällen dorsalwärts verschoben. Das nach unten zu keilförmig zugeschärfte Naviculare bildet den höchsten Punkt des Ristes. Auch das Cuboid ist durch die Aufrichtung des Calcaneus nach oben verlagert. Der erste Mittelfußknochen steigt steil nach abwärts. Sein Schatten überkreuzt den nahezu geradeaus gerichteten des 5. Metatarsale unter einem spitzen Winkel. Die Strahlen 2 mit 4 nahmen eine mitigierte Stellung ein.

Die stärkste Plantarflexion des ersten Mittelfußknochens findet sich beim **Ballenhohlfuß**, der seinen Namen von der besonders kräftigen Ausbildung des Großzehenballens erhalten hat. Infolge der Pronation des Vorfußes steht der Ballen der großen Zehe am unbelasteten Fuß tiefer als der der Kleinzehe. Der Rückfuß ist leicht supiniert.

Die meisten Ballenhohlfüße entstehen durch einen relativ zu kräftig gewordenen Peronaeus long., der die Planta pedis schräg von außen nach innen untergürtet und den Großzehenstrahl plantarflektiert und proniert. Der Ballenhohlfuß ist wahrscheinlich nur eine Sonderform des *Lähmungshohlfußes*. Die poliomyelitische Gruppe enthält die schwersten Formen des Pes cavus. Sie sind häufig noch mit anderen Abweichungen (Spitzfuß, Klumpfuß) verbunden.

Auch bei der *Littleschen Krankheit,* der *spastischen Hemiplegie,* der *infantilen spinalen* und der *neuralen Muskelatrophie* sowie der *progressiven Muskeldystrophie* entwickeln sich nicht selten Hohlfüße. Allen Hohlfußformen ist die Einschränkung der Dorsalflexion des Fußes gemeinsam. Sie ist die Folge der verkürzten Plantarfascie und Fußsohlenmuskeln, die der Achillessehne keine ausgiebigen Exkursionen gestatten. Die Kinder klagen bei mäßigen und mittelschweren Deformierungen verhältnismäßig selten über *Beschwerden,* am ehesten noch über

Schuhdruck am Rist oder über druckempfindliche Schwielen unter den randständigen Mittelfußköpfchen. Bei Überanstrengung treten, vorzugsweise bei schlaffen Hohlfüßen, deren Gewölbe bei Belastung nachgeben, Schmerzen im inneren oder äußeren Längsgewölbe, in der Gegend des äußeren Knöchels oder am Großzehenballen auf. Manche Füße besitzen eine Neigung zum Umkippen in Supination, die durch die Varusstellung des Rückfußes begünstigt wird.

Die *Prognose* hängt von der Schwere der Veränderungen und der Art des Grundleidens ab.

Die *Therapie* besteht bei leichten Fällen in Bergsteigerübungen. Man läßt die Kinder eine schiefe Ebene herauf- und rückwärts wieder herabgehen. Dadurch werden die kontrakten plantaren Weichteile gedehnt. Für die Nacht erhalten sie eine aus einem 2 cm dicken, der Fußform nachgebildeten Brettchen bestehende Nachtschiene mit Fersenrand. Ein quer über den Rist verlaufender gepolsterter Spannriemen dient zur Abflachung des Fußgewölbes. Krallenzehen werden durch Filzschlaufen geradegerichtet. Bei Neigung zum Umkippen in Supination erhöhen wir den Absatz lateral um $^1/_2$ cm und verbreitern ihn gleichzeitig etwas nach außen. Auch durch eine entsprechend gestaltete Einlage läßt sich das Umknicken des Fußes verhüten. Wir verordnen sie jedoch mit größerer Zurückhaltung als beim Knickplattfuß. Ihre Hauptindikation sind Belastungsschmerzen. Wichtig ist, daß das innere Längsgewölbe der Einlage relativ flach gehalten wird, denn sie soll ja den Großzehenstrahl vorn anheben. Das äußere Längsgewölbe muß dagegen etwas kräftiger modelliert werden. Eine straffgespannte Plantaraponeurose erfordert ihre Hohllegung in einer Längsrinne der Einlage, da sie sonst durch Druck Schmerzen verursacht. Die Einlage hat einen Außenrand und bei starker Verbreiterung des Vorfußes auch noch eine vordere Innenbacke. Unter das laterale Längsgewölbe der Einlage kommt ein durchlaufendes, innen keilförmig zugeschärftes Lederstück, um den Fuß in leichten Valgus umzustellen. Der eingeschränkten Dorsalflexion, die sich beim Bergaufgehen unangenehm bemerkbar macht, begegnen wir durch eine Absatzerhöhung.

Gelangt man mit diesen Mitteln nicht zum Ziel, so bleibt entweder die schonende unblutige Umformung im *Schede*-Redresseur oder die Operation. Häufig empfiehlt es sich, beides miteinander zu verbinden etwa in der Weise, daß man zunächst von einem Schnitt am inneren Fußrand aus mehrere Zentimeter der Plantaraponeurose reseziert und anschließend den Fuß im Redresseur streckt. Krallenzehen werden manuell redressiert. Bei nicht zu harten Hohlfüßen gelingt die Hebung des plantarflektierten Großzehenstrahles durch den von SCHERB angegebenen kleinen Eingriff. Man trennt den Extensor hallucis long. möglichst nahe seinem Ansatz ab und zieht die Sehne durch ein dicht hinter dem Metatarsalköpfchen angelegtes queres Bohrloch. Das vorherige Herausschneiden eines Stückes der Plantarfascie erhöht die Erfolgsaussichten. Unter Umständen muß man zusätzlich die kurzen Fußsohlenmuskeln von den Mittelfußknochen ablösen. Die Abtrennung dieser Muskeln samt der Plantaraponeurose vom Fersenbein ist nur in schweren Fällen erlaubt. Bei stärkeren Ballenhohlfüßen empfiehlt sich die Desinsertion des Peronaeus long. und die Verpflanzung der Sehne auf den Fußaußenrand. Eine stärkere Varisierung des Rückfußes läßt sich oft erst nach Z-förmiger Verlängerung der Tibialis post.-Sehne ausgleichen. Operationen am Fußskelett kommen ausnahmsweise bei älteren Kindern in Frage, wenn alle anderen Methoden versagen. Im allgemeinen sind sie kontraindiziert, solange der Fuß wächst.

16. Der angeborene Hackenfuß (Pes calcaneus cong.)

Der angeborene Hackenfuß ist mit Abstand die häufigste kongenitale Fußanomalie. Über Erblichkeit ist nichts bekannt. Man hat jedoch einigen Grund zur Annahme, daß sie im Erbgut verankert ist, da man sie auffällig oft bei Kindern mit sog. angeborener Hüftverrenkung findet. Auch die Kombination Klumpfuß auf der einen und Hackenfuß auf der anderen Seite ist nicht so selten. MAU sah die gleichen mikroskopischen Veränderungen der Unterschenkel-Muskulatur wie beim Pes varus cong.

Es handelt sich durchweg um lange, schlanke Füße ohne Veränderungen der großen Form. Auffällig ist allein die übermäßige Dorsalflexion des Fußes bei teilweise eingeschränkter Plantarflexion. In nicht ganz wenigen Fällen läßt sich der Fußrücken mit geringer Kraft bis zur Berührung mit dem Unterschenkel bringen. Die Ferse weist fast immer eine leichte Valgusstellung auf.

Das seitliche *Röntgenbild* zeigt ein zwar abgeflachtes, aber deutlich erkennbares Längsgewölbe. Der Talus steht relativ steil, freilich lange nicht so steil wie beim angeborenen Knickplattfuß. Die *Differentialdiagnose* ist um so leichter, als die dorsale Luxation des Vorfußes im Chopart beim Pes calcaneus cong. immer fehlt.

ERLACHER fand bei $^2/_3$ aller von ihm untersuchten Säuglinge einen angeborenen Hackenfuß. Seine Beobachtung, daß unbehandelte Hackenfüße nach Laufbeginn häufig zu Knicksenkfüßen werden, können wir durchaus bestätigen. ERLACHERS Erklärung ist einleuchtend:

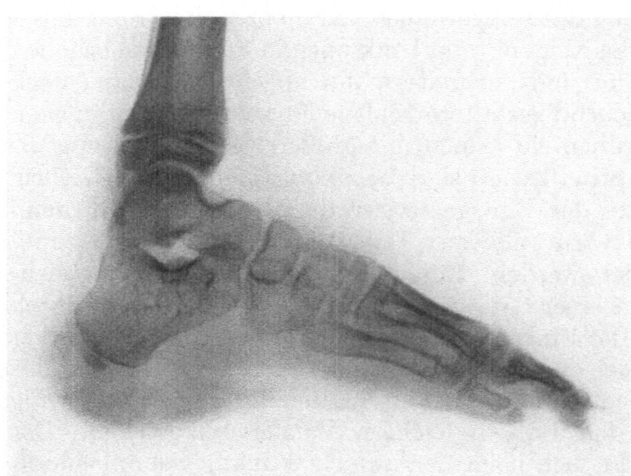

Abb. 103. *Poliomyelitischer Hackenfuß*, 8jährig. Steile Aufrichtung des Calcaneus

Durch die übersteigerte Dorsalflexion des Fußes werden die Beuger an der Hinterseite des Unterschenkels überdehnt. Überdehnung aber bedeutet Insuffizienz. Dabei handelt es sich gerade um die Muskeln, die sowohl für die Erhaltung der Gewölbe als auch für die achsengerechte Stellung des Calcaneus eine besondere Rolle spielen.

Die *Prognose* ist bei rechtzeitiger Behandlung fast immer gut. Eine Reihe leichterer Hackenfüße heilt offenbar ohne Therapie. Man sollte sich jedoch darauf nicht verlassen.

Therapie. Die Korrektur erfolgt am einfachsten durch eine hintere Gipsschale für Unterschenkel und Fuß in maximaler Spitzfußstellung, Pronation des Vorfußes und unter Ausgleich der Valgität des Rückfußes. Gewöhnlich legen wir für die ersten Lebenswochen einen leicht gepolsterten zirkulären Gipsverband an, der nach 14 Tagen gewechselt wird. Sobald die Kinder laufen, sollte man sie zum Zehenspitzengang anhalten. Außerdem verordnen wir Einlagen mit Außenrand, die den Valgus des Calcaneus zuverlässig überkorrigieren. Die Nachtschienen bleiben so lange im Gebrauch, bis die übermäßige Dorsalflexion auf ein normales Maß von etwa 60° zurückgegangen ist.

Der *erworbene Hackenfuß* ist entweder die Folge einer *Lähmung der Plantarflektoren* oder einer *Achillessehnenverletzung.* Iatrogen entsteht er mitunter durch unrichtige Dosierung bei einer *Achillessehnenverlängerung,* insbesondere beim spastischen Spitzfuß und beim Hohlfuß (bei dem eine Achillotenotomie immer kontraindiziert ist).

Die Insuffizienz des Triceps surae führt zum Übergewicht der kurzen Fußsohlenmuskeln, die allmählich das Fersenbein steil aufrichten *(Hackenhohlfuß)* In extremen Fällen geht das Kind auf dem Tuber calcanei. Die Auftrittsfläche des Fußes verkürzt sich dadurch stark. Der Gang wird unschön stampfend. Fußschmerzen sind beim schweren Pes calcaneus häufig. Die Deformität ist funktionell gewöhnlich weit ungünstiger als die ursprüngliche.

Die *Unterscheidung* gegenüber dem *Hohlfuß* ist leicht, da der Vorfuß beim Pes calcaneus normal bleibt. Die Cavität — dieser Eindruck ergibt sich vor allem aus dem seitlichen Röntgenbild — wird allein durch den Rückfuß erzeugt.

Therapie. Die Korrektur eines Hackenhohlfußes ist nicht einfach. Der Erfolg einer Raffung der Achillessehne oder einer Tenodese ist meist nur vorübergehend, weil sich die Narbe allmählich dehnt. Am besten hat sich die freilich nur bei älteren Kindern mögliche, subtalare Arthrodese mit Entnahme eines Knochenkeiles (mit dorsaler Basis) aus dem hinteren oberen Calcaneusabschnitt bewährt.

Literatur

Die orthopädische Untersuchung

BROCHER, J. E. W.: Die Occipito-Cervikalgegend. Stuttgart: Georg Thieme 1950.

CHAPCHAL, G.: Grundriß der orthopädischen Krankenuntersuchung. Stuttgart: Ferdinand Enke 1954. — Die Untersuchung des Bewegungssystems, in Handbuch der Orthopädie. Stuttgart: Georg Thieme 1957.

IDELBERGER, K.: Die Differentialdiagnose: Hinken. Med. Klin. **1953**, 621.

LANGE, F.: Lehrbuch der Orthopädie. Jena: Gustav Fischer 1928. — LANZ, T. v., u. W. WACHSMUTH: Praktische Anatomie. Berlin: Springer 1935.

QUERVAIN, DE, u. K. LENGGENHAGER: Spezielle chirurgische Diagnostik. Berlin: Springer 1957.

STEINLER, S.: Differentialdiagnose der Kreuzschmerzen. J. Amer. med. Ass. **110**, 106 (1938).

TANZ, ST. S.: Die Beweglichkeit der Lendenwirbelsäule. Eine Röntgenstudie. Amer. J. Roentgenol. **69**, 399 (1953).

Ätiologie und Prophylaxe der angeborenen Mißbildungen

ASCHNER, B., u. G. ENGELMANN: Die Konstitutionspathologie in der Orthopädie. Berlin: Springer 1928.

BAUER, K. H., u. W. BODE: Erbpathologie der Stützgewebe beim Menschen. In Handbuch der Erbbiologie des Menschen. Berlin: Springer 1940. — BJÖRN-FÖYN: Geschlechtsgebundene und geschlechtskontrollierte Vererbung. In Handbuch der Vererbungswissenschaft, Bd. 1. Berlin: Gebrüder Bornträger 1932.

COCCHI, U.: Erbschäden mit Knochenveränderungen. In Lehrbuch der Röntgendiagnostik von SCHINZ-BAENSCH-FRIEDL-UEHLINGER. Stuttgart: Georg Thieme 1952.

DEBRUNNER, H.: Über die Entstehung von Mißbildungen. Mschr. Kinderheilk. **42**, 122 (1928). — DURAISWAMI: Experimentelle Erzeugung congenitaler Skelettdefekte und ihre Bedeutung in der Orthopädie. J. Bone Jt Surg. B **34**, 646 (1952).

ECKHARDT, H.: Körperliche Mißbildungen. In Handbuch der Erbkrankheiten von A. GÜTT. Leipzig: Georg Thieme 1940.

GAUGELE, K.: Erbkrankheiten des Knochensystems. Med. Klin. **1935**, 1295. — GREGG, N. M.: Angeborener Katarakt nach Rötelerkrankung der Mutter. Trans. orthop. Soc. Aust. **3**, 35 (1941).

HADORN, E.: Letalfaktoren. Stuttgart: Georg Thieme 1956. — HELLNER, H.: Experimentelle Untersuchung zur amniogenen Entstehung der Mißbildungen. Mschr. Geburtsh. Gynäk. **95**, 70 (1933).

ICKLÉ, A., u. M. REININGER: Zwillingsschaft mit intrauterinem und extrauterinem Kind am Termin. Gynaecologia (Basel) **137**, 17 (1954). — IDELBERGER, K. Die Zwillingspathologie des angeborenen Klumpfußes. Beilageh. zur Z. Orthop., **69**, (1939). — Die Erbpathologie der sogenannten angeborenen Hüftverrenkung. Sonderbd. zu Bruns' Beitr. klin. Chir. München: Urban & Schwarzenberg 1951. — Die angeborene Klumphand. In SCHWALBE-GRUBER, Morphologie der Mißbildungen, Bd. 3. Jena: Gustav Fischer 1958.

LANGE, MAX: Die angeborenen Körperfehler. Beilageh. zur Z. Orthop. **63** (1935). — LEHMANN, F. E.: Die embryonale Entwicklung, Entwicklungsphysiologie und experimentelle Teratologie. Im Handbuch der allgemeinen Pathologie, Bd. VI, Teil I. Berlin: Springer 1955.

SCHULZ, B.: Methodik der medizinischen Erbforschung. Leipzig: Georg Thieme 1936. — SLATER, E.: Über Begriff und Anwendbarkeit der Manifestationswahrscheinlichkeit. Z. Psych. 112, 148 (1939). WERTHEMANN, A.: Die Entwicklungsstörungen der Extremitäten. In Handbuch der speziellen pathologischen Anatomie und Histologie, Bd. IX, Teil 6. Berlin: Springer 1952. — WRETE, M.: Die congenitalen Mißbildungen. Stockholm: Almquist u. Wisell 1955.

Systemerkrankungen des Skelets

BAUER, K. H., u. W. BODE: Erbpathologie der Stützgewebe beim Menschen. In Handbuch der Erbbiologie des Menschen. Berlin: Springer 1940. — BRAILSFORD, J. F.: Die Radiologie der Knochen und Gelenke. London 1945.

COCCHI, U.: Polytope erbliche enchondrale Dysostosen. Fortschr. Röntgenstr. 72, 435 (1950).

DIETRICH, A.: Die Knorpelverknöcherungsstörung (Chondrodystrophie). In HENKE-LUBARSCH' Handbuch der speziellen pathologischen Anatomie und Histologie, Bd. IX/1, S. 166. 1929.

ELLIS, R. W. B.: Gargolismus. Proc. roy. Soc. Med. 31, 780 (1938).

GREBE, A.: Chondrodysplasie Rom 1955. Analecta genetica Editioni Dell Instituto Gregorio Mendel. — GRUBER, G. B.: Über die Morphologie der Chondrodystrophie beim Menschen. Forschgn. u. Fortschr. 17, 213 (1941).

HELLNER, H.: Die Knochengeschwülste. Berlin: Springer 1950. — HURLER, G.: Über einen Typus multipler Abartungen, vorwiegend am Skelettsystem. Z. Kinderheilk. 24, 220 (1919).

JANSEN, M.: Über atypische Chondrodystrophie und über eine noch nicht beschriebene angeborene Wachstumsstörung des Knochensystems: Metaphysäre Dysostosis. Z. orthop. Chir. 61, 253 (1934). — JUNGE, H.: Über die Dyschondroplasie mit besonderer Berücksichtigung der sogenannten Halbseitenform (OLLIER). Z. Orthop. 78, 130 (1949).

LANGE, M.: Erbbiologie der angeborenen Körperfehler. Beilageh. zur Z. Orthop. 63 (1935).— LICHTENSTEIN, L.: Polyostotische fibröse Knochendysplasie. Arch. Surg. (Chicago) 36, 874 (1938). — LICHTENSTEIN, L., u. H. L. JAFFÉ: Fibröse Dysplasie der Knochen. Arch. Path. 33, 172 (1942). — LOBSTEIN, J.: Lehrbuch der pathologischen Anatomie. Stuttgart 1835.

MARIE, P., et S. SAINTON: Bull. Soc. méd. Hosp. Paris 1897. — MAU, H.: Wesen und Bedeutung der enchondralen Dysostosen. Stuttgart: Georg Thieme 1958. Ausführliches Literaturverzeichnis. — MOHING, W.: Beitrag zum Krankheitsbild der Osteofibrosis juvenilis. Z. Orthop. 86, 15 (1956). — MØRCH, E. T.: Chondrostrophe Zwerge in Dänemark. Opera ex domo biol. heret. human. univ. hafinienies 3, 1 (1941). — MORQUIO, L.: Über eine Form der familiären Knochendystrophie. Arch. Méd. Enf. 32, 129 (1929).

NACHTSHEIM, H.: Vom Wirbeltier zum Haustier. Berlin: A. Metzner 1936. — Handbuch der Erbpathologie des Menschen. Berlin: Springer 1940.

PFAUNDLER, M. v.: Demonstration über einen Typus kindlicher Dysostosen. Jb. Kinderheilk. 42, 420 (1920).

RAAP, G.: Chondrodystrophia calcificans congenita. Amer. J. Roentgenol. 49, 77 (1949). — RIBBING, H.: Studien über heriditäre multiple Epiphysenstörungen. Acta radiol. Suppl. 34 (1937). — RÖSSLER, H.: Über das Krankheitsbild der erblichen multiplen Störungen der Epiphysenverknöcherung. Z. Orthop. 80, 547 (1951).

SPURWAY, J.: Heriditäre familiäre Knochenbrüchigkeit. Brit. med. J. 1896 II, 844.

UEHLINGER, E.: Osteofibrosis deformans juvenilis. Virchows Arch. path. Anat. 306, 255 (1940). — ULLRICH, A.: Die Pfaundler-Hurlersche Krankheit. Ergebn. inn. Med. Kinderheilk. 63, 929 (1943).

VALENTIN, B.: Beiträge zur Ätiologie der congenitalen Mißbildungen. 21. Verh. der Dtsch. Orthop. Ges. 1926. — Pleon-osteosis familiaris (LÉRI). In SCHWALBE, Morphologie der Mißbildungen. Jena 1937. — VROLIK, W.: Tafeln zur Illustration der normalen und abnormalen Entwicklung des Menschen und der Säugetiere. Amsterdam 1849.

WEIL, S.: Die angeborenen Skelettsystemerkrankungen. In Handbuch der Orthopädie, Bd. 1. Stuttgart: Georg Thieme 1957. — WERTHEMANN, A.: Die Entwicklungsstörungen der Extremitäten. In Handbuch der speziellen pathologischen Anatomie und Histologie, Bd. IX, S. 6. Heidelberg: Springer 1952. — WILDE, R.: Ein Beitrag zu dem Krankheitsbild der polytopen enchondralen Dysostosen, Typ Pfaundler-Hurler. Z. Orthop. 84, 77 (1954).

ZELLWEGER, H. K., F. THEILER u. F. LARCHER: Über Dysostosis cleido-cranialis. Helv. paediat. Acta 5, 264 (1950).

Allgemeinkrankheiten mit Veränderungen von Knochen und Gelenken

ABT, A. E., and E. J. DEMENHOLZ: Amer. J. Dis. Child. 51, 499 (1936).

BÜRGER, M.: Die Lipoidosen. In Handbuch der inneren Medizin, Bd. VI. Berlin: Springer 1944.

CAFFEY, J.: Pädiatrische Röntgendiagnostik. Chicago 1945. — CARLÉ, TH.: Ein Beitrag zum Blutergelenk. Z. Orthop. 79, 142 (1949). — CHRISTIAN, H. A.: Knochendefekte in Belegknochen, Exophthalmus und Diabethes incipidus, ein ungewöhnliches Syndrom von Dyspituitarismus. Med. Clin. N. Amer. 3, 849 (1919). — COCCHI, U.: In SCHINZ-BAENSCH-FRIEDL-UEHLINGER, Lehrbuch der Röntgendiagnostik. Stuttgart: Georg Thieme 1952.

EVANS, W. A.: Periostale Veränderungen beim Skorbut. Amer. J. Radiol. 53, 147 (1945).

FEYRTER, F.: Zur Frage der sogenannten Lipoidosen. Virchows Arch. path. Anat. 327, 643 (1955). — FONIO, A., u. BÜHLER: Die röntgenologische Darstellung des Blutergelenkes an Hand von 136 Aufnahmen der Fonioschen Sammlung. Radiol. clin. (Basel) 1952, 316.

HANNSEN, H.: Beziehungen zwischen der Hand-Schüller-Christianschen und Abt-Letterer-Siwe-Erkrankung und dem eosinophilen Granulom der Knochen. Acta radiol. (Stockh.) 32, 89 (1949). — HEIGEL, R.: Röntgenbefunde bei Blutergelenken. Fortschr. Röntgenstr. 39, 107 (1929). — HEILMEYER, L., u. H. BEGEMANN: Blut und Blutkrankheiten. In Handbuch der inneren Medizin. Berlin: Springer 1951. — HEPP, O., u. H. H. MATTHIASH: Stoffwechselerkrankungen des Skeletts. In Handbuch der Orthopädie, Bd. 1. Stuttgart: Georg Thieme 1957. Ausführliches Literaturverzeichnis.

MEIER, W.: Über den Gerinnungsdefekt des hämophilen Blutes. Diss. Zürich 1948.

OWREN, T. A.: Die Blutgerinnung. Acta med. scand. 1947, Suppl. 194.

PONSETTI, J.: Knochenläsionen beim eosinophilen Granulom, Hand-Schüller-Christiansche Krankheit und Letterer-Siwe-Krankheit. J. Bone Jt Surg. 30, 811 (1948).

SCHLÖSSMANN, H.: Die Hämophilie mit besonderer Berücksichtigung ihrer Bedeutung als Erbkrankheit. 59. Tagg der Dtsch. Ges. für Chirurgie. Zbl. Chir. 62, 1540 (1935). — SCHÜLLER, A.: Über eigenartige Schädeldefekte im Jugendalter. Fortschr. Röntgenstr. 23, 12 (1915/16). — SEIFERTH, E.: Blutergelenke. In Chirurgie von KIRSCHNER-NORDMANN. Berlin u. Wien: Urban & Schwarzenberg 1940.

THANNHAUSER, S.: Lehrbuch des Stoffwechsels und der Stoffwechselkrankheiten. München: J. F. Bergmann 1924.

UEHLINGER, E.: Nieren, Skelett und Calzium-Stoffwechsel. Wien. klin. Wschr. 1949, 27.

WILDHOLZ, F., u. S. E. FORSTER: Knochensklerose beim Morbus Gaucher. Amer. J. Roentgenol. 60, 246 (1948).

Die Knochentumoren

BENNETT, G. A.: Knochentumoren. In ANDERON, Pathologie. St. Louis: C. V. Mosby Comp. 1945.

FÈVRE, M., et R. HUGUENIN: Malformations tumorales et tumeurs de l'enfant. Paris: Masson & Cie. 1954.

HELLNER, H.: Die Knochengeschwülste. Berlin: Springer 1950. — Die chirurgische Behandlung der jugendlichen Knochencysten mit der Spongiosaplombe. Chirurg 29, 97 (1958). — HELLNER, H., u. H. POPPE: Röntgenologische Differentialdiagnose der Knochenerkrankungen. Stuttgart: Georg Thieme 1956. — HERZOG, G.: Die primären Knochengeschwülste. In Handbuch der speziellen pathologischen Anatomie und Histologie. Berlin: Springer 1944.

LANGE, M., u. M. LANGE: Die Knochencyste des Kindes und Jugendalters, ihre Differentialdiagnose und Behandlung. Med. Klin. 52, 632 (1957). — LICHTENSTEIN, L.: Knochentumoren. St. Louis: C. V. Mosby Comp. 1952.

SCHINZ-BAENSCH-FRIEDL-UEHLINGER: Lehrbuch der Röntgendiagnostik. Stuttgart: Georg Thieme 1952. — SHERMAN, R. S., u. K. Y. SOONG: Klassifikation und Diagnose des Ewing-Sarkoms. Radiologie 66, 529 (1956). — SNAPPER, J.: Maladie osseuses. Paris: Masson & Cie. 1938.

WEIL, S.: Sonstige Knochenerkrankungen. In Handbuch der Orthopädie, Bd. 1. Stuttgart: Georg Thieme 1957.

ZUPPINGER, A.: Zur Röntgendiagnostik und Therapie der Knochentumoren. Fortschr. Röntgenstr. 71, 373 (1949).

Spontane Osteonekrosen

AXHAUSEN, G.: Die Ernährungsunterbrechung am Knochen. Ergebn. allg. Path. path. Anat. 37, 207 (1954). — Über den Abgrenzungsvorgang am epiphysären Knochen. Virchows path. Anat. 252, 458 (1924).

BLOUNT, W. R.: Osteochondrosis deformans tibiae. J. Bone Jt Surg. 19, 1 (1937).

CALVÉ, J.: Über eine besondere Form der Pseudocoxalgie. Rev. Chir. 42 (1910). — Über eine eigentümliche, ein Malum potti vortäuschende Erkrankung der Wirbelsäule beim Kind. Osteochondritis vertebrae infantilis. J. Electrol. Radiol. 9, 22 (1933). — Röntgendiagnostik im Kindesalter. Chikago: Yearbook Publ. 1951.

DIETRICH, H.: Die subchondrale Herderkrankung am Metacarpale. III. Langenbecks Arch. klin. Chir. 171 (1932).

FRANCILLON, R. M.: Zur Therapie der Osteochondrosis def. juvenilis coxae. Z. Orthop.- **79**, 263 (1950).

GLANZMANN, E.: Larsen-Johannssons Patellarleiden und Schlattersche Krankheit. Schweiz. med. Wschr. **1938**, 494.

HAGLUND, P.: Über Fraktur des Epiphysenkernes des Calcaneus, nebst allgemeinen Bemerkungen über einige ähnliche jugendliche Knochenverletzungen. Langenbecks Arch. klin. Chir. **82**, 922 (1902). — HAUBERG u. HEUCK: Med. Klin. **1953**, 332.

KOEHLER, A.: Über eine häufiger bisher unbekannte Erkrankung einzelner kindlicher Knochen. Münch. med. Wschr. **1908**, 1923. — KOENIG, E.: Über freie Gelenkkörper in den Gelenken. Dtsch. Z. Chir. **17**, 90 (1888).

LANGENSKJÖLD, A.: Tibia vara. Acta chir. scand. **103**, 1 (1952). — LINDEMANN, K.: Die juvenile Osteochondrose. Zbl. Orthop. **1** (1957). — LONGHI, L.: Über die Osteochondritis der Sitz-Schambeinverbindung. Arch. Orthop. (Milano) **57**, 119 (1942).

MATZNER, R.: Das Krankheitsbild der Vertebra plana Calvé. Z. Orthop. **85**, 552 (1955).

NERADOVÁ, O. V., HRBEK u. J. ZEMÁNEK: 18 Fälle der Vertebra plana Calvé. Z. Orthop. **89**, 457 (1957).

OSGOOD, R. B.: Erkrankungen der Tibiaapophyse bei Jugendlichen. Boston med. surg. J. **148**, 1141 (1903).

PERTHES, G.: Über Arthritis deformans juvenilis. Dtsch. Z. Chir. **107**, 111 (1910). — PERTHES, G., u. G. WELSCH: Über Entwicklung und Endausgänge der Osteochondritis deformans des Hüftgelenkes (CALVÉ, LEGG, PERTHES) sowie über das Verhältnis der Krankheit zur Arthritis deformans. Bruns' Beitr. klin. Chir. **127**, 477 (1922). — PLOCH, W.: Zur Pathogenese unspezifischer Spongiosa-Erkrankungen des Knochens, insbesondere der nach PERTHES, CALVÉ, LEGG, KOENIG, KOEHLER, KIENBÖCK, OSGOOD-SCHLATTER, AXHAUSEN u. a. benannten und verwandten Krankheitsbilder. Langenbecks Arch. klin. Chir. **174**, 172 (1933).

RAVELLI, A.: Osteochondritis dissecans am Kahnbein der Hand. Radiol. clin. (Basel) **24**, 97 (1955). — REHBEIN, F.: Die Entstehung der Osteochondritis dissecans. Arch. klin. Chir. **265**, 64 (1950). — Experimentelles zur Entstehung örtlicher Malazien. Verh. Dtsch. Orthop. Ges., 38. Kongr. Beilageh. zur Z. Orthop. **80**, 35 (1950).

SEYSS, R., u. E. WIESNER: Das Epiphysenwachstum bei der Osgood-Schlatterschen Störung. Z. Orthop. **80**, 623 (1951). — SINDING-LARSEN: Eine bisher unbekannte Affektion der kindlichen Patella. Acta radiol. (Stockh.) **1**, 171 (1927). — SCHLATTER, C.: Unvollständige Abrißfrakturen der Tuberositas tibiae oder Wachstumsanomalien. Bruns' Beitr. klin. Chir. **59**, 518 (1908).

WALDENSTRÖM, H.: Die ersten Anzeichen der Coxa plana. Arch. orthop. scand. **5**, 1 (1934).

Hormonelle Störungen

BERNBECK, R.: Kinderorthopädie. Stuttgart: Georg Thieme 1954. — BILLING, L.: Roentgen examination of the proximal femur end in children and Adolescents. Acta radiol. (Stockh.) Suppl. **110** (1954). — BILLING, L., u. E. SEVERIN: Slipping epiphysis of the hip. Acta radiol. (Stockh.) Suppl. **174** (1959). — BREITENFELDER, H.: Zur Therapie der Coxa vara adolescentium. Z. Orthop. **74**, 310 (1948).

FÜRMAIER, A.: Handbuch der Orthopädie, Bd. I. Stuttgart: Georg Thieme 1957. — FÜRMAIER, H.: Behandlungsergebnisse der Coxa vara epiphysaria. Z. Orthop. **78**, 462 (1949).

GRÜN, W. T.: Gleiten der proximalen Femurepiphyse: Diagnostische und therapeutische Betrachtungen. Arch. Surg. (Chicago) **50**, 19 (1945).

JOPLIN, R. J.: Abgerutschte Femurepiphyse. Amer. Acad. Orthop. Surg. Instructional Cours Lectures J. p. 210, 1950. Ann Arbor: J. W. Edwards 1950.

LANGE, M., u. M. LANGE: Der Einfluß der innersekretorischen Störungen für die Entstehung typischer Erkrankungen des Skelettsystems. Betrachtungen vom internistischen wie vom orthopädischen Standpunkt. Med. Klin. **1956**, 1580. — LÖFGREN, L.: Gleiten der oberen Femurepiphyse. Zeichen endokriner Störung, Gestalt der Sella turcica. Acta chir. scand. **106**, 153 (1953).

RÜTHER, H.: Zur Behandlung der Epiphyseolysis capitis femoris. Z. Orthop. **80**, 347 (1951). — Ursachen und Behandlung der jugendlichen Hüftkopflösung. Im Beilageh. der Z. Orthop. **84** (1954).

Chronische Entzündungen der Knochen und Gelenke

BEITZKE, H.: Syphilis der Gelenke. In Handbuch der speziellen pathologischen Anatomie und Histologie von HENKE-LUBARSCH-RÖSSLE. Berlin: Springer 1934. — BERGSTRAND, H.: Über eine eigenartige, wahrscheinlich nicht beschriebene osteoblastische Krankheit in den langen Knochen der Hand und des Fußes. Acta radiol. (Stockh.) **10**, 596 (1930). — BISCHOFSBERGER, C.: Die Entzündungen der Knochen. In Handbuch der Orthopädie, Bd. 1.

Stuttgart: Georg Thieme 1957. — BLANCH, P. W.: Osteomyelitis bei Kindern. J. Bone Jt Surg A 5,3 4 (1952). — BÖSCH, J.: Differentialdiagnose des Osteoid-osteoms. Z. Orthop. 85, 185 (1955). — BROCHER, J. E. W.: Die Wirbeltbc. und ihre Differentialdiagnose. Stuttgart: Georg Thieme 1954. — BRODIE, B.: Bericht über einige Fälle von chronischem Absceß in der Tibia. Med. chir trans. 17, 239 (1834).

CALVE, J., M. GALLAND u. V. MOZER: Die Knochen- und Gelenkstbc. Paris: Masson & Cie. 1936. — CATEL, W.: Lehrbuch der Tbc. des Kindes und des Jugendlichen. Stuttgart: Georg Thieme 1954. — CESAS, G.: Über Arthropathien nach Masern. Z. orthop. Chir. 29, 522 (1911). — CHASIN, A.: Die Dimensionen der destruktiven Veränderungen, die röntgenologisch bestimmt werden können. Fortschr. Röntgenstr. 37, 524 (1928). — CHIARI, H.: Handbuch der speziellen pathologischen Anatomie und Histologie von O. LUBARSCH, HENKE u. RÖSSLE. Berlin: Springer 1934.

DIEHL, K.: Das Erbe als Formgestalter der Tbc. Leipzig: Johann Ambrosius Barth 1941. — DIEHL, K., u. O. VERSCHUER: Zwillingstuberkulose. Jena: 1933. — DOMAGK, G: Chemotherapie der Tbc. mit den Thiosemicarbazonen. Stuttgart: Georg Thieme 1950. — Grundlagen der Chemotherapie der Tbc. Verh. dtsch. orthop. Ges. 84, 13 (1954).

EINSTEIN, R. A. J., and C. G. THOMAS: Osteomyelitis bei Kindern. Amer. J. Roentgenol. 55, 299 (1946). — ERLACHER, PH.: Die moderne Behandlung der Knochen- und Gelenktbc. Wien. med. Wschr. 1952, 102.

FREUND, E.: Über Knochensyphilis. Virchows Arch. path. Anat. 288, 146 (1926).

GARDEMIN, H.: Coxitis tbc. Berlin u. München: Urban & Schwarzenberg 1950. — GARRÉ, C.: Einige seltene Erscheinungsformen der akuten eitrigen Osteomyelitis. Festschrift für KOCHER, 1881. — GLOGOWSKI, G.: Die heutige Behandlung der Skelettbc. des Kindes und der Jugendlichen. Stuttgart: Georg Thieme 1957. — GRUNDMANN, G.: Experimentelle Untersuchungen zur Pathogenese der Osteomyelitis. Langenbecks Arch. klin. Chir. 277, 117 (1953).

HEBERER, G.: Die gegenwärtige Bedeutung der Knochensyphilis. Bruns' Beitr. klin. Chir. 179, 433 (1950). — HEIDSIECK, E.: Knochenlues als Grundlage orthopädischer Erkrankungen. Verh. dtsch. orthop. Ges. 67 (1938). — HELLNER, H.: Posttraumatische entzündliche degenerative Gelenkerkrankungen. München: Urban & Schwarzenberg 1956. — HOHMANN, G.: Zur Differentialdiagnose der Spondylitis tbc. Med. Klin. 1952, 1117.

IDELBERGER, K.: Die Behandlung der Wirbelsäulentbc. Münch. med. Wschr. 1954, 157.

KASTERT, J.: Die Spondylitis-Tbc. und ihre operative Behandlung. Stuttgart: Hypokrates Verlag 1957. — KOCHS, J.: Die Spondylitis tuberkulosa. In Handbuch der Orthopädie, Bd. 2. Stuttgart: Georg Thieme 1958. — KÖNIG, FR.: Röntgenbeobachtungen an tuberkulösen Gelenken. Zbl. Chir. 51, 15 (1924). — Tuberkulose der Gelenke. In KIRSCHNER-NORDMANN, Die Chirurgie, Bd. 2. Berlin u. Wien: Urban u. Schwarzenberg 1940. — KÜNTSCHER, G.: Septische und aseptische Osteomyelitis. Zbl. Chir. 74, 1430 (1954).

LANG, F. J.: Pathologie der chronischen Gelenkleiden. Dresden: Theodor Steinkopff 1943. — LANGE, M.: Knochen- und Gelenkstbc. Ergebn. ges. Tuberk.-Forsch. 7, 493 (1937). — Orthopädisch-chirurgische Operationslehre. München: G. Bergmann 1951. — LEXER, E.: Lehrbuch der allgemeinen Chirurgie. Stuttgart: Ferdinand Enke 1947.

MATZEN, P.: Im Handbuch der Orthopädie, Bd. 1. Stuttgart: Georg Thieme 1957. — MAY, H.: Die Behandlung der Knochen- und Gelenkstbc. Stuttgart: Ferdinand Enke 1953. — MENNARD, V.: Praktische Studien über das Malum potti. Paris: Masson & Cie. 1900. — MEYER-BORSTEL, H.: Der Brodiesche Knochenabsceß. Chirurg 3, 561 (1931). — MOBERG, E.: Die Corticalis -osteoide. Ein differential-diagnostisch interessanter Typus lokalisierter Knochenveränderung. Langenbecks Arch. klin. Chir. 202, 535 (1941).

OEHLECKER, F.: Chirurgische Knochen- und Gelenkserkrankungen. Berlin: Springer 1955.

PICK, L.: Angeborene Knochensyphilis. In HENKE-LUBARSCH' Handbuch der speziellen pathologischen Anatomie und Histologie. Berlin 1924. — PITZEN, P.: Diagnose der beginnenden Knochen- und Gelenkstbc. München: Urban & Schwarzenberg 1929. — Die Frühdiagnose der Knochen- und Gelenkstbc. Med. Klin. 1956, 1577.

RANDERATH, E.: Pathologische anatomische Untersuchungen über die Tbc. des Knochensystems. Beitr. klin. Tuberk. 79, 201 (1932). — ROLLIER, A.: Die Helio-Therapie. Berlin u. München: Urban & Schwarzenberg 1951.

SCHERB, R.: Zur Spondylitis anterior superficialis tbc. Schweiz. Z. Tuberk. 4, 291 (1947). — SCHULTZE, T.: Gelenkerscheinungen bei Röteln. Med. Klin. 1938, 28. — STEWART, D. M.: Röntgenologische Manifestationen der Knochensyphilis. Amer. Roentgenol. 40, 215 (1938).

WIESE, O.: Zur Klinik und Behandlung der Knochen- und Gelenkstbc. Dtsch. med. Wschr. 1951, 853.

Krankheiten des Nervensystems

BERGMANN, G. V., FREY u. SCHWIEGK: Handbuch der inneren Medizin. Bd. V: Neurologie. Heidelberg: Springer 1953.

FANCONI, G., u. A. WALLGREN: Lehrbuch der Pädiatrie. Basel: Benno Schwabe & Co. 1956.

HEINE, J.: Beobachtungen und Lähmungszustände der unteren Extremitäten und deren Behandlung. Stuttgart: F. H. Koehler 1840. — HOHMANN, G.: Zur Behandlung des Frühstadiums der Poliomyelitis. Münch. med. Wschr. 1909, 2508.

IDELBERGER, K.: Die orthopädische Behandlung der Poliomyelitis unter besonderer Berücksichtigung der physikalischen Therapie. Dtsch. med. J. 1956, 695.

KEHRER, O.: Die Armlähmungen bei Neugeborenen. Stuttgart: Ferdinand Enke. — KIKUTH, W.: Über den heutigen Stand der Therapie und Epidemiologie der Poliomyelitis. Medizinische 1953, 606.

LANGE, F.: Lehrbuch der Orthopädie. Jena: Gustav Fischer 1928. — Die epidemische Kinderlähmung. München: J. F. Lehmann 1930. — LANGE, M.: Chirurgisch-orthopädische Operationslehre. München: J. F. Bergmann 1951.

MOMMSEN, F.: Orthopädie und Kinderlähmung. Stuttgart: Ferdinand Enke 1938.

NAUJOKS, H.: Die Geburtsverletzungen des Kindes. Stuttgart: Ferdinand Enke 1934. — NIEDERECKER, K.: Nerven. In Handbuch der Orthopädie, Bd. 1. Stuttgart: Georg Thieme 1957. Ausführliches Literaturverzeichnis.

SCHALTENBRAND, G.: Die Nervenkrankheiten. Stuttgart: Georg Thieme 1951. — SCHELLER, H.: In Handbuch der inneren Medizin. Bd. V: Neurologie. Berlin: Springer 1953. Ausführliches Literaturverzeichnis. — SCHERB, R.: Über Muskelkontrakturen bei epidemischer Kinderlähmung mit vergleichenden Hinweisen auf Muskelkontrakturen anderer Ursachen. Schweiz. med. Wschr. 1942. — Kinetisch-diagnostische Analyse von Gehstörungen. Beilageh. zur Z. Orthop. 82 (1952).

THOM, H.: Elektrotherapie von Lähmungen. Z. Orthop. 84, 104 (1954).

VULPIUS, O.: Über die Sehnenverlagerung und das Rutschenlassen. Münch. med. Wschr. 1914, 710.

WEIL, S.: Untersuchungen über die Entstehung der Armlähmungen der Neugeborenen. Zbl. Chir. 48, 1312 (1921).

Krankheiten der Muskulatur

BECKER, E. P.: Dystrophia musculorum progressiva. Stuttgart: Georg Thieme 1953. — BLOUNT, W. P.: VOLKMANNS ischämische Muskelkontraktur. Surg. Gynek. Obstet. 90, 244 (1954).

EXNER, O.: Muskel- und Bindegewebserkrankungen. In Handbuch der Orthopädie, Bd. 1. Stuttgart: Georg Thieme 1957. Ausführliches Literaturverzeichnis.

LANGE, M.: Erbbiologie angeborener Körperfehler. Stuttgart: Ferdinand Enke 1935.

MATTNER, H. R.: Das arthromyodysplastische Syndrom. Z. orthop. Unfallchir. 49, 33 (1957).

UEBERMUTH, H.: Untersuchungen über die ischämische Kontraktur. Zbl. Chir. 81, 1018 (1956).

WERTHEMANN, A.: Morphologie der Mißbildungen. In HENKE-LUBARSCH' Handbuch der pathologischen Anatomie und Histologie, Bd. 9. 1937.

Erkrankungen der Sehnen

BUNNELL, ST.: Handchirurgie. Philadelphia: J. B. Lippincott Company 1944.

LANGE, M.: Chirurgisch-orthopädische Operationslehre. München: J. F. Bergmann 1951.

Hals

BAUER, A.: Der Schiefhals. Ergebn. Chir. Orthop. 5, 191 (1913).

EXNER, G.: Der muskuläre Schiefhals. In Handbuch der Orthopädie, Bd. 2. Stuttgart: Georg Thieme 1958.

HANGARTNER, W., u. W. RICKER: Die Erbgenese des Klippel-Feilschen Syndroms. Z. Konstit.-Lehre 21, 236 (1938). — HUTCHINSON, J.: Mißbildungen des Schultergürtels. Trans. path. Soc. Lond. 1894, 22.

LANGE, M.: Chirurgisch-orthopädische Operationslehre. München: F. J. Bergmann 1951.

SIPPEL, F.: Der angeborene muskuläre Schiefhals. Dtsch. Z. Chir. 155 (1920).

Wirbelsäule

ALBEE, F. H.: Knochentransplantation zur Wirbelsäulenversteifung bei Tuberkulose. J. Amer. med. Ass. 57, 885 (1911). — ALBERT, H.: Der Mechanismus der Skoliose. Wien 1899.

BLOUNT, W. P.: Die Behandlung der Skoliose. Verh. am 6. Kongr. der Intern. Ges. für Orthopädie und Traumatologie, VI, S. 223. 1954. — BRADFORD, F. K., u. G. R. G. SPURLING: Die Bandscheibe. Springfield: Thomas 1947. — BRAUS, H., u. C. ELZE: Die Anatomie des Menschen. Heidelberg: Springer 1954. — BROCHER, J. E. W.: Die Scheuermannsche Krankheit und ihre Differentialdiagnose. Basel: Benno Schwabe & Co. 1946. — Die Wirbelverschiebung in der Lendengegend. Leipzig: Georg Thieme 1951. Ausführliches Literaturverzeichnis.

FERNSTRÖM, U.: Bandscheibenhernien bei Kindern. Acta chir. scand. 71, 111 (1956). — FRANCILLON, M. B.: Spondylolisthesis und Spondylyse bei Jugendlichen. Medizinische 1953, 451. — FREDENHAGEN, H.: Zur Behandlung der idiopathischen Skoliose. Z. Orthop. 79, 476 (1950). — FRIBERG, ST.: Betrachtungen über die Spondylolyse. Acta chir. scand. 82, Suppl. 55 (1939). — FRISCH, O. V.: Zur kongenitalen Skoliose. Langenbecks Arch. klin. Chir. 84 (1907). — FRYKHOLM, R.: Wurzelkompression durch Bandscheibendegeneration. Acta chir. scand. Suppl. 160 (1951).

GARDEMIN, H.: Schlaffe Haltung und Skoliose. Verh. der Dtsch. Orthop. Ges., 43. Kongr. S. 298. Beilageh. zur Z. Orthop. 87. — GÜNTZ, E.: Die Kyphose im Jugendalter. Stuttgart: Hippokrates-Verlag 1958. Ausführliches Literaturverzeichnis. — Nichtentzündliche Wirbelsäulenerkrankungen. In Handbuch der Orthopädie, Bd. 2. Stuttgart: Georg Thieme 1958.

HAUBERG, G.: Kyphosen und Lordosen. In Handbuch der Orthopädie, Bd. 2. Stuttgart: Georg Thieme 1958. — HOHMANN, G.: Die körperliche Erziehung des wachsenden Menschen. Z. ärztl. Fortbild. 1925, 74.

IDELBERGER, K.: Beitrag zur Diagnose und orthopädischen Behandlung des Bandscheibenprolapses. Langenbecks Arch. klin. Chir. 263, 180 (1949). — Zervikale Osteochondrose, Omalgie und Brachialgie. Verh. Dtsch. Orthop. Ges., 38. Kongr., S. 101. 1950. — Zur Frage der operativen Behandlung der Skoliosen. Arch. orthop. Unfall-Chir. 44, 313 (1950). — Über Lähmungen bei Skoliosen. Verh. dtsch. orthop. Ges. 1951. — Tierexperimentelle Untersuchungen zur Entstehung der Scheuermannschen Krankheit. Verh. dtsch. orthop. Ges. 1952. — Unsere bisherigen Kenntnisse von Pathologie und Ätiologie der Adolescentenkyphose. Arch. orthop. Unfall-Chir. 45, 406 (1952). — IDELBERGER, K., u. H. W. PIA: Wurzel- und Kaudaschädigung bei der Spondylolisthesis und ihre Behandlung. Z. Orthop. 89, 73 (1957).

JENTSCHURA, G.: Die Rückgratverkrümmungen bei Neurofibromatosis (RECKLINGHAUSEN). Z. Orthop. 81, 143 (1952). — Zur Pathogenese der Säuglingsskoliose. Arch. orthop. Unfall-Chir. 48, 582 (1956/57). — Frühdiagnose der Säuglingsskoliose. Z. Orthop. 88, 526 (1957). — Klinik der Skoliose. In Handbuch der Orthopädie. Stuttgart: Georg Thieme 1958. — JENTSCHURA, G., u. E. MARQUARDT: Ursache und Bedeutung lockerer Haltungsfehler im Kindesalter. Dtsch. med. Wschr. 1957, 1991. — JUNGHANNS, H.: Die Pathologie der Wirbelsäule. In Handbuch der speziellen pathologischen Anatomie und Histologie von HENKE-LUBARSCH-RÖSSLE. Berlin: Springer 1939.

KEEGAN, J. J.: Diagnose lumbaler Bandscheibenvorfälle durch neurologische Ausfälle. J. Amer. med. Ass. 126, 868 (1944). — Hyperaesthetische Dermatome bei tiefen zervikalen Bandscheibenvorfällen. J. Neurosurg. 4, 115 (1947). — KUHLENDAHL, H., u. H. RICHTER: Morphologie und funktionelle Pathologie der Lendenbandscheiben. Langenbecks Arch. klin. Chir. 272, 519 (1952).

LANGE, M.: Die operative Behandlung der Skoliose. Med. Klin. 1956, 1870. — LINDEMANN, K.: Ergebnisse der Frühbehandlung rachitischer Skoliosen. Z. Orthop. 81, 25 (1951). — LINDEMANN, K., u. H. KUHLENDAHL: Die Krankheiten der Wirbelsäule. Stuttgart: Ferdinand Enke 1953. — LINDEMANN, K., u. H. MAU: Die Behandlung der Skoliose. In Handbuch der Orthopädie, Bd. 2. Stuttgart: Georg Thieme 1958. — LINDEMANN, K., u. F. W. RATHKE: Kongenitale Formstörungen bei jugendlichen Kyphosen. Arch. orthop. Unfall.-Chir. 48, 422 (1956).

MATTHIASH, H. H.: Reifung und Entwicklung in ihren Beziehungen zu Leistungsstörungen des Haltungs- und Bewegungsapparates. In Handbuch der Orthopädie, Bd. 1. Stuttgart: Georg Thieme 1953. — Die Bedeutung des Pubertätsablaufs für die Entstehung von Haltungsschäden. Verh. Dtsch. Orthop. Ges., 43. Kongr. Beilageh. zur Z. Orthop. 87, 300 (1956). — MAU, H., u. W. G. KRAMER: Grundlagen und Techniken der Skoliosenbehandlung in den USA. Arch. orthop. Unfall-Chir. 49, 231 (1954). — MÉGERAND, A.: Resultate der operativen Skoliose-Behandlung. Rev. Orthop. 39, 194 (1953).

NEUGEBAUER, F.: Ätiologie der sogenannten Spondylolisthesis. Arch. Gynäk. 20, 133 (1889).

RATHKE, F. W.: Spezielle Pathogenese der Skoliose. In Handbuch der Orthopädie, Bd. 2. Stuttgart: Georg Thieme 1958. — REISCHAUER, F.: Untersuchungen über den lumbalen und zervikalen Bandscheibenvorfall. Stuttgart: Georg Thieme 1949. — ROAFF, R.: Lähmungsskoliose. J. Bone Jt Surg. B 38, 640 (1956).

SCHEDE, F.: Grundlagen der körperlichen Erziehung. Stuttgart: Ferdinand Enke 1954. — SCHEUERMANN, H.: Kyphosis dorsalis juvenilis. Z. orthop. Chir. **41**, 305 (1921). — SCHLÜTER, K.: Die Spondylolisthesis, ihre statische Kompensation, therapeutische Konsequenzen. Verh. der Dtsch. Orthop. Ges., 43. Kongr. Beilageh. zur Z. Orthop. **55**, 87 (1955). — SCHMORL, G.: Die gesunde und kranke Wirbelsäule in Röntgenbild und Klinik. Stuttgart: Georg Thieme 1957. — SÈZE, DE: Statische Wirbelsäulenschmerzen. L' Expansion, Paris 1949 — Siccard, A. et A. Leca: Prèsse med. **1950**, 914. — STAFFEL, F.: Die menschlichen Haltungstypen und ihre Beziehung zur Rückgratsverkrümmung. Wiesbaden 1889. — STERNBERG, H.: Zur Prognose angeborener Skoliose. Arch. orthop. Unfall-Chir. **31**, 478 (1932).— STRACKER, O.: Zur Behandlung der Kyphosis adolescentium. Z. Orthop. **78**, 368 (1949).

TAILLARD, W.: Die Spondylolisthesis. Paris: Masson & Cie. 1957. — TÖNDURY, G.: Die Entwicklung funktioneller Strukturen im Bereich der Zwischenwirbelscheiben. Schweiz. med. Wschr. **1947**, 463. — Entwicklungsgeschichte und Fehlbildungen der Wirbelsäule. Stuttgart: Hippokrates-Verlag 1958.

ZELLER, W.: Der erste Gestaltswandel des Kindes. Leipzig 1936. — Konstitution und Entwicklung. Göttingen 1952. Verlag der psychologischen Rundschau.

Thorax
Die Trichterbrust

BÄR, G. O., R. ZEILHOFER u. K. HECKEL: Über die Beeinflussung des Herzens und der Atmung durch die Trichterbrust. Dtsch. med. Wschr. **1958**, 282.

EXNER, G.: Erkrankungen und Deformitäten des Brustkorbes. Im Handbuch der Orthopädie, Bd. 2. Stuttgart: Georg Thieme 1958.

HEGEMANN, G., u. H. SCHOBERTH: Die operative Behandlung der Trichterbrust. Dtsch. med. Wschr. **1958**, 277. Ausführliches Literaturverzeichnis.

REHBEIN, F., u. H.-H. WERNICKE: Operation der Trichterbrust. Z. Orthop. **89**, 475 (1957).

Arm

ALBEE, F. H.: Ersatz des congenitalen Radiusdefektes. Ann Surg., **87**, 105 (1928).

BAUER, K. H., u. W. BODE: Erbpathologie der Stützgewebe beim Menschen. In Handbuch der Erbbiologie des Menschen. Berlin: Springer 1940. — BRENKEN, M., u. H. KÜTTNER: Ulnarisspätlähmung infolge Fraktur des Condylus lateralis humeri. Arch. orthop. Unfall-Chir. **28**, 182 (1930).

ECKARDT, H.: Körperliche Mißbildungen. In Handbuch der Erbkrankheiten, Bd. 6. Leipzig: Georg Thieme 1936. — EDEN, R.: Operation der habituellen Schulterluxationen. Dtsch. Z. Chir. **144**, 269 (1918). — ERLACHER, Ph.: Die Technik des orthopädischen Eingriffes. Wien: Springer 1928.

FABER, A.: Spalthand, Spaltfuß und erbliche Augenmißbildungen. 31. Kongr. Beilageh. zur Z. Orthop. **66**, 105 (1936).

GICKLER, H.: Wachstumsstörung der Radiusepiphyse und Madelungsche Deformität. Arch. orthop. Unfall-Chir. **33**, 312 (1933). — GOCHT, H.: Ätiologie, Pathogenese und Therapie der Deformitäten im allgemeinen. In A. HOFFA, Orthopädische Chirurgie, 7. Aufl. 1925.

HOHMANN, G.: Ätiologie und Pathologie von Klumphand und Klumpfuß. Z. Orthop. **19**, 518 (1908). — Grundsätzliches über die Operationsmethode der habituellen Schulterluxation. Z. Orthop. **76** (1946). — Hand und Arm. München: J. F. Bergmann 1948. Ausführliches Literaturverzeichnis. — HUEBSCHER, G.: Über den Cubitus valgus femininus. Dtsch. Z. Chir. **53**, 455 (1899).

LANGE, M.: Grundsätzliches über die Beurteilung der Entstehung und Bewertung atypischer Hand- und Fußmißbildungen. 31. Kongr. Beilageh. zur Z. Orthop. **66**, 80 (1936). — Operative Behandlung der gewohnheitsmäßigen Verrenkung der Schulter. Z. Orthop. **75** (1944). — LEXER, E.: Cubitus valgus. Virchows Arch. path. Anat. **92** (1883).

MAAS, O.: Angeborener linksseitiger Ulnadefekt. Berl. klin. Wschr. **1917**. — MADELUNG: Die spontane Luxation der Hand. Langenbecks Arch. klin. Chir. **23**, 395 (1879). — MÜLLER, W.: Die angeborenen Fehlbildungen der menschlichen Hand. Leipzig: Georg Thieme 1937.

NEUSTADT, D. T. E.: Synostosis radio ulnaris congenita. Z. orthop. Chir. **31**, 250 (1932).

RÖSGEN u. MANIER: Zur Frage körperlicher Mißbildungen, vor allem die Klumphand. Z. Orthop. **74**, 45 (1943).

SCHADE, H.: Untersuchungen zur Frage der Erblichkeit von Mangel- und Fehlbildungen der Gliedmaßen. Erbarzt 8, 239 (1940). — SCHINZ-BAENSCH u. FRIEDL-UEHLINGER: Lehrbuch der Röntgendiagnostik. Stuttgart: Georg Thieme 1952. — SCHWARZWELLER, F.: Der angeborene Schulterblatthochstand und seine Beziehungen zu den Mißbildungen der Wirbelsäule. Z. Konstit.-Lehre **20**, 376 (1937). — STRACKER, O.: Die Marknagelung in der Orthopädie. Z. Orthop. **79**, 74 (1949).

Voss, O.: Operative Behandlung der habituellen Schulterluxation. Arch. orthop. Unfall-Chir. **43**, 63 (1944).

Werthemann, A.: Entwicklungsstörungen der Extremitäten. In Handbuch der speziellen pathologischen Anatomie und Histologie, Bd. 9, Teil 6. Berlin: Springer 1952. Ausführliches Literaturverzeichnis.

Bein

Aberle, W.: Die Frühestbehandlung des angeborenen Platthackenfußes. Z. orthop. Chir. **58**, 240 (1933). — Aschner, B., u. G. Engelmann: Konstitutionspathologie in der Orthopädie. Berlin: Springer 1928.

Bade, P.: Das Genu varum, valgum und recurvatum. In F. Lange, Lehrbuch der Orthopädie. Jena: Gustav Fischer 1928. — Bauer, K. H., u. J. Göttig: Der Nachweis einer Systemerkrankung bei erblichen körperlichen Mißbildungen als Beweismittel für deren erbliche Bedingtheit Z. Konstit.-Lehre **19**, 8 (1935). — Benger, M.: Zur Klinik und Therapie der Pedes adducti. Z. orthop. Chir. **64**, 121 (1936). — Bernbeck, R.: Zur Pathologie der Luxatio coxae congenita. Virchows Arch. path. Anat. **320**, 238 (1951). — Bernbeck, R.: Die pathologische Femurtorsion und Coxa valga. Z. Orthop. **78**, 303 (1949). — Kinderorthopädie. Stuttgart: Georg Thieme 1954. — Bischofsberger, C.: Erfahrungen in der operativen Behandlung der congenitalen Unterschenkelpseudarthrose. Z. Orthop. **78**, 433 (1949). — Blount, W. P., u. G. R. Clarke: Kontrolle des Wachstums durch Epiphysenklammerung. J. Bone Jt Surg. A **31**, 469 (1949). — Blumensaat, C.: Die Lageabweichung und Verrenkung der Kniescheibe. Ergebn. Chir. Orthop. **31**, 149 (1938). — Boehm, M.: Das menschliche Bein. In Deutsche Orthopädie, Bd. 9. Stuttgart: Ferdinand Enke 1931. — Bösch, J.: Beitrag zur Behandlung der kongenitalen Unterschenkelpseudarthrose. Arch. orthop. Unfall-Chir. **49**, 333. — Bragard, K.: Das Genu valgum. Beilageh. zur Z. Orthop. **57** (1932). — Brandes, M.: Zur operativen Therapie des Hallux valgus. Zbl. Chir. **56**, 2434 (1927). — Breitenfelder, H.: Die Klumpfußbehandlung durch Drahtextension. Verh. der Dtsch. Orthop. Ges. 42. Kongr. Beilageh. zur Z. Orthop. **84**, 180 (1955).

Campbell, W. C.: Operative Orthopädie. St. Louis: C. V. Mosby Comp. 1949.

Debrunner, H.: Die Therapie des angeborenen Klumpfußes. Beilageh. zur Z. Orthop. **88** (1957). Ausführliches Literaturverzeichnis. — Dunlap, K., A. R. Shands, L. Hollister, S. Gaul and H. Streit: A new method for determination of torsion of femur. J. Bone Jt Surg. A **35**, 289—311 (1933). — Dupuis, P.-V.: La torsion tibiale. La mesure, son intérêt clinique, radiologique et chirurgical. Paris: Masson & Cie. 1951

Engler, R.: Zur Entwicklung der Hüftluxationsbehandlung im Laufe der Medizingeschichte. Arch. orthop. Unfall-Chir. **49**, 177 (1957). — Erlacher, Ph.: Zur Begriffsbestimmung des angeborenen Hackenfußes und des angeborenen Plattfußes. Z. orthop. Chir. **74**, 93 (1943). — Exner, G.: Das sogenannte angeborene Crus varum und seine Behandlung. Münch. med. Wschr. **1950**, 1195. — Probleme der modernen Hüftlux.-Behandlung. Dtsch. med. Wschr. **1954**, 1001.

Faber, A.: Untersuchungen über die Ätiologie und Pathogenese der angeborenen Hüftverrenkung. Leipzig: Georg Thieme 1938. — Feutelais: Kongenitaler partieller Femurdefekt, Coxa vara congenita und pathologische Hüftluxation. Rev. Orthop. **1929**, 45. — Fick, R.: Über die Bewegungen und die Muskelarbeit an den Sprunggelenken des Menschen. S.-B. preuß. Akad. Wiss., phys.-math. Kl. **23** (1931). — Francillon, R.: Beitrag zur Kenntnis der angeborenen Hüftgelenksverrenkung. Beilageh. zur Z. Orthop. **66** (1937). — Fredenhagen, H.: Der Klumpfuß, Vorkommen, Anatomie, Behandlung und Spätresultate. Z. Orthop. **85**, 305 (1954). — Fröhlich, L.: Congenitale Verbiegungen und Pseudarthrose des Unterschenkels. Verh. dtsch. orthop. Ges. **9**, 270 (1910). — Fürmaier, A.: Beitrag zur Mechanik der Patella und des Kniegelenkes. Arch. orthop. Unfall-Chir. **46**, 78 (1953).

Gallie, W. E.: Die habituelle Dislokation der Patella. J. Bone Jt Surg. A **22**, 575 (1924). — Green, W. T., u. N. Rudo: Pseudarthrose und Neurofibromatosis. Arch. Surg. (Chicago) **46**, 639 (1943). — Güntz, E.: Spätbefunde bei behandelten Klumpfüßen und daraus sich ergebende Gesichtspunkte. Verh. der Orthop. Ges. 29. Kongr. Beilageh. zur orthop. Chir. **62**, 226 (1935). — Das Grundsätzliche in der Behandlung des Klumpfußes. Arch. orthop. Unfall-Chir. **43**, 80 (1944). — Guilleminet, M., u. R. Richard: Die congenitale Tibiapseudarthrose. Paris: Masson & Cie. 1958.

Hackenbroch, M.: Der Hohlfuß. Ergebn. Chir. Orthop. **17**, 457 (1924). — Haglund, P.: Über den sogenannten Calcaneussporn. Z. orthop. Chir. **19**, 457 (1908). — Hilgenreiner, H.: Zur angeborenen Dysplasie der Hüfte. Z. orthop. Chir. **69**, 170 (1939). — Hohmann, G.: Zur Behandlung der schweren Form des paralytischen Hohlfußes. Verh. der Dtsch. Orthop. Ges. 1936, S. 181. Beilageh. zur Z. orthop. Chir. **62** (1934). — Fuß und Bein. München: J. F. Bergmann 1951. — Orthopädische Technik. Stuttgart: Ferdinand Enke 1957. — Über die Coxa valga. Arch. orthop. Unfall-Chir. **49**, 341 (1957). — Hohmann, G., u. W. Thomsen: Bekämpfung der Fußschwäche beim Kinde und Jugendlichen. Mschr. Kinderheilk. **71** (1937).

IDELBERGER, K.: Die Zwillingspathologie des angeborenen Klumpfußes. Beilageh. zur Z. Orthop. **69** (1939). — Die Erbpathologie der sogenannten angeborenen Hüftverrenkung. Bruns' Beitr. klin. Chir. **1951**, Sonderh. — Der angeborene Klumpfuß. In SCHWALBE-GRUBER, Morphologie der Mißbildungen, Bd. 3. Jena: Gustav Fischer 1958. — IMHÄUSER, G.: Die operative Behandlung der pathologischen Antetorsion am coxalen Femurende. Z. Orthop. **85**, 395 (1955).

JANSEN, M.: Verletzbarkeit schnellwachsender Zellen und Rachitis. Verh. der Dtsch. Orthop. Ges. 13. Kongr. Z. orthop. Chir. **35** (1915). — Das Gesetz der Verletzbarkeit schnell wachsender Zellen. Z. orthop. Chir. **50**, 193 (1929).

KAUFMANN, H.: Der Pes adductus congenitus. Ergebn. Chir. Orthop. **22**, 463 (1929). — KITE, J. H.: Unblutige Behandlung des angeborenen Klumpfußes. Überblick über 300 Fälle. Sth. med. J. (Lgham, Ala.) **23**, 337 (1930). — Metatarsus varus congenitus. J. Bone Jt Surg. A **32**, 500 (1950). — KOEHLER, A., u. H. ZIMMER: Grenzen des Normalen und Anfänge des Pathologischen im Röntgenbild des Skeletts. Stuttgart: Georg Thieme 1956. — KROGIUS, A.: Zur operativen Behandlung der habituellen Luxation der Kniescheibe. Zbl. Chir. **31**, 254 (1904).

LANGE, M.: Die Pfannendachplastik für die Behandlung der angeborenen und erworbenen Hüftverrenkung. Münch. med. Wschr. **1938**, 1823. — Orthopädie im Kindesalter. Stuttgart: Ferdinand Enke 1943. — LANZ, T. v.: Morphologie und Entwicklungsgeschichte des Beckenskeletts. Verh. dtsch. orthop. Ges. **37**, 21 (1941). — LEVEUF, B.: Congenitale Luxation und Subluxation der Hüfte. Paris: Masson & Cie. 1946. — LINDEMANN, K.: Das erbliche Vorkommen der Coxa vara congenita. Z. Orthop. **71**, 326 (1941). — Zur Morphologie der Coxa vara congenita. Z. Orthop. **78**, 47 (1948).

MAU, C.: Der Klumpfuß. Ergebn. Chir. Orthop. **20** (1927). — Die Muskelbefunde und ihre Bedeutung beim angeborenen Klumpfußleiden. Arch. orthop. Unfall-Chir. **28**, 292 (1930). — Die Wissenschaft vom angeborenen Klumpfuß. Verh. dtsch. orthop. Ges. **62**, 158 (1935). — Beitrag zur Frage der Ätiologie der angeborenen Hackenknickfußbildung. Z. Orthop. **69**, 191 (1939). — Zur Ätiologie der angeborenen Hüftverrenkung. Z. orthop. Chir. **72**, 284 (1941). — MAU, H.: Wachstumsfaktoren und -reaktionen des gesunden und kranken kindlichen Hüftgelenkes. Arch. orthop. Chir. **49**, 427 (1957). — MILLER, R.: Zur Erstbehandlung des angeborenen Säuglingsklumpfußes. Z. Orthop. **79**, 552 (1950). — MÜLLER, M. E.: Die Behandlung der Subluxationszustände des Hüftgelenkes durch intertrochantere Osteotomie. Acta orthop. belg. **21**, 401 (1955). — Die hüftnahen Femurosteotomien. Stuttgart: Georg Thieme 1957.

PAUWELS, F.: Über eine causale Behandlung der Coxa valga luxans. Z. Orthop. **79**, 305 (1950). — PENNERS, R.: Muskelanomalien bei angeborenen Klumpfüßen. Z. Orthop. **85**, 193, 154. — PITZEN, P.: Zur Diagnose und Behandlung des Crus varum congenitum und der angeborenen Pseudarthrose des Unterschenkels. Z. orthop. Chir. **75**, 83 (1945).

RIPPSTEIN, J.: Zur Bestimmung der Antetorsion des Schenkelhalses mittels zweier Röntgenaufnahmen. Z. Orthop. **86**, 3, 345—360 (1955). — RÖSSLER, H.: Erfahrungen und Gedanken über die Fußkontrakturen bei Jugendlichen. Z. Orthop. **87**, 555 (1956). — ROHLEDERER, O.: Zur Ätiologie der angeborenen Hüftverrenkung. Z. orthop. Chir. **74**, 120 (1943). — RYDER, C. T., L. CRANE: Mesuring femoral anterversion. J. Bone Jt Surg. A **35**, 321—328 (1953).

SCHARLL, M.: Fußgymnastik mit Kindern. Stuttgart: Georg Thieme 1951. — SCHEDE, F.: Hygiene des Fußes. Stuttgart: Georg Thieme 1953. — SCHERB, R.: Die transossäre Extensorenfixation beim Klauenhohlfuß. Z. orthop. Chir. **44**, 564 (1924). — Kinetische und dynamische Momente in der Entstehung des Knickplattfußes. Z. orth. Chir. **48**, 161 (1927). — Kinetisch-diagnostische Analyse von Gehstörungen. Beilageh. zur Z. Orthop. **82** (1952). — STORCK, H.: Wissenschaft und Therapie des Hackenfußes. Verh. der Dtsch. Orthop. Ges. 1936. Beilageh. zur Z. orthop. Chir. **62**, 156. — STRACKER, O.: Die Pathogenese des kindlichen Knickfußes. Z. Orthop. **83**, 353 (1953). — Pes cavus. Wien. klin. Wschr. **1956**, 749.

THOMSEN, W.: Kampf der Fußschwäche, 2. Aufl. München: J. F. Lehmann 1942. — Grundsätzliches zur Operation und konservativen Behandlung des Hallux valgus. Z. Orthop. **80**, 128 (1950).

VIRCHOW, H.: Klumpfuß nach Formen zusammengesetzt. Arch. orthop. Unfall-Chir. **33**, 324 (1933). — VOLKMANN, R. v.: Zur Ätiologie des Klumpfußes. In Deutsche Klinik, 34. 1863.

WERTHEMANN, A.: Handbuch der speziellen pathologischen Anatomie und Histologie. Bd. 9, Teil 6: Die Entwicklungsstörungen der Extremitäten. Heidelberg: Springer 1952. — Allgemeine Teratologie. In BÜCHNER-LETTERER-ROULETS Handbuch der allgemeinen Pathologie, Bd. 6, Teil 1. 1955. — WISBRUN, W.: Neue Gesichtspunkte zum Redressement des angeborenen Klumpfußes. Arch. orthop. Unfall-Chir. **31**, 451 (1932). — Die Fehlstellung der Ferse beim angeborenen Klumpfuß. Z. Orthop. **84**, 451 (1954).

ZIMMER, J.: Das Geschlechtsverhältnis beim angeborenen Klumpfuß. Z. orthop. Chir. **70**, 126 (1940).

Namenverzeichnis

Die *kursiv* gedruckten Seitenzahlen beziehen sich auf das Literaturverzeichnis.